余利军　李茂星　张国荣　主编

甘肃省药学学会

静脉用药调配中心
规范化建设和管理培训

甘肃科学技术出版社

图书在版编目（CIP）数据

静脉用药调配中心规范化建设和管理培训／余利军，李茂星，张国荣主编． -- 兰州：甘肃科学技术出版社，2021.7（2023.9重印）

ISBN 978-7-5424-2289-7

Ⅰ．①静… Ⅱ．①余… ②李… ③张… Ⅲ．①静脉注射 - 注射剂 - 卫生管理 Ⅳ．①R944.1

中国版本图书馆CIP数据核字(2021)第124743号

静脉用药调配中心规范化建设和管理培训

余利军　李茂星　张国荣　主编

责任编辑　李叶维　刘　钊

封面设计　张　宇

出　版　甘肃科学技术出版社

社　址　兰州市城关区曹家巷1号　　730030

电　话　0931-2131572(编辑部)　　0931-8773237(发行部)

发　行　甘肃科学技术出版社　　印　刷　三河市铭诚印务有限公司

开　本　800毫米×1230毫米　1/16　印　张　32.75　插　页　2　字　数　682千

版　次　2021年9月第1版

印　次　2023年9月第2次印刷

印　数　601~1650

书　号　ISBN 978-7-5424-2289-7　　定　价　178.00元

《静脉用药调配中心规范化建设和管理培训》
编写委员会

主　编　余利军　李茂星　张国荣　孟　敏　陈　凌

　　　　崔雪梅　芦雅丽　李小芳　郁伟海

主　审　葛　斌　甘肃省人民医院

　　　　武新安　兰州大学第一医院

　　　　焦海胜　兰州大学第二医院

编委（按姓氏笔画排序）

　　　　芦雅丽　甘肃省人民医院

　　　　李小芳　甘肃省人民医院

　　　　李茂星　联勤保障部队第九四〇医院

　　　　余利军　甘肃省人民医院

　　　　张国荣　兰州大学第一医院

　　　　陈　凌　兰州大学第二医院

　　　　郁伟海　中国大冢制药有限公司

　　　　孟　敏　甘肃省人民医院

　　　　崔雪梅　甘肃省人民医院

甘肃省药学学会　组编

序

　　静脉用药调配中心（pharmacy intravenous admixture service，PIVAS）是根据国家卫生健康委员会（原卫生部）制定的《静脉用药集中调配质量管理规范》，将分散在各病区非洁净环境中调配的静脉用药，在药学监护下集中在局部百级的洁净环境中调配的新型管理模式。PIVAS 的建设和运营是对医院静脉用药传统调配给药模式的一次革新和重构，也是拓展药学服务、优化药学和护理人力资源，提升医疗质量和安全的有效措施，是现代医院药学服务内涵的重要体现。

　　通过静脉途径给药是疾病治疗的重要手段，但是输液不良事件的发生率及严重程度明显高于口服等其他给药途径，一部分原因是：传统静脉输液各病区分散调配模式的配液环境及其质量层次不齐、给药差错和不良事件时有发生，医务人员调配危害药品更无保障措施，导致潜在的医疗质量和风险提高。因此，PIVAS 的建设和规范运行，对于避免输液调配环节的感染风险，降低药品不良事件的发生和给药差错，提高合理用药水平，保障患者用药安全，避免危害药品调配操作职业暴露，提高医疗质量和管理水平有着非常重要的作用。

　　因此，由甘肃省药学学会组织甘肃省从事一线工作、具有丰富实践经验的 PIVAS 专家编写了《静脉用药调配中心规范化建设和管理》一书，从静脉用药调配中心的建设规划设计、建筑装修、规范管理和操作规程、医嘱审核等方面给予详实的讲解，并由权威、资深的药学专家进行审核。该书的出版必将对 PIVAS 建设的标准化、规范化起到积极作用。

甘肃省药学学会理事长

2021 年 8 月

前　言

静脉输液的配制是将需要静脉注射的药物加入载体输液混合的过程，其配制过程主要在医疗机构完成，属于药品调剂的范畴。目前中国大部分医院输液的配制主要是护理人员在病区普通环境下的治疗室完成，由于病区治疗室没有空气净化装置，药物配制环境的微粒、热原、细菌及微生物对成品输液质量的影响很大，药物不良事件的发生率很高。在中国药品不良反应监测中，报告的注射剂不良反应/事件占56.7%，而严重不良反应/事件中，77.6%是注射剂引起的。另一方面，住院患者由于病情严重，常常需要联合用药，但是药物之间的配伍及相互作用非常复杂，有研究发现，输液中加入1种或2种药物时污染率分别为12.7%和16.7%，而加入3种药物时污染率高达41.3%。为此，静脉输液配制的稳定性和药物治疗的安全性、合理性、经济性，以及药品养护、效期管理等一系列问题亟需药学专业技术人员研究解决，以适应现代医疗质量和管理的发展。

静脉药物集中调配(pharmacy intravenous admixture service, PIVAS)是指医疗机构药学部门依据医生处方或用药医嘱，经药师进行适宜性、合理性审核，由药学专业技术人员按照无菌操作的要求，在洁净环境下对静脉用药物进行加药混合调配，使其成为可供临床直接静脉输注使用的成品输液过程。国家卫生健康委员会(原卫生部)《医疗机构药事管理规定》明确规定："医疗机构根据临床需要建立静脉用药调配中心(室)，实行集中调配供应。静脉用药调配中心(室)应当符合静脉用药集中调配质量管理规范，由所在地设区的市级以上卫生行政部门组织技术审核、验收，合格后方可集中调配静脉用药。"由此可见，PIVAS的建设需要符合相关标准，其主要任务是保证成品输液的质量，保障患者安全、有效、经济、适宜、合理的静脉药物治疗，同时解决细胞毒药物配制职业暴露导致的伤害。PIVAS是药品调剂的重要内容，也是药学服务的拓展和延伸。

目前，我国PIVAS建设不平衡，部分单位专业人员经验不足，管理人员缺乏。医院建设规划设计不合理，盲目建设导致的各种资源浪费问题比较突出，人员对规范的认知和操作、流程、设施设备的养护存在差距。本书从PIVAS的发展、规划设计、建筑装修要求、空气净化系统及设施设备、标准操作流程及其规范、处方审核等方面给予了详实阐述，希望对PIVAS的建设、规范和发展提供一些可借鉴的理论依据和经验。

　　本书编写团队在繁忙的医院工作之余竭尽全力完成了编写工作,但经验和水平有限,书中难免有错误和不妥之处,敬请各位同仁不吝指正!

甘肃省药学学会

2021 年 8 月

目　录

第一篇　总　论

第二篇　静脉用药调配中心规划设计与管理

第三篇　静脉用药调配中心工作制度和质量控制管理

第四篇　静脉用药集中调配标准化操作规程

第五篇　静脉用药调配中心

第一篇　总　论

第一章　现代医院药学服务与静脉用药调配中心

第一节　国内外医院药学发展历程

掌握:国内医院药学发展保留重要阶段
熟悉:国内外医院药学发展历程
了解:国内外医院药学发展背景

作为药学学科的重要组成部分,药品调剂和制剂生产曾经是医院药学工作的核心。随着工业化制药技术的发展和医疗卫生体系的不断改革,医院药学逐渐发展成为与临床治疗密切相关的综合性应用科学[1]。

近年来,医院药学发展出现了质的飞跃。纵观国内外医院药学的发展历程,其发生发展与其他科学技术有着密切的联系,均可分三个阶段。

一、国外医院药学发展

1.传统阶段

很长一段时间,医院药学被定义为医疗保障工作,其中心任务是及时保障供给临床治疗需要的合格药品。作为医院药学的从业者,药师的工作任务主要是根据临床治疗需要采购、保管、计价、调配药品,同时按规定制备无法从市场采购、具有医院特色的医院制剂。这也是早期美国药学协会规定药师的作用和职能[2]。

2.临床药学阶段

基于20世纪60年代初的"反应停"事件,各国纷纷重视、开展药品不良反应的监测,临床药学的概念也逐步清晰[3,4]。60年代中期,美国等发达国家在高等医药院校中开始设置临床药学相关课程，相继培养了一批临床药师。临床药师可以运用药学专业知识与临床紧密结合并参与临床治疗，与医师共同制定给药方案，有助于取得最佳治疗效果、减少药物不良反应[4,5]。

经过半个多世纪的实践，临床药学专业获得迅速发展，临床药师工作内容不断创新，药物浓度的监测、药学情报咨询、药物不良反应监测、药物利用研究、药物经济学等研究百花齐放[3]。医院药师获得了充分发挥专业技能的新舞台，使医院药学从单纯的保障供应向技术服务功能转化。同时临床药学的开展充实了医院药学的内容，大大提高了医疗质量和医院药学水平。

3. 药学监护（pharmaceutical care）阶段

20世纪80年代至90年代初，美国提出了医院药学变革的新概念即"药学监护"：以病员为中心进行药物治疗监护，目的是改善患者的生活质量。随着医学科技的进展，以及医院临床药学工作的迅速发展，临床上药物治疗中出现的问题也愈来愈多，如药物治疗的安全性、有效性、药物上市后的监测、新药评价、合理用药、药物经济学以及社会保障制度的变革等[3]，这就要求医院药学事业进一步面向临床、面向病员的药学监护观念发生转变[6]。

为了有效地实施药学监护，美国医院药师协会提出药师的工作不只是停留在住院和门诊的病员，应该在整个社会卫生、保健体系中发挥自己在药物使用控制方面的能力，特别是应该表明由于药师的参与可减少整个服务费用。如制定合理用药方案以达到理想的药物治疗效果，缩短患者住院时间，降低医疗费用[3]。实施这种药学监护时药师的主要职责为：

①与医师一起决定是否需要进行药物治疗；

②根据患者疾病种类、性质，为医师提供选择有效的药物，适宜的剂型，给药途径和给药方案，并提高患者的依从性[7]；

③依据药动学、药效学和治疗药物的监测决定合适的剂量及疗程；

④对医生、护士和患者进行药学指导，提供有关药物的信息咨询服务；

⑤监测患者用药的全过程、发现和报告药物不良反应、以及最大限度地降低药物的不良反应、建立患者用药档案、对药物治疗做出综合评价[8]。

为了更好地实施药学监护，美国药学会制定一系列政策来保证药师开展药学监护工作，尽管发达国家对此项工作的接受到实施仅十年的时间，尚处于探索的过程，但人们已感觉到药学监护对整个社会带来的利益是无限的。首先，它促进了药物合理使用，提高了药物治疗效果；其次，减少了药物不良反应，预防某些药源性疾病的发生[9]；第三，患者的疾病得以治愈，疾病症状消除或减轻，患者生活质量获得显著改善；第四，节约了药物资源，降低了医疗费用；第五，充分发挥药师的专业技能，提高了社会地位。

二、国内医院药学发展[10]

1. 以药剂学为核心的医院药学（1928年—1962年）

早期的医院药学基本属于经验药剂学阶段，其知识及技术主要来源于化学等基础学科。其工作特点为:①以原生药为原料的粗制剂占比较大;②药品的含量测定是质控的唯一标准;③处方调剂的工作量较大;④甚至负责其他医疗物质,如医疗器械、医用耗材的采购和供应。

2. 以生物药剂学为核心的医院药学(1963 年—1982 年)

支持此阶段医院药学工作的基础学科逐步扩展为化学、数学、药物动力学及较为先进的检测仪器设备、电子计算机等学科门类[1]。其工作特点为[10]:①以药用标准的精制原料生产的制剂增多;②初级的调剂工作量部分减少,转向关注发出药品的合理应用;③在药物质量标准控制中除含量测定外,注意了药物稳定性、生物利用度测定;④开始了血药浓度监测工作;⑤电子计算机引进医院药学;⑥药品与药材供应分开,供应工作走向专一。

3. 以现代药剂学及临床药学为支柱的医院药学(1982 年—现今)[1]

又称现代医院药学,支持这一总体工作的学科除有关的化学基础外,还涉及数理知识、临床药理、先进的测试技术、现代管理学知识。其工作特点在生物药剂学阶段的基础上将突出地表现为:①医院药剂工作的机械化、自动化;②临床药剂学将重点关注疑难疾病,如肿瘤等的治疗药物制剂研究;③开展临床用药评价,合理用药或联合用药的研究及科学评价;④药品的科学管理;⑤应用电子计算机。

(李茂星 余利军)

第二节 以静脉用药集中调配为基础的现代医院药学服务

掌握:PIVAS 带来的重要改变

熟悉:PIVAS 在药学服务的内容

了解:PIVAS 对现代医院药学服务的影响

作为医院药学服务的新领域,静脉用药集中调配极大地拓展了医院药学工作范畴,丰富了医院药学工作内容[11]。静脉用药集中调配重要的改变在于增加了药师审方的步骤,它使药师从后台走到前台,这一改变,对于中国药师工作领域具有划时代的意义[12]。

医院静脉药物调配中心(pharmacy intravenous admixture service,PIVAS)完全改变了传统的药品调剂模式,医生开好医嘱后,信息首先传输到 PIVAS,由药师采用软件+人工的方式核对检查其用药的合理性,然后再严格按照无菌调配技术,以正确的浓度、正确的给药时间调配药物。

▶ **创新流程设置,提高用药安全性**:通过前置性医嘱审核、调剂、复核、冲配复核和包装复核等丰富药品调剂流程,多环节严格控制,最大限度地减少因各种因素导致的用药错误,保证患者用药安全[13];

▶ **规范硬件环境建设,确保药品质量**[11]:根据功能区域划分,PIVAS 一般设有危害药物调配间(调配抗生素和细胞毒药物)、普通药物调配间(调配肠外营养和普通药物)、排药间与审方区、成品核对区、药品二级库、办公室、普通更衣间等组成。人流与物流分开,办公区与控制区、洁净区、辅助区分开;

▶**强化物品管理,减少浪费,降低医院成本**:集中药品调剂、配置,合理拼药,简化退药流程,避免药物浪费。细化一次性耗材、普通耗材的集中管理,全方位降低成本消耗;

▶**优化人力资源,将时间还给护士,将护士还给病人**:静脉用药集中调配后,临床护士将有更多的时间和精力护理病人,有效地开展整体护理,提高护理质量[14];

▶**降低职业暴露,避免工作人员身体受到伤害**:细胞毒性药物的调配由原先开放环境转入负压环境,大大减少了对医护人员的潜在伤害[15];

▶**发展临床药学,推广合理用药**:通过前置性医嘱审核,合理的调配批次,特殊人群用药的处理等,为药学人员建立了一个与临床医生、护理人员探讨合理用药的途径和密切联系的良好机制,可以及时发现并纠正问题处方或用药不当,降低给药错误[16]。

(李茂星　余利军)

第二章　静脉用药调配中心总论

第一节　静脉用药调配中心的定义

掌握:PIVAS 的定义

熟悉:建设 PIVAS 遵循的要求

了解:静脉调配指南

　　静脉用药集中调配是指在符合 GMP 标准、依据药物特性设计的操作环境下,由受过培训的专业技术人员,依靠先进的技术和管理理念,按照严格的操作规范进行全静脉营养液、细胞毒药物、抗生素及其他药物的调配。静脉用药调配中心(pharmacy intravenous admixture service,PIVAS)是根据卫生部制定的《静脉用药集中调配质量管理规范》,依据药物特性和调配要求等因素建立的医院静脉用药集中调配的部门,是集临床药学与科研为一体[11,17,18]。

　　静脉用药调配中心将各病区在普通环境下由护士进行独立调配静脉滴注药物的模式转变为由药师首先对医嘱进行安全性、适宜性审核后,在严格控制的洁净环境中集中调配的管理模式,可为临床提供安全、有效地静脉药物治疗服务,是现代医院药学工作的重要内容[19,20]。

　　静脉用药调配中心在中国开展的时间不长,鉴于全国各地气候地理环境不同、经济发展水平不同、医院建设规模不同等多种因素,现尚无全国统一建设设计标准。经过不断的探索实践,全国各省区基于《全国静脉用药集中调配工作模式与验收管理培训教材》[21]制定了适合各省自身实际情况的建设标准和规范。

　　静脉用药调配中心的建立需要根据医院实际情况判断,充分研究本院专科特色、静脉用药使用情况及医院发展规划来设置调配中心的建设规模、人员配备、软硬件设备等。PIVAS 建设位置应当尽量靠近病区,以便于药品及时调配和配送。场所一般包括排药间、准备间、调配间、成品间、药品周转库、办公区、更衣室等,根据需要划分为肿瘤药物调配间、抗生素类药物调配间、静脉营养药物调配间和其他药物调配间。除此之外,对 PIVAS 设备的投入还应当符合医院的经济情况[21]。

(李茂星　余利军)

第二节　国内外 PIVAS 的发展历程

掌握:国内外 PIVAS 发展历程

熟悉:静脉输液技术的发展

了解:国内外 PIVAS 发展的关键阶段、影响事件

一、静脉输液技术的发展[22]

◆1628 年,英国医生 William Harvey 发现了血液循环,认识到血液的运输作用,为后人开展静脉输液治疗奠定了理论基础,称之为现代静脉输液治疗的鼻祖[22];

◆1656 年,英国医生 Christopher Wren 和 Robert 用羽毛管针头,把药物注入狗的静脉,为历史上首例注入血液的行为,开创了静脉输液治疗的先河[22];

◆1818 年,JamesBlundell 在伦敦进行了第一次人与人之间的输血;

◆1832 年,欧洲霍乱肆虐,苏格兰医生 Thomas Latta 用煮沸后的食盐水注入病人静脉,补充因霍乱上吐下泻而丢失的体液,是奠定人体静脉输液治疗模式的医师。随后人体静脉输液进入了快速发展时期;

◆1907 年,捷克人 John Jansky 确定了 ABO 血型系统,使得静脉输血成为安全的急救手段。之后时间里,英国医生 Liszt 创立了无菌的理论和方法、法国 Pasteur 借助显微镜发现微生物感染,美国 Florence 发现热源,从而让静脉输液安全得到保障[23];

◆1931 年,美国医生 Dr. Baxter 与同伴合作在改造后的汽车库内生产了世界上第一瓶商业用输液产品——5%葡萄糖注射液,这种工业化生产的输液产品在第二次世界大战中被大量应用于重伤病员的抢救;

◆1940 年之前,困扰医生的是静脉输液治疗当中的感染和热源反应问题。是以静脉输液只能被用于急症患者,且规定护理人员只能协助准备静脉输液所需的耗材,而真正执行静脉输液穿刺操作只限于医师亲自为之;

◆1940 年之后,由于二次世界大战、朝鲜战争、越南战争的爆发,静脉输液技术快速发展,医师没有充分时间完成静脉输液治疗,护士的责任得以扩展,被允许执行静脉输液治疗。第一位被允许负责静脉输液治疗的护士是波士顿麻省总医院的 Ada Plumer,她后来成立了第一个静脉输

液小组;

◆1964 年,美国 BD 公司发明了第一代静脉留置针;

◆1970 年,在这之后,一些高精尖技术开始在临床应用,如移动式输液装置、输液泵、麻醉泵等。静脉输液作为一个学科开始得到认可;

◆1972 年,美国成立静脉输液学会;

◆1980 年,医疗中心成立,中国开始应用静脉留置针;

◆1999 年 12 月,中国静脉输液学会在北京成立。

1. 20 世纪,安全的静脉输液产品研制经历的三个阶段变迁:

(1)20 年代—30 年代

第一代静脉输液产品:全开放式静脉输液系统,一种由广口玻璃瓶和天然橡胶材质制造的输液管路所组成的系统。

(2)30 年代—50 年代

半开放式静脉输液系统,由玻璃或硬塑料容器与带有滤膜的一次性输液管路构成的[24]。

(3)50 年代—70 年代

全密闭静脉输液系统,主要是玻璃瓶容器与胶塞组成。

2. 20 世界 70 年代后,全密闭静脉大输液包装的 4 个进程类别划分:

第一类:玻璃输液瓶

为大输液的传统包装,包括玻璃瓶、天然橡胶塞和铝盖包装。具有稳定性好、透明度高、耐压、瓶体不变形、价格便宜等优点[24]。

第二类:塑料输液瓶

具有化学稳定性好、气密性好、质轻、无脱屑物、胶塞不与药液直接接触、抗击力强、生产过程中受污染概率小、节能环保、对气体有阻隔等优点[25]。

第三类:非 PVC 多层共挤膜输液袋

是由多层聚烯烃材料同时熔融交联共挤出,在一百级洁净条件下生产,不使用粘合剂和增塑剂。内层无毒、惰性,具有良好的热封性和弹性,外层为机械强度较高的聚酯或聚丙烯材料。具有高阻湿、阻氧性、透水透气极低、惰性好、柔韧性强、可自收缩、消除空气污染及气泡造成的栓塞的危险,可加压使用、机械强度高、可抗低温、不易破裂等优点,易于运输和储存[24,25]。

第四类:聚丙烯输液袋

与多层共挤膜输液袋一样,可以采用密闭输液的方式,无需导入外界空气,有效地避免了二次污染。聚丙烯输液袋的材料由医用聚丙烯粒料经特殊工艺改性而成,具有无毒、无味、化学稳定性好、耐腐蚀、耐药液浸泡等优点,在药理上比其他塑材更安全,适宜运输和贮存。废袋焚烧以后的分解物无毒性,完全避免了医疗垃圾对环境的污染和危害,是环境友好型产品[26]。

任何事物都具有两面性,输液药物在急诊、重症患者药物治疗中起到举足轻重的作用,但是,注射药物给药系统先天的两大缺陷也同时造成了许多的医疗难题。一是输液药物在加药与输液的过程中易被污染,造成患者血液感染;二是发生给药错误后的严重后果,相比于口服给药,静脉输注药物一旦发生错误,对患者的损害将更为严重,不仅造成患者住院时间延长、住院费用升高,严重的造成患者死亡。

在欧美,治疗药物确定、输液中是否可以加药、加药顺序安排、加药输液稳定性多久、加药输液无菌性的确保、杜绝给药错误等诸多药学专业范围内的问题,都是由医院药师们去面对的。在欧美的输液药物治疗发展过程中,除了抢救用药外,治疗药物的准备都是由药师承担。在输液药物治疗过程中, 护士们主要负责拿药师们准备好的输液药物直接给患者进行输注治疗。也就是说,医院里与药相关的所有事均由药师来完成。

二、国外 PIVAS 发展进程

1. 世界上最早的静脉用药集中调配理念起源于 1969 年美国俄亥俄州立大学附属医院,并在同年成立世界上首家静脉用药调配中心[27,28]。

药师们在 PIVAS 中为患者准备输液药物,交给护士用于患者输液治疗,临床输液药物治疗开始真正进入一个安全时代。静脉药物集中调配的出现,背后是欧美药师们确保输液加药无菌性与加药输液稳定性的专业体现,使药学部门对医院给药系统的完善、安全性提升做出新的贡献。

当时主要是使用水平层流台调配一些普通药品。由于是初步探索, 所以当时并没有洁净环境,也没有相关的环境质量标准和标准操作规程、服务范围、技术条件、人员要求等十分简单。但该尝试开启了人类静脉用药安全保障的新纪元。

2. 随后,美国及欧洲各国的医院纷纷建立了自己的静脉药物调配中心。

3. 迄今, 美国 93% 的盈利性医院、100% 的非营利性医院都建有自己规模不等的静脉用药调配中心[29,30]。

2004 年第 27 版美国国家药典,第 797 节明确规定了静脉药物的调配必须要达到的条件;第 797 节设定了进行无菌药物调配需要符合的程序和标准;该标准是一项强制性标准,所有进行无菌药物调配的场所均需达到相关要求。医疗机构在购买医疗保险时, 保险公司将根据该机构进行无菌调配的危险等级进行收费,并有可能对该机构是否达到药典新标准作为购买的标准之一,如不能达到该标准将难以获得医保。

4. 北美洲、南美洲部分地区、欧洲、澳大利亚和东南亚地区陆续建立了静脉药物调配中心。

在美国(79%)、英国(地区性)、加拿大、澳大利亚(80%~90%)、新西兰等发达国家已开展多年,英国的 PIVAS 还将其服务范围扩大到周围社区[31]。

三、国内 PIVAS 发展进程

1. 中国首家 PIVAS 于 1999 年成立于上海静安区中心医院, 随后澳大利亚静脉用药调配中

心(室)的经验及标准逐步引入国内并被国内部分医疗机构所借鉴[32,33];

2. 首家三甲医院 PIVAS 于 2000 年成立于上海第六人民医院;

3. 2002 年,卫计委(原卫生部)颁布的《医疗机构药事管理暂行规定》第二十八条中指出:要根据临床需要逐步建立全静脉营养和肿瘤化疗药物等静脉用药调配中心(室),实行集中调配和供应[27,34,35]。

4. 2007 年 7 月 28 日,由中国医院协会药事管理专业委员会起草的《静脉用药集中调配质量管理规范(试行)》,经卫计委(原卫生部)医政司同意,先以中国医院协会药事管理专业委员会的名义,发给各家医院参考执行;

5. 2010 年 4 月 20 日卫计委(原卫生部)颁布了《静脉用药集中调配质量管理规范》;

6. 随后 2011 年 3 月 1 日卫计委(原卫生部)制订下发的《医疗机构药事管理规定》(卫医政发〔2011〕11 号)和《二、三级综合医院药学部门基本标准(试行)》(卫医政发〔2010〕99 号)中明确规定,肠外营养及危害药品静脉用药应当实行集中调配供应,并详细规定了二、三级医院开展静脉用药集中调配应配备的静脉用药调配中心(室)的建筑面积。

7. 据不完全统计,目前国内 PIVAS 数量已发展至 1400 家左右,主要分布在北京、上海、天津、山东、山西、辽宁、河北、江苏、浙江、河南、福建、广东、四川等地。一些省市还根据自身医疗水平的发展情况,陆续出台了相关的 PIVAS 验收标准和收费标准[36]。

8. 2015 年 6 月由国家卫生计生委医院管理研究所药事管理研究部主办的"第十一届临床药师论坛静脉用药集中调配专题研讨会"在安徽合肥成功举办,参会人员达 1200 余人,征集论文近 200 篇。此次盛会对国内 PIVAS 具有特殊的历史意义,它预示着国内 PIVAS 已渐成规模,成为医院药学的一个新兴专业学科[37]。当前,山东齐鲁医院、上海中山医院、上海市第六人民医院、上海瑞金医院、浙江邵逸夫医院、苏州大学第一附属医院、北京朝阳医院、新疆医科大学附属医院等不仅引领全国的 PIVAS 发展,还为国内静脉用药集中调配事业培养了大量的专业技术人员。

(李茂星 余利军)

第三节 甘肃省 PIVAS 的发展现状

掌握:甘肃省 PIVAS 最新发展状况、目前发展水准

熟悉:甘肃省 PIVAS 发展历程

了解:为推进甘肃省 PIVAS 发展所做的工作

1. 近些年,甘肃省静脉用药调配中心的建设蓬勃发展,截至 2020 年 12 月,甘肃省已经建成并运行 PIVAS 合计 13 家,在建 5 家,建设论证中 6 家,合计 24 家(附表)。其中甘肃省人民医院、甘肃省妇幼保健医院、联勤保障部队第九四〇医院、兰州大学第一医院、白银市第三人民医院等建设得

比较早,兰州大学第二医院于2019年5月建成并试运行,临夏州人民医院于2019年6月建成并试运行、平凉市人民医院于2020年11月建成并试运行,定西市第二人民医院与于2020年11月建成并试运行。甘肃省妇幼保健院于2019年10月实现轨道小车进入静脉用药调配中心的改进。

2. 与全国其他省份一样,受基础设施、人员配备以及临床接受度等影响,甘肃省已经建成的PIVAS在实际运行中,也有选择性地开展了相应的工作。其中甘肃省妇幼保健医院展开了全院所有静滴医嘱的集中调配,联勤保障部队第九四〇医院等展开了全院细胞毒药物、肠外营养长期及临时静滴医嘱、抗生素和普通药物长期静滴医嘱的集中调配,兰州大学第一医院、临夏州人民医院等逐步展开全院细胞毒药物、肠外营养长期及临时静滴医嘱、抗生素和普通药物长期静滴医嘱的集中调配。总体来说,首先是开展细胞毒药物、肠外营养的集中调配,然后逐步推广至抗生素和普通药物长期静滴医嘱的集中调配。由于临时静滴医嘱的规律性差、时效性强,开展集中调配具有较大的挑战性。

3. 由甘肃省药学学会领导,在省内医院药学专家及领导的大力支持下,甘肃省药学学会静脉用药调配专业委员会于2019年8月25日正式成立,共吸纳会员268名,推举产生委员53名,其中联勤保障部队第九四〇医院临床药学科主任、PIVAS主任李茂星同志被推举为首任主任委员,甘肃省人民医院余利军副主任药师、兰州大学第一医院张国荣副主任药师、兰州大学第二医院陈凌主任中药师、甘肃省妇幼保健院杨威虎副主任药师、临夏州人民医院乔国莉副主任药师分别担任副主任委员,甘肃省中医院李靖药师担任专委会秘书。

甘肃省药学学会静脉用药调配专业委员会旨在为甘肃省医疗机构静脉用药调配中心的规范化、标准化建设助力,拓展医院药学服务范围,促进临床安全合理用药,促进医院药学学科发展。

4. 2019年8月,甘肃省由合理用药质控中心牵头,在全省范围内选取15名副高级药学专业技术人员参加全国举办为期6天的PIVAS专家培训,加快了甘肃省PIVAS专家库的建设。

5. 2019年8月25日,由联勤保障部队第九四〇医院和甘肃省人民医院联合举办的省级继续教育培训班"基于PIVAS开展的医院合理用药工作研讨班"在第九四〇医院成功举办,培训班邀请甘肃省药学学会杨平荣理事长、杜兴秘书长参加,来自全省二级以上医院药学、护理专家及200余名代表参加了此次培训班。培训班邀请到海军军医大学长海医院王卓教授、山东大学齐鲁医院米文杰教授、苏州大学第一附属医院沈国荣教授、新疆医科大学第一附属医院陈迹教授以及青海省人民医院王亚峰副教授等PIVAS知名专家就中药注射剂的使用与管理、静配中心的时间效率管理、危害药品调剂过程中的职业暴露与防护、前置医嘱审核等做了深入讲解。培训班搭建了甘肃省PIVAS工作同全国优秀单位学习的良好平台,通过持续交流学习,不断促进甘肃省PIVAS事业规范化、系统化、同质化发展。

6. 2019年8月25日,由甘肃省人民医院葛斌主任牵头,省内静脉用药调配专业相关专家参与制定的《甘肃省静脉用药调配中心(PIVAS)审核验收标准》(试行)由甘肃省卫生健康委医政医管处联合甘肃省合理用药质控中心发布,就甘肃省静脉用药调配中心的建设、验收、审批等工作做出了细致的规定,标志着甘肃省 PIVAS 工作正式纳入各级卫生行政部门的监管范围,对推进甘肃省 PIVAS 规范化建设,保障医疗安全具有重要意义。

7. 2019 年 9 月,由联勤保障部队第九四〇医院静脉用药调配中心申报的甘肃省卫生科研管理项目《人因可靠性分析在静脉用药调配中心流程管理中的应用研究》获得立项,该项目基于 PIVAS 工作环节繁杂,多环节相关性较强,差错较难避免等问题,通过引入人因可靠性分析方法对工作流程进行持续优化改进,旨在形成一套系统地、可操作性强、值得推广的工作流程优化方案。该项目也是继 2017 年联勤保障部队第九四〇医院静脉用药调配中心申报的甘肃省卫生科研项目《静脉用药调配中心常用注射剂配伍稳定性分析》之后的又一科研立项。

8. 2019 年 10 月 18 日,由甘肃省药学会静脉用药调配专业委员会主办,兰州大学第二医院静脉用药调配中心承办的甘肃省第二届"陇原 PIVAS 沙龙"学术论坛在兰州大学第二医院静脉用药调配中心成功举办。本次论坛的主要议题为中国药学会发布的团体文件《医疗机构静脉用细胞毒性药物调配操作质量管理工作规范》讨论解读;PIVAS 工作中常见的问题交流讨论。

9. 2019 年 5 月联勤保障部队第九四〇医院静配中心李茂星主任药师和甘肃省人民医院静配中心余利军副主任药师受邀去白银市第三人民医院进行静配中心工作现场指导。2019 年 12 月 12 日,根据甘肃省合理用药质控中心安排,以葛斌主任为组长,静配专业委员会陈凌、余利军、张国荣、蒽凤林、高琲等同志为组员的现场审核小组根据上述《验收审核标准》对白银市第三人民医院(原会宁县人民医院)静配中心进行了现场审核。最终白银市第三人民医院静配中心顺利通过此次审核验收。

10. 2019 年 12 月 18 日,根据甘肃省合理用药质控中心安排,以葛斌主任为组长,静配专业委员会李茂星、余利军、张国荣、杨威虎、高琲等同志为组员的现场审核小组根据上述《验收审核标准》对兰州大学第二医院静配中心进行了现场审核。最终兰州大学第二医院静配中心以高分通过此次审核验收。

11. 随着甘肃省 PIVAS 建设单位的不断增加,PIVAS 专业技术人员需求也越来越紧迫,当前省内的 PIVAS 团队主要由药学技术人员+护理人员+外勤人员组成,普遍形成了药—护—工协作的运行模式,省内各级医院 PIVAS 人员团队由 10~35 人组成。经长期运行,甘肃省 PIVAS 专业人才培养逐步形成了举办继续教育培训班、外省单位学习、省内单位学习、本单位以老带新培养模式。作为早期开展 PIVAS 工作的医院,联勤保障部队第九四〇医院、甘肃省人民医院、兰州大学第一医院、甘肃省妇幼保健院承担着省内小规模的培训教学工作。2019 年以来,联勤保障部队第九四〇医院 PIVAS 接待外来参观人员 300 人次,受培训单位 3 家,共 30 余人次;甘肃省人民医院 PIVAS 接待外来参观人员 260 人次,受培训单位 2 家,共 20 余人次;甘肃省妇幼保健院 PIVAS 接待外来参观人员 220 人次,受培训单位 3 家,共 16 人次。

12. 随着 PIVAS 的不断建设,甘肃省各 PIVAS 成员积极参加全国 PIVAS 学术年会,各专家积极参加全省静配中心的验收审核工作,以验收过程促进学科发展。

附表：甘肃省静脉用药调配中心建设与开展情况统计

编号	单位	建设时间	展开情况	日均调配容量
1	中国人民解放军联勤保障部队第九四〇医院	2011 年 6 月 2016 年 6 月扩建	全院肠外营养,细胞毒药物 全院长期静脉使用药物	5000 袋
2	甘肃省人民医院	2014 年 7 月	部分肠外营养,细胞毒药物 部分长期静脉使用药物	1200 袋
3	甘肃省妇幼保健医院	2012 年 10 月	全院所有静脉使用药物	1200 袋
4	会宁县人民医院 白银市第三人民医院	2013 年 8 月 2019 年 8 月扩建	全院肠外营养,细胞毒药物 全院长期静脉使用药物	2300 袋
5	靖煤集团医院	2016 年 10 月	全院肠外营养,细胞毒药物 部分长期静脉使用药物	1000 袋
6	兰州大学第一医院	2013 年 8 月 2020 年 12 月扩建	全院肠外营养,细胞毒药物	5250 袋
7	兰州大学第二医院	2019 年 4 月	部分肠外营养,细胞毒药物 部分长期静脉使用药物	5000 袋
8	临夏州人民医院	2018 年 7 月	部分肠外营养,细胞毒药物 部分长期静脉使用药物	3000 袋
9	临洮县人民医院	2015 年 8 月	全院肠外营养,细胞毒药物 全院长期静脉使用药物	1500 袋
10	平凉市人民医院	2020 年 10 月	已建成,试运行	4000 袋
11	定西市第二人民医院	2020 年 10 月	已建成,试运行	500 袋
12	白银市人民医院	2018 年 5 月	已建成,试运行	2000 袋
13	武威市人民医院	2018 年 5 月	已建成,试运行	2000 袋
14	定西市人民医院	2019 年 10 月	建设中	3000 袋
15	武威凉州区人民医院	2019 年 5 月	建设中	3000 袋
16	甘肃省人民医院新区分院	2020 年 5 月	建设中	3500 袋
17	甘肃省妇幼保健医院安宁院区	2020 年 5 月	建设中	4000 袋
18	兰州重离子医院	——	建设中	3000 袋
19	甘肃省中医院	——	论证中	4000 袋
20	兰州市妇幼保健医院	——	论证中	2000 袋
21	兰州市中医院	——	论证中	2000 袋
22	酒泉市人民医院	——	论证中	2000 袋
23	嘉峪关市中医院	——	论证中	2000 袋
24	岷县中医院	——	论证中	2000 袋

（李茂星　余利军）

第四节 PIVAS 的工作流程与工作模式

掌握:PIVAS 的工作流程

熟悉:PIVAS 的工作模式

了解:PIVAS 工作中的注意事项

与传统的药品调剂的工作流程相比,PIVAS 的工作流程延伸性更大,内容更丰富,涉及工作岗位更多。同时,由于每个医院的医疗行为规范又不尽相同,各家医院的 PIVAS 流程也必然各有特色。对于一个新建成的 PIVAS 来说,设计优化一个高效、和谐的工作流程是一件富有挑战性的任务。

一、PIVAS 工作流程的设计

基于 PIVAS 前置性医嘱审核、规范化药品调剂、无菌药物调配以及库房管理的工作任务,新设计的 PIVAS 可以以医嘱信息流动为主线,串联医生工作站、护士工作站、PIVAS 工作站以及药库工作站(见图 1)。

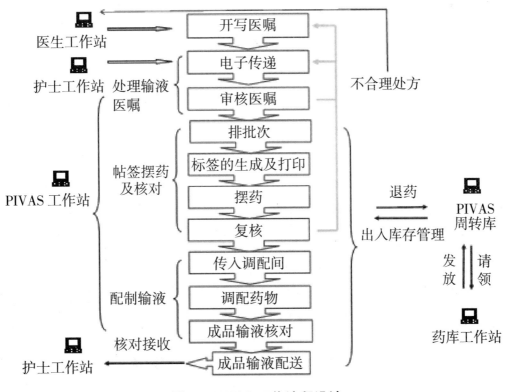

图 1 PIVAS 工作流程设计

对于绝大多数医院来说,经过几十年的磨合,医疗行为早已固化。临床医生、护理人员乃至药学人员也对服务保障型的医院药学工作非常熟悉。一个PIVAS工作流程的设计需要谨慎而细致。PIVAS负责人在大量参观学习的基础上,应当邀请医院医疗管理人员、临床高年资医生、高年资护理人员以及信息化技术专家进行深入讨论,基于流程运行高效而又少干扰原有医疗习惯的原则逐步建立适合自己医院的PIVAS工作流程。该流程在上线前,必须由信息科协助进行多次模拟运行后逐步展开,确保平稳过渡,切不可盲目乐观,导致医疗秩序混乱。

二、PIVAS 工作岗位的设置

为了完成PIVAS各项工作,有必要根据工作流程设置相应的工作岗位,并配备相应的专业技术人员(见图2)。

总体来说,PIVAS工作岗位可以划分为药学、护理以及工勤岗。如果PIVAS与住院部药房共享二级库,不设置独立的二级库,则药品库房管理,甚至药品调剂工作有所减轻,其药学人员将主要集中完成前置性医嘱审核和合理用药工作;如果医院有完善的物流配送团队,可以将成品外送工作在保证成品质量、做好交接的前提下,划拨出去,减少PIVAS工勤人员配备。当前国内PIVAS人员配备没有统一的要求和模式,既有全药学模式,也有药护配合模式,更有药护工混编模式。考虑到药学人员对药品专业知识熟悉,护理人员熟悉医嘱行为和掌握无菌操作技术,PIVAS工勤人员下送的时效性和安全性,建立药护工混编,全流程服务的模式可能更有利于PIVAS工作的展开。

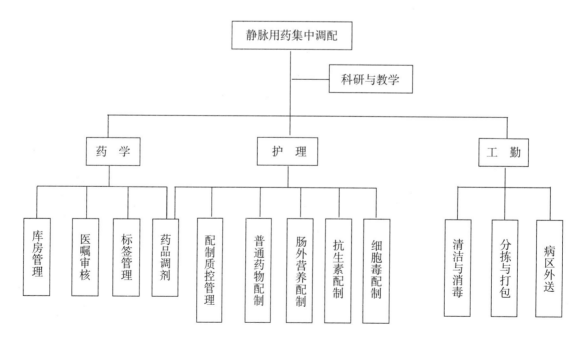

图2　PIVAS 工作岗位的设置和人员配备

三、PIVAS 工作岗位及操作要点

1. 医嘱审核岗位及操作要点[37,38]

（1）由于使用途径的特殊性，静脉使用药物在快速发挥药效的同时，存在极大的安全风险。传统医院药学工作模式中，虽然要求药师对医嘱的合理性进行审核，但执行率普遍不佳，药师多采用一键计价，一键摆单的模式将药品集中调剂后会发放给护士。基于前摆药模式的信息化系统，使得 PIVAS 药师能够有时间对医嘱的合理性和适宜性进行前置性审核。

（2）当前运行的 PIVAS 医嘱审核系统一般会将当前市售药品的说明书嵌入其中，并根据药物理化性质、配伍禁忌、特殊人群用药等进行合理性规则设定，同时也可以根据各医院的医疗行为规范进行修改、完善。实际运行中，PIVAS 药师还可以对新引进药品进行相应的信息维护。信息系统的维护是 PIVAS 医嘱审核的重要基础。

（3）PIVAS 医嘱审核一般采用人机结合的方式进行，软件系统可以快速批量地对新生成的医嘱进行审核，并以不同颜色标示合理、关注及不合理的结果，PIVAS 药师一般只需要对后两种医嘱进行人工复合，特别是对不合理医嘱进行人工干预。

（4）PIVAS 医嘱审核的基本依据仍然是《处方管理办法》，其审核内容包括：

①形式审查：用药医嘱是否符合处方三个组成部分的要求，内容是否正确、完整、清晰，没有遗漏《处方管理办法》所要求的信息；

②分析鉴别临床诊断与所选用药品的相符性；

③确认遴选药品品种、规格、给药途径、用法、用量的正确性与适宜性，防止重复给药；

④确认静脉药物配伍的适宜性，分析药物的兼容性与稳定性；

⑤确认选用溶媒的适宜性；

⑥确认静脉用药与包装材料的适宜性；

⑦药物皮试结果和药物严重或者特殊不良反应等重要信息的确认；

⑧需与医师进一步核实的任何疑点或未确定的内容。

（5）对不合理用药或不符合《处方管理办法》规定的处方应及时与医师沟通，请医师做相应的调整，并签名。因病情需要的超剂量等特殊用药，应请处方医师再次签名确认。对用药错误或者不能保证成品输液质量的处方或医嘱应当拒绝调配[39]。

2. 标签打印、管理岗位、操作要点[40,41]

（1）相比于传统药品调剂，标签打印和管理是 PIVAS 流程管理的重要内容，静配中心中的标签信息在药品出入库、计退费、药品调剂、药品调配、成品核对、成品分拣配送等全流程扮演重要的角色。

（2）经药师审核，符合《处方管理办法》的处方或用药医嘱，可以生成输液标签。输液标签内容可以参照医院处方进行布局，一般应包括的基本信息：患者姓名、病区、床号、病历号、日期、批次；

药品信息:药品品名、规格、数量;人员信息:医生、护士、审核药师、调剂药师、配置人员、核对人员;备注提示信息:皮试、滴速、避光等。

(3)输液标签可以按药品品种或科室集中打印。按药品品种集中打印可以方便后续药品集中排药和配置工作,减少配置过程中的差错及耗材损耗。按科室集中打印可以减少后期分拣环节。标签打印后可以放置于不同颜色(区分批次)的塑料筐内,以方便调配操作。

(4)批次的设定可以根据药物特性、用药频率、用药方案等规则由系统自动排定。PIVAS应当加强与临床科室的沟通,特殊治疗药物的批次可以进行适当调整。

(5)打印输液标签一份,并同时打印一份审方单或明细单,输液标签贴于输液袋(瓶)上,审方单或明细单由各岗位操作人员签名或盖签章后,保存一年备查。审方药师应在标签上签名或加盖签章。

3. 贴签摆药与核对操作规程

摆药前药师应仔细阅读、核查输液标签内容是否准确、完整,如有错误或不全,及时告知审方药师予以校对、纠正。按输液标签所列药品顺序排备,按其性质、不同用药时间,分批次将药品放置于不同颜色的筐内。按药物性质不同放置于不同的混合调配区内。

摆药时需检查药品的品名、剂量、规格等是否符合标签内容,同时注意药品的完好性和有效期,并签名或盖章。

(1)排备药品注意事项

①摆药时,确认同一患者所用同一种药品的批号应是相同的;

②在传递至洁净室前,若摆好的药品有尘埃的,清洁后方可传入;

③每日对用过的塑料筐整理擦洗、消毒,以备下次使用。

(2)摆药准备室药品的补充

①每日完成摆药后,应及时对摆药准备室短缺的药物进行补充,并应进行核对;

②补充的药物应在拆包区拆除外包装,同时要查看药品的有效期、规格、生产批号等,严防错位。如有尘埃,需擦拭清洁后再上架;

③补充药品时,应遵循先进先用、近期先用的原则;

④对氯化钾、胰岛素注射液等高危药品应有特殊标识和固定位置。

(3)摆药核对操作规程

①将输液标签整齐贴在输液袋(瓶)上,但不得盖过输液瓶原标签的药物名称、规格及其他相关内容;

②药师双人核对排备药品的正确性,并签名或盖章;

③将摆有注射剂和贴有标签的输液袋(瓶)的塑料筐通过传递窗送入洁净操作间。

4. 药品调配操作规程

药品调配操作是指在洁净环境中,将治疗药品溶解冲配于溶媒中的过程。常规临床药物调配操作一般由护理人员执行。PIVAS人员配备组成不尽相同，但执行药品调配的人员，特别是药学人员必须经过严格的无菌操作培训和考核后方能上岗。根据工作量大小及PIVAS整体流程，药品调配模式一般分为单人单配和一配一辅两种，这两种模式各有侧重，各有优点。

（1）调配操作前准备

①操作前30分钟，按操作规程启动洁净区水平层流台和生物安全柜净化系统及紫外线灯，并确认其处于正常工作状态。操作间温度18℃~26℃、湿度40%~65%，室内外压差符合规定，记录并签名；

②接班工作人员应当先阅读交接班记录，对有关问题应及时处理；

③按《更衣操作规程》要求，更衣后进入洁净区。用蘸有75%乙醇无纺布擦拭水平层流台/生物安全柜的背部、两侧及台面，顺序为从上到下、从内到外，完成后关闭前窗至18cm安全线处；

④将摆放排药筐、物料和医用耗材的推车，放置在水平层流台/生物安全柜附近相应的位置，方便调配；

⑤调配前的校对：调配人员按输液标签内容核对摆设的药物名称、规格、数量、有效期等的准确性和药品完好性，确认无误后，进入药物调配操作程序。

（2）调配操作程序（单人单配模式）

①选用适宜的一次性注射器，拆除外包装，旋转针头连接注射器，确保针头斜面与注射器刻度处于同一方向，将注射器水平悬空放置在水平层流台/生物安全柜台面内侧；

②用75%乙醇消毒药物外包装，包括输液袋（瓶）、安瓿、西林瓶（去除保护性外盖）等，按要求摆放在水平层流台/生物安全柜台面上，且只能放置调配一组药物所需的物品，其余放在操作台外的推车上；

③打开安瓿，瓶口不能朝向高效过滤器方向，以免药液溅到高效过滤器上。将安瓿瓶倾斜，注射器针头斜面朝下，紧靠安瓿瓶颈口抽取药液，注入输液袋（瓶）中，轻轻摇匀；

④溶解粉针剂，用注射器抽取适量相应溶媒，注入粉针剂的西林瓶内，轻轻摇动（必要时可使用振荡器）直至药物粉末完全溶解。用同一注射器抽取药液，注入输液袋（瓶）中，轻轻摇匀；

⑤调配结束后，调配人员再次核对输液标签与所调配药物的名称、规格、用量准确无误后，在输液标签上签名或盖签章，并将调配好的成品输液和空西林瓶、安瓿放入筐内，以供检查者核对；

⑥通过传递窗将成品输液送至成品核对区，进入成品核对程序；

⑦输液调配完成后，应立即清场，用蘸有75%乙醇无纺布擦拭台面，不得留有与下批输液调配无关的药物、残留药液、废弃注射器和其他物品；

⑧每天调配工作结束后，按《清洁消毒操作规程》中水平层流台/生物安全柜清洁消毒操作规程项目，完成对水平层流台/生物安全柜台的清洁、消毒。

（3）调配操作程序（一配一辅模式）

①调配准备工作与单人单配模式要求一样；

②辅助人员将溶媒排布于操作台上,间隔10~15cm,标签向上;安瓿开口,西林瓶撬盖后排布与溶媒后方;继续排布另一个操作台;

③配置人员将排布好的药物一一核对后,冲配于相应的溶媒中,并将空安瓿、西林瓶放置于媒前方;一台药物冲配完毕,继续冲配另一台药物;

④辅助人员排布完另一个操作台后,回到第一个台面,核对检查冲配后的药物,并收集空安瓿、西林瓶,将冲配好的药物集中到成品筐中;继续排布下一批药品;

⑤调配中的无菌操作以及调配后的清场消毒与单人单配模式要求相同。

(4)静脉用药混合调配注意事项

①静脉用药调配所用的药物,如果不是整瓶(支)用量,则必须将实际所用剂量在输液标签上明显标识,以便核对;

②不影响质量,可以多次重复使用剩余药品的,应按照药品说明书的要求及时置于准备区的冷藏柜内,尽量缩短该药在室温下存放的时间;

③若有两种以上粉针剂或注射液需加入同一输液袋(瓶)时,应当严格按药品说明书要求和药品性质顺序加入;对肠道外营养液和某些特殊药物的调配,应制定相关的加药顺序操作规程并执行;

④如发现有贴错液体时应在标签注明并写明是否穿刺,交由调配间内大组长集中处理;

⑤调配过程中,输液出现异常或对药物配伍、操作程序有疑问时应当停止调配,报告当班负责药师查明原因,或与处方医师协商调整用药医嘱;发生调配错误须及时纠正,重新调配并记录;

⑥调配结束后,将空针等一切医疗垃圾分类放置于双层黄色医疗垃圾袋内并密封,将针头放置于利器盒内,统一处理。

(5)调配操作危害药物注意事项

①危害药物调配应当重视操作者的职业防护,调配时应当拉下生物安全柜防护玻璃,前窗玻璃不可高于安全警戒线,以确保负压;

②危害药物调配完成后,必须将留有危害药品的西林瓶、安瓿等单独置于适宜的包装中,与成品输液及备份输液标签一并送出,以供核查;

③调配危害药物用过的一次性注射器、手套、口罩及检查后的西林瓶、安瓿等废弃物,统一放置于专用塑料袋内,待全天调配工作结束后封口,按规定由医疗机构统一处理。

5.成品核对操作规程

(1)成品输液的检查、核对操作规程

①检查输液袋(瓶)的外观。观察是否有裂纹、沉淀、变色、不溶性微粒异物等,全静脉营养袋应检查有无油滴析出、胶塞等;

②检查输液成品是否有渗漏。轻轻挤压输液成品袋(瓶),观察有无渗漏现象,尤其是加药处、全静脉营养药PVC袋进液管接口、输液管接口处,检查PVC袋所有管路止流夹是否夹好;

③核对输液成品输液标签内容。按输液标签内容逐项核对所用输液和空西林瓶与安瓿的药名、规格、用量,非整瓶(支)药物用量和标记是否正确;

④各岗位操作人员签名是否齐全,确认无误后核对者应当签名或盖签章;

⑤核对时,如发现成品输液有问题,及时通知调配人员,查明情况,分析原因,必要时重新调配,并填写记录签名;

⑥核查完成后,空安瓿等废弃物按规定进行处理。

(2)经核对合格的成品输液用适宜的塑料袋包装,以记号笔醒目标注病区名称,分不同车次摆放固定位置。

(3)送药时间及数量予以登记并签名,由工勤人员及时送达各病区护士站,由病区护士站逐一核对签收。

(李茂星 余利军)

第三章　PIVAS在医院药学发展中的作用

第一节　PIVAS 是药物治疗关键的技术平台

掌握:PIVAS 在药物治疗中的关键作用

熟悉:PIVAS 对药物治疗的影响

了解:PIVAS 在药物治疗中的优势

静脉用药集中调配是药品调剂的一部分，静脉用药调配中心的建立为医院药学找到一个重要的发展方向。通过静脉用药的集中调配,使传统的医生、护理人员接触病人的医疗模式改变为医生、药师和护理人员共同面对病人的新模式[42]。

药师通过静脉用药调配中心积极参与到临床的药物治疗中去[43],并通过对医师处方规范性及药物配伍、适应性的审核,实时开展不合理医嘱分析、药物配伍稳定性考察、抗生素应用分析评价等工作,指导临床合理用药,在有效为患者服务的同时也提高了自身在医院的影响力[44]。

静脉用药调配中心的建立,使药学服务有了更深的拓展,确立以此为基础开展多层次、多方位的临床药学服务模式,将其工作性质从单一的调配药品发给患者使用,向综合服务患者方面发展,在提供优质输液的同时,更对临床医师工作、护士工作产生了积极作用[45],为患者疾病治疗提供了可靠保障,必将成为临床药学的重要工作平台,确保患者的用药安全[46]。

（李茂星　余利军）

第二节 PIVAS 是现代医院药学服务的重要内容

掌握:PIVAS 的目标

熟悉:PIVAS 在现代医院药学服务的主要作用

了解:PIVAS 工作人员在临床服务的职责

静脉用药调配中心(室)(PIVAS)的全部工作都是在医院药事委员会领导下进行的。有争议复杂病情或医护方面的讨论、合理建设必须经院委会批准方可实施。静脉用药调配中心(室)工作管理必须具有严密性、科学性和实用性,从各项工作管理上都必须显示出较高的专业素质。从而有利于医院开展临床药学工作,为医院药学发展提供平台。总的来说,PIVAS 的功能定位是输液治疗用药安全、输液药品调配安全、药学部门科学发展。

一、PIVAS 的目标

1. 帮助患者正确使用药物。

2. 促进医院药师在临床与医师、护士的合作及实施正确合理使用药物的职责。

3. 提供先进的专业实践服务、增加药物在服务中的最大效用及改善患者康复的质量。

4. 为促进患者康复,提供安全、有效、经济、适当的药物,防止不合理或滥用药物。

5. 对在职药、医技术人员提供足够的专业教育及专业培训。

6. 在患者康复评估中,鉴定、分析、与静脉用药调配中心(室)有关的基本原则、法律、公共政策的发展等方面提供指导。

7. 促进患者康复和药学科学服务方面的研究。

8. 促进同专业技术和工作信息方面的交流,维持药师与临床医师、护士之间的信息联络,以便为临床提供全方位服务。

二、PIVAS 在医院药学发展中的主要作用

1. 在医院授权的职责范围内,向患者提供尽快康复的用药治疗方法的建议。通过审方工作,参与临床用药决策,减少用药错误,提高合理用药水平。

2. 向患者提供安全、最佳疗效的药物,促进有效的服务。通过规范的调配,减少微粒污染,提高用药安全。减少药物浪费,降低医疗成本,减轻患者用药负担。

3. 改进静脉用药调配中心(室)的管理工作,使其成为医院最基本的协同康复科室[47]。

三、PIVAS 与临床工作的关系

1. 药物有效的合理应用及在复杂环境治疗下的药物安全、效力对机体健康状况影响,都要进行仔细分析、计算。为此,与临床紧密配合是必要的。

2. 患者在医院接受医护和其他医疗保健,常常依靠药物进行治疗。所以,正确合理使用药物能确保患者得到安全、有效的治疗,也是医院医护人员义不容辞的职责。为维护患者利益,应设立研究机构,评估、选择对每位患者的治疗有利而且又适合每位患者经济状况的药物。

3. 对药品的发放和管理。在任何情况下,药师服务最根本的目的是确保合理、安全地用药。通过药师全面掌握的专业知识来履行自己的职责。这些职责包括:了解药物的药效、药理、毒副作用、储藏、发放管理等,并对药物在临床的合理使用指导负责。

四、PIVAS 工作人员在临床服务中的职责[47]

1. 在临床药动学服务中的职责

临床药师职责包括:药物疗法监测和对临床药动学提供数据。药师在参与临床药动学监测中,要明确药物药动学的特性定义,为特殊药物建立安全、治疗浓度范围负责。当使用的药物毒性和最低有效浓度很接近时,应向临床提供该药物的详细数据,以避免患者中毒或达不到疗效。

2. 在医护服务中的职责

医院药房工作最重要的目的是确保药物在临床的安全、合理应用,改善患者健康状况及预防疾病。

(1)PIVAS 药师、医护人员应努力促进药物合理使用(包括防止药物在临床不合理的滥用)和为其他医护人员、患者及公众提供正确的用药信息。

(2)PIVAS 药师、医护人员在医疗服务及所有药物治疗中,在确保临床合理用药方面承担重要的责任,并应通过对临床的服务,增强这些责任感。

(3)PIVAS 药师、医护人员应开展和提供对临床每个医疗科室及患者的临床药学服务。当需要时,通过直接与患者接触,与其他医务人员一起参与临床活动。

(李茂星 余利军)

参考文献:

[1] 许长青.促进我国临床药学发展的研究[D].沈阳药科大学,2007.

[2] 李莹莉.浅析我院门诊药房药学服务工作[J].医学信息(下旬刊),2009,1(9):47.

[3] 陆妙.国外医院临床药学实践模式探讨[J].中国现代医药杂志,2008(07):147-148.

[4] 张素敏,曹立亚.充分发挥临床药师在 ADR 监测中的作用[J].中国药师,2004,6(12):766-768.

［5］ 沈爱宗,陈飞虎,徐文科.试谈我国医院药学服务模式的发展[J].安徽医药,2004,8(1):64-66.

［6］ 唐辉,赵雪梅,迟延青.药检室在医院药学中的职能及功能拓展[J].中国药业,2012,21(09):44-46.

［7］ 张树春.药剂科在医院工作中的现状与未来展望[J].中国医药指南,2010,08(19):170-172.

［8］ 姜哲.浅谈药学监护[J].中国现代药物应用,2011,4(22):236-237.

［9］ 王瑞芳,牛慧云,赵彩萍.药师在药学监护中的作用[J].中国民族民间医药,2010,19(008):43.

［10］ 《医院药学》,第二章药学发展简史中医世家 http://www.zysj.com.cn/lilunshuji/yiyuanyaoxue/1014-3-2.html.

［11］ 原中华人民共和国卫生部,《静脉用药集中调配质量管理规范》,卫办医政发[2010]62号,人民卫生出版社,2010,6.

［12］ 吴非.临床药师在静脉药物配置中心中的作用[J].上海医药,2010,31(10):443-444.

［13］ 李爱菊,张文静.实行静脉药物集中配置对护理工作的影响[J].齐鲁护理杂志,2007,13(9):95.

［14］ 桑宝珍.中山市人民医院护理人力资源战略研究[D].中山大学,2010.

［15］ 刘元花.浅析医院实行PIVAS配置模式的意义[J].医药前沿,2012(22):384.

［16］ 杨菁,陈新峰,邱澜.药师在静脉药物配置中心工作中的作用[J].中国药业,2007,16(003):45-46.

［17］ 米文杰,陈迹.静脉用药集中调配基础知识问答,人民卫生出版社,2016,7

［18］ 许宏凯.风险评估在静脉用药调配中心设计中的应用[D].山东大学,2015.

［19］ 夏英华.PIVAS服务模式持续改进在临床护理工作中的影响分析[D].第二军医大学,2013.

［20］ 曹惠明,费艳秋,沈金芳.上海地区11家医院静脉药物配置中心的现状及思考[J].药学服务与研究,2004(03):201-203.

［21］ 吴永佩,颜青,张健.全国静脉用药集中调配工作模式与验收管理培训教材[M].北京:科学技术文献出版社,2016.

［22］ 刘蕊.新型多功能自控输液装置的研制与测试研究[D].第四军医大学,2011.

［23］ 封宇飞,裴艺芳,倪倩.静脉输液技术发展沿革[J].临床药物治疗杂志,2014,12(06):11-15.

［24］ 王宝新.静脉输液的变革及对发展的建议[J].中国药学杂志,2004,39(4):314-315.

［25］ 陶景芬.输液容器发展过程中存在的问题与对策[J].医药导报,2005,24(010):968-969.

［26］ 沈承武,张晶,耿辉.直立式聚丙烯输液袋与临床常用药物相容性研究[J].西部医学,2013,25(10):1557-1559.

［27］ 李广利.风险管理在静脉用药调配中心的应用[D].山东大学,2015.

［28］ 陈颖,唐俊.PIVAS 药品配置后的稳定性及滴注时间[J].海峡药学,2018,030(001):285-289.

［29］ 马瑞生,谢广艳,翟所迪.静脉药物配制中心临床输液配伍禁忌的调研[J].中国药物应用与监测,2006(5):10-13.

［30］ 许宏凯.风险评估在静脉用药调配中心设计中的应用[D].山东大学,2015.

［31］ 张晓乐,赵蕊,黄志文,徐大康.静脉药物配置中心与现代医院药学[J].中国药学杂志,2004,39(1):70-71.

［32］ 李丽,张国庆,连斌.静脉药物配置中心建设的必要性及面临的困难[J].中国卫生质量管理,2011,18(4):34-36.

［33］ 李运景,赵惠霞,谭惠简,梅小冰,刘锐锋.静脉滴注药物集中配置与传统配置模式探讨[J].中国现代药物应用,2007(2):76-77

［34］ 夏英华.PIVAS 服务模式持续改进在临床护理工作中的影响分析[D].第二军医大学,2013.

［35］ 江海东,王锦宏.医院药学发展的新平台——静脉用药调配中心[J].上海医药,2010,31(10):447-449.

［36］ 张峻,施莹,殷家福.云南省 PIVAS 验收和收费标准的建立及实施[J].药品评价,2010,7(2):55-58.

［37］ 蒋金元.新医改政策下医院药师将怎样转型升级[J].医药前沿,2018,008(011):366.

［38］ 林海燕,余炜,陈秀英,欧棋华.医院静脉药物配置中心的工作流程与实践体会[J].海峡科学,2010(2):52-53.

［39］ 古丽萍.静脉药物配置中心的筹建及运行[J].解放军药学学报,2007,23(1):77-79.

［40］ 林良沫.我院静脉药物配置中心的开展与意义[J].海南医学,2012,23(21):115-117.

［41］ 李绍婷,王霞,吴胜林,李京萍,谢敏,易旭慧,等.我院静脉药物配置中心存在的问题及相应措施[J].中国药师,2011,14(09):1391-1392.

［42］ 胡伟,鲁超,刘丽萍,梁敏.我院静脉用药调配中心建设与工作体会[J].中国药业,2011,20(19):58-60.

［43］ 刘冰.静配中心 24 小时模式运营前后药物应用对比研究[D].青岛大学,2015.

［44］ 侯疏影,王振,史文秀,马巍,刘世杰,薄红.全国 63 家"三甲"医院静脉用药调配中心对临床药师职能需求的调研[J].中国药房,2017,28(06):725-729.

［45］ 胡俊俊,杨慧君.静脉药物配制中心中审方药师的价值[J].饮食保健,2017,4(6):255.

［46］ 陈红燕,刘思源,刘莉,廖鸿,李诗.我院建立静脉用药调配中心的实践及体会[J].中国药业,2011(02):53-54.

［47］ 房国钧.21 世纪医院药师的职责[J].医药导报,2001,20(1):70.

第 二 篇
静脉用药调配中心规划设计与管理

第一章　静脉药物集中调配中心的设计

第一节　建设的目的和意义

　　静脉输液是临床重要的治疗手段,它是通过静脉注射直接将药物注射入血液循环,能够在短时间内达到较高的血药浓度,从而获得满意的药物治疗效果。因静脉给药绕过了机体的防御、过滤、解毒和吸收机制,所以该给药方式效果快、生物利用度高,为临床常用给药方法。随着静脉输液的广泛应用,传统临床药物治疗过程中的普通病区治疗室配制时,静脉输液中不溶性微粒引起不良反应越来越多,随着研究的深入也越来越引起广泛的重视。据文献报记载,美国年手术量约2400 万例,死亡率达 1.5%,而这些死亡病例中,80%与液体治疗不当有关。中国国家药品不良反应年度报告显示,2012 年全国药品不良反应检测报告数量 120 余万份中,注射剂占 56.7% ,而且严重不良反应中注射剂占 77.6%。西京医院樊代明院士也曾指出:临床上常过于强调营养维持而忽视了输液中重要的配方组成,而且病房治疗室配制液体很容易发生污染,引起输液反应[1]。GMP 2010 版附录的无菌药品要求中明确指出: 生产无菌药品必须保证药品质量符合要求并且生产环境极其条件达到相关要求,生产车间环境最大限度降低空气中的各种微粒、微生物及热原的污染[2]。对于患者用输液而言,各种热原以及病原微生物、微粒是无菌制剂在临床应用中存在的最大安全隐患,所以为保障患者的输液安全,必须最大限度的降低微生物、各种微粒和热原的污染。

　　目前,中国医疗资源发展不平衡,静脉药物集中调配工作在大部分医院因为条件限制还没有开展,绝大多数医院患者药物治疗所用注射剂的配制是由护理人员在各自病区护理单元普通开放的治疗室完成药物配置的。在普通病区治疗室不仅没有封闭,而且根本没有空气净化装置,病区的各种微粒、热原、以及常见的致病菌等微生物在治疗室空气中普遍存在,配置药物的环境根本达不到相应洁净度,在这种开放式环境下配置药物极易造成药液污染。一方面住院患者由于病情较重,常需联合用药,而随着科学技术的不断进步以及药物研发的深入拓展和广泛应用,越来越多的新药被大量应用到临床实践之中,药物之间的理化、药理等配伍变化越来越复杂,而临床医生由于专业和时间精力所限,对输液药物配伍知识相对不足,往往导致在明确诊断后,有时很难确保用药方案的合理性以及患者用药后的安全、有效。另一方面,临床护理人员没有药学专业基础,对药物稳定性和相互作用方面的知识比较缺乏,仅能凭借长期的工作实践经验配制药物,很难发现不合理医嘱,更不能有效控制不合理用药。第三,药物的相容性除了肉眼可以看见的物理性不相容,例如颜色变化或者产生沉淀外,还存在发生水解、氧化还原反应、光敏反应以及金属络合等化学不相容和常见的违背治疗目的的效果,如非期望的药理作用上的协同或拮抗作用。一般情况,沉淀颜色变化等理化反应通常能够通过外观的变化而被发现,提醒医务人员引起注意,但是化学不相容性由于没有明显的颜色或沉淀等变化可供肉眼观察,需要相应的仪器和检验手段才能发现,而治疗效果是否达到目的往往需要医务人员长期、坚实、丰富的药理基础知识和大量的药学实践经验,所有这些都不是非药学专业人员——护理或临床医师所能完全解决和有效避免的,因此药物配制需要在药师指导下进行。目前大多数医院由于静脉药物集中配制工作没有开展,而随着医院规模的不断扩大,各个病区的护理单元因建筑布局及楼层分布非常分散,规模越大分布也就越分散,这就给本身工作繁杂、人力不足的药学部门监管带来很大困难,药学服务因传统理念和重视程度不够也得不到充分的发挥和拓展,药学人员专业知识和技能没有施展的空间。大量静脉输液和注射用药物被各病区从药房领取后缺少有效管理和监督,药品储存环境是否符合相关要求,日常养护工作缺失,导致药物过期失效、丢失等现象时有发生,造成不必要的经济损失,甚至潜在的有害物质职业暴露。

众所周知,药品是一种治病救人的特殊商品,其安全、有效、稳定、均一是质量保障的基本要求。当前药品生产过程有国家统一的 GMP 实行全方位质量控制的,但在目前药品使用环节上没有统一的标准,质量及配制环境等过程尚缺乏行之有效的标准化管理和行业规范。因此,改变传统药物配制模式,引入静脉用药配制新理念,静脉用药调配中心的建立,能够加强药品使用环节的质量控制,使药品质量体系的完整性和连续性得到了保障,减少药品不良反应的发生,确保药品加药配置质量,提高了患者药物治疗的安全性和有效性,从而进一步完善以患者为中心的药学服务模式,实现药学服务由单纯供应保障型向技术服务型转变,对于提升患者治疗结果、提高现代医院的医疗质量和管理水平有着非常重要的作用。

建立静脉用药调配中心,基本可以保证静脉滴注药物配置过程的环境控制和标准规范的流程,杜绝微生物污染的同时,可以通过药学专业技术人员监控药物临床使用时的不合理用药,纠正和指导临床合理用药,减少药物浪费,开展药物经济学评估,降低用药成本,确保药物药理及配伍的稳定性。此外,静脉药物集中调配中心由于空气净化系统的过滤清除作用,还可大大降低抗肿瘤药物等一些细胞毒药物对医护人员的职业伤害,保证药品配制过程的质量控制和输液安全。有国内研究发现,输液中加入 1 种或 2 种药物时污染率分别为 12.7% 和 16.7% ,而加入 3 种药物时,污染率急剧上升到 41.3%。静脉药物调配中心使用按照 GMP 要求生产的药品,配制是在严格控制的洁净环境中,通过空气净化系统对室内温度、湿度、微生物和尘埃粒子含量的有效控制,操作人员经过专门的规范化培训,严格按照标准的操作规程进行注射药物的加药混合调配,由于整个配置操作是在封闭的洁净系统中完成的,基本杜绝了微生物、热原及尘埃微粒对所配药物污染的可能,最大程度提高洁净度,降低患者药物治疗时的输液反应达到安全输液的治疗预期。在袋装药物输液配制后,尤其能够很大程度减少空气介入对药液的污染。李俐等人通过对某医院Ⅰ类环境的静配中心和普Ⅳ类环境的病区普通开放治疗室为调查对象,在Ⅰ类环境选取 8 名护士和 4 台水平层流净化工作台,Ⅳ类环境选取 2 名护士和 2 个治疗室进行物体表面、操作工作人员手部的细菌总数监测,同时对不同类型工作环境空气中浮游菌、尘埃粒子数,以及不同工作环境下所配置液体的不溶微粒进行检测。发现刚开始时Ⅰ类环境护士手的细菌总数高于Ⅳ类环境护士的手,但随着配药工作的前期净化以及持续进行,超净工作台内的浮游菌总数,静配中心(Ⅰ类环境)要远远优于普通治疗室(Ⅳ类环境)[5]。如下表:

不同环境和不同操作时间医护人员手、空气菌落数监测结果

不同环境	监测数量	医护人员手平均细菌菌落总数(CFU/只手)			空气中浮游菌平均菌落总数(CFU/m³)		
		0min	30min	60min	0min	30min	60min
Ⅰ类环境	20	406.75	13.25	37.75	172.25	13.25	17.67
Ⅳ类环境	10	320.40	14.40	14.40	88.35	106.19	123.68

通过配药工作的持续进行,3μm 中直径微粒的数量比较,静配中心(Ⅰ类环境)空气中的尘埃粒子数明显少于普通治疗室(Ⅳ类环境)空气中的尘埃粒子数,如下表所示:

不同环境配药过程中尘埃粒子数检测结果($\bar{x} \pm s$)

不同环境配药	采样位置	监测数量	≥3.0μm/粒径	≥5.0μm/粒径	≥10.0μm/粒径
Ⅰ类环境配药前	超净工作台内	8	0.00 ± 0.00	0.00 ± 0.00	0.00 ± 0.00
Ⅳ类环境配药前	距地面0.8m	6	87847.00 ± 14578.41	8381.67 ± 2615.16	470.83 ± 233.04
Ⅰ类环境配药中	超净工作台内	54	3006.43 ± 489.43	304.41 ± 65.40	0.00 ± 0.00
Ⅳ类环境配药中	距地面0.8m	18	86244.83 ± 6380.86	8656.67 ± 2035.48	616.12 ± 349.73

不同配液环境中所配药液中不溶性微粒情况见下表:

不同环境	样本数量	≥3.0μm	≥5.0μm	≥10.0μm	≥25.0μm
本体	17	70.90 ± 64.88	19.00 ± 17.27	2.80 ± 3.10	0.20 ± 0.20
Ⅰ类环境	40	721.05 ± 195.24	170.32 ± 56.50	30.42 ± 18.15	0.31 ± 0.26
Ⅳ类环境	38	877.33 ± 384.33	208.47 ± 103.02	35.17 ± 24.93	0.53 ± 0.48

从上表可以看出，Ⅰ类环境和Ⅳ类环境中大于 $10\mu m$ 的不溶性微粒基本上都有分布，粒径大于 $25\mu m$ 的不溶微粒分别平均为 0.31 粒和 0.53 粒，Ⅰ类配液环境中直径为 $3\mu m$、$5\mu m$、$10\mu m$、$25\mu m$ 大小的不溶微粒普遍比Ⅳ类配液环境要相对少，两种不同的配液环境下所配药液中不溶微粒（$3\mu m$、$5\mu m$、$25\mu m$）的数量差别有统计学意义。由此可见，即使同一个配置人员在环境不同的条件下配置药品，在配药器具相通的前提下，药液中不溶性微粒的数量是不一样的，这也证明了外界环境和规范化操作是药液中不溶微粒产生的主要途径[5]。

此外，在传统病区治疗室的配制环境中，一些能产生职业暴露危险或危害的化学药品，例如化学治疗的肿瘤药物和一些细胞毒药物，由于护理人员不可避免的频繁接触药物，即使在戴双层乳胶手套的情况下也很容易受到许多剧毒以及细胞毒药物的危害。这些职业危害主要有：胃肠道反应、骨髓抑制、神经和心脏、肾毒、肺、肝毒性反应和药物过敏反应，通常情况下细胞毒药物大多还具有致癌、致畸和致突变作用。但是这些在低剂量下对人体器官就可以产生严重毒害的细胞毒性药品，在静脉用药调配中心配制此类药物时，因为配制环境的极大改善，以及采用了生物安全柜的外排，配制人员规范标准的穿戴双层外科手套、隔离衣、护目镜及口罩等防护用品，对于配制人员的身体健康采取了非常好的保护措施，有毒气体通过空气净化的送排风系统和隔离的环境，以及人员的严格的操作规程，可以对危险药物的配制、运输、储存、医疗有害物质等许多环节、流程进行控制，减少了对环境的污染。此外，受传统观念影响，住院患者普遍容易接受输液治疗，大部分医院的护士日常工作忙于药品的请领、配液、分发、给患者输液等繁杂琐碎的常规工作，在以"患者为中心"医疗理念的推动下，将常规的药品配置工作统一集中到静脉用药调配中心担负，让广大护理人员有更多精力和时间用于为患者提供高质量的服务，提高工作效率的同时还护理人员于患者，从而大大提高治疗的结果和患者满意率。

综上所述，在医院繁重的工作中，加强静配中心的建设，通过对动态空气中尘埃粒子和浮游细菌进行持续稳定性的净化，完全能够避免微生物对静脉注射药物在配制过程中的污染，尽可能减少不溶性微粒的产生，进一步保障了患者所用成品输液的无菌和安全，也最大程度降低了输液反应，提高了治疗效果。因此建设静脉药物调配中心，通过改善药物配置的条件和控制配置操作室内环境空气的洁净度，规范配制人员操作过程，避免或通过设施尽可能减少微生物及尘埃粒子的引入和产生，提高工作效率，为患者提供高效、安全的静脉输液的同时通过拓展药学服务，加强合理用药和强化药品管理、增加医务人员职业防护、降低护士繁杂工作、提高护理质量等方面具有着深远的意义。

（张国荣）

第二节　静配中心设计依据及特点

医院不同于一般的公共场所，它是一个人员、功能和布局最为复杂的公共区域，由于医院本身就是患者聚集区域,尤其是随着抗生素的广泛使用,细菌和病毒种类的变异和耐药菌的不断产生,导致医院内的易感染患者明显增多,交叉感染的概率也相对加大,因此作为医院患者所用药物配置的核心地方——静脉药物配置中心的设计和布局就显得尤其重要。为此通过洁净设施、设备合理设计而建成一个能有效阻止室外污染物侵入室内,同时迅速有效地排除室内产尘及其他带菌物品的污染,防止细菌和病毒的扩散,创造一个洁净的无菌环境以保证所配药品安全有效,预防院内交叉感染,减少不良反应的发生,促进患者早日康复,不仅有利于减轻患者经济负担,而且还可以转变药学服务模式,体现药学服务价值,降低临床护理人员工作强度,提高药物治疗效果,增加医院经济效益。为此静脉用药调配中心设计建设应该具有以下特点:

1. 静脉用药调配中心是一个洁净区域,主要功能是控制微粒和微生物的污染,其空气的洁净度需要达到一定的洁净级别。众所周知,微生物气溶胶是悬浮于空气中的微生物所形成的胶体体系,微生物气溶胶粒子中有许多粒子是具有危害性的,特别是以细菌和病毒的危害性最强,它是发生各类疾病的直接原因。通常情况这些带有细菌与病毒的微生物气溶胶会在人体的器官中沉积和滞留,这些粒子将会根据粒径的大小分别沉积于人的呼吸器官的不同部位,有研究表明,粒径 $1\sim5\mu m$ 的带菌粒子可直接侵入人体的肺泡,粒径 $6\sim10\mu m$ 的粒子容易沉积在小支气管之中,而更大的如粒径在 $10\sim30\mu m$ 的粒子非常容易沉积在咽喉、气管、鼻腔等处。这些粒子在人的器官中沉积越多,对人的危害越大,就很容易使人发生气管炎、肺炎、哮喘等各类呼吸系统疾病。需要说明的是这种微生物气溶胶的细菌及病毒对人的危害不是突然发生的,它是一种逐渐累积性的危害。世界卫生组织认为,当空气中的细菌浓度为 $700\sim1000CFU/m^3$ 时,经空气感染事件的发生概率明显增大,相反,当空气中的细菌浓度越小,引起感染的可能性也越小,当其浓度小于 $180CFU/m^3$ 时,就安全得多。

通常情况下,微生物气溶胶粒径大约为 $0.002\sim30\mu m$,细菌颗粒的粒径约 $0.3\sim35\mu m$;病毒颗粒的粒径大约是 $0.003\sim0.45\mu m$,细菌和病毒多数都以群体而存在。一般大气灰尘粒径在 $0.01\sim12\mu m$ 之间,而细菌、病毒等空气中的微生物会把尘埃粒子作为载体并附着在尘埃粒子中,以尘埃粒子中的水分及营养维持生命,形成的这种微生物气溶胶颗粒大大超过了微生物自身的大小,通常 $\geqslant0.5\mu m$ 以上。实验证明空气中与疾病相关的带菌粒子直径一般为 $4\sim20\mu m$,来自人体的微生物主要附着在 $12\sim15\mu m$ 的灰尘上。这就使得空气净化系统中高效过滤器的滤菌效率往往大于滤尘效率,为洁净空调中使用三级空气过滤器除尘除菌奠定了理论基础。

2. 以除尘断菌为目的控制室内洁净度,以稀释降低细菌密度来减少感染危害的概率。根据对细菌、病毒等微生物气溶胶的特性研究,采取的基本方法是用洁净空调系统通过过滤来控制污染,也就是通常所说的以除尘的方式达到工作中除菌的目的,同时又以稀释的方式降低由于室内产尘而发生的细菌浓度,使室内细菌浓度控制在一个安全的范围内,达到一个符合医疗需求的洁净药品配置环境。

以前,为了防止循环空气可能造成的交叉感染,大多数人都认为医院空调设计必须采用全部新风的供风系统，所以不能使用室内循环空气的观念占领了人们认知领域。随着微生物气溶胶理论的研究结果使洁净空调设计打破了必须采用全新风供风的概念，合理恰当的使用室内循环空气的理念逐渐得到广泛的认可。而且越是高等级手术室，室内循环空气（即回风）在室内送风中所占的比例越大。美国是最早以规范的形式明确手术室可以使用室内循环空气的国家，它解决了手术室全部使用新风能耗太大的问题，为医院推广生物洁净室提供了参考依据和实践经验，使医院洁净空调技术开创了一个新的局面，随后世界各国都制订了相应的医院洁净技术规范。按照各国的习惯及能源状况，各个国家对新风量的标准也各不相同。随着 SARS 病毒的出现，对医院洁净技术也有了更高的要求，但在一些感染风险较高的特定环境区域，全新风工况的运行方式在一定时段内也是需要的，这与净化空调系统采用一定量的回风作为室内循环空气是两个不同的理念[6]。在每一个洁净室空调系统中，都采取了新风过滤器、中效过滤器和高效过滤器的三级过滤模式，其中，新风过滤器在新风口；中效过滤在组合式空调机组的正压区段中；高效过滤器在各个洁净房间内，属于送风末端，其除尘率可达 99.99%。当然根据需要还有设高中效和亚高效过滤器的系统，这时依据各洁净系统的需要设计安排的，各个情况有所区别，但是分别设置在新风口、组合式空调机组内和送风末端的三级过滤系统是最普遍和常用的洁净空调系统。

3. 静脉药物调配中心建筑布局设计具有很强的专业综合性。静脉药物调配中心调配间设计依据的是洁净技术，它需要综合考虑静配中心的工作流程、净化空调系统、室内气流以及各类管线系统安排等因素，更需要对建造的控制区、洁净区、辅助区等各种要求、药品贴签、排药、配置、核对、分拣、转运过程等特征进行了解；同时也要对洁净室的微生物污染机制，污染物的产生、滞留以及沉积过程进行分析研究，对洁净室的空气净化设施设备及其基本原理，水、气、化学品的纯化技术，各类高纯介质储运技术进行大致的了解，其涉及的专业非常广泛复杂；洁净室的防微振、噪声治理、防静电和防电磁波干扰等也涉及多个专业。因此需要综合掌握多门学科，了解各个相关专业才能较好地解决在工程设计中遇到的各种复杂、具体的实际问题。它需要重点解决安全输液配制所满足的洁净配制环境，统筹安排好水电、暖通、净化、建筑构造等技术在平面和空间布局上出现的矛盾，以合适的造价，合理的布局结构获得最好的空间效果，并能满足药品配置所需要的洁净生产环境。尤其是要综合处理好洁净室的建筑设计与洁净工艺设计，恰当处理洁净用房、辅助用房和非洁净用房以及不同洁净等级用房、缓冲区域之间的相互关系，空气净化设计之间相互协调的问题，例如整个配置流程、人流与物流、洁净室的气流组织、医疗垃圾的处理、消防安全设施及布局、净化区域的气密性和装饰材料的适宜性，以便创造最有综合效果的建筑空间环境。

4. 静脉药物调配中心除了洁净的调配间之外，还应该考虑设计工作所需的辅助用房、人员净化和物料净化用房间、公用动力设施用房、生活办公用房等。因此必须协调、安排设计好各功能区域内房间的平面、空间布置，尽可能做到最大限度合理分配利用空间，减少场地资源的浪费。

5. 静脉药物调配中心内的设施设备比较昂贵，建筑造价也比较高，家具和装修相对复杂，要求严密性好,洁净区域常常无窗户或者设置少量固定的密封窗户,为了防止污染或者交叉污染。一般设有必要的人员净化、物料净化设施和房间,通常平面布置比较曲折,增加了安全疏散的距离,一旦发生火灾后果不堪设想,所以对建筑材料的选用和构造节点都有特定的要求。

(张国荣)

第三节 地址选择

静脉用药调配中心是药学技术服务于临床的一个重要窗口,建立一个适合自己医院特点的静脉用药调配中心是满足临床用药需求,提升药学服务品质,拓展药学服务内涵的重要措施。超过亿元规模而设计过大的静脉用药调配中心将造成人力、物力、财力等各种资源的浪费,设计过小又不能满足医疗需求以及医院适应未来长远发展。因此,应充分了解自己医院现有的输液及静脉药品的使用情况、医疗科室分布特点、医生处方习惯、药品发放、收费流程、HIS 信息系统等,综合评估所要建设的静配中心,在评估完之后,就可以根据自己医院实际情况,设计建立适合自己静脉用药调配中心的流程,在设计新流程时应遵循全面、合理、简单化的同时又要考虑原先的合理工作习惯,尽可能小地改变原先流程的原则。

首先要确定医院是建立集中式还是分散式静脉用药调配中心,这需要根据医院实际情况判断哪种形式更加适合,这种情况类似于中心药房与卫星药房之分,在中国绝大多数医院还是采用中心药房进行药品管理。确定之后可根据医院的场地情况灵活对待:①对于新建医院,PIVAS 最好是与中心药房在一起或者相邻,因为,静脉用药调配中心从某种意义上来说是一个注射剂中心药房业务的拓展。这样便于药房开展药品管理、储存、人员配备等工作,也可以考虑共用一个二级药库、共用一个排药准备区等节约场地资源,也可以规划建设连接病区的药物专用送货电梯或者轨道物流传送系统等现代化的物流传送方式,从而节约甚至无需人员配送,达到高效、准确、及时送达的目的。尽可能实现一体化管理,在节省人员的同时降低了工作量,优化了工作流程,提高了工作效率。②对于医院占地面积大,各个病区分散,不集中,导致药品运送不方便且耗时,比较消耗人员的医院,可考虑建立在卫星药房边的多个分散式静脉药物调配中心,小范围的服务于周围病区。③对于场地紧张而迫切需要建立静脉用药调配中心的医院,可以考虑分批次建设,先建立配置肿瘤药物和营养药物的分散式静脉药物调配中心已解决燃眉之急。

其次,静脉用药调配中心的主要工作是由药学专业技术人员或者护理专业技术人员按照无菌操作的要求,在配制间生物安全柜或超净工作台洁净环境下对静脉用药物进行混合加药操作,使其成为可供临床直接静脉输注使用的成品输液的操作过程。所以给患者提供安全、合理、有效、优质的静脉注射用药,是静脉药物调配中心的主要工作目的,防尘除菌是静脉药物调配中心建筑设计的根本目标。根据有关资料显示,不同地区、不同环境和不同季节的大气中含尘量、有害物含量、含菌浓度都有差异,农村空气中含尘浓度要低于城市,城市工业区因工业污染往往高于城市市区和郊区;西北含尘浓度要大于东南沿海地区;冬季、春季含尘浓度要大于夏秋季节,因此为了有效控制净化空调系统的新风中的含尘量、含菌数量以及有害物质的含量,PIVAS 应选择在大气含尘浓度、含菌浓度较低、空气中有害物质较少、含尘量小、绿化较好、自然环境和水质良好、周围环境无严重污染的地方。尽可能避开工业区、火电厂、码头、机场、交通要道、以及散发大量粉尘、烟气和有害物质的工厂、仓储等有严重空气污染、振动或者噪音干扰的地方。由于条件限制,不得已需要而无法避开远离时,应选择位于严重空气污染源的最大频率风向的上风侧或者全年最小频率风向的下风侧,同时在工程设计时充分采取有效的技术措施,以确保洁净环境的符合技术要求。

第三,静脉用药调配中心应位于环境清洁、人流物流不穿流或少穿流的地段。由于车辆轮胎与路面摩擦,机动车尾气散发尘粒,以及车辆通过发生冲击气流,将路面、路边的尘粒卷挟飞扬,扬尘高峰区域通常距离路边 25m、距离地面 100cm 处,超过 25m 后扬尘逐渐减弱,50m 后基本平息,所以 PIVAS 与交通频繁的交通干道之间距离适宜大于 50m 以上[8]。不应位于锅炉房、食堂、垃圾堆放处理场地、发热门诊、传染科病房等容易污染环境的周边。为减少污染,周围道路应选用整体性好,发尘少的沥青、水泥硬化等覆面材料。周围环境凡泥土外漏的,可采取盖上草皮,卵石等措施,地面应当以种植草坪为主,小灌木为辅,尽可能种植对大气含尘、含菌均不产生有害影响的树木。但应注意,为了防止花粉污染和招惹昆虫,不适合种花,周围绿化树木种类也不适宜选用产生花絮、绒毛、粉尘等对大气有不良影响的树种[3]。因为季节性一年生植物,需要经常翻土、播种、移植,从而破坏植被,导致尘土飞扬,而观赏花卉多半为一年生植物,因此不适合种植。高大的乔木树冠覆盖面积大,下部植被生长困难,易产生扬尘,也需要避免。

第四,静脉用药调配中心地址应当位于人员流动较少的区域,并且要便于与医护人员沟通和成品输液的运送。其地址远离各种污染源,因地下室通风不畅,易潮湿发霉,因此禁止设置于地下室或半地下室,并且周围环境、路面、植被等不会对静脉用药调配过程造成污染。洁净区采风口应当设置在周围 30m 内环境清洁、无污染地区,离地面高度不低于 3m[4][8]。

第五,新建静脉用药调配中心最好位于住院部大楼的裙楼顶层或主体顶层,位于裙楼顶层可以充分利用技术转换层设置洁净空调机房,在主楼顶层可将空调机房设置于静脉用药调配中心的上层,既有利于新风采风,也便于排风,而且避免噪声对病房患者的干扰。

第六,无论新建还是改扩建,静脉用药调配中心机房应靠近调配间位置,以调配间上层设技术层并安排机房为好,这样可以节约建筑面积,安装方便并缩短管线,有效节约能耗并减少洁净空气在管道中被污染的概率。

(张国荣)

第四节　建筑平面布局及其设计

静脉用药调配中心的洁净区域应当包括普通药物(输液)和肠外营养液调配间,以及相对应的洁净辅助间一更、二更、及其洁净洗衣洁具间;抗生素和危害药物类(输液)调配间以及和其相对应的一更、二更、洁净洗衣洁具间。非洁净控制区应当包括普通更衣区(间)、审方打印区(间)、摆药准备区(间)、成品核对包装区(间)、物料、耗材暂存区(间)、普通清洗区(间)。辅助工作区域应当包括药品库房、脱外包装区(间)、外送推车存放区(间)、示教室、净化空调机房等。管理区域包括办公、文档资料、会议、茶歇休息室等。为了便于管理、降低冷热损失、减少管线成本、节约能耗,常常考虑相邻连接在一起统一布置,不应该分散布置。其总体区域设计布局、功能室的设置应当合理,洁净区、非洁净控制区和辅助工作区三个功能区的设置和面积与工作量相适应;并能保证洁净区、非洁净控制区以及辅助工作区的划分,布局与相应的工作流程合理,不同区域之间的物流和人流出入应按照规定合理走向,避免往返交叉,不同洁净级别区域间应有防止交叉污染的相应设施或者缓冲隔离区域。严格避免流程布局上存在的交叉污染风险,不得在静脉用药调配中心内设置卫生间、淋浴室等容易导致交叉污染的风险因素。

静脉用药调配中心平面布置应符合下列要求:

一、面积要求:

静脉用药调配中心面积与工作量应相适应,按照每张床位日均 3.5 瓶(袋)输液大致估算,日均调配 500 瓶(袋)以下输液至少需要 200~250m² 的面积,调配量 3000 瓶(袋)需要大约 700 平米的面积,3000 瓶(袋)以上配置量每增加 500 瓶,其面积需要相应增加至少 30m²。详情见下表。

二、布局要求:

日调配量(袋/瓶)	500以下	501-1000	1001-2000	2001-3000	3001以上
面积(m²)	200~250	250~350	350~500	500~650	每增加500瓶/30m²

各区域划分应保证合理、紧凑,避免人流、物流混杂,应按照工作流程及其工艺顺向布局,尽可能做到人流、物流路线短捷流畅,设备布置紧凑整齐,减少流程的迂回、往返。

洁净区中人员和物料的出入门必须分别设置,原辅材料和成品的出入口应分开。应避免无关人员和物流滞留或者通过洁净区域,以防止物料和人员导致的交叉污染。

摆药区、核对区以及成品输液打包区域应流程化依次排列,避免操作人员由于往返运输或作业导致的再次污染,对于极易造成污染的物料和废物,应设置专用通道和出入口。

人员和物料进入洁净调配间要有各自的净化用室或者设施,净化用室的设置要求与调配间的洁净级别相适应。人员和物流使用的电梯最好分开,且洁净区域内不要设置电梯,必要时应设置气闸室[4]。

空气洁净度高的房间或区域应该布置在人员最少到达的地方,并且适合靠近空调机房。同洁净级别的房间或区域需要按空气洁净度的高低由里及外布置;洁净度相同的房间或者区域布置时要相对集中。洁净度不同的房间之间相邻时,要有防止交叉污染的缓冲区域,如气闸室、空气吹淋室、缓冲间或传递窗(柜)等措施。

为节约能耗和资源,应该尽可能减少洁净区域的面积,除了必要的设备和设施外,洁净室不能放置其他更多物品,室内工作人员数量也需要控制在最低限度。另外,药品库、耗材库、摆药区、核对区、分拣打包区面积与调配数量、规模也应该相一致。

根据需要合理布置辅助区域。例如,药品拆零区应该位于药品库房和摆药区之间且和摆药区相邻,普通更衣区应该位于生活区和非洁净控制区之间并且相邻非洁净控制区,卫生间、淋浴以及休息区不应设置在控制区域,应设置于生活区。对于十万级及大于十万级洁净室的设备和容器具清洗室可布置于该区域之内,级较高的百级、万级洁净室的清洗室宜设在相应洁净区域,其洁净等级可低于调配生产区域一个级别;清洁工具清洗存放间、维修保养间都不能设置在洁净生产区域内的调配间;洁净工作服的洗涤、干燥室一般可低于生产区一个级别,但是无菌服装的整理、灭菌区域,其洁净级别应该和调配间相同。

在满足药品日常调配和微振动、噪音等要求的前提下,空气净化机房应该合理布置于尽可能靠近洁净度等级高的调配间。洁净区域内为了尽可能减少污染,上风侧应该布置洁净度要求高的工序,靠近下风侧或排风口、回风口的位置适合布置容易产生污染的工序或者设备。

为便于大型设备的安装和维修的方便,设计时应考虑运输路线并预留设备安装口及其检修口。为适应流程的改进或设备的更新,平面布置时可根据自身特点,考虑适应今后布置变更或设备更新的必要措施。

静脉用药调配中心洁净区域的空间布置所需要的层高,对于垂直单向流洁净调配间,在吊顶上的技术夹层内应该设置送风静压箱或者风机过滤机组、送风管道、部分公用动力管线,通过设在顶棚上的高效过滤器向洁净调配间均匀送风;通过设在下侧回风或者下技术夹层的回风地板回风至空气处理装置。

静脉用药调配中心洁净区域吊顶设计应距离地面至少 2.5m 以上,其他区域高度适宜,但不应低于 2.5m[9][8][3]。此外,静脉用药调配中心平面设计及建筑要符合消防要求,预留消防通道、消防设施、应急灯。万级及十万级净化区域可不设喷淋系统,只设置烟感探测器。

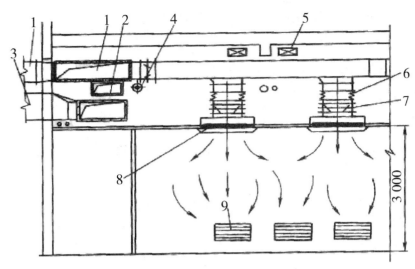

洁净室断面结构示意图

1 送风管;2 排风管;3 回风管;4 配管;5 桥架;6 软接头;7 风阀;8 高效封口;9 回风口

三、净化级别的要求:

洁净区的洁净标准应符合国家相关规定,经有关检测部门检测合格后方可投入使用。各功能室的洁净级别要求:

一更、洁净洗衣间为十万级;二更、调配操作间为万级;生物安全柜、水平层流台为百级。

空气洁净度

等级	每平方米(每升)空气中≥0.5μm 尘粒数	每立方米(每升)空气中≥5μm 尘粒数
100 级	≤35×100(3.5)	0
1000 级	≤35×1000(35)	≤250(0.25)
10000 级	≤35×10000(350)	≤2500(2.5)
100000 级	≤35×100000(3500)	≤5000(25)

注:对于空气洁净度为100级的洁净室内大于等于5μm尘粒的计数,应进行多次采样,当其多次出现时,方可认为该测试数值是可靠的。

换气次数要求:

十万级换气次数≥15次/小时,万级换气次数≥25次/小时。

四、静压差的要求:

普通药物(输液)及肠外营养液洁净区空调系统压差梯度:

非洁净控制区<一更<二更<普通药物(输液)及肠外营养液调配间

相邻区域静压差在 5~10Pa,洁净室与非洁净室之间的静压差应大于 10Pa;洁净室与室外静压差应大于 12~15Pa。

抗生素及危害药物类(输液)洁净区空调系统压差梯度：

非洁净控制区<一更<二更>抗生素类及危害药物类(输液)调配间

十万级换气次数≥15次/小时,万级换气次数≥25次/小时。

压差表安装设计：

一更、二更、调配间分别安装压差表,并选择同一非洁净控制区作为压差测量基点。

压差表显示面板统一设计安装在非洁净控制区的合适位置,并且标示清楚,方便记录,易于擦拭清洁。

选择适宜量程的压差表,易于读取,减少读数误差,压差表一次性故障更换。

五、人员净化

在众多污染源中,人是主要的污染源之一,为了使静脉用药调配中心的药品调配间一直处于所需要的洁净状态,保证在有工作人员活动的过程中持续控制细菌和尘埃粒子的总数,通过洁净空调技术大大减少被污染的概率, 提高成品输液质量就显得特别重要。有人对某洁净室内微粒来源的研究资料[11]显示如下：

洁净室内微粒来源分析

发生源	占百分比(%)	发生源	占百分比(%)
从空气中漏入	7	从生产过程中产生	25
从原辅材料中带入	8	有人员因素造成	35
从设备转运中产生	25	设备磨损的粉尘、纤维、油脂等	

从上表可以看出,在众多的污染源中,人是主要的污染源之一,所以人员净化是保证室内空气洁净度的一个重要因素,人员净化的主要目的是防止工作人员携带室外大气中的尘粒进入洁净区域内,同时也要防止洁净调配间内工作人员活动时散发或者产生的大量尘埃粒子。对于人员从室外带入的尘粒,一般采取换鞋、更衣、盥洗、空气吹淋等技术来解决,而对于人员活动散发导致的尘埃粒子,一般选用合适的洁净工作服,以及尽可能减少洁净调配间人员数量,减少人员活动以及选择合适的建筑装修材料来解决。所以通常在人员净化场地的入口处,也就是通往非洁净控制区域的日常人流主要入口的地方,需要设置雨具存放区、换鞋区、外衣存放更衣室、盥洗间,生活用室(男女厕所、淋浴室、休息室、就餐室)等。而在控制区域内设置专用清洗间、洁净间。在洁净区域内设置专用的一更、二更及洁具间。需要注意的是一百级、一万级洁净区的人员净化用室中,存放外衣和洁净工作服的地方应分别设置,一般外衣存放和洁净工作服用存放柜按照最大班次人数每人1柜设计考虑。盥洗处应该设置洗手和手卫生消毒及其干手措施或者设施,水龙头的开启方式避免直接用手开启,最好选用自动感应出水较为适合,水龙头的数量建议

按最大班次人数每10人设置1个较为适宜。

由于人员净化用室是根据需要控制人体污染的重要手段，因此在设计中必须特别注意人净用室的排列顺序，让工作人员不至于因为行走顺序上的逆转或者迂回形成交叉污染,但是人净用室的组成并不是一成不变,会根据生产和洁净室的不同特点适当增减和调整。另外需要注意,人员的净化也不应该是洁净的级别越高,处理就对应越复杂,对于单向流洁净室的静脉用药调配中心来说,本身就具有很强的自净能力,其人员净化都可以根据医院实际情况简化处理。除此之外,净化效果往往与相关制度的严格执行有着密切的关系。

人净用室的入口一般也就是通往洁净控制区的日常人流主要入口，对于静脉用药调配中心来说,由于不同区域净化级别房间较多,医院场地资源非常有限,人员通道较为复杂,有些线路往往迂回交叉,一般不能满足防火紧急疏散的要求,为此设置一个通往洁净调配间的紧急疏散口还是有必要的。因为各个区域洁净级别不同,在实际工作中,往往在一般性生产和洁净生产时可以将其中的换鞋、脱存外出服等集中设置在静脉用药调配中心的总入口附近,而将进入调配间时穿洁净服的人净用房如一更、二更等分别紧靠在所需要进入的洁净调配间来设计。当然人净用室中的洁净服更衣间、必须毗邻对应的洁净调配间,以避免更换洁净服后的污染。

通常情况下,厕所、浴室等也需要与人员净化用室合并考虑,就浴室和厕所的功能而言都属于生活设施,并不是人员净化的必要设施,可以根据实际情况灵活设置。由于卫生间、淋浴间本身就是污染源之一,所以规范要求,在静脉用药调配中心的控制区域内(非洁净控制器和洁净区),严禁设置卫生间、淋浴间。对于卫生间、淋浴间一般在静脉用药调配中心外(生活区)设置,如果确实需要将厕所、浴室设置在人员净化程序内时,厕所、淋浴室前应当设置前室,以方便入厕前的人员更衣、换鞋时用,同时室内需要良好的连续排风,防止臭气、湿气进入控制区域内污染。

六、物料净化

静脉用药调配中心的物料净化主要是针对进出调配间的大输液、药品、一次性静脉营养袋、一次性注射器、清洁工具、抹布、治疗车、容器具等进入洁净区前都需要有效、彻底清除外表面沾染的微生物和微粒,要求物料出入口与人员出入口应该分别独立设置相应净化设施。静脉用药调配中心的物料净化主要包括传递窗(柜)、拆包间、核对间等。

物料在清洁准备区域(间)经过清洁后,应该如何继续转运,主要决定于工作流程和要求,这直接影响着清洁准备区域所在的位置,物料一般应经过缓冲区后才能进入洁净区,在洁净区和非洁净控制区之间一般都设有专用的缓冲设施,该设施内空气压力应该与洁净区域之间保持一个合理的压差,使得净化空气从洁净区域经过缓冲设施流向非洁净控制区。通常情况下,为了防止不同等级的洁净区域之间的相互污染或者交叉污染,调配间应设置传递窗用于调配间内物品的进出,并且该传递窗应设置功能独立的进物传递窗和出物传递窗,以保障物料在洁净区域之间按照规定的流程通过传递窗(柜)依次传递[4]。

为了适应不同流程、工序之间进行不同物料的传递,使用的传递窗(柜)也有不同的类型。一般多为两道平开门式的箱式传递窗(柜),为防止空气对流污染,其两道门需要制作成机械连锁开关,即一道门处于关闭状态时,另一道门才能开启;也有简化为非连锁式的传递窗,通过使用人员操作管理,在传递窗(柜)内部设置用于对传递物料或传递窗(柜)内消毒灭菌紫外灯,在要求严格的药品生产车间,也有在频繁开关或者长时间开启的下,将高效过滤器的空气幕设置在传递窗(柜)内。

在静脉用药调配中心的物料净化处理中,普通药品在脱包间拆除外包装后,进入摆药区,摆药区从空气质量状况来说属于非洁净控制区域,原则上外包装不能拆除的药品应清除或者擦拭外包装上的尘土,外包装经过清理的物料必须经过传递窗(柜)缓冲后方可进入洁净区,PIVAS 中传递窗的作用同人员净化设施类似,同样需要维持洁净区的空气洁净度和室内正压。在静脉药物调配中心的传递窗设计中,要求传递窗(柜)两侧通过玻璃能够看得见传递窗(柜)内部及两侧,两侧门上必须设置互锁装置,保证出入门不会被同时打开,传递窗(柜)大小能够适应搬送物品的大小和数量,要有气密性并有一定的强度,在传递窗(柜)内需设置如紫外灯等灭菌措施,严禁物料从非无菌室直接进入洁净调配间。

七、送排风管道

风管应选用节能、高效、机械化加工的无毒、不吸附、耐腐蚀,采用低碳不锈钢工艺制作而成。管道设计应顺直、无死角和盲管,连接风机进出口的一段管路应做到气流平滑顺畅。风管制作与安装所用板材、型材以及其他主要成品材料均应当符合设计要求,其产品合格并附检验证明。风管安装时应依据国家相关标准验收。成品供应的风管应包装运输,而且具有材质、强度和严密性的合格证明。非金属风管应提供材质防火级别和卫生检测合格证明。镀锌钢板或不覆油镀锌钢板适合选用安装于过滤器(高效过滤器)之前的风管。防腐性能更好的金属板材或不锈钢板应该设置于末级过滤器之后的风管。镀锌钢板的镀锌层表面不得有明显针孔、麻点和氧化层、起皮和镀层脱落等缺陷,也不应该出现有结疤、裂纹、伤痕。加工镀锌钢板风管时不能损坏镀锌层,若有损坏,损坏之处(如咬口、折边、焊接处等)需要刷两遍优质防锈涂料。奥氏体不锈钢板表面不得有明显斑痕和划痕、凹穴等缺陷。其不易生锈、不产尘,采用防火等级 B1 级的非金属板材制作,若需要面层,面层应为不燃材料制作。不锈钢板焊接时,焊缝处应用低浓度的清洁剂擦净[8]。

风管板材的拼接和圆形风管的闭合缝隙接口可采用单咬口,不得有横向拼接缝风管,弯管的横向连接缝处也可以采用立咬口;当矩形风管成形咬缝隙时应该采用联合角咬口。风管严禁采用按扣式咬口。所有咬口缝隙都必须在正压面实施涂密封胶或贴密封胶带,特殊的尺寸由于空间狭小或受力状况多变导致运输困难需特殊处理的,可以采用金属螺旋形风管或金属、非金属软管设计[8][9]。

风管内表面应平整光滑,不得在风管内设加固框及加固筋。对于有害化学气溶胶和致病生物气溶胶排放所用的风管,不低于 1.5 倍工作压力的试验压力进行试验,并且焊接成型,其漏风量检测应为零。

风管安装应在土建作业完成后进行。安装时工人需要穿戴清洁手套和工作服。选用弹性好、不透气、不产尘、多孔且闭孔的材料制作法兰密封垫应。严禁采用泡沫塑料、乳胶海棉、厚纸板等含开孔孔隙、以及气密性不严,易产尘、老化的材料制作。法兰上各螺栓应对称逐渐拧紧,其力矩大小应该一致,安装后能出现拧紧不匀的现象。风管和部件应在安装时立即连接并拆卸封口,施工完毕时,封好端口,假如封膜安装时有破损,对风管内壁理应在安装前擦拭干净。风管在穿过防火、防爆墙或楼板等分隔物时,需要设管钢板壁厚不应小于 1mm 的预埋管或防护套管。风管与套管之间空隙处需要采用无害的不燃柔性材料封堵,最后应用密封胶封死,其进行装饰处理。穿墙的金属风管需要外包金属套管。硬聚氯乙烯风管直段连接长度大于 20m 时,应有用软聚氯乙烯塑料制作的焊接连接成的伸缩管。潮湿地区的排风管应设大于百分之三的坡度,其坡向排出的方向,适合在末端设置凝结水收集装置。风管内安装的风量调节阀,阀门的两端工作压力差均大于阀的启动压力。入口前后的直管长度需要大于该处定风量阀产品要求的安装长度,安装方向与指示相同。风管系统安装坚固、其不得作为其他负荷的吊挂架,干管不得承受支风管的重量,调节支吊架可以独立设置在送风的末端。不应采用易破碎、掉渣和对人体有刺激作用的材料制作风管的绝热材料。绝热材料应当采用有防火检验合格证明的不燃或难燃材料,也可以使用附加防潮层的板材粘贴形式。当风管位于室外时,为延长使用寿命,在风管外需要增设防晒、防雨淋的保护措施[9]。

八、电气设施

洁净区用阻燃电线线路与非洁净区线路应分开敷设;主要工作(生产)区与辅助工作(生产)区、污染区线路与清洁区线路、工艺要求不同的线路均需要分开敷设。不能在固定建筑钢结构构件上焊接配电线路,线路也不能焊接在设备的螺栓上。施工线路的接地线(PE)或接零线(PEN)必须单独与相应的干线连接,不得串联连接[9]。地坪处穿越接地线在围护结构处需要加钢套管,套管也应该接地连接。接地线跨越建筑物变形缝时,应有合理恰当的补偿措施。严禁裸露的电线管路穿过围护结构,必须是需要增加不收缩、不燃烧材料制成的套管,并将套管密封处理。进入洁净室的穿线管口不能使用易起尘和易腐蚀、易燃的材料封闭。当存在易燃易爆气体的环境时,需要独立敷设矿物绝缘电缆。洁净室的配电盘(柜)、控制显示盘(柜)、开关盒应当采用嵌入式安装,配电盘(柜)、控制盘(柜)的检修门不宜开在洁净室内,配电盘和墙体之间的缝隙必须与建筑装饰协调一致并应采用气密构造。洁净室内如必须设置配电盘(柜),为防止积尘污染应为盘、柜安装气密门,盘(柜)内外表面应不积尘、易清洁平滑,并且密闭严密[7][8]。为了便于工作人员操作和观察记录,并且擦拭清洁,同一净化区域的空气净化机组及空调系统开关应该集成在一块控制面板上,温湿度表应当安装在便于读数记录的明显位置,并且每年至少校对一次。

为便于清洁消毒,洁净区域(间或室)灯具安装选用吸顶灯较为合理。但在安装吸顶灯具时,应该使用密封胶密封所有穿过吊顶的孔眼。当选择使用嵌入式安装时,洁净区域灯具应与非洁净环境密封隔离。此外单向流洁净室静压箱底面上不得出现穿越底面的螺栓、螺杆。

洁净区域(间)室内安装的消防检测器、空调温湿度传感器以及其他电气装置,均应在净化空调系统试运转前,首先清洁各种设备无尘后安装,如果需要在用水清洗或消毒的潮湿环境中安装,应该采取有效地防水、防腐蚀措施。

洁净区应该根据实际需求,在易于正确检测的安装部位选择安装自控设备,安装时应在安装位置周围合理预留足够的维修保养空间。在有振动、潮湿、容易受机械损伤、有强电磁场干扰、温度变化剧烈和有腐蚀性气体的位置不能安装自控设备的仪器仪表。温湿度传感器、湿度变送器和压力变送器应避开风口的直吹气流,选择能真实测量输入变量的位置安装。插入式温湿度传感器需要依照绝热层的厚度选择支架或套管垂直或水平面向管内植入安装于线管或配管上。

消防应急疏散指示标志灯安装在楼梯出口、疏散通道出口、安全出口处时应安装在出口里侧的顶部,不得安装在可移动的门上。顶棚高度低于 2.2m 时,宜安装在门的两侧,但不应被门遮挡。标志牌安装在疏散走道和主要疏散路线的地面或靠近地面的墙上时,其箭头应指向最近的疏散出口或安全出口。标志灯安装在疏散走道及其转角处时,应安装在距地面(楼面)1m 以下的墙上;直型疏散走道内安装标志灯时,两个标志灯间距离不应大于 10m。标志灯安装后不应对人员正常通行产生影响。应急疏散标志灯应该醒目,其周围没有其他遮挡物或另外标志灯、牌。洁净区内的标志灯宜为嵌入式,周边应密闭。标识有疏散方向指示箭头的标志灯应保证在安装时箭头与疏散方向指向一致[9][7]。

地面上不得安消防应急照明灯(以下简称照明灯),侧面墙上 1~2m 以内也不应该安装应急照明灯。照明灯适合嵌入式安装并与安装面平齐,四周应密封。安装在墙上时,照明灯光线不应正面迎向人员疏散方向。疏散走道上安装的照明灯应均匀布置,并保证其地面平均照度不低于 5lx。

九、建筑环境设计和综合处理

工作环境的优良程度不仅影响工作人员的健康,也对提高工作效率、提升工作人员心情的愉悦起着积极作用。为此,静配中心建设设计除了遵循建筑设计原理、方法和技巧的一般规律之外,对内部空间处理和色彩设计也应该得到重视。简洁、朴实、新颖的建筑装饰风格给人一种和谐统一的舒适感觉,而不是对立、相互排斥的色彩和装修风格所带来的平庸乏味、杂乱无章、压抑消极的感觉。这些主要包括室内装修色彩和装修材料,设备和敷设的电气线路、管道、通风设施、灯具、安全标志等的布置,外观形状以及色彩处理、工作人员休息室布置以及绿化处理、建筑修饰、小饰品的设计、室内空间的环境设计,声、光、热及其色彩的综合设计等各种因素的综合考虑。此外设计与施工过程中要充分考虑,并最大化限度降低排风、排水、噪音等对外界环境的影响。所以,设计者应该站在更高的高度去考虑人的工作环境和空间问题，要在保证合理的布局和工作流程下提供优雅舒适的环境，尽可能创造出优美、怡人的工作环境，最大的满足工作人员的生产和生活需要。

（张国荣）

第五节　洁净室的气密性和装配化

在洁净室的建筑构造中，其墙壁或者顶棚部位的板材之间存在安装缝隙，高效过滤器的送风口、灯具的安装也存在缝隙，还有门、窗、回风口处以及管线的穿孔等处都存在一定的安装缝隙。其次缝隙所在的部位不同，其泄漏导致的风量损失或者污染影响也会随之变化。通常情况外墙泄漏要比内墙影响大，顶棚之上一般是技术夹层，随着缝隙两侧的空气压力的变化，不是导致外界空气对室内的污染，就是导致洁净空气向外泄漏，或者在不同的时间之内泄露和污染交替发生。虽然正压措施在一定程度上可以减少污染，但是不够全面，因为有的时候洁净室还需要与相邻室保持负压，如普通调配间和细胞毒药物调配间压差要求就有所区别，在普通调配间，调配间压力最大，气流是沿着普通调配间，二更，一更，非洁净控制区流动的，但抗生素及危害药物调配间，二更压力最大，气流一方面是沿着二更向调配间，沿生物安全柜而排出的。一方面，是从二更到一更，以及非洁净控制区流动的，这样可以有效保证人员和配置药品不被污染而所产生的危害药物细小粉尘或气溶胶按照设定的路径安全排放。为此，对于洁净室的建设，需要积极采取措施，从减少构造的缝隙和加强缝隙的气密性开始，把空气的泄漏和污染尽可能减到最低程度。所以洁净室的门、窗及围护结构的气密性是静脉药物调配中心设计、建造的必要条件，如果气密性不好，要想保持洁净的操作环境，不仅会造成能耗的浪费，运行成本的额外增加，甚至导致无法实现洁净的环境。

一、围护结构

在静脉用药调配中心的建设中，外围护结构构造的保温、隔热、防火、防潮、少产尘或者不产尘对静脉用药调配中心的建设成本和能否达到相关要求起着重要的作用。外围护结构的隔热保温，主要是选择合适的保温材料和合理地确定传热系数、热惰性指标值。围护结构受潮后，很容易使材料变质和腐烂，或者由于冬季冻结而遭破坏，以致影响围护结构的耐久性和保温性能。所以围护结构的隔气防潮的目的是使围护结构保持天然含湿状态，以免围护结构及其保温材料受潮后增加材料的导热性，从而降低保温性能。在选用围护结构时，其保温材料应该选用容重轻，导热系数小，吸水性能小以及不易腐蚀的保温材料，而且这些材料应该是不燃烧体。一般的无机保温材料较有机保温材料具有耐酸、抗湿和不腐蚀等优点，故应用相对比较广泛。

众所周知,当水蒸汽从气温高的一侧通过围护结构向气温低的一侧渗透时,由于围护结构各层材料的蒸汽渗透阻、水蒸汽压力从围护结构外表面向内部逐渐减少,由于围护结构各层材料热阻的影响,温度也从围护结构表面向内部逐渐降低,如果围护结构内某截面处温度降到使该处实际水蒸汽分压力为该处饱和水蒸汽分压力时,则该截面处就会开始产生凝结水。当围护结构内部出现了凝结水时,会使该部分材料的湿度增大,从而提高了它的导热性,这样在冬季不仅就会降低围护结构内部的温度,而且还会促使凝结水的再出现,使凝结水逐渐增加。当凝结水超过一定数量时,将影响围护结构的保温性能和耐久性。围护结构设计时还应注意避免"冷桥"现象的发生[3]。防止内表面产生凝结水的主要措施是提高内表面温度,降低室内空气湿度,对洁净室来说,室内的湿度是根据配制的药品性能确定的,一般是不能随意改变的,所以应增加外围护结构的热稳定性和增强保温措施。若室内空气温度正常情况下仍出现凝结水,则说明围护结构的保温性能不良,此时应设法增加围护结构总热阻,提高围护结构内表面的温度。

合理的设置外围护结构各层次,将保温层布置在空气温度低的一侧,使围护结构内部各层保持较高的温度,其水蒸汽饱和分压力也相应提高,从而可以减少冷凝的可能。将蒸汽渗透系数小的材料布置在空气温度较高的一侧,蒸汽渗透系数大的材料布置在空气温度较低的一侧,使水蒸汽进入围护结构中所遇到的阻力增大,从而使水蒸汽进入量减少,而水蒸汽渗出围护结构时所遇到的阻力小,扩散出去的速度快,这样就降低了围护结构内各层的水蒸汽分压力,使其不易达到饱和值,从而确保不产生凝结水。

恰当合理的设置隔气层也是解决围护结构内部产生凝结水的有效措施。洁净室的特点是冬季室内气温高于室外气温,夏季室内气温低于室外气温,冬夏两季水蒸汽扩散渗透的方向相反。因此应根据不同地区的气候特征,比较冬夏两季中哪一季室内外温差大,那个季节室内外水蒸汽压力的压差大。按温差大压差大的季节设置外围护结构的隔气层来解决。

一般在保温层的两侧不宜均设隔气层,因设两层隔气层,水蒸汽渗入保温层后不容易排出,反面使凝结水越积越多。在个别地区,冬夏两季围护结构内部都可能产生凝结水,为此可按室内外温差较小的季节来考虑在保温层两侧设置隔气层,此时两侧隔气层的蒸气渗透阻应不相同。当保温材料本身为隔气性能良好的材料时,也可以不设隔气层。

二、门窗的气密性

静脉用药调配中心门窗的建造设计时需要考虑门窗安装简洁平整、并且不易积灰、容易清洁,表面应无划痕、碰伤,型材应无开焊断裂,门扇和门框的铰链不应少于3副,缝隙应密封。为便于清洁,窗面应与洁净室内墙壁表面尽可能齐平。需要特别注意门、窗密封措施和使用上的方便,要求密封界面应清理干净。嵌缝材料应选择不含刺激性挥发物、耐老化、抗腐蚀的中性材料,用于表面的应加抑菌剂防止滋生细菌。不同装饰材料相接处采用弹性材料密封时,应预留适当宽度和深度的槽口或缝隙[8]。一般情况,金属门窗相对坚固,自然形变以及制作尺寸相对误差较小,容易控制缝隙,比木质门窗更容易取得更好的气密性,门窗的密闭材料通常采用橡胶条、硅橡胶、密封胶及单、双面压敏胶带等。因木质容易吸潮变形,且不耐腐蚀,容易霉变滋生细菌,所以不应该选用木质材料制作静脉用药调配中心的门窗,所以一般情况下洁净室的窗与外门适合选用金属材料制品或者合适的塑钢型材。

关于外窗的层数,有资料证明,双层窗的漏风量与单层窗相比,确有明显差异[4]。为了成倍地节省泄漏风量或者降低污染概率,特别是沿外墙设置的窗,必须选择双层窗户。不过需要特别提醒注意的是,单层窗扇上装双层玻璃这种方案的漏风量类似于单层窗,完全不同于双层窗,这样做法不仅在扇与框的衔接部位具有类似于单层窗的缺点,而且在断面构造上增加了槽口的复杂性。因此,《洁净厂房设计规范》(GB 50073-2013)规定,当洁净室(区)和人员净化用室设置外窗时,应采用双层玻璃固定窗,并应有良好的气密性。

另一方面,单纯从控制环境污染的角度考虑,室内许多洁净室具有相同空气洁净度等级,而且彼此之间又没有送风、回风等气流组织的关系以及相互间没有空气静压差要求时,在此类隔断上的门窗等缝隙也就没有必要计较空气漏入或漏出的问题,对于缝隙可不作密封处理。除此之外,当与洁净室相邻环境的空气洁净度不同并需在洁净室内采取静压差措施时,内门、内窗以及隔断等处缝隙必须考虑其密封性能,以免漏风及导致室内环境污染的可能。

门窗缝隙的处理

通常情况下,大多数门窗都有三类构造缝隙。一种是门框的组合拼接和门框与门间的安装缝隙;门框与开启扇之间的缝隙为第二种;而门窗玻璃或其他芯板的安装缝隙为第三种。在这三种构造缝隙中,第一、三类型属于固定缝隙,第二种类型属于活动缝隙。我们常见的门窗空气泄漏基本离不开这三种类型缝隙产生的问题。因为这三种类型构造在门、窗上所占比例也不一样。所以密闭时采取的措施也不完全一样。在实际工作中,门框的安装缝隙相比数量较少,而且装修处理后相对隐蔽,不容易发现,是容易密封的固定缝隙类型。不论是密闭门窗,还是一般门窗,门框和门洞口周边连接牢固,因为门的受力大而猛,在门框的固定中格外需要注意门框和门洞口周边的固定点的牢固与稳定,对于密闭门窗,门框与门洞或窗洞间的缝隙中应该密实填塞,最后在室内和室外的墙面覆盖装修层,基本能够保证这类缝隙的气密性了。第二种类型的固定缝隙也就是玻璃和其他芯板的安装缝隙。尽管这种缝隙所占比例相对较小,但是它们日常暴露在室外空气中,受室外气候的影响,在一副窗户的构造缝隙常常是主要部分,对于外窗来说更加重要,必须慎重处理,不仅需要尽可能减少芯条玻璃安装缝隙,而且还要慎重选择设防构造的恰当和合理性。

活动缝隙的处理

在门窗密封设计中,门窗扇的开启与框料如何搭接是关键。这种类型搭接处的缝隙不同于固定缝隙,因为活动的门扇需要开启而不能采取封固措施。相对于窗而言,门扇的开启更大,活动缝隙在总构造缝隙数量中占有更大的比例,相对于窗来说,门扇的开启次数远较窗频繁,而门扇周边缝隙的工作条件通常也比较复杂,以单扇平开门为例,沿竖向的两侧边中,装执手的一边经常受到通行时各种摩擦或碰撞，装铰链的一边则因门扇的旋转而对框的施力方向与其他三边完全不同。门槛部位又须根据运输与人员通行等不同要求作特殊构造处理。一副单扇平开门的四边缝隙中有三边需作不同的处理，而且双扇门的中缝也是特殊构造。所以在门的设计中对于活动缝隙的密封处理是更为突出的问题。

开启扇与框料相互搭接的槽口尺寸与槽口形式问题，是活动缝隙密封设计中必须注意的重要问题。对扇、框、五金、密闭条及其作用方式等几个方面因素要综合考虑，使它们在构造上和受力状态上相互协调，达到密封的目的。尤其需要强调，门扇比窗扇大而且重，密封压紧时随力要大得多，而且日常总在不断旋转开启和关闭，所以还须从控制门扇下垂和保证门扇刚度等方面来重点考虑该处五金的选用问题。在静脉用药调配中心的设计中，因平开式密闭门无论平时供通行或者运输，火灾时供紧急疏散，都很方便，因此平开式密闭门是最常见，也是选用最多的门类型，成型断面的弹性材料作为密闭条一般选用固定密封在缝隙处。常用门的洞口宽度，双扇内门多在 1.8 米以内，双扇外门多在 2.1 米以内，洞口高度大抵在 2.4 米以内。

三、密闭条的设置

除某些外门为了避免一些较大设备转运时对门楼的可能碰撞，在经常启闭门扇通行的情况下，把密闭条全部设置在门扇上，或者一些内门由于室内运输原因不允许在地面设置门槛而只能在靠近地面的门扇底部安装吊挂式扫地密闭条外，通常情况下，为了使密闭条尽量避免手摸、脚踩或碰撞以及严重损伤性摩擦，尽可能避免由于人员走动与物资运输所导致的影响，常常将长宽仅几毫米的小断面成型弹性密闭条敷设在门提的隐蔽凹槽部位，再借门扇的关闭压紧。密封条应沿活动缝隙的周边连续敷设，以便在门关闭后形成一圈封闭环形的密封线。当密闭条被分别设置在门扇和门楼处时，就必须注意两者有很好的衔接，尽量减小密闭条在门缝处的中断间隙。

通常情况下、内门往往仅沿着门缝设置一圈密闭条,有一道密封防线基本已经够用。但物料入口处的外门和非洁净控制区、普通区直接通向室外的外门,为了有效防止室外空气侵入,除设有气和双重门之外,并且框与扇的断面又比一般内门用料大得多,为增加气密性通常采用两道密闭条,形成两道密封防线。为使密闭条适应断面小、受力后压缩量大并且能与压紧构件有足够的接触和良好密封条件,常常制作成不同种类的橡胶制空腹薄壁异型管材,并且多为模具成型商品来配合不同的嵌套式固定位置和方式而有多种断面形式。密闭条的断面越小,越适用于在构件制作与安装误差小的门上。为了方便更换而又不破坏门的构件表面,一般采用门构件上设置内槽来卡紧固定密闭条,而不宜粘贴固定。当门构件及密闭条的断面较大时,也可采用压条固定的办法,但这种办法比较繁琐。从净化与受力的要求来看,选用的密闭条材料应不起尘、不积尘、抗水、防霉变、耐磨、富有弹性、不易老化,目前通常采用实体橡胶材料的各种制成品。

密闭条与门框的综合设计。如果在门框四边都设置密封条的密闭门,门扇开启或关闭时,在无铰链的三边,门扇运动方向与迎门扇表面设置的密闭条相垂直,因此关闭门时门扇使密闭条受压，有铰链的一边则因门扇绕铰链旋转而使迎门扇表面的密闭条受到门扇厚度所在端面不同程度的水平方向挤磨，所以该处受力与其他三边不同。在窗的设计中这个问题同样存在，不过由于门扇用料断面大，问题更为突出。通常若不是改变铰链部位的密闭条形式，就要改变密闭条的安装位置。尽管有时也可以采用长臂铰链来缓和这种矛盾，但由于长臂铰链伸出部分较大，不适合用于洁净室的使用。

铰链是门和窗口五金构件中重要的零件。每当开启或旋转门扇时，门扇重量全部由铰链承担。当门关闭后密闭条产生的反弹力也须由执手与铰链来共同分担。门扇与门框之间的缝隙密封在很大程度上依靠铰链的良好工作状况。长期使用后，铰链的轴芯往往容易磨损而导致门扇下垂，对于一般重量的门所用铰链而言无须采用轴承，但须注意保证芯柱、芯套有足够硬度、光洁度、耐磨程度、精密度等。另一方面，为了便于安装门扇，更换密闭条以及调整相互间的位置，采用抽芯铰链比较妥当。对于单面或双面弹簧铰链，因无法保障其密封性能，一般不适合适用于静配中心。依照相关要求，洁净室内的密闭门应朝空气洁净度较高的房间开启并加设闭门器。密闭门五金的另一重要部分就是压紧执手，门扇部位的执手舌簧应与门接口部位的槽口之间有准确的定位配合并且构造牢固才能满足密闭条压紧的需要。一般市售高质量的执手门锁，能满足一般硬度的橡胶密闭条的压紧要求。对于特殊的钢板外门则须根据具体情况特殊制作。

四、墙板和吊顶的密封性

为了防止空气从板材接缝处内外穿透，对于轻质骨架顶棚以及隔墙的面板，根据板材质量、装修水平以及防火标准等不同要求，需要将缝隙密封起来。复面板可以由单尾、双层甚至多层板材组成，洁净室一般不超过两层。当为两层板材时，基层板与面层板可以按照骨架间距把拼接缝隙错开来布置，这样有利于密封。在这种情况下的基层板缝隙需要采用同板材特性相适应的腻子填嵌处理封闭。双层板的表层板缝隙处理，一般多采用金属压条与不成型硅橡胶填嵌两种措施相结合的方式，采用沿表层板面的长边方向固定金属压条，沿表层板面的短边方向制作成窄缝后填入硅橡胶，这样不仅避免压条的双向交叉，而且有利于调整缝隙位置[9]。顶棚与墙面的交接阴角，也应该将压条沿室内一圈设置，用硅橡胶填嵌处理压条与墙面之间。

所用压缝条应具有断面小、刚性大，应该能够具有覆盖缝隙和固定板材两项基本功能，所以几乎所有压缝条往往制成专用的铝合金薄壁型材，凹槽型在外观上虽然增加一些变化，但不如工字型的简单平滑，更能适应洁净室的特点。还的断面如混合型压缝条，它介乎凹槽型与工字型之间，按工字型压条方式固定，再于凹槽部位覆塑料盖口，构造上稍微复杂一些。常见多种样式的铝压条，在构造规律上大同小异。基本要求压条的底板要能用钉子与基层固定，压条的两侧或一侧应有可供镶嵌板材的凹槽。由于常用的板材与压条之间是承插关系，所以需要依据一定顺序镶入安装压条的第一块板就位后，才能从压条的另一侧嵌入第二块板。

五、高效过滤器的密封

高效过滤器作为洁净空调系统的核心部件,它的安装和密封直接影响洁净室的净化效果。所以,对于固定高效过滤器的骨架材料必须要求平整的同时具有良好的刚度,而且耐火并其本身不吸尘、不发尘。常见的铝合金骨架自重比较轻,一般钢材例如槽钢、角钢、"T"型钢、工字钢和钢板等骨架日久容易发生生锈,从而影响性能和安全,所以如需使用时表面层应作镀锌处理。但在施工安装时表面无法避免受到破损,最后须用涂料进行局部修补,也可以采用钢骨架表面直接喷涂高强耐老化的涂料[9]。不管采用何种骨架材料,都应注意骨架构件间的连接应该严密、平整,否则会导致安装高效过滤器的基层界面高低不平,直接影响密封质量。

一般高效过滤器的安装主要有在风管上安装和在顶棚送风口安装两种方式。在采用局部孔板顶送、散流式顶送和百叶风口侧送式的洁净室中,高效过滤器通常安装在技术夹层或夹道内的风管上。这种方式如果安装有渗漏,只能渗漏至技术夹层或夹道内,而不会影响到室内的洁净度。在垂直单向流洁净室中,高效过滤器的安装有上装式和下装式之分。在水平单向流洁净室中,为了便于密封、检漏和堵漏,高效过滤器最好选择在送风静压室内安装,这么安装还可以避免当空调系统间歇运行时由于过滤器及其压框上的积尘影响室内洁净度。

常见的高效过滤器的安装密封方法主要有密封垫法以及液槽密封法,国产的海绵乳胶板大多系开孔型的,不适合作高效过滤器安装的密封材料,海绵橡胶板是闭孔型的,作密封材料具良好的气密性。利用槽内灌注惰性液体加以密封的液槽密封法。具有很好的气密性,构造简单,安装方便,适宜推广应用。

六、灯具的密封

对于洁净室的灯具布置形式常见的有嵌入式和吸顶式两种,采用哪一种比较适宜,应根据室内气流流型和空气洁净度等级来选用。当顶为孔板送风和垂直单向流送风口时,因上面有静压箱,所以灯具必须由下面更换,此时宜选用泪珠式和吸顶式,但应尽量减少其宽度以缩小气流紊流的范围。而对于非单向流洁净室可采用嵌入式或吸顶式。但是对于水平单向流洁净室的顶棚,适合采用嵌入式灯具,这样能减少对气流的影响。不管采用哪一种方式,其整流器和灯管、线路等都应该隐蔽安装。当采用轻质骨架板材复面的顶棚,必须采用嵌入式灯具安装方式需要开孔时,将灯具的反光罩从构造上,从顶棚内翻卷至顶棚以下固定。这样处理不仅便于从室内装换灯具,而且灯具的缝隙密封防线也可转移至室内的搭接面上,有的为了加强密封,又在顶棚内再增设一个固定的防尘罩,特别需要注意的是,灯具长时间使用散热量较大,选用的密封材料须能承受较高的温度。

七、密封材料

密封嵌缝措施能够防止空气渗透、新风短路以及裂缝处和不同材料交接处尘粒的散落,是保持室内正压和提高空气洁净度的必要措施。在实际情况中,缝隙的部位、形式、界面材料、使用与维修条件不同,都将对密封材料的要求不完全一致。总的来说,密封材料需要在保证气密性的前提下,还要具备如下性能。

1. 对于钢材、铝材、木材、玻璃、陶瓷、混凝土、水磨石以及弹性橡胶材料等都要有良好的粘结力,在缝隙窄而基层光滑的情况下,能长期牢固地附着在界面上。

2. 适应缝边配件可能产生的变形,密封材料需具备一定的弹性,如门窗玻璃受风荷载,应该能够适应一定的敲打、开关门扇等冲击的荷载,不至于开裂,并且保持气密。

3. 要容易维修以便更换配件。选用的材料应能耐寒、耐日照、不易脆裂、耐热、不易老化、无毒、无臭,色泽外观与室内外装修协调。

4. 要能在冷操作下完成施工。施工后,要能在通风不良、比较潮湿的常温条件下快速凝结固化。用于外窗,要能适应室外气象条件,用于灯孔,要能经受灯管长期烘烤。

常用的密封嵌缝材料有专用密封胶和各种规格的密封橡胶条、工业橡胶、乳胶海绵等。常见的缝隙专用压条有表面氧化处理的铝压条、木制压条、钢压条以及模压塑料板等。常用的硅橡胶除了塑料材质外,对其他所有材料都有非常好的粘结性和气密性,并且抗老化耐高、低温,在−70℃~+150℃范围内使用仍能保持足够多的弹性,在紫外线和臭氧作用下不变硬、不变脆和不发黏,材料无色透明、无臭,操作简便,虽然有毒但是作为密封材料有许多优越性,与橡胶海绵等相比较,硅橡胶做密封材料能够简化构造,节约材料,在室温下固化,但抗剥离性能较差,可以作为补漏措施,也可以直接作为密封材料,能够加快施工进度等诸多优点而得到广泛应用。

八、洁净室的装配化

在洁净室的设计建设中,通常情况很难直接利用整栋建筑的外壳作为洁净室的大部分围护结构,绝大多数还要附加顶棚、隔断以及靠近厂房外墙设置某些附加构造层,来作为洁净室的围护结构。所以洁净室的装配化实际上包含两部分各自独立的内容,一是厂房外壳和主体结构的装配化,二是厂房内部洁净室围护结构的装配化[3][4]。厂房内部洁净室围护结构的装配化是充分利用已有建筑外壳和主体结构作为洁净室围护结构的支承物,把洁净室围护结构的顶棚、隔墙、门窗等配件和构造纳入整个洁净厂房的内装修而实现装配化,简称内装修装配化,它能适应洁净室规模大,房间的平面布置、空间组合以及气流类型等均较复杂的净化工程。在静脉用药调配中心的建设中,几乎都是内装修的装配化,通常需要重点考虑的问题是:如何在建筑物内部大量采用商品化的建筑材料与配件同系列化的专用装置相配合,构成洁净室的使用空间,最大限度地排除施工中的湿作业,简化施工操作和施工组织,合理安排各种工序之间的衔接,既保证工程构造质量,又加快建设进度,同时在一定程度上为厂房内部工艺的局部灵活调整创造条件。另外一种途径,是在新建或者原有的建筑地板上,脱开原有建筑外壳及其主体结构,自成体系地架立一套定型加工的轻便构配件,组装成为单间或多间的装配型洁净室,简称为自立式装配型洁净室。它适用于规模小,房间划分及洁净度要求比较单一,尤其是利用已有建筑进行技术改造的情况。把这种类型的洁净室编制出不同尺寸单元房间的定型设计,由承制工厂将其围护结构预制加工为仅用于支承较小的室内隔间本身成套的轻质构件和配件,甚至再自带独立的空气过滤机组,在室内到位后组装,基本独立于外围的建筑,安装方便,能很快投入使用。目前这种做法也可以委托承接制作厂加工多间组合装配型洁净室或模块式洁净室等,只是其构、配件型号大大增加。

九、内装修装配化

在静脉用药调配中心的建设中,基本都是整栋大楼的主体结构与外壳完工之后,根据场地实际情况设计建设的,主要工作是顶棚、隔墙、风口以及地面装修。为了加快建设进度,许多洁净室内部采用以金属壁板或轻钢骨架和饰面石膏板组成的顶棚与隔墙系统,它们的配件外形尺寸同外壳主体结构之间一般并无相关性,但与金属壁板、门、窗或金属骨架与饰面板材之间的尺寸关系密切。单向流洁净室格栅地板的单元尺寸等都需要建立一套相互协调的达到彼此配套甚至互换的,或者选用一些可以在现场按需临时切割拼接的金属壁板、纸面石膏板、铝板、型材(如薄壁轻钢型材板材),采用量体裁衣的方法根据实际情况来适应局部部位不协调的矛盾。另一方面在于建筑配件同一些如各类送风口、嵌入式灯具、高效过滤器等,其中特别是高效送风口和灯具装置之间,因数量多,尺寸较大,还需考虑气流分布、表面美观等因素,这些都作为墙体或者顶棚的重要组件,就必须同所在部位的建筑配件尺寸协调一致。

十、金属壁板

通常情况,彩钢夹芯板(简称彩钢板)因为具有表面光滑,可以使用清洁剂清洁,做墙板使用时其气密性好、具有良好的隔热和隔声性能,可以防止微生物的滋生和繁殖,方便灵活、易于安装和拆除,并能适应不同表面材料以及门窗的构造,作为金属壁板被大量应用于静脉用药调配中心的墙板和顶板的建设中。对于顶棚而言,其接缝应气密性能好,能够适应各种空气洁净度等级洁净室的需要,适应安装各种类型的空气过滤器或过滤机组,能适应安装高效过滤器、灯具、电器布线需求。具有抗震动、便于安装和拆除,符合防火规范要求的特性。目前常见的彩钢夹芯板主要有这么几种:彩钢岩棉夹芯板、彩钢石膏夹芯板、彩钢蜂窝夹芯板、彩钢酚醛夹芯板等。一般这类夹芯板的厚度为50~100mm,两面板的厚度为0.6~1.2mm,板宽900~1200mm。因各个制造厂家的设计、加工设备的不同,有不同的尺寸,但其主要技术性能基本上能满足有关规范、标准的要求。目前包括合资、独资工厂的国内此类产品的制造厂生产的金属壁板基本能满足各类洁净厂房建造的需要。由于彩钢夹芯板组装的墙板、顶棚具有板材规格标准化,方便设计施工,板面平整度好,不易积尘、易清洗,用于洁净室内隔墙、顶棚时接缝大大减少,无需面层二次装修,一般在组装、填充缝隙后,去除外表保护薄膜即可清洗使用,而且色彩丰富、舒适,具有一定的抗压抗剪强度,一般彩钢夹芯板顶棚可不再铺设检修走道,顶面平整、便于开孔安装高效过滤器、灯具等,无需湿作业安装,能够做到快速干法安装,而且板厚为砖墙的一半左右,这样大大增加了室内使用面积。所以彩钢夹芯板已完全可胜任一般洁净室内隔墙、顶棚与之配套使用的不同材质的配件,其密封材料有系列成熟产品可供选用,因此受到医药行业等各类洁净厂房设计、建造的广泛采用,但目前国内彩钢夹芯板产品十分繁杂、质量参差不齐,在具体工程设计、建造选用时,应严格按相关规范、规定要求进行选用,以确保洁净室的消防安全和所需的洁净度等级。

在实际建设中,如果施工质量或者材质选择不当的话,将会导致缝隙、针孔等易藏污纳垢的地方,影响空气洁净度的情况,所以相关规范规定"洁净室(区)的内表面应平整光滑、无缝隙、接口严密、无颗粒物脱落,并且能够耐受消毒,墙壁与地面交界适宜成弧形或者采取其他措施,以减少灰尘聚集和便于清洁消毒"。"洁净室内墙壁和顶棚的表面必须光滑平整、不得有缝隙,不仅本身不起尘而且便于除尘、避免眩光,尽可能减少凹凸面。不应当有凹凸不平的地方[8][9]"。随着发展,近年来装配化洁净室得到了广泛应用,洁净室的顶棚采用铝合金或不锈钢的金属骨架、空气过滤器、盲板以及与屋顶钢架的钢制结构组成,顶棚的结构覆盖了整个洁净区,它是悬挂在钢结构上面可以根据要求调整水平的,顶棚的大小尺寸应当依据所用空气过滤器或者过滤机组、盲板尺寸,而过滤器、盲板应该依照工艺所要求的布局分隔进行,当工艺所需要的分隔布局调整时,过滤器、盲板能按照要求方便的随之变化[4]。通常的过滤器顶棚有两种形式:一种是过滤器与盲板或者顶棚格栅的密封靠弹性密封垫,采用压紧装置进行压紧密封的。另一种是在专用的液槽内充入密封胶,过滤器的特殊刀口插入液槽形成液态,从而达到密封目的。洁净室的分隔系统通常由框架结构、单层或者双层玻璃墙和门组成,是将洁净区和非洁净控制区、以及辅助区、办公区等分开的分隔系统。框架一般为铝合金制作,典型的墙板是涂有导电漆的钢板,玻璃墙板是由导电的叠层透明玻璃、型材以及密封装置构成,玻璃窗的四周与地面侧必须设置密封条,所用金属板表面必须光滑、耐冲击、耐腐蚀、容易清洁消毒,并且不掉尘。

(张国荣)

第六节　防火与疏散

一、消防隐患及特点

静脉用药调配中心布局构相对复杂,通道、缓冲门较多,线路迂回,有许多不利于防火的因素,同时建造成本较大,室内常常安装有精密贵重设备,工作人员尤其是调配间操作人员密度较大,一旦发生火灾,损失十分巨大甚至无法估量,因此防火设计是一个十分重视的问题。影响静配中心防火的因素主要有以下几种。

1. 由于调配间空间密闭,围护结构气密,万一发生火灾后,聚集于洁净室内部的大量热量很难向外快速散发泄漏导致洁净室温度迅速升高,进一步可能引发大面积的着火燃烧,另一方面因燃烧不完全,产生的大量烟雾不容易排出室外,洁净室内能见度急剧降低,工作人员疏散时看不清路线及标识,极其容易令人窒息昏厥,严重影响工作人员疏散、撤离、逃生和扑救进度和效率,非常不利于急速撤离工作。此外由于热量无处泄露,火源的热辐射经四壁反射到室内,大大缩短了室内各种材料达到燃烧的时间。最重要的是室内布局通常密封无窗,室内发生的火灾往往一时不容易被外界发现,发现后也不容易选定扑救突破口组织准确救援。

2. 静配中心建筑内设有办公生活室、洁净室、人员净化用更衣室、物料净化用室、缓冲用室等,一般平面布置复杂曲折,其洁净区域对外出入通道很少。各个区域因洁净度分区以及工作流程等不同,内部区域缓冲分隔划分比较复杂,常闭门较多,工作人员平时出入路线错综交织,给人员疏散路线增加了障碍,导致疏散时间和疏散的距离大大延长。

3. 洁净区域内各个洁净室都通过风管彼此相连贯通,一旦发生火灾,尤其是火势初期未被及时发现而空调机组继续正常送风的情况下,此时的风管就成为火和烟迅速外窜,映及其余房间的主要通道,助长了火势的蔓延,导致后果不堪设想。

4. 洁净室内装修不可避免地会使用一些高分子合成材料,这些材料在燃烧时有的燃烧速度极快。其次室内的装修及管道的保温层等也使用高分子合成材料,大部分高分子合成材料在燃烧中产生浓烟,可能散发毒气而伤害工作人员。因此,洁净主体结构的耐火等级以及顶棚构件耐火等级都将对于防止火势蔓延起着十分重要的作用。

5. 一些易燃易爆物质无法避免,火灾危险性高。例如,消毒常用的酒精等一些易燃易爆物质,对静配中心构成潜在的火灾威胁。

由此可见,保护静脉用药调配中心的人员、财产的安全绝对不容忽视,在建筑设计中,必须认真对待,从设计上给予消除和解决,贯彻"以防为主,防消结合"的消防工作方针,针对静配中心火灾蔓延快、危害大和疏散、扑救困难等消防难点的主要特征,应该结合各医院实际情况,积极创造条件,积极引进科学先进的防火技术措施和设备及其材料,消除和减少起火因素,火灾一旦发生时,能够迅速有效地进行扑救和疏散,避免人员伤害,尽可减少财产损失。

二、防火等级及分区

鉴于静脉用药调配中心建筑布局不利于消防紧急疏散以及火灾安全防范,在建设设计中严格控制建筑物的耐火等级就显得十分重要。按照有关规定,洁净区域建筑设计耐火等级为二级及以上[7][9]。因为建筑物的火灾一旦发生后,由于热气体的对流便会助推火势从门窗的洞口处、楼板、墙壁的燃烧处呈现辐射状向其他空间迅速蔓延扩展,最后造成整座建筑的不可避免的灾难。为此,在尽可能短的时间内控制火势,在有限的区域内让火势不要极速蔓延是非常重要的措施。另一方面,发生火灾后,消防队员为了迅速有效地灭火救灾,减少损失,常常采取堵截包围、穿插分割、最后扑灭火灾的方法。而防火分区之间的防火分隔物体本身就起着堵截包围的作用,它能将火灾控制在一定范围之内、有效避免了扑救大面积火灾导致的各方面问题以及种种困难。所以采用具有一定耐火性能的分隔构件划分防火分区,能在一定范围内防止火灾向同一建筑物的其他区域蔓延。一旦发生火灾时,能够有效地把火势控制在一定的范围内,减少火灾同时可以为人员安全疏散、消防扑救提供有利条件。

防火分区,是防止火灾向不同防火区域逐渐扩大蔓延的。按照功能可分为两类,一类是竖向防火分区,其目的是防止建筑物层与层之间竖向发生火灾蔓延;另一类是水平防火分区,目的是防止水平方向火势的扩大和蔓延。当火灾发生的时候, 位于起火点所在的防火分区以外的区域通常认为是相对比较安全的,对于静配中心紧急安全疏散措施,首先要考虑将人员从着火的防火分区尽快疏散出来, 为安全疏散的顺利进行创造充足的有利条件。防火分区的划分以及注意事项需要考虑以下几方面[7]。

1. 为保护洁净区域的财产安全,防火分区内的洁净区域与非洁净区域、以及一般普通区域之间依照有关要求必须设置隔墙和相应的顶棚的耐火极限不应低于 1h 的不燃烧体隔断措施进行防火分隔,隔墙上的门窗耐火极限大于 40min。应该采用防火或者耐火材料紧密填堵在顶棚的管线或穿隔墙周围的空隙中,最大限度保护人员和财产安全。

2. 耐火等级和占地面积:依据《建筑设计防火规范》(GB 50016—2014)的规定,洁净厂房的耐火等级、层数和占地面积要求如下;

洁净区的耐火等级、层数和占地面积

类别	耐火等级	最多允许层数	防火分区最大允许占地面积 /m²			
			单层厂房	多层厂房	高层厂房	厂房的地下室和半地下室
甲	一级二级	除生产必须采用多层者外,宜采用单层	宜为 3 000	宜为 2 000	——	——
乙	一级二级	除生产必须采用多层者外,宜采用单层	宜为 3 000	宜为 2 000	——	——
丙	一级二级	不限	不限	6 000	3 000	500
			8 000	4 000	2 000	500
丁	一级二级	不限	不限	不限	4 000	1 000
戊	一级二级	不限	不限	不限	6 000	1 000

3. 为了穿行竖向管线,常常根据管线组织的要求设有技术竖井,但是万一发生火灾后技术竖井成为潜在的隐患,技术竖井的井壁应该为不燃烧材料制作,其耐火极限不应低于1h。

三、安全疏散

一般情况建筑物发生火灾时,为避免建筑内人员因火烧、烟熏、中毒和房屋倒塌而受到意外伤害,必须组织人员尽快撤离,为了减少火灾导致财产损失,室内的贵重物资也要尽可能抢救出来,同时消防救援人员也要迅速到达火灾现场,及时组织扑救工作。为此,疏散和紧急撤离通道是否设计科学合理,能不能在火灾紧急情况下为人员安全疏散创造良好的条件,防患于未然对于建筑设计显得格外重要。

静脉用药调配中心安全疏散设施主要包括:安全出口、疏散楼梯、走道和疏散门等。对于建筑消防设计来说,安全疏散设计是一项非常重要的内容。应根据实际情况及规模设计,设计时必须考虑所用材料的性质、耐火等级、安全疏散的重要性、储存物品的火灾危险性、最大容纳的工作人员数目、火灾发生时工作人员的心理素质及应对措施等情况综合考虑,合理设置安全疏散措施,争分夺秒为人员快速疏散创造非常有利条件。为此,在进行静配中心建筑设计时必须设计考虑安全疏散措施,一般设计的原则是:

1. 疏散路线要简洁明了,便于寻找和辨识。考虑到发生火灾紧急疏散时,一般人员由于慌乱、情绪紧张、时间紧迫等往往缺乏镇定思考如何疏散的方式方法的能力,所以疏散路线要简洁明了,标识显著醒目,易于辨认,并需设置简明易懂、醒目易见的疏散指示标志。对于静脉用药调配中心而言,包括生活用室在内至少有休息、换鞋、多次更衣、清洗、摆药、配置、复核、打包、核对等用室。其布局上要求按洁净度一次排列,尽量避免线路交叉,人员净化程序多,于是往往形成人员从入口到出口的行进路线曲折迂回。因此,一旦发生火灾时,仅仅将这样曲折的人净路线当作安全出口是不恰当的。洁净调配室的疏散路线最好不依靠人净路线,应增设必要的短捷的安全疏散通道和出口通向室外。

2. 疏散路线要做到步步安全。通常情况需要四个阶段的疏散路线:也就是从着火位置到房间门为第一阶段,从内门到公共走道为第二疏散阶段,从走廊到楼梯间内的第三阶段以及从出楼梯间到室外安全区域的第四疏散阶段。在应急疏散过程中,每个阶段必须是逐步走向安全,杜绝出现逆流的危险地带。所以疏散路线的终端必须是绝对安全的区域。

3. 疏散路线设计要符合人们习惯思维。在紧急情况下,由于本能,绝大多数人总是习惯走日常最熟悉的路线脱离危险区域,因此在设计疏散通道时,应考虑将楼梯的位置,经常使用的电梯间靠近设置疏散通道,将人们日常的工作活动路线和火灾时紧急使用的路线紧密的结合利用,为人员迅速安全地疏散创造绝对有利于的路径。除此之外还要利用醒目、显著的标志引导人们走向越来越安全的疏散路线。

4. 为了便于消防人员,疏散路线设计时尽量不要和扑救路线相交叉,避免疏散和救援相互干扰。

5. 为了防止紧急疏散时摔倒，疏散走道尽可能避免设置成不利于通道畅通的"S"形或"U"形，走道上方也不能有妨碍安全疏散的突出物，更不能有变化宽度的通道，不允许有突然改变地面标高的踏步阶梯出现在疏散通道。

6. 因为静脉药物调配中心属于人员密集型工作场所，设计时在建筑物内尽可能在不同的方向同时设计两个或两个以上的多个疏散路线可供同时疏导。由于布袋形通道的致命弱点是只有一个疏散方向，一旦发生火灾时很容易被烟雾和火苗堵上，导致走道内的逃离人员很难安全脱险，所以不要把疏散通道布置成布袋状。

7. 根据实际情况合理设置各种安全疏散的设施，设计时需要确定好疏散的数量、距离、位置、形状，防火分隔，楼道宽度、楼梯的位置以及构造等均需要满足消防规范的相关要求，保证一旦发生火灾时能起到作用，保证人员绝对安全疏散。

四、安全出口的数量

安全出口是符合要求的疏散楼梯或者直通室外场地的出口。其设置的目的是防止在发生火灾的时候，能够快速的组织人员安全的疏散以及尽可能提供安全时间以便于搬出贵重物资减少财产损失，所以应该在建设时设计足够数量的安全出口。安全出口的设置不应该聚集，应该分散设置在便于寻找的位置，并且设置明显的标志，一般遵循以下原则[7][9]。

1. 每一个防火区域或者每个洁净区域的安全出口数量除非面积小于 50m² 或者另有规定外，不应该少于 2 个。

洁净室的安全疏散距离/m

生产类别	耐火级别	单层厂房	多层厂房	高层厂房	地下室、半地下室
甲	一、二级	30	25		
乙	一、二级	75	50	30	
丙	一、二级	80	60	40	30
丁	一、二级	不限	不限	50	45
戊	一、二级	不限	不限	75	60

2. 安全出口需要分散布置，安全出口到工作区域的线路设计不能曲折迂回，而且必须设置醒目的疏散标志，安全疏散距离依照下表规划设置。

五、门的开启方向

门的设置直接影响工作的便利性和疏散的及时性，安全疏散门不应该采用吊门、侧拉门、电控自动门、旋转门、卷帘门。洁净区域与非洁净区域、洁净区与控制区、控制区与室外相通的安全疏散门应该设置闭门器并且向疏散方向开启。

从消防防火角度考虑疏散通道上的门应该沿着疏散的方向开启,但是在洁净室的设计中,洁净度要求高的洁净室内的空气压力通常比洁净度要求低的区域的空气压力高 10~20Pa。而且洁净度相对低的区域往往位于高洁净度区域的外围,疏散方向正好和压差高低方向相同。为了加强洁净室的气密性,便于日常工作中借助室内空气压力将门压紧,而希望逆着气流方向开启,这和消防要求是矛盾的。目前规范规定,将洁净区通向室外或者通向非洁净区之间的门沿疏散方向开启,其余不做限制。从整体上来说,这个规定不仅解决了主要出口处大量人员的疏散问题,而且考虑到了一般洁净房间之间的门适应于静压差的处理。不过这个解决办法还需要结合具体工程情况和生产工艺流程或工作要求来确定,在使用人数众多的主要通路上的门还应当尽可能的向疏散方向开启。

六、专用消防口的设置

专用消防口是专供消防急救人员扑火救援而进入设置的专用入口。一般情况,洁净的调配间内通常没有窗户或者不一定四面都有外窗,即使个别有窗但孔洞很小或者装有铁栅栏等阻碍消防人员进入的设施。设置专用消防口的目的是为了一旦发生火灾时使消防人员能够迅速有效地直接进入厂房的核心部位扑救,所以根据灭火要求,单层成多层厂房本层外墙上若没有可供消防人员进入的门窗口,就应在这一层设置专用消防口或者这类门窗口间距超过 80m 时也须在该段外墙的中部设置专用消防口。楼层的专用消防口要附设阳台以便消防人员从外边先登上阳台再进入室内。当洁净厂房为两层以上时还应设置爬梯。专用消防口平时封闭,使用时由消防人员从外面开门或破拆入口处的遮盖物进入室内。专用消防口的宽度不小于 750mm,高度不小于 1800mm,这样才便于消防人员通行,外观应该有明显的标志,夜间应该配备红灯事故照明,在发出警报时点亮。

在《洁净厂房设计规范》GB50073—2013 中规定:洁净厂房与洁净区同层外墙应设可供消防人员进入的门窗,如果窗口间距应大于 80m 时,应在该段外墙的适当部位设置专用消防口。专用消防口的宽度应不小于 750mm,高度应不小于 1800mm,并应有明显的标志。楼层的专用消防口应设阳台,并从二层开始向上层架设钢梯。

洁净厂房外墙上的吊门、电控自动门以及宽度小于 750mm,高度小于 1800mm 或装有栅栏的窗,均不应作为火灾发生时提供消防人员进入厂房的入口。

七、吊顶与隔墙

洁净室顶棚应该选用不燃烧的材料,有效增强和提高房屋的耐火能力。因为当火灾发生时,装修所用材料的燃烧物在高温作用下分解,产生大量灼热气体,这些室内大量的高温气流紧贴顶部流动，顶棚就处于受火面积温度最高的地方。因此吊顶材料的燃烧性能及耐火程度是影响火势蔓延的重要因素，所以静脉用药调配中心的顶棚和壁板(包括夹芯材料)最好应为不燃烧材料，并且不得采用有机复合材料。顶棚的耐火极限不应低于0.4h，疏散走道顶棚的耐火极限不应低于1h。由于静脉药物调配中心洁净室的特点，为了确保顺利疏散，此项规定比防火规范提高了对顶棚材料的燃烧性能要求，静脉药物调配中心的设计作了更为严格的规定。另一方面，在静脉用药调配中心的建设设计中，更应当注重顶板材料和壁板材质的选用，通常情况下为方便观察，静配中心洁净调配间的墙板常见采用较大面积的玻璃窗，因此要求它们达到隔墙和吊顶的耐火极限是有不太现实的，但必须要求其壁板为不燃烧的材料。

八、其他

技术竖井井壁耐火极限不应低于1h。井壁上检查门的耐火极限不应低于0.6h；此外其主体结构还有其他一些装修占很大比重，一旦这些装修起火燃烧，这些装修材料必然会涉及到室内设备，其损失非常大，所以在静脉用药调配中心的内部装修材料，包括风管的保温和围护物应当尽可能的采用不燃烧材质。

（张国荣）

第七节　洁净室所需送风量的设计

一、洁净室的负荷

洁净室空调负荷主要包括夏季的空调冷负荷以及冬季的空调热负荷两方面，洁净空调的空调负荷一般采用冷负荷系数法。冷负荷包括围护结构传热形式的冷负荷(包括日射获得热量)和室内工艺设备(空气机循环风机以及净化设备内的风机)、人员、照明、生物安全柜、水平层流洁净工作台、新风负荷、二次加热负荷等形成的负荷。一般情况下，洁净室为了确保洁净度而位于里面靠内区域而不靠外布置，围护结构引起的冷负荷可以按稳定传热计算。对于正压洁净室而言，通常不需要考虑冷风渗透引起的热负荷，但对于局部排风引起的补风负荷(包含在新风负荷中)需要考虑在内。对于室内工艺设备的散热负荷和设备排风所占用的新风负荷占主要部分，高级别、比较严格的洁净室而言，一般情况空调系统中循环风机的动力负荷、照明、人体散热、围护结构转热等传统的空调负荷占总负荷的10%左右。需要根据实际情况，并考虑一定的负荷系数和设备运行系数以及设备的冷却水和排风所带走的热量，就可以计算出工艺设备的空调负荷[8]。

对于静脉用药调配中心而言，洁净室的洁净区布置在建筑物的中央部位，因此区内只存在冷负荷，在正常运行状态下，洁净区长期供冷。由于室内负荷的主要部分是工艺设备负荷，因此当工艺设备刚起动时,室内没有设备负荷,和正常运行时有很大的不同,不但供冷量差别很大,而且在特定的气候条件下,有可能刚起动时出现供热状态,然后再逐步切换到正常运行的供冷状态。在这种情况下,对洁净空调系统设置两套可以方便转换工作模式是必需的,即"起动状态"和"运行状态",并且需要考虑起动时的热负荷。

二、洁净室新风量的计算

1. 满足卫生标准的新风量。对于室内无明显有害气体发生的情况下,依据《洁净厂房设计规范》规定,保证供给洁净室内的新鲜空气量应每人每小时不小于 40m³。对于室内存在有害气体发生的情况,需要根据室内有害气体的允许浓度计算稀释室内有害气体的新风量。通常情况得到的新风量,应当取其中最大者满足卫生标准的新风量。

2. 补偿室内排风量和保持室内正压所需新风量。

为了防止外界室外环境空气或相邻的洁净要求较低的房间的空气渗入洁净室,或者由于人员、生产操作工艺工程中产生的有机溶剂、有害气体等对空气的污染,确保空气中有害物质的浓度低于相关标准所规定的最高允许浓度,使洁净室的含尘、含菌浓度达到所规定的洁净等级,稀释防止这些情况干扰室内的温度、湿度,破坏室内清洁度,需要在空调系统中补充足够量的新鲜空气风量来保持房间的正压。当系统中的送、回风系统调节阀门调节到送风量大于房间回风量时,房间即呈正压状态,而这时送、回风量之差(也就是需补充的新风量)就通过门窗的不严密处(包括门的开启)渗出。此时室内的正压值正好相当于空气从缝隙渗出时的阻力。一般情况下,室内正压在 5~10Pa 之间即可满足要求,过大的正压不但没有必要,而且还会导致系统能耗增加而成本增高,从而降低运行的经济性。维持洁净室压差所需要风量,可以采用缝隙法估算较为合理[10]。

$$Lc = \sum \mu p \, Ap \sqrt{\frac{2\rho p}{\rho}} \times 3600$$

Lc 维持洁净室压差值所需的压差风量(m³/h);

μp 流量系数,通常取 0.2~0.5;

Ap 缝隙面积(m²);

P 静压差;

ρ 空气密度(kg/m³)。

也可以采用经验公式估算压差风量:

$$Lc = a\sum ql$$

a 根据围护结构气密性确定的安全系数,一般取 1.1~1.2;

q 当洁净室为某一压差值时,其围护结构单位长度缝隙的渗漏风量[m³/(h·m)];

l 洁净室围护结构的缝隙长度(m)。

对于洁净室内有生物安全柜等局部排风装置时,为了不使室内产生负压而保持正压,需要补充相应的新风量来补充排风量,排风量根据排风罩的面积以及罩口排风风速确定。

三、洁净室送风量的计算

为了维持室内所需要的洁净度,就需要送入足够量的、经过空气过滤处理的洁净空气,因为经过过滤处理送入洁净室内的清洁空气除了要保证室内的温、湿度的送风量外,还要排除、稀释室内的有害气体及人员带来的污染情况,为此洁净室的送风量不同于一般的空调房间,用以保证维持室内的空气洁净度。

非单向流洁净室的洁净原理是利用送入清洁的空气来不断稀释和冲淡室内的污染物,从而达到所要求空气的洁净度等级。其洁净度的计算有多种方式,如按均匀分布理论计算或不均匀分布理论计算或在此基础上引入修正系数(不均匀系数)等。因为洁净室内的产尘量很难进行准确的计算,并且洁净室室内微粒的分布无法保障是均匀的,所以现有的各种计算方法得出的计算结果与实测值均有一定差异。虽然一些专业人士做了大量研究,目前只能是理论上的近似计算。和实际应用还有一定的距离,现介绍有关的计算方法[10]作参考。

非单向流洁净室稳定的含尘浓度可按下式计算

$$N=\frac{60G \times 10^{-3}+MK(1-S)(1-\eta x)}{K[(1-S)(1-\eta H)]}$$

K 非单向流洁净室稳定含尘浓度(pc/L);

G 洁净室内单位体积发尘量[pc/(min·m³)];

M 室外空气含尘浓度(pc/L);

K 换气次数(次/h);

S 回风量与送风量之比;

ηx 新风通路上过滤器的总效率;

ηH 回风通路上过滤器的总效率。

控制洁净室内有害物质的通风,一般是不能再循环利用的。因为采取吸收、阻留有害物质达到符合要求空气的措施往往很复杂、困难而且所需要的费用也比较昂贵,在经济上很不合理,因此送入室内的有害物质的空气通常被排出洁净室,同时补充相应量的室外空气以维持空气平衡。

非单向流洁净室内冲淡稀释微粒所需要的送风量 Ls 的计算:

$$Ls = KV$$

$$K = \frac{60G \times 10^{-3}}{N[(1-S)(1-\eta H)]-M(1-S)(1-\eta\chi)}$$

Ls 非单向流洁净室稀释微粒所需送风量(m³/h);

K 换气系数(次/h);

V 洁净室的体积(m^3)。

实际工作中,很难准确计算换气次数,一般都采用经验换气次数。不同级别洁净室送风量所需要的换气次数如下:

洁净室的换气次数(单位:次/h)

空气洁净度等级	GB 50073-2001	ISO/dis 14644-1	医药洁净厂房设计规范(1998)
6级(1 000级)	50~60	25~56	
7级(10 000级)	15~25	11~25	≥25
8级(100 000级)	10~15	3.5~7	≥15
9级(1 000 000级)	10~15	3.5~7	≥12

注:1 换气次数适用于层高小于4m的洁净室
　　2 室内人员少、热源小时,宜采用下限值。
　　3 大于9级(1000 000级)的洁净室不小于12次。

非单向流洁净室内消除余热、余湿的送风量计算:

$$LQ = \frac{3600\Sigma Q}{\rho \rho h}$$

LQ 消除室内余热的送风量(m^3/h);

ΣQ 洁净室的总冷负荷(kW);

ρ 空气密度(kg/m^3),在标准大气压下,20℃时$\rho=1.2kg/m^3$;

h 送风焓差(kJ/kg),$h=h_N-h_0$。

$$LW = \frac{1000\Sigma W}{\rho \rho d}$$

Lw 消除室内余湿的送风量(m^3/h);

Σ 夏季洁净室的最大总湿负荷(kg/h);

d 送风含湿量差(g/kg),($d = d_N-d_0$)。

单向流洁净室的送风量按与气流垂直方向的洁净室断面及气流的平均速度计算:

$$L_D = 3600 \nu F$$

LD 单向流洁净室洁净送风量(m^3/h);

ν 断面平均风速(m/s);

F 垂直气流方向的洁净室断面面积(m^2)。

单向流洁净室的洁净送风量与断面气流平均风速有关,断面气流平均风速的取值大小将直接关系洁净空调系统的投资和运行成本以及洁净度。不同级别的单向流洁净室洁净送风量计算所需要的断面气流平均风速有关标准如下:

洁净室的断面气流平均风速(单位:m/s)

空气洁净度等级	GB 50073-2001	ISO 14644-1
1~4级	0.3~0.5	0.3~0.5
5级	0.2~0.5	0.2~0.5
6级		0.1~0.3

　　除了满足换气次数外,洁净室送风量还需要满足温度、湿度要求所需的风量和消除室内产生的有害、人员污染等所需要的排风量的补充风量,最终选用的送风量应该是最大的值。洁净室断面气流平均风速与换气次数的关系见下表:

洁净室断面气流平均风速与换气次数

等级	平均风速(m/s)	换气次数(次/h)
ISO 8(100 000)	0.005~0.04	5~48
ISO 7(10 000)	0.005~0.07	60~90
ISO 6(1 000)	0.125~0.2	150~240
ISO 5(100)	0.2~0.4	240~480
ISO 4(10)	0.25~0.45	300~540
ISO 3(1)	0.3~0.45	360~540
高于ISO 3(1)	0.3~0.5	360~600

(张国荣)

参考文献:

[1] 刘皈阳,孙艳主编.临床静脉用药集中调配技术:人民军医出版社,2011.

[2] 王善春;小容量注射剂联动生产线布局模式发展趋势.医药工程设计,2012.

[3] 高海春.安全输液.北京:化学工业出版社,2014.3.

[4] 翁春梅;周云庆;刘广军,浅谈静脉用药调配中心的利与弊.当代医学,2014.

[5] 药品生产质量管理规范.(2010版).

[6] 陈霖新等.洁净厂房的设计与施工.北京:化学工业出版社,2002.

[7] 余光备.制药工业的洁净与空调.北京:中国建筑工业出版社,2005.

[8] 李俐,肖佳庆,王丽萍,米香澄,李伟.外界环境对静脉用药调配中不溶微粒产生的影响调查[J].中国公共卫生管理,2019,35(02):238-240+244.

[9] 胡吉士等编著.医院洁净空调设计与运行管理.北京:机械工业出版社,2004.

[10] 国家标准《建筑设计防火规范》GB 50016—2014.

［11］ 国家标准《洁净厂房设计规范》GB 50073—2013.

［12］ 《洁净室施工及验收规范》GB 50591—2010.

［13］ 王海桥. 空气洁净技术. 北京：机械工业出版社，2007.

［14］ 缪德骅. 再论医药工业洁净厂房基本特点. 医药工业设计，1994(4).

［15］ 刘新春. 路漫漫其修远兮 吾将上下而求索. http://wenku.baidu.c.

［16］ 胡青波.现代医院住院药物配送系统建筑空间设计研究.《西安建筑科技大学硕士论文》2013-05-02.

［17］ 郭秀利.建立静脉药物配置中心的目的与意义;《海峡药学》-2007-05-15.

［18］ 风险评估在静脉用药调配中心设计中的应用.http://www.doc88.com).

［19］ 翁春梅;周云庆;刘广军;陈桂林;浅谈静脉用药调配中心的利与弊 -《当代医学》-2014.

［20］ 医药工业洁净厂房设计研究.2018-03-16.

［21］ 浅谈静脉用药调配中心的利与弊 翁春梅;周云庆;刘广军.

［22］ 陈桂林;-《当代医学》-2014-09-25.

［23］ 徐明,谢法东,静脉用药调配中心 24 小时运行模式的实践与思考孙淑娟.《中国执业药师》.

第二章　空气净化

第一节　空气净化的基本概念

一、洁净空气与空气净化

空气是人类赖以生存的必需物质条件,随着人们对气候变化、工业治理、环境污染研究的不断深入, 空气质量污染程度及清洁状况越来越受到全球的普遍关注。随着时代的进步和经济的发展,人们对工业污染、生活垃圾及废物处理、污水、大气等环境的治理投入了大量人力、物力和财力,但是由于空气污染治理难度太大,范围广阔而止步不前。近年来,全球范围内爆发的人感染禽流感等全球传染性疾病的广泛流传,全球各大城市严重雾霾天气的出现,对人类的生命健康和日常生活带来了很大影响,严重危及人类的生存和发展[1][2]。

通常情况下"空气洁净"是人们对洁净空气的理解和描述,也是对空气的洁净状态以及干净程度的初步认识。空气净化的本质就是通过各种物理和化学办法, 让受到污染的空气通过理化措施的处理达到我们日常生产、生活所需要的状态以及"新鲜"的程度。

所谓洁净度一般是指一定范围内空气的清洁程度。通常用一定体积或重量空气中所含污染物质的多少以及颗粒物质的大小来表示空气的洁净度。例如, 每立方米空气中悬浮的大于等于$0.5\mu m$细小尘埃粒子个数有 n 个,洁净度就是$\geq 0.5\mu m$的颗粒为每立方米 n 个。又如:每立方米空气中悬浮的尘埃粒子微粒的质量为 xmg,其洁净度表示为 xmg/m^3。

一般情况,由于空气净化的目的不同,对象各异以及空气净化的内容有所区别,所采取净化的措施以及净化结果判定的标准也不同。在日常工作实践中, 各种净化工程解决的问题千差万别,有的是为了解决生活用水的污染问题,有的是为了解决工业排放导致污染问题,也有的是为了解决生产过程的污染而将厂房室内洁净室为净化对象。大气污染的净化工程主要是针对化工、煤电、冶炼等各种工业化生产所产生的工业气体以及废弃物质的净化处理问题为目的,处理对象为被污染的高浓度空气;而各种生产厂房所用洁净室主要针对的是经过设备送入室内的空气的净化问题,这种空气净化的对象是超低污染的空气,其污染物浓度很小,也就是我们日常生活中认为比较新鲜干净的空气,通过专用设施设备的处理,防止被微生物或者空气中的其他杂质、灰尘等无关物质污染的可能,以满足我们日常生产的产品以及生产环境之中的空气达到所需要的空气洁净程度,杜绝不合格产品或者达不到质量标准的情况发生,为安全生产保驾护航。此外,空气中经常含有的如病毒、细菌和真菌等许多病原微生物、灰尘、有害化学物质对人体健康都会构成严重威胁。作为治疗疾病的医疗机构的环境空气中携带的致病细菌、病毒及其他微生物比其他公共场所都要相对集中[2],所以改善医院的空气质量,尤其是手术室、重症监护、换药治疗室、药物配置场所等医院之中特殊场地的空气质量,严格控制和预防医院内感染的发生,尤其成为近年来研究和普遍关注的重要课题。

二、气溶胶与粒状污染物

空气中悬浮的颗粒状污染物质绝大多数都是由固体或液体细小微粒所组成。这些悬浮到空气介质之中的微粒也是一种分散体系,这种介质也就是我们通常认为的气溶胶。所谓气溶胶是指固态或液态微粒、或者固体和液体粒子悬浮在气体介质中的分散体系。以分散相处于悬浮状态的粒子称为气溶胶粒子。在我们所处的日常生活环境中,一尘不染不含有任何一点悬浮物质的理想洁净空气是不存在的,也就是说我们日常所接触的空气都是处于气溶胶状态,这种状态的悬浮微粒会产生沉降聚集的。

一般情况,粒子在空气中的沉降速度会导致粒子悬浮在空气中的状态,粒子最主要的重力沉降速度的影响因素是粒子粒径的大小和密度。粒子颗粒直径越大,其重力沉降速度就相应的越快,这样气溶胶就越不容易形成;相反粒径越小的粒子,由于受到空气分子的布朗运动或黏附的介质影响,这种情况下空气中的粒子容易扩散,如果其沉降速度小于扩散速度,该粒子在空气中就处于悬浮状态。通常情况气溶胶粒子的尺寸大约在 $0.001~100\mu m$,这些微小的粒子常常相互碰撞而发生聚集凝结,当聚集凝结到一起的粒子增大到一定程度时,这些大颗粒就因重力而沉降下来。在封闭的环境下,气溶胶粒子的性质取决于粒子的大小、形状、相对密度、粒子尺寸大小及分布、室内温度、湿度、空气流动、颗粒物含量、阳光等因素均可对室内微生物气溶胶产生影响,因此气溶胶有以下几个特点[3][4]:

1. 粒径范围大:微生物气溶胶粒大小范围横跨了 5 个数量级,其中最小可以到 1nm,最大可以到 0.1mm,即使同种微生物气溶胶,其粒径也是变化的。其中病毒气溶胶、细菌气溶胶、真菌孢子气溶胶粒径范围分别是 $0.015~0.45\mu m$、$0.3~15\mu m$、$1~100\mu m$,此外一些苔藓孢子、蕨类孢子、花粉及动植物碎片粒径也在 $100\ \mu m$ 以下,也可能引起过敏性疾病[29]。而且这些固体生物气溶胶颗粒也为细菌、病毒提供了附着的载体和营养物质,使其滋生繁殖。常见微生物大小如下:

一些病毒与细菌单体的尺寸

名称		粒径/μm	名称		粒径/μm
藻类		3~100	菌类（如真菌）		0.7~80
原生虫		1~100			
病毒	天花病毒	0.2~0.3	细菌	水种菌	5~10
	呼吸道融合病毒	0.09~0.12		结核菌	1.5~4
藻类		3~100	菌类（如真菌）		0.7~80
原生虫		1~100			
病毒	腺病毒	0.07	细菌	肠菌	1~3
	鼻病毒	0.015~0.03		化脓杆菌	0.7~1.3
	脊椎灰质炎	0.008~0.03		伤寒杆菌	1~3
	肝炎	0.02~0.04		大肠菌	1~5
	乙型脑炎	0.015~0.03		白喉菌	1~6
	腮腺炎	0.09~0.19		乳酸菌	1~7
	副流感	0.1~0.2		破伤风菌	2~4
	麻疹	0.12~0.18		肺炎杆菌	1.1~7
	狂犬病	0.125		枯草菌	5~10
	肠道病	0.3		炭疽杆菌	0.46~0.56
	立克次氏体	0.2~2		金黄色葡萄球菌	0.3~1.2

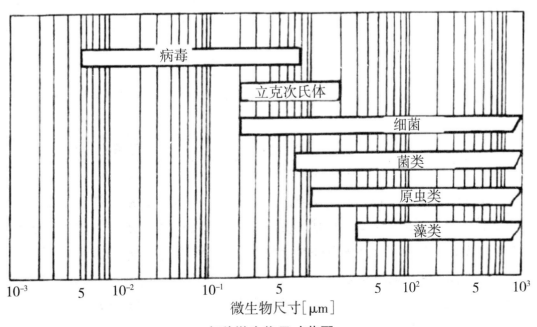

各种微生物尺寸范围

2. 不稳定性:气溶胶是固体或液体在粉碎、气流、振荡、液体的破碎、蒸发、燃烧、凝聚等作用下变成悬浮状态而形成的,其中形状不规则的分散性微粒集结不紧或者松散时,室内空气微生物气溶胶的分布构成、种类和数量是动态变化的;空气微生物气溶胶受周围环境如室内空气的流动、温度湿度、光线的照射、天气的状况、降雪下雨、沙尘暴、冬季、汽车尾气、工业污染气体、人员的流动等情况的影响相对较大,有证据显示,在流行性感冒高发期间,医院通过强化科室楼道、病房等房间的室内空气消毒并增加通风换气次数, 在各病房及室内空气中检测到的沉降菌总数比消毒通风前检测到的沉降菌总数显著降低,空气质量明显提高;有人通过在天气下雨、降雪等自然净化的前后,对室内空气质量采样监测结果显示,下雨或降雪前后空气中细菌浓度比降雪前有显著的降低。此外春夏秋冬随着季节的不同,空气中尘埃粒子及其微生物含量也有明显的变化,春天和夏天时因气候相对干燥,空气细菌浓度较大,均在 3000CFU/m³,而秋天和冬天雨雪相对较多,空气中细菌浓度相对较少,平均在 1800CFU/m³;由于空气中的真菌多来自于植被、并可以利用植被提供的营养物质进行生长繁殖,所以真菌浓度变化的规律和空气中是不一样的,在潮湿的夏天真菌含量最高,其他季节相对偏少,真菌浓度受植物的生长条件的影响较大。此外由于中午阳光强烈,阳光中含有大量紫外线可以杀灭细菌,此时空气中的细菌浓度是一天中的最低点。另外一方面,人员的频繁活动也能够影响空气微生物的分布,较多人员的聚集、活动量大、频率流动的地方要比人员稀少、活动量低的地方空气中微生物污染相对严重。有人实验证明,即使一个人在静止的状态下,其向空气中释放细菌的速度平均可达 1000 个/min,所以人还是主要的污染来源,人员的数量和活动状态的不稳定状况也是导致室内空气微生物构成不稳定的因素之一。

微粒形成粒子大小

分类	名称	粒径 /μm	形成过程
固态	粉尘	100~1	固体物质的粉碎
	凝结固体烟雾	1~0.1	燃烧、升华、蒸发或化学反应产生的蒸气凝结
	烟	0.3~0.001	燃料燃烧
液态	霭	100~1	蒸气凝结、化学反应、液体喷雾
	雾	50~5	水蒸汽凝结

3. 易控性:室外空气由于地域空旷,范围很大,可控性很差,而洁净间室内空气相对空间固定,有一定的边界范围,也有很好的密闭性,所以比较容易通过各种物理化学方法和措施,来净化所需要治理的局部受污染的空气。此外随着技术的不断发展,微生物的采样技术、检验检测以及鉴定技术、消毒技术等应用也越来越深入。目前各行业标准及其《室内空气质量标准》《消毒技术规范》对室内空气质量控制都有明确的规定和标准,空气质量状况也得到普遍重视,在各个大中型城市医院及公共场所基本上都安装了空气净化器和空气消毒器, 空气净化设备的普遍应用使

室内空气微生物污染得到了一定控制。

4. 再生性：空气微生物气溶胶中，粒径较大的颗粒由于自身重力作用容易沉降在地面、物体表面，这些微粒如果受到外界力的作用，或者非单向流气组织（如涡流）的影响，经过相互碰撞之后，这些微粒在空气中再次悬浮或聚集、分解生成粒径更小的二次气溶胶颗粒。

5. 传染性：由于微生物气溶胶粒径普遍集中在 20μm 以下，并且经常含有致病菌，同时普遍具有较强的悬浮扩散性，故其广泛传播性需要得到足够的重视。

气溶胶根据微粒存在的状态常常分为固态气溶胶和液态气溶胶，也可以依据微粒的成分分为生物气溶胶和化学气溶胶。在气溶胶的体系中，把具有生命的气溶胶粒子和活性粒子以及由有生命活性的机体所释放到空气中的各种质粒统称为生物气溶胶，生物气溶胶主要由空气微生物组成，常见的生物气溶胶有细菌气溶胶、病毒气溶胶以及真菌气溶胶，所以也常常把生物气溶胶称为微生物气溶胶，一般情况下，大部分病毒和细菌气溶胶的粒径小于 3μm，而微生物气溶胶的粒径通常在 10μm 以下，大都具有气溶胶特点和危害，其与人类健康密切相关。他和我们经常所说的粒径小于 10μm 的颗粒物 PM10，还有粒径更小的颗粒物 PM2.5（粒径小于 2.5 的颗粒物）都能够进入人体的呼吸道、气管和支气管，进一步进入血液循环，他也能够沉积在肺泡中损害肺部组织结构，引起肺部器官、支气管哮喘和炎症的发生，严重时危及人们生命安全。所以他们对人体健康的危害是基本一样的[29]。据不完全统计，全球每年高达 20% 的呼吸道感染发生率大多数都是微生物气溶胶引起的；至少有百余种的致病微生物经气溶胶传播，微生物经气溶胶占全部传播途径的首位。因此，近年来对于微生物气溶胶的富集、检测和空气消毒等相关技术和方法，越来越引起国内外学者们的重视[30]。

根据空气微生物气溶胶对人体健康危害对象的不同，常常将气溶胶分为影响和危害人体健康的气溶胶以及对生产、生活环境极其物资的产生危害的气溶胶。当致病菌隐藏在微生物气溶胶中时，对人体的健康具有广泛的危害性。1918 年在西班牙发生的流感大流行时，全球有大约 60% 的人口被流行性感冒感染并广泛传播，导致高达 3.6% 的人在此次事件中丧失了生命。空气中最常见的致病菌是结核杆菌、金黄色葡萄球菌、军团菌、化脓性链球菌等，此外还有其他致病微生物如曲霉菌、SARS 病毒、手足口病毒、禽流感病毒等，这些致病微生物引起人们肝炎、痢疾、呼吸困难、过敏性疾病、严重时甚至威胁生命安全。疾病频繁发生的同时还可引发大规模的流行性疾病[4][3]。即使是致病性很弱的细菌在老弱病残者等易感人群以及医院本身免疫低下、原发疾病急需治疗的病患中也可以使这些人发生感染。

通常情况，大部分细菌、病毒等微生物在空气中常常聚集在一起呈颗粒状以气溶胶的形式悬浮于空气中，因此判断空气质量好坏时常常将空气中颗粒物质的质量和大小作为诸多重要指标之一。有尘必有菌，菌伴随尘土而存在，尘土为细菌滋生提供条件，所以空气中尘埃粒子数量和大小的控制，对于净化空气质量阻断微生物的传播，预防经空气传播的疾病有着极其重要意义，这也是净化空气质量，阻止经呼吸道、消化道、皮肤黏膜、伤口等多种途径的病原微生物，降低疾病传播行之有效的措施之一。此外,在实际工作中产生的烟雾、室内消毒剂、麻醉剂、化学药味、等诸多因素也或多或少的影响着洁净室的空气质量。另外,由于洁净室环境下,环境相对密闭,工作人员长期持续工作使室内负离子相对缺少,加上大量工作人员比较频繁的活动、流动等因素,均会促使洁净室空气质量下降,导致微生物气溶胶的过多产生和医院院内感染隐患的发生。手术室内着手术衣者根据其活动量,每分钟可向空气散发 10000 个菌落,随着手术时间的延长,手术室中空气细菌浓度呈增长趋势。

因为空气中的微生物主要附着在灰尘上,所以空气中尘埃不仅是细菌赖以生存的条件,而且也是细菌繁殖的条件。一般微生物的生物学特点是繁殖、生长以及延续。只要在适宜的条件下,微生物就会通过细胞分裂繁殖生长,在合适的温度、湿度条件下,一般每 $1/3\sim1/2h$ 可以分裂繁殖一次,经过 24h 候繁殖量达到 216 个,这是和洁净室其他污染物质有着本质区别的一点。甚至许多细菌在恶劣环境下也有较强的抵抗力,能够耐高温、高寒,即使长期使用某一杀菌剂后,细菌还会滋生耐药性。由此可见,在洁净室中尘埃粒子的控制对于洁净室空气质量状况起着举足轻重的作用。有研究也表明,手术室内的空气尘埃数与空气中细菌浓度呈正相关。传统只是重视手术室的消毒除菌的观念,空气质量对手术感染的重要性普遍没有充分认识,也未意识和采取任何除尘措施,因此,单纯的消毒方法较为局限和消极。即使经常使用常见的紫外线、臭氧、化学熏蒸或喷洒等空气消毒,但由于局限性,有人的场合中这些方法不能在进行,在手术过程中,室内工作人员的流动会使室内已降低的微生物浓度反弹升高,很难维持持续的微生物消毒后最初浓度,导致消毒效果并不是十分理想。因此,为了提高室内空气质量,严格控制室内微生物气溶胶的含量以及降低医院内手术感染不良事件的发生率,需要对手术室内空气进行净化处理,通常要求以限制微生物含量级别为基准,空气净化设施不仅要降低空气中微生物的含量,而且还要降低空气中尘埃粒子数量,同时尽可能在空气净化的手术室必须控制人员的流动。

三、洁净室的气流组织

洁净室的气流组织(air distribution)和一般空调房间有所不同,它不仅需要将足量的清洁空气提供给室内,而且需要将室内所产生的污染物质替换、稀释,使室内洁净度保持在允许值以下。

1. 洁净室空气流的特点

对洁净空气流组织的一般要求如下:

(1)为了稀释室内污染源所散发的尘粒和微生物对空气的二次污染,送入洁净室的气流应该均匀、快速的扩散或分布到整个洁净区,以保障生产环境所要求的洁净度。

(2)应该能够以最快的速度将散发到洁净室的灰尘和细菌从室内排放到室外,最大可能使得尘粒、细菌在室内滞留时间缩短,避免或减少涡流和死角,避免污染气体与清洁产品接触的机会。

(3)考虑室内温、湿度均匀性等空调送风的符合相关要求的同时需要充分考虑工作人员的舒适性。

由于与一般空调房间的主要任务不同所以气流组织的方案也必然有所差异。对于舒适性,空调房间和普通温、湿度精度的生产车间,考虑其空调气流组织方案的基点是采用尽可能大的送风温差,以便减少送风量,使系统设备、管道都更小,初投资和运行费用更低,所以通常夏季采用机器露点送风。因为送入空气与室温温差大,为避免室内生活区、工作区温度不均匀或有吹冷风、吹热风的不舒适感。所以无论是采用侧送风口或是顶送散热器,都要求其出风有较强的紊流系数,具有一定的引射能力,以利于吸收了室内热湿负荷的空气被卷吸及掺混到送风气流中,使送风气流的温、湿度尽快地接近于室内设计温、湿度。当送入洁净室内的空气气流以回流的状态进入生活区、工作区时,在空气对流和出风口动力作用下,室内温、湿度很快达到平衡状态,从工艺上达到精度控制温湿度的范围;这样工作人员直接的感受不是直接吹拂的,而是柔和、容易接受的。如下图所示所示普通空调房间侧送侧回、送风形成贴附射流是空调房间典型的气流组织形式。

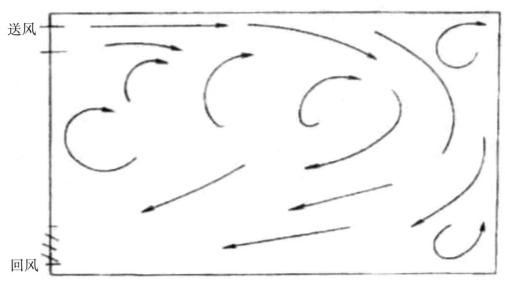

典型的空调气流组织

从上图可以看到,空调房间气流组织的特点是气流经送风口进入后,除气流大部分在送风口卷吸面上升外,由于房间墙壁的阻挡,还会形成许多的涡流。各种微生物附着在颗粒物质上随气流上升时,受到重力作用而逆向向下运动,细菌和细小灰尘将随着气流的回旋而扬起,一些颗粒较大的尘粒将明显滞后于气流,导致不能及时排除,滞留在室内的时间延长。所以涡流的形成助长了微生物及其尘埃粒子在室内的回旋,不利于快速地随气流从室内排除,这种情况是和洁净室气流组织的原则相违背的。

2. 洁净室的气流流型

洁净室的气流组织或气流形态主要分为两类[12]。一类是非单向流(Nonunidirectional Airflow)以往称之为常规流型(Conventional Airflow)或乱流流型(Turbulence Airflow);另一类是单向流(Unidirectional Airflow),以往习惯称之为层流流型(Laminar Airflow)。

通常情况。洁净室的不同区域洁净度要求往往不同，单向流一般用于洁净度要求高的区，室内其他地方往往采用非单向流。综合这种气流组织方式的，称为混合流型(Mixed Airflow Typt)。例如常见的药厂GMP灌封车间内仅在灌封部位上方设置所谓洁净罩，向下方送出单向气流。而车间大部分仍采用上送下回的非单向流送回风方式。

此外还有一种较为特殊的气流组织形式，称之为矢流或辐射流(Vectorial Airflow)，也有称其为斜流流型(Diagonal Airflow)。它应该属于非单向流，但又有比较接近于水平单向流的效果，而又和单向流在构造上有简单区别。

对于大部分洁净生产车间来说，非单向流也是适用的。非单向流的送、回风气流组织通常是以顶送、侧下回为典型类型。通常情况位于送风口带有孔板散流器的房顶高效过滤器对于送入洁净间的洁净气流具有帮助扩散作用。但高效过滤器送风口的正下方，因为位于送风气流的中央，它的洁净度要比洁净间其他区域明显高许多。但是该送风口的周围区域，由于空气持续不断的对流和交换时，不可避免的将污染空气卷吸带入室内，导致气流截面持续扩散至覆盖的部分，最终结果是在相邻风口之间、房间四角等送风区域由于气流未能覆盖，这些区域的洁净度会相对更差。如下图所示：

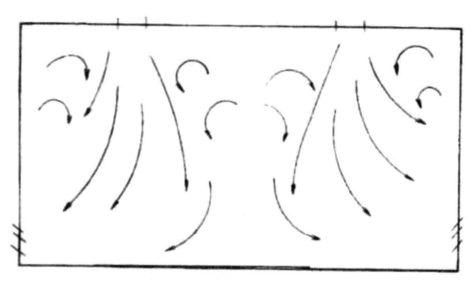

非单向流洁净室的气流

因此，在布置顶送风口时，如果想让洁净室内各区域洁净度相对均匀，在总风量一定条件下均匀增加适当数量的送风口，同时尽可能让相邻出风气流在工作区高度上搭接。也可以将高效过滤器送风口的数量增大到每个风口的出风量一半的额定风量。如果需要给予工艺的某些重点部位的特殊保证，在不影响吊顶及灯具布置，在不损害顶部美观的前提下，也可以根据工艺平面适当调整吊顶送风口位置，采取不均布的方式。当然，工艺设备布置时在可能条件下，也应考虑把洁净度要求高的设置在风口下方。国外的一些洁净室其吊顶框架与风口尺寸模数划一，风口与送风管采用软管连接或靠风机—过滤器机组送风。其送风口位置便于根据工艺布置或当工艺变更时做适当调整,使对洁净度敏感的工艺部位处于风口下方。

回风口处气流呈汇流状态。由回风口处向外气流速度衰减很快,这一点和送风口显著不同。因此,回风口对整个房间的气流流型相对影响较小。气流组织中起主导作用的是送风,回风口只要适当均布,数量不过少,一般就不至于影响由送风气流构成的室内气流状况。

侧送侧回方案虽可降低建筑层高,简化管道系统,但工作区高度处于回流、涡流区域,净化效果较顶送侧回要差些,应尽可能避免采用。

顶送顶回方案的回风口设置于侧墙下方时属于非单向流流型的方案之一。根据回风口对气流流型相对作用较小的道理,尽可能在洁净室的边角部位或其他对洁净度相对不敏感的工艺设备的上方布置顶部回风口设备[12][13]。实践证明,这种方案能做到在大部分送风气流控制的区域保证一定级别的洁净度,其效果虽不如顶送侧回,但一般优于侧送侧回的方案,对于静脉用药调配中心而言,应该避免采用这种送、回风方式。

单向流流型有水平和垂直之分。侧墙满布高效过滤器出风口,相对侧墙满布回风格栅的水平单向流,顶棚满布高效过滤器的出风口,格栅地板或侧墙下回风的垂直平行流都能获得比非单向流高出一个以上量级的洁净度。有人用"活塞流"来描述单向流流型,由顶棚或侧墙送出的洁净空气沿洁净室断面向回风方向行进时,就像活塞一样不断向前在气流中推进,把因室内产生的带菌颗粒物质及其被污染了的空气挤向排风口。这种活塞式推进方式在替换室内空气的同时,也是不断边推进边稀释混合室内空气的。从污染源散发出来的带菌灰尘及其污染物向室内扩散之前还没有扩散污染就被挤压出室外,这是单向流能维持室内更高级别洁净度的主要原因;其次是被洁净空气隔离的污染源,由于尘埃向空间的扩散被洁净的空气气流所隔断而达到屏障,如下图所示。

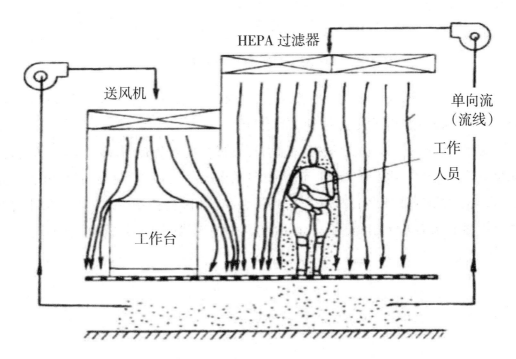

单向流洁净室通风换气量每小时高达 200~600 次,是非单向流的 10~20 倍,因此它的造价和运行费也远高于非单向流。通常在医药行业,除冻干车间的收粉、粉碎等车间可能要求全室达到高级别洁净度,一些要求严格的采用了全室垂直单向流流型。此外,绝大多数情况,只是在一些关键工序采用局部区域的单向流流型方式。如在无菌制剂的分装、灌封部位上方悬挂单向流洁净罩在小范围内形成单向流, 以防止周围相对较差的空气环境影响局部的高洁净度。这种在一般洁净环境中,对关键工序、设备形成小范围的局部单向流,以保证不宜封闭而要求高洁净度环境的这些关键部位的需要,正是现代洁净技术一种提高功效、节约能耗的重要措施。下图所示给出了一种典型的局部单向流的例子,其生产工艺中要求高级别的各工序,依次排列成行,在这些工艺的上方悬挂有带加压风机的单向流洁净罩, 形成局部的单向流。车间其余部分靠顶送高效过滤器风口维持一般洁净度及空调参数。洁净罩通过预过滤器直接从室内进风。

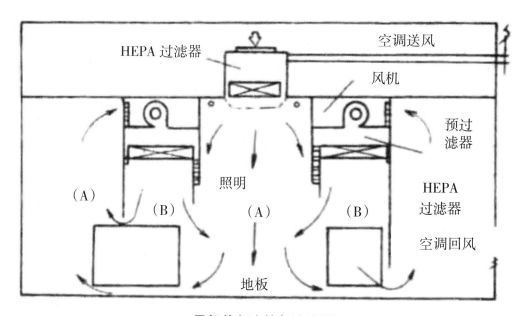

局部单向流的气流流型

上图给出的是一种通道两边均设置了单向流的应用方案, 这种方式又常常被称为"洁净隧道"。如上图中 B 为单向流区域,A 为非单向流区域。

矢流流型一些优点,一方面它的构造和管路系统较单向流系统要简单,相应造价也较低、运行费用也节省,而它却能达到接近单向流的洁净度效果;另一方面和顶送侧回的非单向流方式相比,它不仅洁净效果好,而且不占吊顶空间,半圆或 1/4 圆形过滤器出风口本身所形成的空间还可兼作风管,室内无需另设送风管道。下图给出了一种自带循环加压风机的矢流系统。

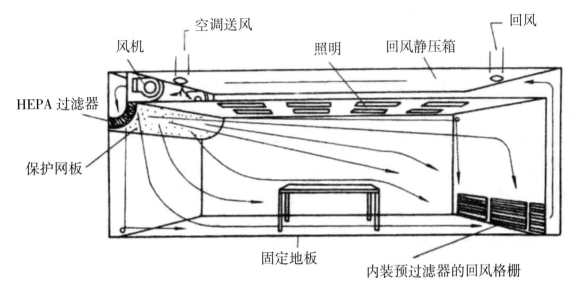

带加压风机的矢流风口

（张国荣）

第二节 空气净化的基本方法

一、空气净化处理

随着中国社会经济的快速发展,人们越来越重视自身居住的环境质量,室内空间作为人们大部分活动的地方,室内的空气质量会直接影响到人们的身体健康和生活质量,根据相关调研表明[1],室内污染物的来源十分复杂,并且种类多样,为了能够改善空气环境,有效地治理空气污染问题,通过在暖通空调系统中积极的应用空气净化技术来解决空气质量,通常采用以下几种空气净化方法[12][14]:

1. 通风法:通风法是最普遍和常见的空气净化方法,有自然通风以及通过换气设备通,其通风法具有快捷、方便、经济、高效,对设备的要求不算很高,具有较好的净化效果等许多优点,所以对于密闭性要求不高的场地,比如家庭室内、医院等公共场所更加适用,缺点是受气候因素影响较大并且很容易被污染,对中度以上的室内污染无法有效地起到净化作用。

2. 吸附法:吸附法就是利用一些高性能吸附剂并且具有强大吸附能力的性质而实现对室内有害气体的吸附达到空气净化目的的常见的空气处理方式之一。活性炭、硅胶以及活性氧化铝等诸多材料是常用的吸附剂,其中在工业生产和日常净化工程中应用最广的是活性炭,经过深入的研究,通过对活性炭性能的改进,现在活性炭的净化技术已得到显著的改变,改良后的活性炭纤维表面积增大,同时吸附容量又有明显的提升,在进行环境治理的过程中取得了十分显著的效果,具有十分广阔的发展前景。但是本身作为环保材料的活性炭纤维技术还有待进一步深入研究和持续探索,提供性能更加优良的吸附材料更好地提升空气吸附净化的途径。

3. 过滤法:过滤法是通过过滤器的过滤,将空气中的悬浮颗粒物质进行分离而达到空气净化的一种方法,过滤法主要是通过空气净化器的过滤达到净化目的,在初始发展阶段,净化器由于受到吸附材料层相对较薄的技术限制,短时间使用后净化器因为吸附饱和而出现过滤失效的实际问题,这些困惑进一步限制了净化器的发展和广泛应用。随着深入研究以及新方法、新技术的快速发展,滤料层薄的瓶颈目前已经得到解决,过滤材料应用的时候,高效过滤器的滤料表面积本身比较大,化学吸附性能也显著增强,对空气中的微粒物质、烟尘等有效过滤效率也明显提高,此外利用气体和颗粒物扩散系数的差异的基本原理将空气中的污染物进行有效分离和过滤性的扩散管技术也得到进一步的发展和应用。

4. 催化氧化法:催化氧方法是将有害气体在催化剂的作用下,通过化学分解方法处理成为无害物质的空气净化技术。催化氧化法比通过吸附材料净化方法更具有效率高,净化效果好的优点,常见的催化氧化法有等离子体催化法以及纳米材料光催化法,空气净化器中的催化剂在根本上能够延长净化器使用寿命。传统的催化法净化效率比较高,但容易造成二次污染,运行费用也相对较大,而且设备价格比较昂贵,运行时需要对二次污染物不断地增加处理工作,对于室内空气污染物浓度比较低的区域比较适用。作为全新技术的纳米材料光催化技术,具有操作简单、低能耗、没有二次污染等许多催化氧化法没有的优点,但是由于无法有效地利用太阳光以及反应速度比较慢,目前发展前景受到一定限制。

空气净化技术的主要目的是通过空气调节措施创造更多的洁净空气。而环境的空气状态对空气的调节作用有着非常密切的影响。比如各种悬浮在空气中的固态、液态粒子、粉尘、烟、雾、蒸气、不良气体、霉菌、各种致病菌以及对人体或者对配置过程、配置的成品输液有害的气体等都会影响空气的净化程度。为了确保为合格产品的生产提供清洁的空气环境,达到洁净室所要求的空气洁净度,要根据实际情况和现有技术手段采取多种综合措施才能达到要求。这些措施包括:采用不容易产生污染物的生产工艺或者产生污染物很少设施设备,积极采取有效隔离和负压技术方法防止生产过程所产生、收集的污染物质向周围扩散,选择室内装修材料及工作器具时采用不产尘、不落尘和不易滋生微生物的,严格控制操作人员数量,尽可能减少由于操作人员及其操作环节和操作时物料带入室内的再次污染;维持相邻洁净区域的静压差,使生产用洁净间洁净度较高的房间比洁净度要求低的邻室洁净房间维持一定的正压,通过日常加强洁净室的管理,依照标准日常进行清洗、清洁、消毒处理,防止室外或相邻房间空气携带污染物质通过门窗或其他缝隙、孔洞进入洁净度高的区域再次造成污染等。

除此之外,加大送风量使室内清洁空气有足够的量,利用快速稀释或者新旧空气迅速替换的措施,尽快排出室内因工作人员和工艺难以避免的污染物质,使洁净室室内环境达到生产工艺要求的洁净度等级重要的、常见的技术措施之一。目前洁净室的空气净化系统就是根据洁净度等级不同的房间要求,将经过空调设施处理的数量不等的清洁空气利用不同方式送入室内,同时携带排除洁净室内所产生的相应数量污染物质及有害气体,依据这样反复持续的交换达到动态平衡,从而使室内环境达到所需的空气洁净等级。

通常所指的空气污染物质主要有以下三类。

1. 悬浮在空气中的固态、液态粒子;包含附着在粒子上的分子污染物;

2. 霉菌、细菌等悬浮在空气中的微生物;

3. 各种对人体或生产的产品有害的气体。

根据空气中污染物质含量的不同,采用的净化处理方法也有相应的区别,空气中主要污染物质的净化方法如下表所列:

空气中主要污染物质的净化方法

污染物类别	主要净化方法
悬浮微粒	过滤法、洗涤分离法、静电沉积法、重力沉降法、离心力和惯性分离法等
细菌等微粒	过滤法、紫外线杀菌法、消毒剂喷雾法、加热灭菌法、臭氧杀菌法、焚烧法等
有害气体、化学污染物	吸附法、吸收法、过滤法、焚烧法、催化氧化法等

输液质量是保障患者治疗有效的前提,为了保证配置环境的空气洁净度,就需要采取综合措施达到安全、有效、优质的成品输液。这些措施包括:

1. 空气过滤:把引入室内的空气净化;

2. 以适当的气流形式排除生产过程中产生的污染物质;

3. 防止交叉污染:利用隔离或者负压技术尽可能的防止污染物质的扩散;

4. 室内墙面、地面、顶棚、技术夹层等选用不产尘、耐腐蚀、容易清洁消毒、表面光滑整洁且不易滋生微生物的装修材料;

5. 因人员和物料是最不确定的污染来源,所以要尽可能的减少人员以及物料带入室内的污染物质,人流物流必须分开且具有缓冲措施;

6. 维持合理的静压差:为了防止室外或空气携带污染物质通过门窗或其他缝隙、空洞侵入相邻洁净室,应保持相邻不同洁净室按照净化等级要求从高到低有一定(大于 5Pa)的压差;

7. 为保持洁净室内的洁净度维持在一定的范围,就必须将经过处理的、足量的清洁空气送入,尽可能的冲淡或替换由于正常室内生产时无法避免的人员和工艺所产生的污染物质对洁净间的再次污染。

对于静配中心来说,悬浮微生物和微生物是空气净化的主要对象。

常用的空气净化方法可分为:

1. 一般净化:通常将温度、湿度作为空气调节目的和对象,如采用初效过滤器对车间通风。

2. 中等净化:在对温度、湿度净化的基础上,对每立方米含尘量小于 0.15~0.25mg 尘埃粒子和小于 10μm 的空气颗粒所采取的净化措施。用初、中效二级过滤一般可达到中等净化要求。

3. 超净净化:在温湿度净化的基础上,对含尘量和尘埃粒子在中等净化的基础上更加严格深度净化措施,此类空气净化必须经过初、中、高效三级过滤器逐级过滤后才能满足要求。

常用的空气净化方法

方法	特点
一般净化	以温度、湿度为主要指标的空气调节,如通风采用初效过滤器
中等净化	除对温度、湿度有要求外,对尘量和尘埃粒子也有一定的指标要求。可采用初、中效二级过滤。
超净净化	除对温度、湿度有要求外,对尘量和尘埃粒子也有严格的要求。此类空气净化必须经过初、中、高效逐级过滤才能满足要求。

洁净室的空气净化是一项综合技术,这些包括以下几个方面:①空气过滤,把引入室内的空气净化;②气流组织与排污,以适当的气流形式排除生产中产生的污染物;③维持合理的室内外空气静压差,以防止交叉污染;④在生产工艺与设备、装修与管道布置等方面采取综合净化措施等。上述措施中,空气过滤是利用具有大量细孔径的过滤介质,靠在送风系统的各部位设置不同性能的空气过滤器,使一定大小粉尘颗粒被空气过滤器微孔拦截或通过孔壁的吸附,用物理拦截过滤的方法除去空气中的浮游粒子和微生物,从而达到空气净化的目的。所以这是最基本、经济、简单有效的空气净化方法,也是目前洁净空调系统使用最广泛的空气过滤方法。

二、过滤器的基本过滤过程

空气净化技术的目的是以创造洁净的空气,提供符合质量要求的特定洁净度的工作环境空间,而悬浮微粒和微生物是静脉用药集中调配中心空气净化的主要对象。一般情况,空气中微粒浓度相对于工业除尘系统来说很低、微粒的粒径也很小,并且必须达到末级过滤效果的严格要求,除气流中的微粒和微生物主要采用带有阻隔性质的过滤分离方法,根据需要也采用吸附、吸收或电力分离的方法[6][7][8]。阻隔性质的微粒过滤器被捕集的位置为表面过滤器和深层过滤器。

表面过滤器有多种,常见的有多孔板、金属网、化学微孔滤膜,空气中的微粒在表面被捕集。表面过滤是将空气中的尘埃粒子截留在介质表面上,此时尘粒的粒径必须大于过滤介质的微孔。常用醋酸纤维素、硝酸纤维素作为过滤材质制备的微孔滤膜;主要应用于无尘、无菌要求高的末端洁净室过滤。其中微孔滤膜表面带有大量静电荷,均匀地分布着 0.1μm~10μm 的小孔,孔径可在制膜过程控制;平均隙率高达 70%~80%,每平方厘米上有 107~108 个孔。这些孔沿厚度方向可以近似看成毛细管。大孔径的微粒通过时完全被截留于表面,一般认为滤膜截留的最小微粒径为平均微孔直径 1/10~1/15。随着时代的进步,近年来微孔滤膜研发硕果累累,一些过滤效率很高的滤膜广泛用于液体过滤外,在采样过滤器等小气量的过滤中也普遍应用,有时也在无菌、无尘的特殊要求的末端过滤中应用。其过滤器结构和捕集微粒的如下图所示。

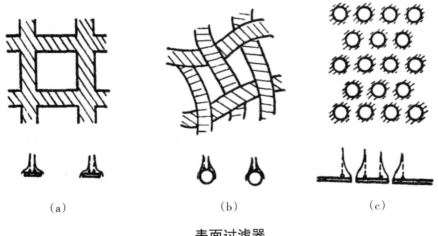

表面过滤器

(a)单一带子模型(平板); (b)孤立圆柱模型(金属网); (c)小孔模型(微孔多孔板);

深层过滤是指尘埃粒子的截留过程发生在过滤介质内部，深层过滤器依据微粒捕集发生在表面和过滤层内分为高填充率和低填充率两种，此时尘粒的粒径可能小于介质的微孔。常用的滤材有玻璃纤维、天然纤维、合成纤维、颗粒状活性炭、发泡性滤材及薄层滤纸等。

低填充率深层过滤器有纤维填充层过滤器、无纺布过滤器和薄层滤纸高效过滤器，尽管纤维过滤器内部纤维错综复杂，但是由于纤维之间空隙相对较大，当上百层纤维网重叠在一起时，空隙虽然要比图中的小，但比起纤维粗细来仍很大，允许将构成过滤层的纤维孤立地看待，过滤效率高，阻力很小是此类过滤器的显著特点，为此其实用实用性也很强。

表面过滤器虽然具有捕集微粒简单快捷，但是过滤效率却非常低，所以目前在生产实际中应用不多。而微孔滤膜过滤器和表面过滤器相比之下，具有显著而强大的过滤效率，过滤性能稳定，除了能对液体物质过滤之外，对于要求特别高的无尘无菌系统和采样过滤器的末端过滤中有广泛的应用。低填充率过滤器纤维结构复杂、空隙率大，过滤器的阻力相对较低，其经济、适用、快捷的特点具有良好的实际应用价值，在医药空气过滤领域也得到了很大的重视和广泛应用。

三、过滤的阶段

通常情况，普遍将纤维过滤器的过滤过程归结为清洁过滤阶段和含尘过滤阶段两个阶段，也就是。第一阶段称为稳定过滤阶段，这个过程主要依靠微粒的沉淀而发挥作用，假设微粒完全碰撞到过滤器的表面，也就是微粒一旦触及过滤器的纤维层就被完全捕集，沉积的微粒对于过滤过程没有更深层次的影响，这时过滤器的捕集效率、阻力和时间没有相互影响，而是和气流的特点、过滤器的结构、微粒的性质有很大的关系。此时，微粒沉降等因素引起的过滤器厚度结构上的变化是非常小的。对于浓度相比，像常见的室内空气过滤这样较低微粒气流的滤过，这个阶段对就相当重要了。

第二阶段和第一阶段不同,是过滤的不稳定阶段,在这阶段中,捕集效率和阻力随过滤时间的变化而发生相应变化,其过滤效率和微粒的性能没有必然的关系,主要受到微粒的沉积、水蒸气的影响、气体的侵蚀的变化而变化。虽然这一过程相对较长,但是在空气洁净技术中仅对亚高效过滤器以下有一定意义,而对于高效空气过滤器则意义不大。

四、空气过滤的机制

根据目前对纤维过滤器的研究得出的结论,在第一阶段纤维过滤器的过滤过程中,过滤层捕集微粒的作用效应主要有 5 种[10][12][14]。

1. 拦截效应

过滤器的纤维层内部错综排列的纤维形成许许多多的网络。当一定直径的微粒沿着气流流线恰好移动到过滤器纤维表面附近时, 如果微粒的中心到纤维表面的距离比微粒的半径还要小的时候(如下图,$r_1 \leqslant rf+rp$),由于受到范德华力的作用微粒就在纤维表面被拦截而沉积下来,这种作用称为拦截效应[16]。我们常见的筛子效应也属于拦截效应(如下图)有时被称为过滤效应。但是,需要强调的是,纤维过滤器的拦截作用和筛子作用还是有根本区别的,不能将纤维过滤器看做筛子,拦截效应或筛子效应不是主要的或者唯一的过滤微粒的效应。对于大于其孔径的微粒,一般筛子能过滤除去,但是小于孔径的确不能过滤。在纤维过滤器中,并不是所有小于纤维网格网眼的微粒都能穿透过去,微粒也并不都是在纤维层表面被筛分拦截沉积的,而以特定大小直径的微粒最容易穿透纤维孔隙。这样将沉积的微粒通过过滤器纤维网眼堵塞导致过滤器的阻力会迅速上升,但事实上并不完全是这样的。微粒一般都深入到纤维过滤器纤维层的内部,所以在纤维过滤器的过滤中,不是唯一的过滤效应,除了拦截以外微粒的捕集还有另外方式的效应在起共同作用。

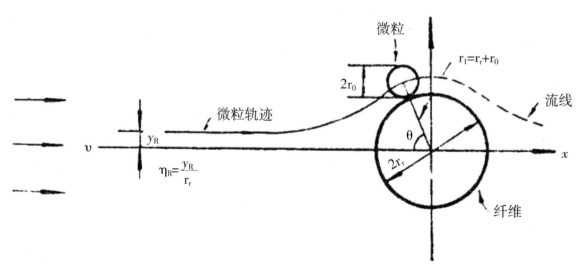

拦截效应

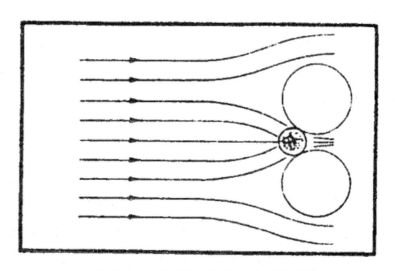

拦截效应之一的筛子效应或称过滤效应

2. 惯性效应

因为纤维过滤器中的纤维排列不是整齐有序的排列,而是错综复杂、杂乱无章的,这就被迫使得气流在纤维层内穿过时, 其行进的路径要经过多次复杂的拐弯。质量较大的微粒或者气流的速度较快的粒子,流体中的微粒要随着流体运动流过纤维层的弯曲通道时经过强烈的竞争,在拐弯时因惯性作用部分微粒来不及随同流线一起绕过纤维,实际上脱离流线而逐渐向纤维靠近,最终碰撞到纤维的表面上从而被拦截沉淀聚集。

3. 扩散效应

通常情况,气体的扩散是依靠分子相互的布朗运动来实现的,这些运动的气体分子之间相互剧烈的碰撞从而实现扩散,质量和粒径越小的微粒布朗运动就越明显、越剧烈。常温下 $0.1\mu m$ 的微粒每秒钟扩散的距离能够到达 $17\mu m$ 以上, 这个扩散距离要比相邻纤维之间的间距大 n 倍甚至于几十倍,这就让微粒有更大的机会充分运动到纤维表面而被碰撞、拦截、沉积下来,对于粒径大于 $0.3\mu m$ 的颗粒,由于布朗运动动能减弱,一般认为动能达不到使其离开流线而碰撞到纤维上面去,所以不会被拦截。

4. 重力效应

微粒通过滤器过纤维层时,在重力作用下发生脱离流线的位移,也就是因重力沉降而沉积在纤维上。由于气流通过纤维过滤器时所用的时间特别短暂, 特别是滤纸过滤器通过的时间一般为几个毫秒,对于一些非常小的微粒(如粒径小于 $0.5\mu m$ 的微粒),当它撞到纤维表面还没有来得及沉淀时就已经通过了纤维层,所以这种情况的重力沉降沉完全是可以忽略的。

5. 静电效应

因为各种因素,纤维和微粒都可能带上电荷而产生静电效应, 但这种静电效应不都是有利的,除了有意识的使纤维或微粒带电外,在纤维处理过程中由于摩擦从而使纤维带上电荷,或由于微粒的静电感应而使纤维表面带电,这种情况的电荷其电场强度很弱,也不可能长时间存在,它所产生的吸引力微乎其微,实际应用中达到完全可以忽略的程度。

随着对空气中细小颗粒物排放标准要求日趋严格,除尘技术也不断得到深入研究和改进。将静电作用加入或引用在过滤器的纤维中能显著提高捕集效率,降低压力损失。唐敏康运用静电学理论,研究了荷电颗粒在滤袋表面的堆积机理。研究表明[8]:荷电颗粒由于斥力的作用疏松堆积在滤袋表面,从而降低了过滤阻力。同时发现粒径、粒子的电场驱进速度和过滤风速等因素影响了烟尘粒子在滤袋表面的堆积。Walsh 和 Stenhouse 探究了颗粒尺寸、荷电量等因素对静电活性纤维过滤效率的影响。结果表明越小的颗粒越容易造成过滤材料的堵塞,导致除尘效率的明显降低。荷电量越大滤料表面越疏松,其过滤效率就越高。Sanchez 等人对适宜过滤速度下颗粒物的荷电纤维过滤效率进行了实验研究,从而去评估扩散、惯性作用、拦截和静电作用对整体过滤性能的相对影响。实验发现当使用荷电纤维时整体的过滤效率得到持续的增加。当滤速增加时,由于颗粒停留时间的减少,静电作用在减弱;同时惯性作用由于颗粒粒径增大而增大。

在一个纤维过滤器内,微粒的捕集一般不是唯一的一种作用机理,往往是好几种作用机理的综合体现,具体是哪一种作用机理发挥作用,需要依据纤维的粗细、微粒的大小、质量和密度、纤维层的填充材料的性能以及纤维的填充率、气流速度等因素综合判断确定。

五、影响过滤的因素

影响纤维过滤器过滤效率的主要因素有微粒直径、纤维粗细、过滤速度和填充率等。

1. 粒径的影响:由于微粒通过空气过滤器时通常是各种效应的综合作用,粒径较小的微粒在扩散效应的作用下,很容易在滤材上沉积下来,当粒径逐渐变大时扩散的效率反而逐渐降低;对于粒径较大的微粒通常是拦截作用和惯性效应的下使得微粒在纤维上沉淀聚集,当粒径由逐渐变大时,拦截、惯性效率也会随着逐渐增大。所以与微粒的粒径有关的效率曲线就有一个最低点,在此点的总效率最低或穿透率最大,这一点被称为最易穿透粒径或最大穿透粒径或最低效率直径。许多实验证明,微粒性质的不同、纤维滤层的不同、过滤速度也有差异,最低效率粒径是变化的,在大多数情况下,纤维过滤器的最大穿透粒径为 $0.1\sim0.4\mu m$。如下图是纤维过滤效率与微粒粒径的典型关系。

过滤材料捕集微粒的效率主要取决于纤维直径。粒径越大,惯性、拦截、重力沉降作用也就相应越大;粒径越小,微粒的扩散作用也就越显著。通常将过滤效率最低的中间粒径的尘粒作为检测高效过滤器的实际过滤效果。常用粒径为 $0.3\mu m$ 的尘粒来检测深层过滤。目前,众多厂家生产的合成纤维直径范围很广,生产技术工艺也是百花齐放的,各有千秋,例如熔喷法是最常用的纤维制备工艺,通过工艺参数的改变,纤维直径可以控制在 $0.1\sim100\mu m$ 的范围内。而 F7 级过滤器所用玻璃纤维过滤材料的平均纤维直径仅为 $1\mu m$。

通常空气中的微粒的形状是不规则的,但纤维过滤的实验或进行理论计算时常常采用球形微粒,由于不规则形状微粒的接触面积要比球形微粒与纤维滤料接触时大,事实证明微粒的形状

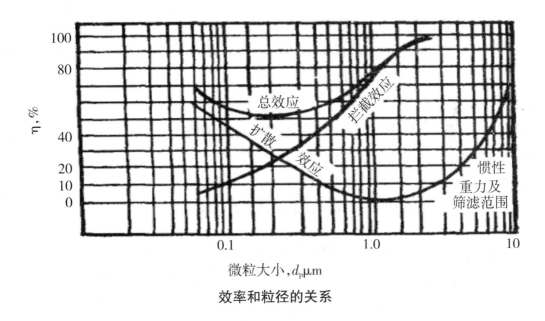

效率和粒径的关系

不规则时沉积概率也较大,球形粒子的穿透率也相比其他粒子大,因此,实验或计算数据得到的过滤效率会比实际情况要低一些。另外方面,纤维尺寸和形状对过滤效率也有一定的影响。纤维直径小时捕集效率较高,因此过滤材料选择时一般要选纤维较细的,但随着纤维直径的越来越细,沉积的微粒反而导致过滤器纤维滤层过滤气流的阻力相应增大,长期会影响过滤效率,这点需要慎重考虑。纤维断面形状对过滤效率的影响通常认为很小,可以忽略不计。

2. 过滤速度的影响:风速越大,惯性作用就越强,但是风速过强的话,将会使得沉积附着的尘粒被吹出导致阻力随之增大;相反风速小,过滤阻力也小,就能捕集到细小的尘粒。通常情况很小的风速由于惯性小,扩散作用不强就可以捕集更小的尘粒,每一种类型的过滤器最大穿透粒径不一样,同样同一类型不同型号的过滤器也有自身的最大穿透滤速。一般随着过滤速度的增大惯性和惯性效率相应增大,扩散效率会逐渐降低,总效率呈现先下降,后上升的趋势。

面速:是指过滤器断面上的通过气流的速度。一般以 m/s 来表示。它反映的是过滤器的通过能力以及安装的面积,过滤器的面速越大,安装所需面积越小,它是反映过滤器结构特性的主要参数之一。

滤速:是指滤料面积上的通过气流的速度,一般以 L/(cm²·min)或者 cm/s 来表示,过滤器的滤速反映的是过滤材料对过滤气体的通过能力以及滤料的过滤性能高低情况,过滤器的过滤效率受滤速的影响较大,滤速越低效率就越高。一般粗效过滤器滤速为每秒几米,而中效、高中效过滤器的滤速为每秒几分米,而亚高效过滤器滤速是 5~7cm/s,高效或者超高效过滤器的滤速达到 2~3cm/s。对于特定结构的过滤器来说,额定风量是反应过滤总面积和滤速参数,一般认为在截面积相同时额定风量越大越好,但过滤器小于额定风量运行时,阻力会降低,其过滤效率会显著提高。

过滤效率:在额定风量下,过滤器过滤前后空气的含尘浓度的变化与过滤器过滤前含尘浓度的比值称为过滤效率。过滤效率是过滤器重要参数之一,它反映的是过滤器滤除去的含尘量。需要注意的是据检测方法不同,检测得到的空气过滤器的效率也相差各异,所以过滤器的效率受检测方法的影响较大,当我们比较不同过滤器之间的效率时,必须在测试方法和计算效率的方法相同时才能比较,否则是无法比较的。

穿透率:在过滤器的性能测试实验中,过滤器捕集到微粒的数量以及经过过滤器后仍然穿透微粒的数量和大小是人们普遍关注的关注点,常用穿透率来表示。有资料显示,每个高效过滤器的最低效率在 $0.3\mu m$ 处,近来的研究表明高效过滤器最易穿透粒径并不是 $0.3\mu m$ 的粒径,所以该粒径效率并不是最可靠的效率。穿透率和粒径的关系见下图:

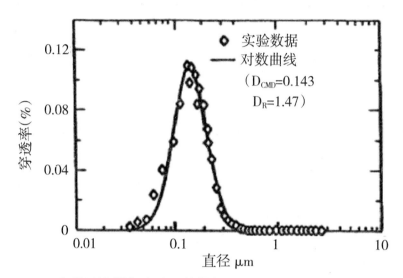

高效过滤器气溶胶颗粒粒径和穿透率对应关系图

从该图中可以看出,粒径穿透率在 $0.15\mu m$ 处是 $0.3\mu m$ 处的 4 倍,而且由于捕捉颗粒的因素,粒径越小或粒径越大时其穿透率都明显减小。颗粒直径小于 $0.15\mu m$ 时由于微粒小,布朗运动相对加剧,导致颗粒的穿透率降低,相反颗粒直径大于 $0.15\mu m$ 时,随着颗粒的变大颗粒的惯性也相应增大,所以此时颗粒不会随着气流穿过过滤材料,这时的穿透率也越小。国外[7][8]很多学者经过大量的实验发现,高效和超高效过滤器在 $0.1\sim0.25\mu m$ 之间存在一个明显的最大穿透率点。实践证明,相同类型过滤器串联,空气微粒初次经过第一个过滤器过滤后,微粒的分布将会发生明显的变化,第一道串联过滤器后边的过滤器对颗粒的过滤效率将会降低,进一步导致后边所串联的过滤器的总过滤效率有所降低。但实际上这种总效率降低的幅度是非常有限的,甚至能够达到完全忽略的地步。而串联后的第二道过滤器的透过率仅仅增加了一倍,第二道串联过滤器后边的过滤器的透过率变化就更加小了。这就给人们提示串联使用时高效过滤器的过滤效率相比降低很小的事实,所以在净化工程的设计中,新风处理系统通常将洁净度要求比较严格的洁净室中采用串联过滤器的方式,安装一道高效过滤器不能满足低排放标准要求时,可以串联二级以上的过滤器给予解决。

3. 过滤器纤维层填充率的影响：对于过滤纤维层来说，其纤维越细填充的密度越大，则接触面积就大，惯性作用和拦截作用就越强。但是如果纤维过于密集的话其阻力就相应增大，扩散作用就相对越弱。如果在细微不变的情况下只是增大纤维滤料的填充率，这时纤维的密实度也相应增大，扩散作用会下降，但是纤维的拦截作用和惯性作用将会增强，总的滤过效率得到提升，但是过滤器阻力也会加大，这就是普遍情况不主张为了提高过滤效率仅仅依靠增加填充率的方法。

4. 过滤面积的影响：过滤面积是指过滤器中过滤材料展开后的面积，过滤面积相应增大以后，能容纳的粉尘相比要比原来更多，滤材风阻会随着减小，同时穿过材料的气流速率也会随着降低，过滤器的使用时间也会相应延长。但过滤器的过滤效率和过滤面积的大小没有正比关系。大量实践证明，结构相同的同一种过滤材料制作的过滤器，如果最终阻力一定，过滤的面积增加一倍时，过滤器的使用时间大约能够增加到原来的三倍。过滤面积的增大，需要根据过滤器的结构和类型综合考虑。对于袋式过滤器，常常采取增加滤袋的数量、延长滤袋的长度来增大过滤面积；对于有隔板的传统过滤器，通过减小隔板之间间距、加大滤纸褶折数量均能够使过滤器面积增大。

为了延长过滤器的寿命，降低过滤器更换成本，常常在洁净室终端采用面积相对较大的高效过滤器。在空调系统额定风量一定时，增大过滤器的过滤面积后，会降低过滤器的初阻力的同时降低空调系统的能耗。综合来看，过滤器面积增大导致相应采购成本增加，但是空调系统的能耗将会降低，较大面积的高效过滤器的使用寿命也相对较长，总的性价比得到了提高。

5. 气体温度、湿度的影响：温度升高时，由于布朗运动加剧，虽然纤维过滤层经过的气体扩散作用增大，透过率增强，但是温湿度升高时，气体的粘度相应增大，过滤器阻力将会加大，微粒的沉降率反而下降。实验表明，当气体湿度提高时，纤维滤层流过的微粒更容易穿透而导致过滤效率的不断降低。

6. 过滤器的阻力：空气过滤器的阻力由滤料的阻力和结构的阻力两部分组成。滤料阻力是由气流通过过滤器表面时正面的阻力，也称为迎面阻力。气流紊流还是层流状态直接影响过滤器的阻力大小，纤维越细滤速也越小，雷诺数（Re）很小，这时层流在纤维层内占气流的主导。对于一定的微粒，在一定的滤速范围内，其滤料阻力与滤速阻力成正比。

纤维过滤器的结构阻力是气流通过由过滤器的滤材和支撑材料构成的通路时的阻力，结构阻力是以面风速为代表的，一般达到 m/s 的量级，它通常比通过过滤层时的滤速要大，此时的雷诺数（Re）较大（一般 Re>1），气流特性已不是层流[36]，所以阻力与速度不是直线关系。

空气过滤器的初阻力是指新制作的过滤器在额定风量状态下的空气流通阻力。这里需要说明的是在进行工程设计时，选用空气过滤器的风量一般都小于额定风量，这样可使过滤器实际运行时的流通阻力较小，从而减少能量消耗，还可延长使用寿命，大于额定风量一般允许，只有在特殊的情况下才采用。一定风量下空气过滤器运行时，随着积尘量的不断增多其阻力越来越大。一般当积尘量达到某一数值时，阻力增长的幅度会较快，这时就说明过滤效率降低需要及时清洗或更换过滤器，以保障有足够的新鲜空气被空调系统送入洁净室。过滤器的终阻力是指更换或清洗时过滤器阻力，一般为一到二倍初阻力，大致就是粗、中效过滤器的终阻力，而高效过滤器的终阻力大概是初阻力的一倍。

7. 容尘量的影响：所谓容尘量是指过滤器的阻力随着过滤器的运行积尘也相应的增加，当过滤器阻力最大时所沉积的灰尘质量。容尘量是和过滤器更换周期有直接关系的指标，容尘量的大小直接反应使用寿命。随着灰尘等颗粒物质在纤维表面长时间沉积的越来越多，纤维过滤器的容尘量也相应增大，过滤器的过滤效率此时也会显著提升不少，但是随着纤维过滤层容尘量的不断增大，大量灰尘及其颗粒物质的聚集沉淀，灰尘堵塞过滤器的孔径，过滤器的阻力就随着时间延续逐渐增大。实际应用中，目前过滤器基本都是按没有积尘时的过滤效率考虑的。

一般认为，在风量一定的条件下，过滤器达到最大阻力时过滤器收集的灰尘总重量就是过滤器的容尘量，容尘量的基本单位是克(g)。如果有三个规格、结构、滤材颜色、过滤效率一样的袋式过滤器，其中一个滤材采用玻璃纤维A制作，另一个滤材采用最普遍的聚丙烯B制作，第三个采用改进了容尘能力的聚丙烯加涤纶复合滤材C制作。在相同价格的情况下，绝大部分人会因C的容尘能力大而将C作为选用的对象。假如第三个过滤器C的价格比容尘能力最小的过滤器玻璃纤维制作的过滤器的价格贵一倍，第三个过滤器C的使用寿命比第一个玻璃纤维制作的过滤器A的使用寿命大一倍，并且第三个过滤器C减少了过滤器运输、更换等一系列的风险和繁琐的程序，这种情况应该选择第三个过滤器C。但是当第三个过滤器C比第一个玻璃纤维制作的过滤器A的价格大于百分之三十时，百分之九十以上将会将价格便宜、且容尘能力相对较小的第一个玻璃纤维制作的过滤器A作为选择对象。在市场中，过滤器的容尘量大的话其价格相对就贵一些，但是容尘量大的过滤器维护费用低，使用寿命要比容尘量小的过滤器长许多，同时能耗相对小，运输储存成本也减少了不少，从成本控制的角度来说，总体来说性价比较高。

依据工作实践，当额定风量每小时为一千立方米时，常用的折叠形无纺布过滤器的容尘量为一百克左右，玻璃纤维过滤器普遍在二三百克以下，而高效过滤器为四五百克左右。一般情况过滤器的容尘量与滤料面积并不是简单的相互影响，不同的过滤器、不同大小、不同型号的过滤器的容尘量有所差异，各厂家生产的过滤器其容尘量也都各自不相同。

8. 过滤器的滤菌效率：细菌虽然很小，但是单个细菌往往不是独立存在的，由于细菌的生存离不开它的养料和水分，所以通常情况是在大气中以群体形式存在的，并且它是与给它提供养料、水分的尘粒一起共同存在的。病毒的尺寸比细菌更小，但是病毒普遍都寄生于各种微生物中共同存在的，所以空气中携带病毒的微粒，起码要比病毒本身的大一、二倍，有时还要更大。由此可见，在洁净室中，空气过滤器对细菌、病毒的过滤效率[23]更高，国内外的大量实验证也实了这个结果。

1966年美国俄勒冈州大学的C.J.Washam等人，采用大肠杆菌噬菌体气溶胶对玻璃纤维、玻璃丝、未脱脂棉、高效空气过滤器进行试验，结果如下：

各种滤材对大肠杆菌噬菌体的过滤效率

流率 / 效率(%)	玻璃丝	五层未脱脂棉	三层玻璃纤维	高效过滤器
1.7m³/h	98.54~99.83	99.9	99.999	99.999
17~42.5m³/h	—	—	99.999	99.99

日本的古桥正吉采用经雾化后的葡萄球菌气溶胶(1.8~4.3μm)和沙门氏菌气溶胶(1.8~8.3μm)对日本市售的各种空气过滤器进行了滤菌效率的测试结果表明如下：

对葡萄球菌气溶胶的过滤出效率(喷菌液浓度10^5~10^6个/ml)

过滤器种类	实验次数	滤菌效率/%	滤速/m·s⁻¹
高效过滤器 DOP 99.97%(剑桥制造)	20	100	0.13
高效过滤器 DOP 99.97%(佛兰德斯制造)	20	100	0.13
高效过滤器 DOP 99.97%(忍足制造)	20	100	0.13
高效过滤器 DOP 95%(佛兰德斯制造)	20	99.951 ± 0.055	0.13
高效过滤器 DOP 85%(佛兰德斯制造)	20	99.801 ± 0.170	0.13
中效过滤器 NBS 75%(佛兰德斯制造)	20	91.750 ± 3.831	0.13
粗效过滤器 X-2149(德克斯特制造)	20	42.6 ± 10.7	0.13
X-2149 及无纺布	20	56.28 ± 10.8	0.13
K 型过滤器(粗效)	20	66.5 ± 6.5	0.13
K 型过滤器及无纺布	20	84.6 ± 2.4	0.13

对沙门菌的过滤效率(喷菌液浓度10^5~10^6个/ml)

过滤器种类	实验次数	滤菌效率/%	滤速/m·s⁻¹
DOP 99.97	20	99.996 ± 0.0024	0.025
DOP 95	17	99.989 ± 0.0024	0.025
DOP75	20	99.88 ± 0.0179	0.05
NBS 95	20	99.85 ± 0.0157	0.09
NBS 85	18	99.51 ± 0.061	0.09
DOP 60	20	97.2 ± 0.291	0.05
NBS 75	19	93.6 ± 0.298	0.09
DOP 40	20	83.8 ± 1.006	0.05
DOP 20~30	18	54.5 ± 4.903	0.20

天津大学通过对各类过滤器和滤材实验测试,过滤器的细菌过滤效率、滤尘效率如下表：

多种滤材的滤菌、滤尘效率

滤料名称	类别	计数效率(≥5μm)滤菌效率					计重效率	
		滤速(m/s)	阻力(mmH₂O)	(%)	滤速(m/s)	(%)	滤速(m/s)	(%)
无号1	粗效	0.83~2.04	2.4~8.4	30.7~42.8	1.65~2.04	31.5~41.0	4.5	58.5
无号2							2.04	78.5
FB-2	中效	0.57~1.75	2.1~13.8	66.5~94.5	0.85~1.18	71.0~76.3	0.85	97.3
FB-3	粗效	0.61~1.65	5.1~20.1	63.4~83.3	0.834~1.20	52.4~81.6	1.20	93.5
FB-4	粗效	0.9~2.0	3.3~10.4	30~43	0.88~1.18	37.1~56.5	1.18	95.1
FB-6	粗效	0.8~2.1	1.2~4.8	20~40	1.68~2.08	31.3~50.0	1.68	71.6
FB-7	粗效	1.0~2.2	2.6~7.0	40~55	1.65~2.06	41.7~47	1.65	70
TL-2-14	中效	0.33~0.7	11.5~40	87~96	0.15~0.57	86.1~93.8	0.42	100
TL-2-16	中效	0.1~0.69	1.2~15.6	60.0~90.9	0.1~0.69	64.3~88.8	0.69	99.4
FTL-3	亚高			100	0.05~0.43	94.7~100	0.31	100
复合滤料	中效	0.1~0.81	1.6~10.4	41.4~81.5	0.31~0.70	50~78.6	0.58	98.35
新风中效	中效	0.11~0.65	1.4~12.8	70.5~93.9	0.11~0.65	78.1~100	0.65	98.3
单面滤布							0.5	80

9. 滤器的防火性能：世界各个国家对过滤器的防火性能都有相关的要求。中国国家标准GB—8624对洁净室高效过滤器也有耐火标准的规定。大多数国家标准规定，过滤器用明火试验时，应该不冒烟、不燃烧或轻微燃烧、仅仅散发有限烟雾。但这些要求不燃烧的材料给废旧过滤器的处理带来了新的困惑，从环境污染和废物处理的管理上，越来越多的用户要求生物洁净领域使用可燃烧的过滤器。

（张国荣）

第三节　空气过滤器

有关术语：

空气过滤（air filter）：采用过滤、黏附或荷电抽集等方法去除空气中颗粒物的设备。

静电式空气过滤器（electro static air filte）：采用高压静电场使颗粒物荷电之后，再被集尘板捕集的以实现去除空气中颗粒物含量的空气过滤器。

额定风量（rated air flow）：在标准空气状态下，空气过滤器在标称的单位时间内通过的空气体积流量。

迎面风速（face velocity）：垂直通过空气过滤器的空气体积流量与其空气流通截面面积之比。

初阻力（initial resistance）：在初始状态下，空气过滤器在额定风量下的静压损失。

终阻力（final resistance）：在额定风量下，空气过滤器由于捕集标准试验尘而使其静压损失上升并达到的规定值。

粒径（particle size）：采用光学或空气动力学等方法测出的颗粒物几何直径。

效率（effciency）：在额定风量下，空气过滤器去除流通空气中颗粒物的能力，即空气过滤器上、下风侧气流中颗粒物浓度之差与上风侧气流中颗粒物浓度之比。

计数效率（counting efficiency）：在额定风量下，空气过滤器去除流通空气中特定光学粒径或粒径范围的颗粒物数量的效率。

计重效率（arrestance efficiency）：在额定风量下，空气过滤器去除流通空气中标准试验尘质量的效率。

PMx净化效率（purification efficiency for PMx）：在额定风量下，空气过滤器去除流通空气中空气动力学当量粒径小于或等于 x 滋 m 的颗粒物质量的效率。

容尘量（dust containing capacity）：在额定风量下，空气过滤器达到终阻力时所捕集的标准试验尘总质量。

一、空气过滤材质的发展

空气过滤技术最初是应用在军工领域的,在第一次世界大战期间,为了防止化学武器对战士的伤害,初次采用石棉纤维作为过滤材料制作的防毒面具开始尝试应用[14]。石棉纤维具有性价比高、而且还普遍耐高温的优点,但是石棉纤维外部非常的尖锐,很容易穿透皮肤进入人体,当它进入受伤士兵体内后碎屑从人体器官中无法清除出来,当人体组织器官中渗入石棉纤维时,能够导致如石棉沉滞症、间皮瘤及癌症等一些危害人体健康的疾病的发生,从此以后,人们吸取以前经验教训的基础上,各个国家都明确禁止石棉滤材作为防毒面具使用的政策。

随着十九世纪五十年代非织造工业的发展,空气过滤材料开始了前所未有的技术突破。例如湿法造纸技术、化学粘合和针刺加固技术最早成功应用于非织造滤材加工领域,伴着研究的深入,纺丝成网、热粘合及熔喷法也先后被大规模工业化应用并获得了成功。目前,针刺法位居世界非织造滤料生产所采用的加工方法的首位,其次熔喷法也在非织造技术加工方法中位居前列。随后一种较新型的陶瓷材料在十九世纪七十年代被研究应用,多孔陶瓷是在高温下人工烧结合成工艺制作而成的。具有较高的孔隙率,其孔隙率比陶瓷相比要致密许多,其内部结构具有大量彼此连通或封闭的许多孔隙。目前多孔陶瓷主要应用在高温热气过滤、汽车尾气净化、食品饮料和水处理过滤方面。

1940 年,随着玻璃纤维的出现和应用,美国通过深入、大量对玻璃纤维滤纸的生产工艺研究,空气过滤技术出现了快速发展。随后以玻璃纤维为滤料的高效空气过滤器(High efficiency particulate air filter,简称 HEPA)被应用于空气过滤技术中心;随着有关研究广泛深入持续,出现了采用超细玻璃纤维作为过滤材料的高效过滤器(HEPA),这种材质的过滤器对于大于 $0.3\mu m$ 以上的微粒的过滤效率能够达到 99.9999%。中国自二十世纪六十年代起也开始研究玻璃纤维过滤材料,经过科研人员的不断努力,膨体纱玻璃纤维滤料、玻璃纤维过滤布和针刺毡玻璃纤维滤料经过艰辛的试验研究被开发应用到工业实践之中。美国、日本等一些发达国家七十年代末八十年代初通过大量研究,超高效空气过滤器(Ultra low penetration air filter,简称 ULPA)先后不断得到了开发应用,实现了过滤孔径小至 $0.1\ \mu m$ 的微粒,它的过滤效率能够达到 99.999999%。

活性碳纤维(Activated carbon fiber,简称 ACF)是最初由日本人用粘胶、聚丙烯腈等为原料研究生产出来的。具有孔径分布窄、附行程短、比表面积大的显著优点,吸脱附速度快、耐高温、加工成型性好、无污染等也是活性碳纤维的特性,它也是目前市场上常见的具有高效过滤吸附功能的优良过滤材料之一。

从 1930 年开始,在过滤器中随着静电力的初步应用和不断研究。所带电荷和性质不同的静电型驻极体和极性驻极体[8]材料被科研人员研究开发。目前以高聚物为主的有机驻极体材料被应用于驻极体空气过滤器的材料,常见的非极性材料有:聚丙烯、聚四氟乙烯等;极性或弱性材料有:聚三氟氯乙烯、聚丙烯 P(共混)聚酯等。[38]

随着研究的深入,薄膜复合滤料于九十年代中期被研制成功,它是在机织布、非织造布或者玻璃纤维等一般的过滤材料表层上,将膨体聚四氟乙烯(Expended polytetrafluoroethylene),简称 e-PTFE 或 PTFE)薄膜,采用特殊工艺加工覆盖而形成的一种新型过滤材料。由于具有耐高温、阻力低、过滤效率高、使用寿命长、粉尘剥落率高等许多的优点,因此在除尘净化、空调过滤等领域很受欢迎而且得到了广泛的应用。

随着纳米技术二十世纪八十年代末的诞生和深入研究,发现纳米纤维具有较大的比表面积、表面能和表面张力的显著特点,所以纳米材料以纳米纤维形式作为过滤材料,被应用在空气过滤技术领域。最重要的、也是最基本的方法——静电纺丝技术广泛在纳米纤维制备方面的应用,高效的过滤效率的同时增加了空气中的悬浮微粒在其表面沉降的概率,因此纳米纤维是目前一种比较理想的过滤材料。

当前,随着世界各大城市雾霾天气的普遍频发,为了避免雾霾对人的伤害,越来越多的人选择出行戴口罩预防呼吸系统疾病或将口罩作为常备物品,此外人类长期生活工作的室内空气质量污染问题也越来越受到世界各个领域普遍的关注。因为了净化室内空气,各种空气过滤器措施最基本的、也是不可缺少的过滤材料必将成为研制与开发的焦点,是成为提高空气过滤技术的关键部分。一些像驻极体、ACF、纳米 TiO_2 等高效、无污染的空气过滤材料成为潜在的研究开发重点。此外,为了克服常用滤料中的某些不足和缺陷,一些保留其某些优点的复合空气过滤材料随着科学技术的不断进步和研究的深入成为新的焦点,综合利用生物材料的物理、化学特性,取长补短、相互结合的新型复合过滤材料研制开发成为未来一段时间研究的新课题方向[16]。它将成为未来空气过滤技术开发与应用的方向和重要支撑。

二、常用过滤材质

滤材是具有一定机械强度用于支撑滤饼、阻留颗粒物质的一些材料的总称。当前滤材的种类很多,不同的种类其性质不同,用途及过滤效率也不尽相同,在生产中往往根据不同的过滤目的和空气的性质来选择相应的滤材[9][11]。因此,过滤材质应该具有的特性有:应是一种惰性物质,不与被过滤物质起化学反应,耐酸、耐碱;有一定支撑结构及强度,对过滤时的压力有一定耐受;自身不吸附或很少被过滤物质吸附;孔径大小均匀,截留能力强。常见的滤材(又称滤布)有以下几种:

1. 棉织品类是常见的滤材,像传统帆布、斜纹布、纱布等都是最常见的滤材。帆布应有一定抗拉伸作用常用于压滤、抽滤等具有较大压力差的粗滤,实验室少量滤浆过滤常采用纱布。

2. 绢丝织品类如绢布能耐稀酸,不耐碱,质地比棉布细,可用于一般液体过滤,也可用其包滤棒,用于液体的脱炭过滤。

3. 常见的合成纤维类滤材有尼龙、聚酯等。合成纤维滤材具有比一般滤材较强的机械强度并耐酸、耐碱,不易被微生物污染,板框压滤机常常选择合成纤维的滤布。

除此之外,滤材还有如石英砂、活性娩、白陶土等颗粒滤材,这类滤材一般常用于含滤渣较少的悬浮液的初滤。目前市场上空气过滤材料品种繁多,种类非常丰富,当前也没有清洗明确的分类标准和分类方法,一般情况大多可以分为常规过滤材料和新型过滤材料两大类,详见如下:

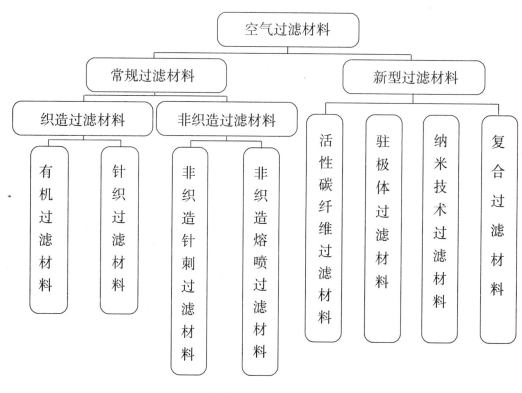

空气过滤材料分类

三、空气过滤器的分类

由于洁净室用空气过滤器的过滤材料种类较多,虽然有各种不同的称谓或分类方法,但是目前没有严格的、统一的分类标准和分类方法,根据过滤器的使用目的,过滤器的结构和形式的差异、过滤材料的异同、过滤效率的高低;洁净室空气过滤器按使用目的不同的大致分以下几种类型[9][14]:

1. 新风处理用过滤器:这类过滤器主要用于空调净化系统的新风处理,即室外新鲜空气进入空调系统前的预处理,一般采用粗效过滤器、中效过滤器、高中效过滤器、亚高效过滤器,如产品生产工艺要求去除化学污染物等特殊情况时,还需要设置化学过滤器等一些特殊的处理措施。

2. 室内送风用过滤器:通常设置于用于净化空调系统的末端,多数采用亚高效过滤器、高效过滤器、超高效过滤器或者 ULPA+化学过滤器或 HEPA+化学过滤器等组合过滤方式。

3. 排气用过滤器:在产品生产过程中有时会产生一些有害气体、微生物(包含细菌和病毒)、致敏物质等有害物质对大气环境或者人员造成的污染,排气用过滤器就是为排除洁净室内的有害物质的产生设置的,一般排气过滤器采用亚高效、高效或高效+化学过滤器等组合安装设置在洁净室的排气管道上,过滤器处理所排放的气体,符合排放标准后才能排入大气。

4. 洁净室设备内装过滤器:这是指洁净室内为了空气洁净度达到所需的等级,通过内循环方式所采用的空气过滤器,普遍采用高效、超高效或 HEPA+化学过滤器等组合方法以达到过滤目的。

5. 制造设备内装过滤器:这是指将过滤器与设备在制造时组合为一体的一种空气过滤器,通常采用高效过滤器、超高效过滤器或者高效过滤器+化学过滤器或超高效过滤器+化学过滤器等组合方式。实际应用中,往往由于设备制造的要求常常差异很大,没有标准,所以这种类型的过滤器适合因地制宜,依据相关设备量身定制,一般情况都是"非标准型"类型的过滤器。

根据在净化空调系统中所安装设置的位置不同,空气过滤器又可以分为预过滤器、中间过滤器或者主过滤器、一级终端或末级过滤器。

设置在新风入口位置或新风回风混合处位置的过滤器通常是预过滤器。预过滤器主要过滤空气中 2μm 以上的相对比较大的颗粒物质。通常情况空气通过滤材的风速基本都在 1m/s 以上。通常预过滤器采用板框、卷绕等形式制作。由于预过滤器位于过滤系统的起始端,主要以过滤大颗粒和灰尘、污染物浓度较高的空气为主,所以预过滤器又习惯称之为初效或粗效过滤器;位于预过滤器后面的过滤器是中间过滤器或者称为主过滤器,这种过滤器一般位于过滤系统的中端,位于净化空调机组的靠后位置。它承担着拦截、捕获空气中 1μm 以上的颗粒物的过滤,也是对预过滤后的空气的再次过滤,通过空调系统对送风进入管路输配系统前的再一次进行过滤净化处理,这部分过滤器在过滤份额是执行微粒过滤任务的主要部分,承担着主要的过滤任务。对于洁净度级别不高的场所一般情况选择二级过滤,也就是说仅选择过滤性能较好的主过滤器基本能够满足一般过滤的需求,也能达到初步净化的目的。对于洁净度级别要求高的净化系统,可以在主过滤器后边增加设置性能更高的过滤器,这时中间过滤器将承担起延长末端过滤器使用寿命的保护作用。所以把位于末端最终过滤器前边中间设置的过滤器习惯称为"前置过滤器"。一般这种中端过滤器的过滤速度通常都低于每秒一米,经常将他们制作成袋式、折叠式等型式。有人经常所说的中效过滤器也就是中间过滤器的另外一种称呼。

终端过滤器是空调净化系统中将室内空气送入洁净室的最后净化屏障,通常将终端过滤器设在洁净室送风口的位置。也有在空调机组系统的末端设置的。对于净化级别要求高的洁净室,为避免净化后的洁净气流流经管道输配系统使得二次污染,在出风末端位置设置终端过滤器比较科学合理。在空气净化空调过滤处理系统中,过滤性能最高的过滤器应该是终端过滤器。设置的主要目的是将前面空气过滤器穿透过来的微小粒子通过终端过滤器给予阻留拦截,以确保送入洁净间的是高清洁度的风,它的安装质量以及性能好坏程度对洁净间的空气质量状况起决定性作用。空气通过滤材的一般速度在 2~10m/秒量级,因此通常依靠波纹形隔板或挂胶线或纸条支撑,采用密集的折叠形式滤材形成空气流动通道。

按照过滤材料的不同,过滤器可分为以下几种类型[17]:

1. 滤纸过滤器:这是洁净技术中最常见,也是使用最为普遍使用的一种过滤器。目前常常采用合成纤维、玻璃纤维、植物纤维素、超细玻璃纤维等材料制作滤纸过滤器。依据过滤目的的不同, 可以制作成孔径 0.3 微米级的普通高效过滤器或亚高效过滤器, 也可以制作成孔径更小的 0.1μm 级的超高效过滤器。

2. 纤维层过滤器:纤维过滤器是指将各种人造纤维、化学纤维和天然纤维材料作为填充物质,通过这些在过滤层的填充物质过滤所制作而成的过滤器。羊毛、棉纤维等是自然形态的天然纤维;一般将通过化学的方法改变过滤材料的性质制作而成的称为化学纤维;通过物理的方法不改变材料的性质,从原材料将纤维分离所得而成的是物理纤维,也称之为人造纤维。纤维层过滤器一般阻力小,滤材填充率低,一般作为中等效率的过滤器。常见的纤维过滤器大多都是无纺布纤维层工艺制造的。

3. 泡沫材料过滤器:此类过滤器的过滤性能与其孔隙率关系密切,泡沫塑料过滤器就是一种采用泡沫材料制成的过滤器,但目前国产泡沫塑料的空隙率参差不齐,泡沫制作各个厂家没有统一的标准,所以各厂家泡沫材料的孔隙率相差很大,这就导致各厂家制成的过滤器以及即便是同一厂家生产的不同批次过滤器、不同型号规格的过滤器性能不稳定,所以现在基本很少使用。

过滤器的分类目前没有统一的标准,滤纸过滤器的分类常见的就有折叠形、管状等多种结构形式和多种分类方法。对于折叠形滤纸过滤器常常依照有无隔板分为无分隔板、有分隔板、斜分隔板三种类型,无分隔板和有分隔板两种类型是目前广泛应用的类型;也有依照过滤颗粒大小作为分类,以 0.3μm、0.1μm 作为划分标准来划分的;还有以外框的制作材质例如木板、普通钢板、铝合金板、不锈钢板和塑料板进行分类的;除此之外也有依据过滤器的外部形态分为平板形、V形等。常见的过滤器通常按照滤芯结构分为有隔板过滤器和无隔板过滤器。

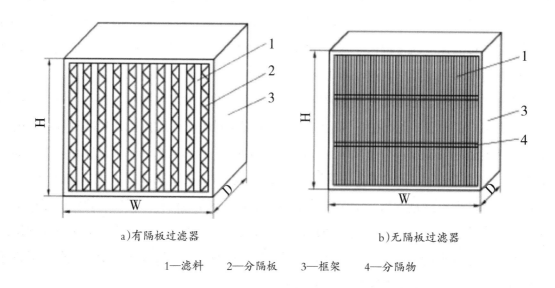

a)有隔板过滤器　　　　　　　　b)无隔板过滤器

1—滤料　　2—分隔板　　3—框架　　4—分隔物

按照国家标准 GB/T 14295-2019《空气过滤器》的规定,依照过滤器在额定风量下对大气尘粒径的计数效率和初阻力,通常将过滤器分为粗效、中效、高中效、亚高效和高效空气过滤器等(详见下表),通常情况,按过滤效率的分类方法是人们比较熟悉和常用的方法,现简述如下[18][19]:

一般情况下,人们总是习惯于比较熟悉的按照过滤效率对过滤器给予分类,常见的分类如下[18][19]:

过滤器效率、阻力

性能类别 \ 性能指标	额定风量下的效率 E/%		额定风量下的初阻力 /Pa
粗效	粒径≥5.0μm	80>E≥20	≤50
中效	粒径≥1.0μm	70>E≥20	≤80
高中效	粒径≥1.0μm	99>E≥70	≤100
亚高效	粒径≥0.5μm	99.9>E≥95	≤120

1. 粗效空气过滤器:它是空调净化系统的首道空气过滤器,主要作用是对新风进行初步过滤,它主要对空气中各种异物及超大灰尘起截留拦作用,防止其进入系统,与此同时对粒径大于等于5μm以上悬浮性微粒和10μm以上的沉降性微粒均可过滤,所以粗效过滤器的效率以过滤5μm的微粒为准。为了日常清洗和更换方便,一般粗效过滤器采用孔径较粗的无纺布作为过滤材料,通常粗效空气过滤严禁采用油浸式过滤器。

2. 中效过滤器:中效过滤器是指设置在粗效过滤器的后边,对经过粗效过滤器初步处理后的,孔径相对较大的微粒进行拦截的过滤器,一般空调系统的最后过滤器和空调净化系统中高效过滤器的预过滤器可以使用中效过滤器,它主要以大于1μm的微粒作为标准,对孔径在1~10μm的悬浮性微粒进行拦截过滤。

3. 高中效过滤器:一般作为净化系统的末端的过滤器使用,它设置的主要目的是保护高效过滤器,提高净化空调系统净化效果,经常作为中间过滤器对1~5μm的悬浮性微粒给予拦截和有效过滤。

4. 亚高效过滤器:在空调净化系统中一般作为洁净室的末端过滤器使用,也可以为了提高洁净室的洁净度等级,作为设置在高效过滤器的前面的预过滤器。也就是说它像高效过滤器一样,主要对1μm以下的微粒给予过滤拦截,以过滤0.5μm的微粒作为过滤效率。可以作为空调净化系统中新风的末级过滤提高新风品质。

5. 高效过滤器[19][20]:是空调净化系统中最主要的过滤器,常常作为末端过滤器应用,过滤效率通常情况以过滤0.3μm的微粒作为标准。若以实现0.1~0.3μm的空气洁净度等级为目的,则效率以过滤0.12μm的微粒为准,习惯称为超高效过滤器。

此外,按照过滤器的结构形式分为袋式、卷绕式、平板式、折褶式;也有人按照过滤器的滤料更换方式将过滤器分为可清洗式、可更换式或者一次性使用式[16]。

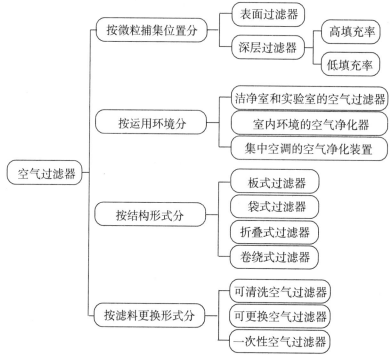

空气过滤器的分类

过滤器的基本规格以处理能力 1000m³/h 为 1 号,每增加 500m³/h 递增 0.5 号。常见空气过滤器的性能规格代号详见过滤器的标注方式。

常见过滤器简介如下[16][17]:

1. 袋式过滤器:袋式过滤器的过滤效率通常为粗效或者中效型,常采用化纤作为过滤材料,有无纺布、纤维毡等形式[11]。其特点是结构简单、可以水洗、更换方便、阻力小,常见国产袋式过滤器参数如下:

袋式粗效过滤器

型号	效率规格	外形尺寸	袋数	过滤面积 /m²	初阻力 / 风量 /Pa·(m³·h⁻¹)⁻¹		
DAI/SC6635/06–G3	G3	592 × 592 × 350	6	2.44	25/2 500	40/3 600	75/5 000
DAI/SC3635/03–G3	G3	287 × 592 × 350	3	1.22	25/1 250	40/1 800	75/2 500
DAI/SC5635/05–G3	G3	490 × 592 × 350	5	2.03	25/2 000	40/3 000	75/4 00
DAI/SC9635/09–G3	G3	897 × 592 × 350	9	3.65	25/3 750	40/5 400	75/7 500
DAI/SC6635/06–G4	G4	592 × 592 × 350	6	2.44	35/2 500	60/3 600	110/5 000
DAI/SC3635/03–G4	G4	287 × 592 × 350	3	1.22	35/1 250	60/1 800	110/2 500
DAI/SC5635/05–G4	G4	490 × 592 × 350	5	2.03	35/2 000	60/3 000	110/4 00
DAI/SC9635/09–G4	G4	897 × 592 × 350	9	3.65	35/3 750	60/5 400	110/7 500

袋式无纺布过滤器

类型	型号	风量 / m³·h⁻¹	阻力 /Pa		外形尺寸 /mm			计数过滤效率 /%			
			初	终	B	H	E	0.5μm	1.0μm	2.0μm	5.0μm
初效	YCW-1	2 200	35	100	520	520	610	7.5	12	28	56
		5 000	75	150				5.5	15	48	75
	YCW-2	1 500	35	100	440	470	700	7.5	12	28	56
		3 500	75	150				5.5	15	48	75
中效	YZW-1	2 000	70	200	520	520	610	10.5	35	65	88
		3 150	125					12.0	46	78	90
		3 550	140					26.0	65	85	95
	YZW-2	1 950	70	200	440	470	700	10.5	35	67	88
		3 050	125					12.0	46	78	90
		3 450	140					26.0	65	85	95

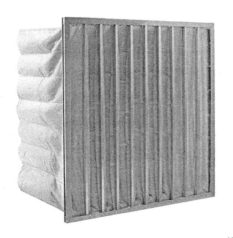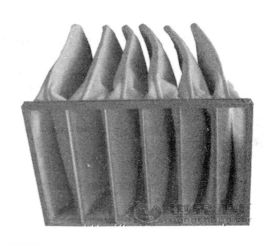

袋式过滤器

2. 热熔过滤袋[16]:热熔过滤袋与普通过滤袋的区别在于出风面处有一层烫皮,仔细观察的话很容易分辨出是否是热熔滤袋。热熔过滤袋经常应用在空调通风系统中对粗尘过滤(G3、G4)的预过滤,中效过滤器的前道过滤;细尘过滤(F5、F6)可以作为高效过滤器的预过滤。滤材一般是将抗断裂的有机合成纤维使用热熔法采用高性能加工工艺而成,具有容尘量大、过滤性能好、可反复清洗、经济性极高的优点;为了保证滤袋可靠耐用,常常采用非常先进的线缝工艺流程以及无缝焊接技术制作;为了确保最佳的过滤效果,定位风道均匀分布设置在各组袋中;不含硅设计过滤器,特别适用于喷漆车间;阻燃处理后符合防火分类标准欧洲 D1N53438-F1 及美国 UL900-CLASS2;耐湿度强,可达到 100% 耐湿性;耐温 100℃;

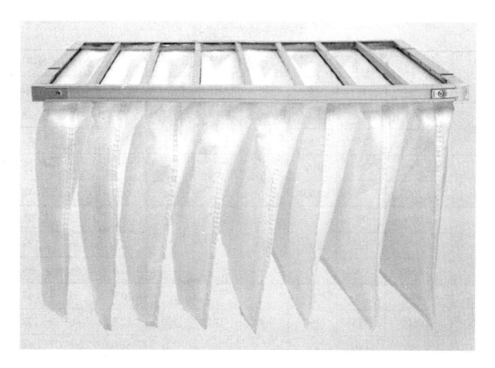

热熔过滤袋

常见热熔过滤袋规格性能表

级别 Class	尺寸 W×H×D(mm) 高度×宽度×深度	袋数 Bags	过滤面积(m²) Filtration area	额定风量(m³/h) Rated air flow	初阻力(Pa) Initial resistance	终阻力(Pa)Final resistance
G3	287×592×550	3	1.92	1700	30	200
	490×592×550	5	3.28	2600	30	200
	592×592×600	6	4.05	3400	30	200
G4	287×592×550	3	1.92	1700	45	250
	490×592×550	5	3.28	2600	45	250
	592×592×600	6	4.05	3400	45	250
F5	287×592×550	3	1.92	1700	55	300
	490×592×550	5	3.28	2600	55	300
	592×592×600	6	4.05	3400	55	300
F6	287×592×550	3	1.92	1700	60	320
	490×592×550	5	3.28	2600	60	320
	592×592×550	6	4.05	3400	60	320
	592×592×600	8	5.40	3600	60	320

3. 板式过滤器:过滤效率有粗效、中效两种,通常采用玻璃纤维薄毡作为过滤材料,外框为硬纸板,具有质量轻、结构紧凑、通用性强等特点,常见板式国产过滤器的规格如下:

国产板式过滤器的规格

型号	效率规格	外形尺寸 W 宽×H 高×D 深	有效过滤面积 /m²	额定风量 /m³·h⁻¹	初阻力与额定风量相比		
					70%	120%	100%
优先选用规格							
PAN-C 6605-G4	G4	290 × 595 × 46	1.39	3 600	70	110	
PAN-C 3605-G4	G4	290 × 595 × 96	0.64	1 800	70	110	
PAN-C 6610-G4	G4	595 × 595 × 96	2.26	3 600	45	75	95
PAN-C 3610-G4	G4	290 × 595 × 96	1.02	1 800	45	75	95
PAN-C 6605-F5	F5	595 × 595 × 46	1.39	3 600	90	145	
PAN-C 3605-F5	F5	290 × 595 × 46	0.64	1 800	90	145	
PAN-C 6610-F5	F5	595 × 595 × 96	595296.26	3 600	60	95	125
PAN-C 3610-F5	F5	290 × 595 × 96	1.02	1 800	60	95	125

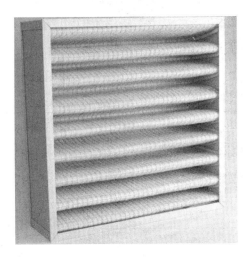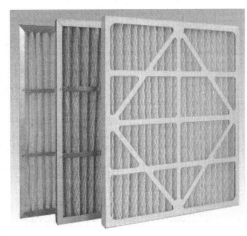

板式过滤器

4. 密褶式过滤器:密褶式过滤器是一种结构紧凑,节约空间资源的空气过滤器,具有阻力小、有效过滤面积大、稳定性好、使用寿命长的显著特点。通常采用吸附法用超细聚丙烯纤维材料制成,这种过滤器可以焚烧,不易破损,过滤器的价格也相对低廉,便于环保和垃圾处理。也可以选用性能稳定,容尘能力高的玻璃纤维滤纸作为过滤材料,外框采用塑料、镀锌钢板,分隔物为热熔胶;工作温度在-20℃~80℃。

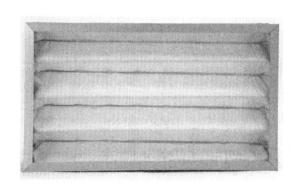 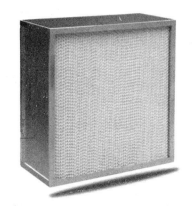

密褶式过滤器

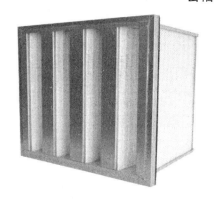 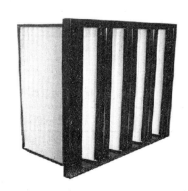

密褶式塑胶框V型过滤器

常用密褶式过滤器规格性能表

型号	效率规格	外形尺寸 宽*高*深	有效过滤面积	初阻力｜风量					
				Pa｜m³/h					
化纤滤料									
XZL/1 66–H10	H10	592*592*292	18.8	100	2500	100	3600	220	5000
XZL/1 36–H10	H10	287*592*292	8.4	100	1250	100	1800	220	2500
XZL/1 56–H10	H10	490*592*292	15.4	100	2100	100	3000	220	4000
玻纤滤料、进口									
XZL /2 66–H10	H10	592*592*292	19	130	2500	215	3600	280	4500
XZL /2 36–H10	H10	287*592*292	8.8	130	1250	215	1800	280	2250
XZL /2 56–H10	H10	490*592*292	15.6	130	2000	215	3000	280	3600

5. 自动卷绕式空气过滤器：自动卷绕式空气过滤器是吸收国内外先进技术的基础上研制的新型空气过滤设备。它是通过传感装置把过滤器前后压差转换为电信号，依据信号的强度反馈自动更换过滤材料的一种新型空气预过滤设备。

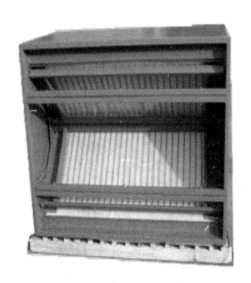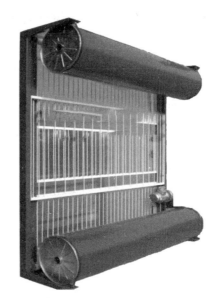

常见自动卷绕式空气过滤器

自动卷绕式空气过滤器的上料箱内安装有崭新的过滤材料,当新风通过空调净化系统进风时,带有高浓度含尘空气的新风经过卷绕式过滤器后,随着过滤器滤材上被过滤的灰尘增加过滤器前后压差也相应的逐步上升。当过滤器阻力达到最大值时,设定的压差开关自动打开并将信号传递给控制器,控制器接通下料箱电机电源开始带动下料箱内卷轴转动,伴随着卷轴的转动将灰尘多的过滤材料被卷绕起来,同时将干净的过滤材料更换到过滤截面上。而随着新滤材的更换压差也会变小,这时压差开关又会触发控制器,控制器会给电机一个断电信号,电机停止运转达到自动卷绕式更换过滤器的目的。

自动卷绕式空气过滤器整体采用金属结构,坚固可靠,可以满足较恶劣的工作环境。框架普遍选用不锈钢、冷板喷塑及铝合金型材作为主体材料。采用专用覆网过滤材料,结构上多呈密度梯度组合形式排列,具有强度高、耐高温、通风除尘能力优良、化学性能稳定、无挥发性、操作方便等多种特点。采用行程开关控制,真正实现卷帘过滤材料的稳定控制,就地声光报警,及时提醒更换新滤材。它能够模块化拼装,方便施工安装,复杂的气流系统要求都能得到足够的满足[14],节约能源的同时有效降低人力成本,运行更经济,各种通风空气净化场合大都适用,优化改进了传统过滤器的许多缺陷,经实践应用后对于大风量低压送风系统的空气净化具有非常明显的效果。

6. 高效过滤器:高效空气过滤器是净化系统中最后一级过滤器,其过滤对象主要是 $0.3\sim1\mu m$ 的尘埃。对于 $\geqslant0.3\mu m$ 粒子过滤效率 $\geqslant99.9\%$。具体的可分为:

(1)有塑框合式亚高效过滤器,它是采用玻璃纤维滤纸作为过滤材料或者聚丙烯滤纸作为滤材,热溶胶和丝线做分隔物,用外框塑胶和镀锌框胶合而成,其过滤时阻力、额定风量、过滤面积相对都有显著特点的,一般过滤效率可达到 $99.97\%\sim99.99\%$。

(2)有隔板高效过滤器,是用胶版纸或铝箔作为分隔板与木框或镀锌框,采用聚丙烯和玻璃

常见自动卷绕式空气过滤器规格

组合方式	一台						备注
单机外形宽度(mm)	1000	1200	1400	1600	1800	2000	
机架组合外形高度 1000	5500	7500	9000	10000	12000	13500	风量
1200	7000	9000	11000	13000	15000	17000	风量
1400	8500	10000	13000	15500	17500	20000	风量
1600	9500	12000	15000	17500	20500	23000	风量
1800	11000	14000	17000	20000	23000	26000	风量
2000	12000	15500	19000	22500	26000	29000	风量
2500		20000	24000	28500	33000	37000	风量
3000			29500	34500	40000	45000	风量
3500				40500	47000	53000	风量
4000					53500	60000	风量
4500						68000	风量
5000						76000	风量

纸作滤料组合而成。其显著的优点是过滤面积大,过滤效率高。适用于 Class 1000~Class 100000 级洁净室及要求不高的洁净室终端过滤装置。

（3）无隔板高效过滤器,采用热溶胶作为分隔物、过滤材料采用超细玻璃纤维、金属护面网与铝型材作为外框装配组合而成,它具有较高的过滤效率。HEPA 过滤效率>99.995%（相当于过滤 0.3μm 粒子）,ULPA 过滤器效率为 >99.9995%（相当于 0.1~0.2μm 粒子）。可作为 Class 10~Class 1000 级洁净室及洁净率要求较高的洁净室终端过滤的过滤装置。

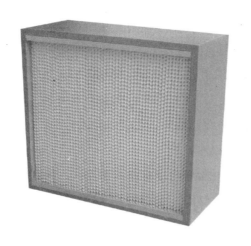 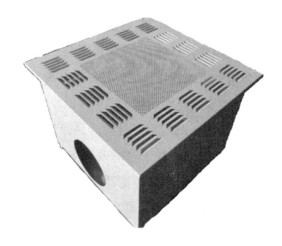

无隔板高效过滤器

四、空气过滤器的特性参数[12][15][20]

1. 过滤效率：是指被捕捉的粉尘量与原空气含尘量的比值，是过滤器的重要参数之一，与过滤器是否满足使用洁净度要求相关的指标。过滤效率 η 指进入滤料前的气溶胶总量与捕集量之比。

$$\eta = \frac{C1 - C2}{C1} \times 100\%$$

式中：C1 为过滤前的环境气溶胶颗粒物的计重浓度，mg/m³；

C2 为过滤后的环境气溶胶颗粒物的计重浓度，mg/m³。

需要注意的是，检测方法不同检测得出的空气过滤器的效率可能差异很大。所以过滤器的过滤器效率不能独立存在，必须指明过滤效率是什么检测方法测定的，同时对测试方法和计算效率的方法加以说明，这是对不同过滤器之间的比较的前提条件。

2. 过滤阻力：空气经过滤器的滤材时形成的阻力和空气流经过滤器支撑结构所构成的通路时形成的阻力共同构成过滤器的阻力，经常把过滤器通路阻力称为过滤器的结构阻力。滤材阻力与过滤的速度有关，结构阻力不仅与过滤器过滤材料的性质有关而且和过滤器的结构状态也有密切的关系。过滤阻力和空调净化系统运行息息相关。过滤阻力△P 通常指过滤材料对空气过滤前后的压差，若过滤器横截面积相等，测定的滤料前后截面的流速较低时，过滤阻力可用静压差表示。

$$\triangle P = P_{j1} - P_{j2}$$

式中：P_{j1} 为过滤前环境的压力，Pa；

P_{j2} 为过滤后环境的压力，Pa。

面速或滤速：一定时间内过滤器通过风量的能力用面速或滤速表示。面速 u（滤速）是指过滤器断面上通过气流的速度。

$$u = \frac{Q}{F \times 3600} (m/s)$$

式中：Q 为风量，m3/h；

F 为过滤器截面积即迎风面积，m²。

$$v = \frac{Q \times 10^3}{f \times 10^4 \times 3600} = 0.028 \frac{Q}{F} (cm/s)$$

式中：f 为滤料净面积，即去除粘结等占去的面积 m²

3. 容尘量：过滤器容尘量是和过滤器使用期限有直接关系的指标。一般将过滤器运行中的最终阻力（也就是最大阻力）达到其最初阻力一倍（若一倍值太低，可定为其他倍数）的数值，或者效率 60 下降到初始效率的 85% 以下时过滤器上的积尘量，作为该过滤器的标准容尘量。

4. 过滤器的渗漏：过滤器是否存在泄漏能够通过光度计扫描法、计数扫描法、烟目测法对过滤器进行检漏。计数扫描法适用于各类过滤器、光度计扫描法、烟缕目测法仅适用于高效过滤器的检漏。

（1）计数扫描法

计数扫描法的可采用 DEHS、DOP、聚苯乙烯小球、大气尘等液态或固态气溶胶作为尘源。通过测定过滤器局部透过率来衡量透过率是否超过规定的标准,进一步间接判断过滤器是否存在局部渗漏的缺陷。也可以对高效及超高效过滤器使用光学粒子计数器扫描检查是否泄露。扫描过程中,如果光学粒子计数器计数显示任一点在所观察的粒径档（高效过滤器为 $\geq 0.5\mu m$；超高效过滤器为 $\geq 0.1gm$)出现大于零读数(超过 3 粒/min),即说明此处为漏点。当大气尘浓度足够大时(对于高效过滤器,上游 $\geq 0.5\mu m$ 的气溶胶浓度须大于等于 3×10^4 粒/L;对于超高效过滤器,上游 $\geq 0.1\mu m$ 的气溶胶浓度须大于等于 3×106 粒/L),可选择大气尘作为定性扫描检漏试验的测试气溶胶[40]。

检漏试验应在过滤器额定风量下进行,采样口与过滤器端面应保持 1~5cm 的距离。当捡漏采样流率大于 2.83L/min 时,扫速度不应超过 8cm/s,当捡漏采样流率小于等于 2.83L/min 时,描速度不应超过 2cm/s,需要对整个过滤器被检面扫描。

（2）烟目测法

通过烟缕试验,可用目测观察高效过滤器是否渗漏。捡漏时,将过滤器水平放在风口上,四周密封,用喷雾器发生气溶胶,使气溶胶粒子质量平均直径为 0.3~1.0μm,质量浓度宜为 1.5g/m³。使含气溶胶的气流以约 1.3cm/s 的速度向上流过被试过滤器。用灯光垂直照射过滤器出风面,过滤器四周及观察背景应是黑暗的,注意屏蔽掉过滤器周围的干扰气流。观察出风面,若出现烟说明此过滤器有泄漏,看不到烟缕说明过滤器没有泄漏。

大多数情况下,判断过滤器局部是否有渗漏的缺陷应该选择扫描捡漏法。对于不适合扫描测试的过滤器,如形状异型的过滤器,可以采用检测全部风量和四分之一风量的方法测试、烟缕目测等进行捡漏。

定性及定量试验下过滤器渗漏的不合格判定标准

类别	额定风量下的效率 /%	定性渗漏试验下的局部渗漏限值粒 / 采样周期	定量试验下的局部透过率限值 /%
A	99.9(钠焰法)	下游大于等于 0.5 μm 的微粒采样计数超过 3 粒 /min（上游对应粒径范围气溶胶浓度须不低于 3×10^4 粒 /L）	1
B	99.99(钠焰法)		0.1
C	99.999(钠焰法)		0.01
D	99.999(计数法)	下游大于等于 0.1 μm 的微粒采样计数超过 3 粒 /min（上游对应粒径范围气溶胶浓度须不低于 3×10^6 粒 /L）	0.01
E	99.999 9(计数法)		0.001
F	99.999 99(计数法)		0.000 1

耐火性能：用于制作过滤器耐火级别为 1 级的滤料、分隔板、边框，以及用于制作过滤器耐火级别为 2 级的滤料等材料的耐火级别应至少为 GB8624 中所规定的 A2 级。用于制作耐火级别为 2 级的分隔板及边框等材料的耐火级别应至少为 GB8624 中所规定的 E 级。各耐火级别过滤器所对应的滤料、分隔板及边框等材料的最低耐火级别见表下表所示。

过滤器的耐火级别

级别	滤料的最低耐火级别	框架、分隔板的最低耐火级别
1	A2	A2
2	A2	E
3	F	F

五、空气过滤器的标记和要求[18][19]

空气过滤器的生产厂家应该在每台过滤器的显著位置设置固定标牌，该标牌应该至少明确标示气流方向，进、出气口位置，详细信息如下：

1. 生产厂家名称、商标或标志；

2. 产品名称、标记和型号；

3. 基本性能包括过滤器的外形尺寸、阻力大小、额定风量、容尘量、过滤效率、计重效率、消静电后效率、电离电压、额定功率、集尘电压、臭氧浓度增加量等；

4. 出厂日期和出厂编号；

5. 过滤器的出厂包装箱内应附有安装过滤器的详细说明书、出厂检验合格证明；以及产品合格证内至少表明一下过滤器的主要内容[18][19]；

（1）该过滤器的产品标准名称和型号大小、类型；

（2）该过滤器出厂时的统一生产编号，以便追溯；

（3）检测结论及其检验检测人员的亲笔签字或印章；

（4）过滤器的生产检验日期。

（5）产品安装使用说明书至少包括以下内容：

①该过滤器的产品标准名称和型号大小、类型；

②该产品的主要技术参数及其性能稳定性；

③该产品所执行采用的质量标准；

④该产品的基本工作原理及其机理；

⑤安装时的详细说明和要求、注意事项，产品的保修、日常维护、有效时限等。

⑥应该选择常温、通风干燥、没有腐蚀及污染气体的库房内贮存空气过滤器,并防止碰撞后导致破损的预防措施及解决措施。在运输过程中不能碰撞、挤压、抛扔,也不能受到强烈的震动以及雨淋、受潮或者爆晒。

空气过滤器的标记方式:

以前中国过滤器按照国家标准 GB/T 14295-93 标注,其标注方式如下:

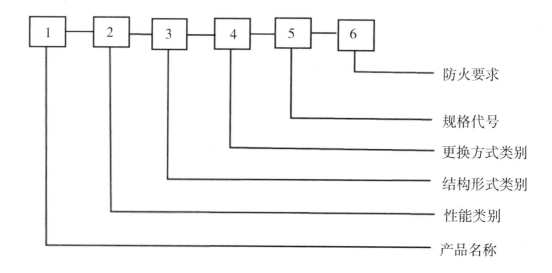

标注示例:KZ-Z-Y-2-H,即中效空气过滤器、折褶式、一次性使用、额定风量 2000m³/h,有防火要求。

现在,按照中国最新国家标准 GB/T14295—2019,空气过滤器采用下列的标注方式:

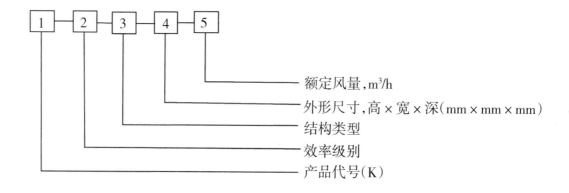

示例 1:中效 2 型、袋式、外形尺寸为 592mm×592mm×600mm、额定风量为 3 400m³/h 的空气过滤器,标记为 K-Z2-DS-592 X 592 X 600-3400。

示例 2:粗效 3 型、平板式、外形尺寸为 610mm×610mm×80mm、额定风量为 2 000m³/h 的空气过滤器,标记为 K-C3-PB-610×610×80-2000。

注:空气过波器外形尺寸表示原则为:以气流通过方向为深度,以气流通过方向垂直截面的

竖直长度为高度、水平长度为宽度。

这里需要说明的是现在国内过滤器生产厂家正在逐步依照国家标准要求进行生产，但由于新旧标准的过渡以及其他一些原因，市面也有一些未按照国家标准规定的方法标注过滤器性能、规格、型号的产品存在。

空气过滤器性能规格代号

序号	项目名称	含义	代号
1	产品名称	空气过滤器	K
2	性能类别	粗效过滤器	C
		中效过滤器	Z
		高效过滤器	G
		亚高效过滤器	YG
3	形式类别	平板式	P
		折褶式	Z
		袋式	D
		卷绕式	J
		筒式	T
		静电式	JD
4	更换方式类别	可清洗、可更换式	K
		一次性使用	Y
5	规格代号	额定风量 1 000 m³/h	1.0
		1 500 m³/h	1.5
		2 000 m³/h	2.0
		2 500 m³/h	2.5
		3 000 m³/h	3.0
		以下类推	以下类推
6	要求防火	有	H

空气过滤器的一般要求：

1. 空气过滤器的应用应满足所用场合的环保及防火性要求；

2. 静电式空气过滤器应符合以下规定；

（1）额定电压如果是单相的话不应超过250V，三相额定电压不能超过480V，额定频率应为50Hz；

（2）过滤器应该设置自动保护装置，避免对过滤器及结构日常维修或维护时，装置运行所致过滤器损坏或发生意外伤害；

（3）电气安全性能应满足GB47061的相关要求。

空气过滤器用粘结剂的剪力强度和拉力强度不应低于所用滤料强度，其耐温耐湿性能应与所用滤料相同。

空气过滤器用密封胶应能保证过滤器在最大运行风量或终阻力条件下，运行时不开裂、不脱胶，且有弹性，其耐温、耐湿性能应与所用滤料相同。

空气过滤器的结构应符合以下规定：

（1）应选择具有一定强度和刚度，承受安装、运行和维修时所需重量和压力的框架或支撑体；

（2）边框的四周应该牢固紧密，滤料和边框应紧密无缝隙；

（3）边框与密封垫粘结紧密无缝，密封垫大小和边框相适应，不应该凸出外边缘。

3. 外观要求

（1）空气过滤器的表面应平整、光滑、整洁，没有表面划痕及破损、也没有锈斑、压痕和损伤。

（2）过滤器的过滤材料、密封垫圈、防护网等部件完好无损，不能有修补或损坏。

（3）电器安全警示以及电器端子接线示意图应该标明在外壳显著醒目的地方。

4. 外形尺寸偏差要求

外形尺寸允许偏差（单位：毫米）

外形		类别			
		粗效过滤器	中效过滤器	高中效过滤器	亚高效过滤器
端面	≤500	0 −1.6			
	>500	0 −3.2			
深度		——			+1.6
					0
每端面两对角线之差	≤700	——			≤2.3
	>700	——			≤4.5

5. 阻力和效率要求

在初始状态下，空气过滤器阻力、计重效率和计数效率应符合下表（GB/T14295-2019）规定：

效率级别	指标					
	代号	迎面风速 m/s	额定风量下的效率(E)%		额定风量下的初阻力(△P$_i$) Pa	额定风量下的终阻力(△P$_i$) Pa
粗效 1	C1	2.5	标准试验尘计重效率	50>E≥20	≤50	200
粗效 2	C2			E≥50		
粗效 3	C2		计数效率(粒径≥2.0μm)	50>E≥10		
粗效 4	C4			E≥50		
中效 1	Z1	2.0	计数效率(粒径≥0.5μm)	40>E≥20	≤80	300
中效 2	Z2			60>E≥40		
中效 3	Z3			70>E≥60		
高中效	GZ	1.5		95>E≥70	≤100	
亚高效	YG	1.0		99.9>E≥95	≤120	

6. 容尘量

空气过滤器应标称容尘量指标,其实测值不应小于标称值的 90%,且不宜小于 36mg/(m/h)。

7. 清洗

可清洗的空气过滤器清洗后的效率不应小于清洗前效率的 85%,阻力不应大于清洗前阻力的 150%

8. 消静电

对于滤料荷电的空气过滤器,应标称消静电处理后的效率,其标称效率值与实测效率值之差不应大于 5%

9. 防火

当空气过滤器有防火要求时,应符合 GB8624 的相关规定。

10. 额定功率

对于标称值不大于 30W 的静电式空气过滤器,实测值不应大于标称值的 120%;对于标称值大于 30W 的静电式空气过滤器,实测值不应大于标称值的 110%。

11. 工作电压

对于静电式空气过滤器的电离电压和集尘电压,实测值与标称值的偏差应在±5%范围内。

12. 臭氧浓度增加量

在额定风量、工作电压下,静电式空气过滤器臭氧浓度增加量 1h 均值不应大于 0.05mg/m³。

13. 电气安全

14. 电气强度

静电式空气过滤器施加试验电压后,应无击穿或闪络。

15. 泄漏电流

静电式空气过滤器外漏金属部分和电源线之间的冷态泄露电流值不应大于 0.75 mA（Ⅰ类）或者 0.25 mA（Ⅱ类）。

16. 试验仪表的要求

测量参数	测量仪表	测量项目	仪表性能要求
外形尺寸	游标卡尺	端面、深度、对角线长度	分度值:0.1 mm
平面度	塞尺	端面及侧板平面度	平板精度:2 级; 塞尺厚度范围:0.02~0.50mm
风量	空气流量计	试验风量	准确度:±3%读数值
风速	风速仪	试验风速	准确度:±3%读数值,分度值:0.01m/s
阻力	压力计	初阻力和终阻力	0~70 Pa 时,准确度±2Pa;>70 Pa 时,准确度±3%读数值;
计数效率	粒子计数器	计数浓度	粒子浓度示值误差不超过±30%
PMx 净化效率	粉尘仪	PMx 质量浓度	示值误差不超过±20%,示值重复性不应大于±10%
容尘量、计重效率	电子天平	空气过滤器和末端过滤器发尘前后的质量、标准试验尘的质量	分度值:0.1 g
电气强度	电安测试仪	静电式空气过滤器绝缘电阻、电气强度、泄漏电流和接地电阻	接地电阻准确度:±3%读数值;泄漏电流准确度:±(3%读数值+50μA);交流耐压准确度:电压指标±(3%读数值+10V),电流指标±(3%读数值+30μA)
泄漏电流			
接地电阻			
工作电压	万用表	静电式空气过滤器的电离电压和集尘电压	准确度:±2%读数值
功率	功率计	静电式空气过滤器的额定功率	精度:0.5 级
臭氧浓度增加量	臭氧分析仪	臭氧浓度	准确度:±4%读数值
	分光光度计		具有 610nm 波长和 2cm 比色皿
温度	温湿度计	试验风道中的空气温度和相对湿度	准确度:±0.3℃
相对湿度			准确度:±5%
大气压	大气压表	大气压	准确度:±2hPa

六、空气过滤器的测试方法

通常将空气过滤器测试方法分为一般通风用过滤器测试方法和高效过滤器测试方法，具体分类如下所示[18][20]：

1. 一般通风用过滤器测试方法有计重法、比色法、计数法

计重法就是将过滤器安装在排风管道中，然后将已知成分一定重量的人工尘送入风管中。最后取出末端过滤器，通过称量过滤器前后的重量。根据已知发尘量和终端过滤器质量的增加数量推算受试滤材的人工尘的计重效率。

比色法是依据滤纸在积尘前后光通量或色度发生变化的基本原理，通过判断比色计的差异间接测算过滤器的效率。

计径计数法即在每次进行计径器发尘试验测量的前后进行计数测量，通过对各颗粒物粒径的过滤效率给予计算。计径法和计数法在尘源和测试结果表示上各个国家有所不同，使用特定的多分散相液滴在欧洲国家普遍，而中国采用大气尘；中国采用大于某粒径微粒的效率表示测试结果，采用某粒径段的过滤效率表示测试结果是国外多数国家的采用方法[18]。

实验测试时采用大气尘作为尘源，用尘埃计数器对过滤材料的过滤效率进行测定的方法就是大气尘计数法。在风量一定的条件下，一般对于过滤器上、下侧空气中粒径大于 $0.5\mu m$、大于 $1\mu m$、大于 $2\mu m$ 和大于 $5\mu m$ 的粒子同时采用两台粒子计数器测出计数浓度；当对 $0.5\mu m$ 粒径档的计数效率小于 90% 时，过滤器用一台粒子计数器进行测定。

2. 高效过滤器测试方法

（1）钠焰法

钠焰法是目前中国国家标准所采纳的检测方法之一[20]，早期由英国采用后被世界各国普遍采纳，钠焰法测定能够达到 99.999% 以上的过滤效率。基本原理是氯化钠气溶胶颗粒的直径约 $0.5\mu m$，在波长 589 纳米处钠原子有特征吸收光谱，气溶胶被氢气火焰激发后所含光的强度与气溶胶质量浓度成一定相关比例，通过光电检测仪测定过滤器前后两次透光率或者吸收度的比值就能够计算过滤器的过滤效率。

试验装置原理流程：试验装置主要由气溶胶取样装置、风道系统、发雾装置、检测装置四部分组成。试验流程以及设备、仪表和部件的编号见下图。

钠焰法是用洁净压缩空气，将 2% 的氯化钠水溶液在喷雾箱（7）中首先经过喷雾器（8）雾化，使这些氯化钠水溶液形成盐雾气溶胶；这些盐雾气溶胶和经过加热与过滤的来自风机（3）的洁净热空气相混合。喷雾后的水分在混合干燥段（9）被蒸发，这些形成的热气流到达缓冲箱（10）时，就成为多分散相固体气溶胶。缓冲箱流出后的热气流有一个稳定过程，在这个过程中气溶胶在取样管（22）口的速度场和浓度场已达到稳定和均一的状态。阀门（4、14）是控制风道系统的压力和风量的，由风道末端将试验后的气流排出。

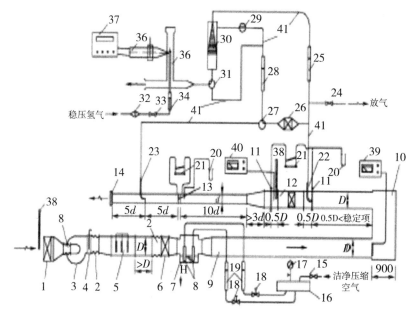

1——预过滤器;　　　2——软管　　　　3——风机　　　　4——阀门;　　　　5——加热器;

6——高效过滤器;　　7——喷雾箱;　　　8——喷雾器;　　　9——混合干燥段;　　10——缓冲箱;

11——静压环;　　　　12——被测过滤器及其夹具;　　13——标准孔板;　　14——阀门;

15——调节阀;　　　　16——分气缸;　　17——压力表;　　　18——通断阀;　　　19——流量计;

20——U型压力计;　　21——倾斜式微压计;22——前取样管　　23——后取样管;　　24——放气调节阀;

25——流量计;　　　　26——本底过滤器;　27——三通切换阀;　28——流量计;　　　29——通段阀;

30——混合器;　　　　31——三通切换阀;　32——氢气过滤器;　33——调节阀;　　　34——流量计

35——燃烧器;　　　　36——光电转换器;　37——光电测量仪;　38——温度计;　　　39——湿度计;

40——湿度计;　　　　41——连接管。

钠焰法试验装置原理流程图

过滤器前、后取样管(22、23)是靠风道内的静压,将被测气溶胶压入检测系统,通过阀门(27,29,31)位置的改变,前、后气溶胶交替对过滤器进行取样。经过本底过滤器(26)过滤的洁净空气与原始气溶胶在混合器(30)中稀释后相混合,最终进入燃烧器(35)。气溶胶中的钠原子在燃烧器内高温条件下被氢气火焰激发,发出强度与气溶胶质量浓度成正比的波长约589纳米的特征光。通过光电转换器(36)将钠光的强度变为光电流值,这个电流值的变化由数字式光电测量仪(37)检测获得。过滤器两侧的静压环(11)和倾斜式微压计(21)可以检测到过滤段阻力。将测得的阻力减去过滤器夹具的阻力就是过滤器阻力。无论试验装置和结果差异大小,最终的试验条件和试验结果应与试验装置一致。

运行参数

1. 风道气流参数

为了确保风道中温度不会太小(5度),应在管道系统中设置电加热装置,缓冲箱在入口位置的相对湿度小于30%;被测过滤器下游相对湿度小于60%。

2. 氢化钠溶液浓度

天然水或自来水因杂质达不到要求,所以质量浓度为(2±0.1)%的氯化钠溶液需要采用蒸馏水和干燥的化学纯氯化配制。

3. 液面高度

氯化钠溶液应该在液面10~90mm之处。

4. 喷雾压力

洁净压缩空气在喷雾器内的压力应为0.6±0.02帕。

5. 喷雾空气量

每个喷雾器在一定的压力下的压缩空气量见下表

喷雾器喷头上性能参数

喷头孔数	3孔	6孔	9孔
压缩空气消耗量(折算成常压)(m³/min)	约0.09	约0.18	约0.27
氯化钠发生量/(g/h)	约0.5	<1	<1.5

6. 气溶胶原始浓度

氯化钠原始重量应该在2~8mg/m³范围之内。

7. 原始气溶胶稀释倍数

在测量气溶胶浓度时,必须对单燃烧器检测系统原始气溶胶进行50倍稀释。

8. 气溶胶取样量

原始气溶胶取样量为0.4L/min时应该采用50倍稀释倍数,稀释空气量为19.6L/min,二者之和为20L/min;过滤后及本底气溶胶样量也为20L/min;则进入燃烧器的空气量为20L/min。

9. 氢气

进入燃烧器的氢气量为200L/min,并应保持恒定。

检测步骤

1. 运行准备

(1)预热燃烧器:将光电转换器上的转盘转到"全闭"位置。打开氢气发生器,点燃氢气,调节流量为200L/min,燃烧器预热三十分钟后可启动系统开始检测[20]。

(2)预热光电测量系统:打开光电测量仪电源开关,调节光电测量仪零点的同时将倍率旋钮置于最灵敏档(0.01),一分钟后逐渐依次缓慢打开光电测量仪高压开关,高压测量键。继续预热十分钟后,检测并记录光电测量系统的暗电流值,当其小于10×0.01时,方可投入检测[20]。

(3)将干燥器皿中取出的湿敏探头和湿度计上引出的信号线连接后放入缓冲箱,打开设置在缓冲箱入口处的湿度计的电源,按下"测量"键,缓冲箱入口处的湿度就可以显示出来。

（4）检查并安装被测过滤器：首先采用目视法检查被测过滤器中的滤料有无孔洞、裂缝和缺损；进一步查看过滤器边框转角接合部位以及边框之间连接是否严密无缝、确认构造及连接上没有异常情况。检测试验的前提条件是经外观检查没有破损的合格过滤器。

2. 系统起动

（1）启动风机，当风道系统的风量和静压达到检测要求后才能进行检测，否则需要通过调节阀门（4、14）使之符合要求。当空气压缩机表压压力达到0.5MPa时，开启喷雾电磁阀，喷雾压力慢慢升高到0.6 MPa，这时应该维持压力稳定的同时，再次核对试验风量。

（2）对设置在缓冲箱入口处的空气相对湿度进行测量，如果相对湿度小于30%以下，应采用电加热器加热，使相对湿度达到规定值时为止。

3. 阻力检测

在倾斜式微压计（21）上测出额定风量下过滤段（12）的阻力。

4. 效率检测

（1）本底光电流值 A_0 测量

在光电测量仪上将 V_0 测量键打开，将三通切阀（27、31）切换至"本底"的位置，将通断阀（29）旋转至"断"的位置；调节流量计（28）的流量为20L/min；将光电测量仪（37）的倍率旋钮 K 切换到 X_1 档，将光电转换器（36）上的滤光转盘切换到"全通"位置（此时减光倍数 N=1），打开燃烧器的光窗，显示屏上将显示 V_0 值[19,20]，系统本底光电流值 $A_0=V_0×1×1$。

（2）原始光电流值 A_1 测量

在光电测量仪上将 V_1 测量键打开，将倍率旋钮 K 旋转至×10 档；减光倍数 N=100 时将滤光转盘转到"Ⅱ"位置，将三通切换阀（27、31）切换至"过滤前"的位置，通断阀（29）旋转至"通"的位置，当原始气溶胶取样量和稀释空气量调节到规定值时，使过滤前气溶胶稀释倍数 n 为 50 或 100（若原始气溶胶取样量为 0.4L/min，稀释空气量为 19.6L/min 三者之和为 20L/min，则稀释倍数 n 为 50）。打开光窗，显示屏上将显示 V_1 值，系统原始光电流值 $A_1=V_1×10×100$[19,20]。

（3）过滤后光电流值 A_2 测量

在光电测量仪上将 V_2 测量键打开，将通断阀（29）旋转至"断"的位置，三通切换阀（27、31）切换至"过滤后"的位置，调节流量计（28）的流量为20L/min；将倍率旋钮 K 切换至×10 档，将滤光转盘旋转至"Ⅱ"位置，打开光窗，显示屏上将显示 V_2 值，若显示值小于 10 时，则应调小 K 值或中性滤光片减光倍数 N，直至显示值大于等于 10。系统过滤后[19,20]光电流值 $A_2=V_2×K×N$（K=1 或 10，N=1、10 或 100）。

5. 其他参数检测

在检测期，应对被测过滤器风道内的温度、静压和环境的大气压值及温湿度同时测定。

6. 停机

(1)关闭氢气气源;

(2)将光电测量仪高压开关及电源开关切换到断开位置,并将光电转换器上的转盘切换到"全关"位置;

(3)将空气压缩机电源开关切断后关闭供气阀门,同时将通放气阀和油水分离器上的排水阀打开,将剩余压缩空气和油水放空;

(4)空气加热器电源开关切换到断开位置;

(5)通风机电源开关 15min 后切换到断开位置,关闭风道阀门(4、14)。

7. 过滤器效率的计算

因为钠光强度能够用光电流值表示,而钠光强度和氯化钠气溶胶浓度成比例,所以过滤器的效率 E(%)可按式下式计算:

$$E=(1-\frac{A_2-A_0}{nA_1-A_0})\times 100$$

式中:

A_1——过滤器前气溶胶光电流值,μA;

A_2——过滤器后气溶胶光电流值,μA;

A_0——检测系统本底光电流值,μA;

N——过滤器前气溶胶稀释倍数。

E 值取最后一个 9 之后的头两位数字为有效数字,第三位数字进行修约,例如实测值 E=99.9764%,修约后 E=9.976%;实测值 E=99.9776%,修约后 E=99.978%。

油雾法

油雾法是将油雾作为测试尘源。由发雾装置和测试装置两部分构成油雾法的测试装置,油雾气溶胶在发雾装置充分混合后经过过滤器,由测试装置根据浊度法基本原理对过滤器前后的油雾浓度进行测量[41],根据过滤器前后测量的油雾浓度计算出过滤器的过滤效率。

1. 试验原理

采用汽轮机油在规定的试验条件下,通过人工汽化——冷凝式油雾发生炉雾化产生平均直径为 0.28~0.34μm 的油雾气溶胶粒子。空气和这些油雾气溶胶粒子充分混合被测定的过滤材料时,滤料过滤前后的气溶胶散射光强度被油雾仪测量获取。依据气溶胶浓度大小与散射光强度成正比的原理从而计算出过滤器的过滤效率。

2. 试验装置及流程

油雾法效率检测装置由发雾装置和试验装置两部分组成,喷雾式油雾发生器或者汽化一凝聚式油雾发生器组合而成发雾装置,对于油雾法测定所用气溶胶发生装置的结构没有限定,但是其试验结果应与标准试验装置的实验结果相同。下图为喷雾式油雾发生器的试验示意图。

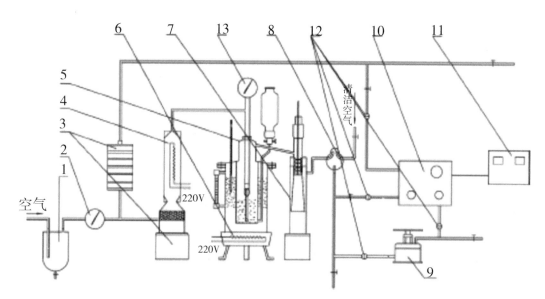

1——气水分离器；　　2——稳压阀；　　3——空气过滤器；　　4——空气加热器；　　5——油雾发生器；

6——加热电炉；　　7——螺旋分离器；　　8——混合器；　　9——滤料夹具；　　10——光电雾室；　　11——透过

率测定仪；　　12　流量计；　　13——气压表。

油雾法实验流程图

3. 发雾装置

发雾原理

在95℃~100℃的油温条件下,压缩空气流以超音速通过喷嘴,将汽轮机油(透平油)带出分散成雾,借滤油网子的撞击,大的油滴基本被油面捕获,较小的油雾随空气流出时进一步被螺旋分离器将较大的粒子分离排除。

结构

如下图结构所示,在一个钢制水(油)浴容器(1)内设置有能拧上内径0.6~0.7mm的五个小孔组成的钢(或铜)管喷嘴(2)构成油雾发生炉。经过管的另一端进入空气,该端的连接螺帽连接在拧在油雾发生炉上的管接头内。由漏斗(4)按一定量将汽轮机油(透平油)缓慢加入设置于控温器恒温控制的水浴组成的油容器(5)内,用水(油)位玻璃管(6)检查圆筒内的水(油)位。加热电(9)是一个自动控制系统,并控制整个发生炉座。

螺旋分离器是一个盖上压入一个金属管的金属圆筒,管子上接有一个方形螺纹螺杆,由于螺杆外径与分离器内径有一定的配合关系,这样就形成一个油雾螺旋以一定线速度通过的渠道。

4. 测量装置

由光电雾室(10)和透过率测定仪(1)组成。

5. 发雾参数

(1)具有一定质量、平均直径大小分布为0.28~0.34μm的油雾,通过控制加热电炉的温度、发雾剂的用量、压缩空气的压力、空气加热器的温度以及调节螺旋分离器的位置等参数,需要的油

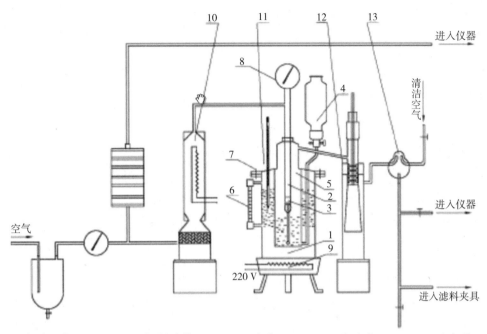

1——钢制水(油)浴容器；　2——钢(铜)管；　3——喷嘴；　4——油漏斗；　5——油容器；　6——水(油)位玻璃管；　7——温度计；　8——气压表；　9——加热电炉；　10——空气加热器；　11——油雾发生炉；　12——旋分离器；　13——混合器。

喷雾式油雾发生器示意图

雾数子的质量平均直径和油雾浓度能够通过这些参数被控制。而当发雾参数固定不变时，油雾气溶胶的分布、浓度、粒径大小一般不会发生变化。

(2)发雾剂采用 32 号或 46 号汽轮机油,质量应符合 GB1120 的要求。

(3)浓度为 1000 mg/m³ 的油雾发雾参数如下：

喷雾空气压力　　　　　　120 kPa

空气加热温度　　　　　　92 ℃±2 ℃

水浴温度　　　　　　　　95℃~100℃

油量　　　　　　　　　　约 100mL

注:以上发雾参数不稳定时,可使用螺旋分离器对油雾浓度和分微度进行适当微调。

6. 滤料夹具

有效过滤面积为 50 平方厘米(圆形),周边采用大于 7 毫米宽度密合框密封夹紧时,夹具上下两部分应同心。

7. 流量控制

(1)进入光电雾室的清洁空气流量约为 5~7L/min 或按仪器说明书要求。

(2)进入光电雾室的油雾取样流量约为 3~5L/min 或按仪器说明书要求。

(3)从喷嘴喷出的油雾流在雾化室中始终成圆柱体,且没有混浊或残留油雾现象出现在雾室。

8. 试验步骤

(1)预备性检验

在进行滤料试验以前,应先打开试验装置,并检查或调整以下参数:

a. 发生标准油雾

1)检查水(油)浴中的水(油)量。

2)检查油容器中的汽轮机油量。

3)接通油雾发生炉电源,加热水(油)浴。

4)按检验要求,将螺旋分离器处于适当位置。

5)控制水(油)浴温度达到湿度平衡后,先打开压缩空气电源供气,然后打开加热器开始给空气加热。

6)调节各发雾参数并保持稳定。

7)调节据旋分离器到适当的位置,油雾气溶胶的质量浓度和质量平均直径调节到符合要求。

b. 调校油雾仪

1)自校

依据油雾仪使用说明书的要求倒开电源开关,同时仪器进行自动校正。

2)调校

将已知浓度和质量平均直径为 0.28~0.34μm 的油雾气溶胶和清洁空气送入雾室。依据仪器使用说明书的要求调整并对仪器自身散光值(K_0)进行测定,当油雾浓度为 1000mg/m³ 时,K_0 应小于万分之二以内 。

c. 测量油雾气溶胶浓度和分散度

1)油雾气溶胶浓度一般为每升 1000±10mg。当被测过滤效率相差悬殊(过高或过低)时,也可使用每升 2000~2500mg,或每升 250mg。

2)油雾气溶胶浓度测量

仪器调零。在光电雾室内将清洁空气和油雾气溶胶混合取样通入,光源打开后油雾气溶胶浓度(mg/m³)在光电雾室捕获而得。

3)分散度测量

将专门用于分散度测量的偏振旋钮分别旋转调节到于 ⊥ 和 ∥ 位置上, 从而获得光电雾室相应的测量值 T⊥ 和 T∥,偏光故障值△(%)按式下式计算:

$$\triangle = \frac{T\perp}{T\parallel} \times 100$$

式中:

T⊥和 T∥———偏振旋钮分别置于 ⊥ 和 ∥ 位置上时,得到的相应光电雾室测量值。

△值与油雾仪所使用的特定光源有关。 在光电测油仪使用 12V、50W 卤钨灯为光源的条件

下,相应于合格分散度的△值应为 45%~64%。

（2）阻力检测

采用纯净试验空气在气溶胶通过滤料之前,测定试验滤速下滤料两侧压力的降低程度。通过试验体积流量的调节,当每一个滤料样品的流量值变化不超过要求值的±2%时。测量应该处于稳定运行系统状态下进行。

（3）效率检测

a. 在滤料夹具上将被测滤料平整地夹紧,调节流量计流量到滤料试验的比速要求后将油雾气流混合物通入。

b. 在通过率测定仪中将过滤后滤料的气流和清洁空气通入，缓慢旋转调节量转换旋钮,透过率测定仪测定获得 P'值,油雾过滤效率 E_0 由下式可以计算得到。

P=P'−P0

E=100−P

式中:

P——被测过滤器透过率,%;

P'——透过率测定仪测得值,%;

P_0——透过率测定仪本底测得值,%;

E——被测过滤答效率,%。

当 $P' \geq 20P_0$ 时,P_0 可忽略不计。

注:为了监控油雾的浓度和分散度,在测定透过率的同时,需要将清洁空气和过滤前油雾混合物取样通入光电雾室。

c. 检测完毕,应将残留雾室内的油雾吹干净;并保持雾室内空气清洁。

d. 油雾仪、空气加热器和水浴加热电炉的电源切换至关闭状态。

e. 将空气压缩机电源按钮旋转至停止状态,同时切断油雾发生炉的气体供给。

计数扫描法

计数扫描法也称最易穿透粒径法（The most penetrating particle size,简称 MPPS）,是对过滤器的整个出风面采用大流量激光粒子计数器或凝结核计数器进行完整的扫描,每一个点位上粉尘的个数和粒径可以通过计数器获得。计数扫描法显著特点是能够测量出过滤器的平均效率的同时还可以比较各点的局部效率。

准单分散气溶胶计数法（用于高效滤料）

1. 试验原理

发生固态或液态的准单分散气溶胶,气溶胶通过中和器中和自身所带电荷,采集试验装置上滤料上下游的气溶胶,通过凝结核粒子计数器（CNC）测量其计数浓度值,或采用光学粒子计数器（OPC）测量其 0.2~0.3μm 间的计数浓度值,然后求出滤料的计数过滤效率。

2. 试验装置及流程

气溶胶发生装置、采样部分和测量装置三部分组成效率检测装置:

气溶胶发生装置结构没有固定标准,它是依据准单分散发生技术或蒸发冷凝技术的基本原理,气溶胶发生计数中值直径为 0.20~0.30μm,粒径分布的几何标准偏差一般小于 1.5μm。

采样气流对粒子计数浓度的普遍性和代表性是采样部分的基本要求,否则不能反映真实状况。首先需要对接管采样点到测量仪器之间耐腐蚀、易导电的接管进行清洁,并使得该处并且连接接地线。接管较长时会导致粒子损失以及管道中阀门、收缩管的干扰,所以应该尽可能避免较长的接管,尽量使用短一些的接管。

测量时计数器超出测量范围,例如当上游的数量浓度大于测量范围,应在测量装置采样点与计数器之间使用粒子计数器(CNC 或 OPC)的稀释装置系统。

试验流程如下图:

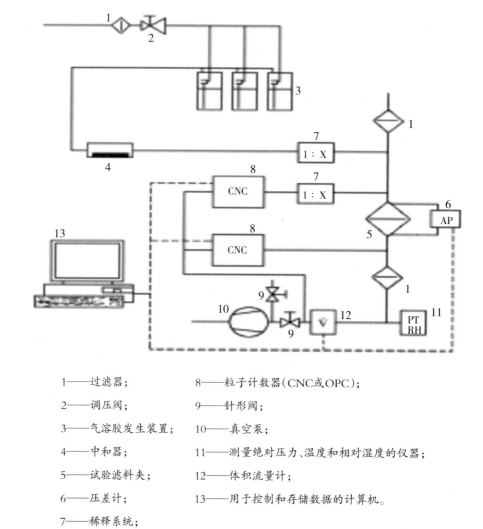

1——过滤器;	8——粒子计数器(CNC或OPC);
2——调压阀;	9——针形阀;
3——气溶胶发生装置;	10——真空泵;
4——中和器;	11——测量绝对压力、温度和相对湿度的仪器;
5——试验滤料夹;	12——体积流量计;
6——压差计;	13——用于控制和存储数据的计算机。
7——稀释系统;	

准单分散气溶胶计数法试验流程示意图

3. 试验步骤

（1）预备性检验

首先在进行滤料试验以前，应该打开试验装置，调整并检查以下主要参数是否符合要求：

①认真阅读说明书，依照说明书要求的时间首先进行预热；凝结核计数器（CNC）中应灌入工作液，依据产品生产厂家规定所规定的测量前的常规检查，进行相应检查工作之后，调节测量设备体积流量。

②粒子计数器的零计数率。在关闭气溶胶发生器的情况下，利用测量过滤材料下游的粒子计数浓度来检测计数器的零计数率。

③试验空气的洁净度

在气溶胶发生器关闭的情况下，通过测量上游的粒子数量或者浓度而检测获得确定室内空气洁净度的。

④试验空气的温度及相对湿度、绝对压力等参数的测定，是在试验滤夹下游气流达到试验体积流量时测定获得的。

⑤标准滤料的测定

制备不同过滤级别的标准样品用于滤料压差和效率的测量是很有用的。在上述各项检查之后应马上对与待测滤料级别相同的标准的滤料进行测定。这种重复性试验的状况会提供有关试验系统可重复性的漂移、损坏及误差等试验系统信息。

（2）阻力测量

阻力测量应该选择在系统运行状态稳定后采用纯净的试验空气，气溶胶在试验滤速下通过滤料，测定滤料两侧的压力下降程度获得，测量时调节试验体积量，使得每张滤料样品通过的流量值的变化不超过要求值的±2%。

（3）效率测量

试验气溶胶与试验空气均匀混合。在滤料的上游、下游分别测量其计数浓度。一般采用两台型号厂家一样的粒子计数器测量，也可以分别在滤料的上游、下游先后用同一台粒子计数器测量。使用后者同一台粒子计数器测量方式时，为防止污染，应该对粒子计数器测量之前进行净吹，以便在开始测量下游浓度之前，粒子计数器的计数浓度已经下降到能可靠测定滤料下游颗粒浓度的水平。

（4）滤料的过滤效率计算

根据凝结核计数器对过滤器前后的粒子数测量结果，过滤效率 E 可按下式计算：

$$E=(1-\frac{A_2}{RA_1})\times 100$$

式中

E——滤料的过滤效率，%；

A_1——上游气溶胶粒子浓度,(粒/m³);

A_2——下游气溶胶粒子浓度,(粒/m³);

R——相关系数。

E 值取最后一个 9 之后的头两位数字为有效数字,第三位数字进行修约,例如,实测值 E=99.9764%,修约后 E=99.976%;实测值 E=99.9776%,修约后 E=99.978%。置信度为 95% 的置信区间下限效率 $E_{95\%,min}$ 可依据下式计算:

$$E_{95\%,min}=\left(1-\frac{A_{2,95\%max}}{RA_{1,95\%min}}\right)\times 100$$

$$A_{1,95\%min}=\frac{N_{2,95\%max}}{V_1}$$

$$A_{2,95\%max}=\frac{N_{1,95\%max}}{V_2}\quad 式中:$$

$E_{95,min}$——置信度为 95% 的置信区间下限效率,%;

$A_{1,95\%min}$——置信度为 95% 的上游气溶胶浓度下限,(粒/m³);

$A_{2,95\%max}$——置信度为 95% 的下游气溶胶浓度上限,(粒/m³);

R——相关系数;

$N_{1,95\%min}$——取样周期内,置信度为 95% 的上游气溶胶计数下限,(粒);

$N_{2,95\%max}$——取样周期内,置信度为 95% 的下游气溶胶计数下限,(粒);

V_1——取样周期内,上游取样量,(m³);

V_2——取样周期内,上游取样量,(m³)。

依据泊松分布,置信度为95%的粒子计数置信区间

粒子数	置信下限	置信上限	粒子数	置信下限	置信上限
0	0.0	3.7	35	24.4	48.7
1	0.1	5.6	40	28.6	54.5
2	0.2	7.2	45	32.8	60.2
3	0.6	8.8	50	37.1	65.9
4	1.0	10.2	55	41.4	71.6
5	1.6	11.7	60	45.8	77.2
6	2.2	13.1	65	50.2	82.9
8	3.4	15.8	70	54.6	88.4
10	4.7	18.4	75	59.0	94.0
12	6.2	21.0	80	63.4	99.6
14	7.7	23.5	85	67.9	105.1
16	9.4	26.0	90	72.4	110.6

续表

粒子数	置信下限	置信上限	粒子数	置信下限	置信上限
18	10.7	28.4	95	76.9	116.1
20	12.2	30.8	100	81.4	121.6
25	16.2	36.8	n(n>100)	$n-1.96\sqrt{n}$	$n+1.96\sqrt{n}$
30	20.2	42.8			

单分散气溶胶计数法（用于超高效滤料）

1. 试验原理

采集试验装置中滤料上下游的气溶胶，经过中和器中和的单分散液态或固态气溶胶自身带有电荷，通过凝结核计数器（CNC）检测得到计数浓度结果数值，之后再计算出滤料的最低过滤效率。

2. 试验装置及流程

气溶胶发生装置、采样部分和测量装置三个部分构成单分散相气溶胶计数法效率检测装置。

气溶胶发生方法不限（这里以微分迁移率分级法为例），但发生气溶胶粒径范围应包括最易穿透粒径，在要试验的粒径范围内至少测定四个近似对数等距插值点，且至少分别有一点大于和小于最易穿透粒径。

测量装置使用凝结核计数器（CNC），如果上游的数量浓度超过了计数器的测量范围，应在使用凝结核计数器测量装置采样点与计数器之间设置稀释系统。

试验流程如下图：

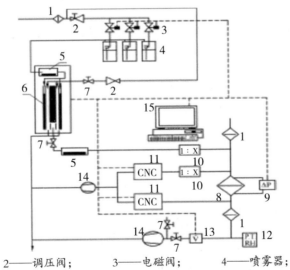

1——过滤器；　　　2——调压阀；　　　3——电磁阀；　　　4——喷雾器；　　　5——中和器；

6——微分迁移率分析仪；　7——针型阀；　　8——试验滤料夹；　9——压差计；　　10——稀释系统；

11——凝结核计数器；　12——测量绝对压力、温度和相对湿度的仪器；　　　　　13——体积流量计；

14——真空泵；　　　15——用于控制和储存数据的计算机。

单分散气溶胶试验流程图

3. 试验步骤：

（1）预备性检验：

同准单分散气溶胶计数法(用于高效滤料)预备性检验。

（2）阻力测量：

同准单分散气溶胶计数法(用于高效滤料)阻力测试。

（3）效率测量：

试验气溶胶应与试验空气均匀混合。为了测定粒径效率,应在要试验的粒径范围内至少测定四个近似对数等距插值点，且至少分别有一点大于和小于最易穿透粒径。使用单分散发生装置连线发生四组具有合适的平均粒径的单分散气溶胶,在滤料的上游、下游分别量其粒数浓度。可以用两台同样的凝结核计数器同时测量,也可以用一台凝结核计数器(CNC)先后在滤料的上下游分别测量。采用第二种测量方式时,应该对凝结核计数器(CNC)进行净吹,以便在开始测量下游浓度之前,凝结核计数器(CNC)的计数浓度已经下降到能可靠测定滤料下游颗粒浓度的水平。

（4）滤料的过滤效率计算

同准单分散气溶胶计数法(用于高效滤料)滤料的计算。

多分散气溶胶计数法(用于超高效滤料)

1. 试验原理

首先发生多分散的固态或液态气溶胶,气溶胶通过中和器中和自身所带电荷,采集试验装置中滤料上游、下游的气溶胶,通过光学粒子计数器(OPC)测量其计数浓度值,最后求出滤料的最低过滤效率。

2. 试验装置及流程

多分散相气溶胶计数法效率检测装置主要包括三部分:气溶胶发生装置、采样部分和测量装置。

气溶胶发生装置结构不限,但发生气溶胶粒径范围应包括最易穿透粒径。

测量装置使用光学粒子计数器(OPC),如果上游的数量浓度超过了计数器的测量范围,应在采样点与计数器之间设置稀释系统。试验流程如下图所示:

3. 试验步骤

（1）预备性试验

同准单分散气溶胶计数法(用于高效滤料)预备性检验。

（2）阻力测量

同准单分散气溶胶计数法(用于高效滤料)阻力测量。

（3）效率测量

试验气溶胶应与试验空气均匀混合。选择包括最易穿透粒径范围内有近似几何分布的四个粒径区间,且至少分别有一个区间大于和小于最易穿透粒径(如 $0.1\sim0.15\mu m$、$0.15\sim0.2\mu m$、$0.2\sim$

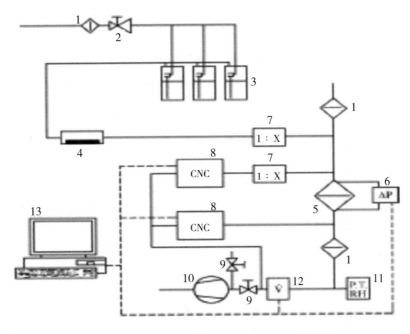

1——过滤器；　　　2——调压阀；　　　3——喷雾器；　　　4——中和器；　　　5——试验滤料夹；

6——压差计；　　　7——稀释系统；　　　8——试验滤料夹；　　8——光学粒子计数器(OPC)；

9——针型阀；　　　10——真空泵；　　　11——测量绝对压力、温度和相对湿度的仪器；

12——体积流量计；　13——用于控制和储存数据的计算机。

多分散气溶胶试验流程图

0.25μm 和 0.25~0.3μm)测定粒数浓度和粒径分布。应使用光学粒子计数器(OPC)测量计数浓度。在测量上游侧测量计数浓度和粒径分布时，特别要注意保证不超过容许的一致性误差。此外，光学粒子计数器(OPC)还应具有足够高的分辨率以满足测量要求。

(4)滤料的过滤效率计算

同准单分散气溶胶计数法(用于高效滤料)过滤效率计算。

荧光法

荧光法是将喷雾器产生的荧光素钠作为粉尘尘源，先在过滤器前后采样，之后在滤纸上对荧光素钠的水溶解液进行采样，在特定条件下再测量含荧光素钠(OPC)水溶液的荧光亮度，从而确定粉尘的重量计算出过滤器的过滤效率。此方法法国曾经使用过外，并没有普遍采用。

（张国荣）

第四节　洁净工作台

一、结构与工作原理

洁净工作台常常被称为超净工作台被广泛在现代生物制药、光电产业、航空航天、新材料、科研试验、化工业等对洁净度有要求的生产领域局部的工作区域应用,是一种为局部区域工作洁净环境提供的空气净化设备[21]的水平单向气流组织的特殊工作台。

洁净工作台的工作基本原理为[27]:经过粗效过滤器初滤的室内空气,被运转的变速离心风机吸入到静压箱后经过高效过滤器加压过滤后, 以垂直或者水平气流的状态将过滤后的洁净空气送出到所需工作区域(如下图所示),经过工作区域时将尘埃粒子带起,用以形成洁净的工作环境,使工作操作区域在洁净空气的持续控制下达到百级洁净度[23],从而保证了生产过程对环境洁净度的要求。

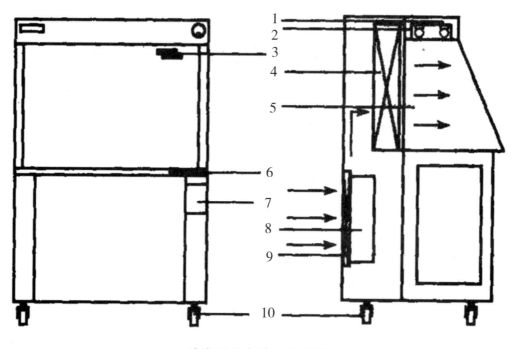

洁净工作台的工作原理

1. 紫外灯;　　2. 荧光灯;　　3. 均压板;　　4. 高效过滤器;　　5. 侧玻璃;
6. 不锈钢台面;　7. 操作面板;　8. 可变风量风机;　9. 预过滤器;　10.万向脚轮。

除以上基本配置外,洁净工作台还可以配备:紫外杀菌灯、除静电设备、不锈钢孔板桌面、数字电路控制系统、压差表等。

二、分类

1. 根据气流的方向,分为垂直流洁净工作台和水平流洁净工作台[28]。如下图:

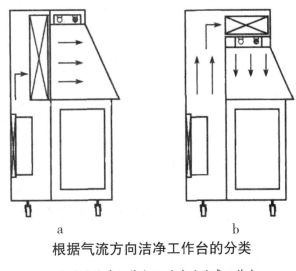

根据气流方向洁净工作台的分类

a. 水平流洁净工作台 b. 垂直流洁净工作台

2. 根据操作结构,分为单边操作以及双边操作两种形式。如下图:

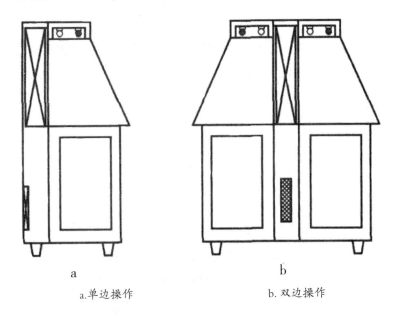

a. 单边操作　　　　　　　b. 双边操作

3. 按照排风方式分为四种,分别为直流式、全循环式、前部排风式和全排风。

此外,还可以按照用途分为普通洁净工作台和生物(医药)洁净工作台。

三、洁净工作台的维护及选用原则[26][27][28]

1. 一般每季度或至少每半年,根据周围空气洁净程度,需要拆下预过滤器中的滤料清洗更换。

2. 一般每间隔 2 个月,需要测量工作区的风速是否符合要求。当技术参数偏离不太多时,可以通过增大风机功率的措施给予纠正。

3. 当通过增大风机功率的措施纠正没有作用时,也就是功率达到最大值时风速依然小于0.3m/s,这时需要更换全新的高效空气过滤器。新的高效空气过滤器更换后,应对更换后的高效过滤器采用尘埃粒子计数器进行密封性捡漏,如果泄漏需用密封胶封堵后才能使用。

4. 高效空气过滤器在维修更换时需要停机后进行,预过滤器必须先停机再进行维护维修。更换时需要注意以下事项:

(1)新的高效空气过滤器在拆箱、搬运以及安装时需要格外小心,为了防止造成破损泄漏,禁止使用手或硬质物体触碰滤纸,严格保护滤纸完整无损。

(2)安装前,以肉眼将新的高效过滤器对着光线明亮的背景检查是否因运输等原因高效空气过滤器出现破损漏洞。对于发现有漏洞的坚决不能使用。

(3)打开后盖进行过滤器更换时,需要特别注意标志在过滤器的方向不能搞错,其箭头方向应该与工作台出风方向一致。

5. 工艺装备或器具在水平方向对气流阻挡最小时,优先选用水平单向流洁净工作台;如果垂直方向气流阻挡大于水平方向时,这种情况应该选用垂直单向流洁净工作台。

6. 对于生产过程中产生大量粉尘或者产生对人体有害的气体时,应该选用外排的洁净工作台,也就是生物安全柜。

7. 如果生产工艺或者制造过程对振动有比较严格的要求时,应该采用独立式洁净工作台相对较好,非独立式会相互产生不可避免的影响。

(张国荣)

第五节　生物安全柜

生物安全柜是为操作具有感染性的试验材料,例如菌(毒)株、培养物、诊断性标本等时,为了避免可能产生的感染性气溶胶和溅出物暴露于室内空气对操作者以及对实验室环境、试验材料的操作过程造成污染而设计的具有负压过滤排风工作柜[21][24]。生物安全柜对于空气污染物控制,保持操作环境空气的洁净,保持样品不被再次污染,起着举足轻重的作用,尤其在进行致病菌纯菌种培养、制备病原微生物样品、菌液制备试验、菌种保藏或者制备时,生物安全柜具有不可缺少,无法代替的重要作用。

生物安全柜的分类:根据排气系统及结构、气流方向和模式、安全柜共分为Ⅰ、Ⅱ、Ⅲ共3个防护等级。

Ⅰ级安全柜能够对工作人员和环境进行保护,但是对样品起不到保护[28]。气流组织基本原理大致等同于实验室通风橱,区别在于生物安全柜有高效过滤器(以下称为 HEPA 过滤器)安装在排气口,Ⅰ级安全柜本身没有设置风机,其排风主要依靠外接通风管中的风机向外抽吸气流,由于他对柜内产品没有保护作用,故目前已较少使用[42]。

目前应用最为广泛的生物安全柜是Ⅱ级安全柜。常见的依照流入气流、排气方式和循环方式将Ⅱ级安全柜可分为 A1 型,A2 型,B1 型和 B2 型四个级别。目前普遍使用最多的是外排和内循环以 3∶7 比例的 A2 型和完全外排的 B2 型占据市场主导地位。为毒性很高的细胞毒素药物的生产实验所专门研制的Ⅱ级细胞毒素安全柜,将三层高效过滤器安装于柜体,对实验人员、产品和环境更加高效保护地同时,更换高效过滤器无需停止风机,过滤器可以在风机运行的过程中,确保维护人员的安全以及职业防护要求。

位于Ⅱ级生物安全柜上部的高效过滤器能够将空气过滤后达到百级洁净级别,通过顶部送风格网均匀流向下送入的洁净气流经过安全柜的操作台面,同时洁净室房间中的非洁净空气或者被轻度污染的空气通过生物安全柜内置的高速运转的风机吸入生物安全柜操作台内,附近空气通过操作台前窗操作口,一并将收集吸入到前操作面板格栅内,直接通过管路排放到室外或者通过操作台格栅内管路再次进入过滤循环[43]。在生物安全柜动态运行状态下,物体的摆放位置,操作人员的活动范围及其动作幅度,安全柜前风挡玻璃是否开启在安全位置等这些因素都能够导致操作面板空气的流动方向受到不同程度的影响,也可能导致格栅部位的气流组织的乱流,从而影响洁净度。另一方面,部分非洁净空气就会因为空气乱流而随意漂流到洁净室房间,导致非洁净空气或者操作过程产生的污染空气不可避免地逃逸过面板格栅的负压捕捉,不能沿着循环管路而是进入到洁净区域,成为人员防护或者所操作样品潜在的污染因素。生物安全柜靠近进风口部位左右侧的沉降菌总数一般明显多于左右内侧和中部的沉降菌,从另一方面再次验证了进风口的格栅附近不能封堵和放置物品,因此洁净的实验材料应避免靠近格栅放置并需要保持洁净操作。因为人员流动会导致室内气流紊乱,生物安全柜避免安装于人流频繁活动位置,操作者动作应控制在最小幅度并且在操作开始前先将手臂和前门垂直放入柜内,待内洁净气流扫过手臂表面,柜内气流稳定约 1min 后再开始操作。为了防止外包装上附着的微生物对样品造成二次污染,需要提前对样品外包装材料进行消毒处理。

Ⅲ级安全柜的柜体是完全气密,是专门为高风险、危害程度很大的实验操作特别设计的,适用于三、四级实验室等级,工作人员常常是通过和柜体内空气密封并且连接在柜体的手套进行操作,所以被许多人称为手套箱,这种安全柜设置有专用的物体进出双门传递箱,确保了试验样品不被污染,尤其适用于高风险的生物、化学试验。

安全柜的选型问题

一般情况下,对于安全柜的选择不是取决于生物因素,而是取决于危害程度因素。实际工作中是选择用 A2 型安全柜还是 B2 型安全柜,主要依据操作对象本身是否是有毒化学品或放射性物质,并且考虑在操作的过程中是否产生有毒或危害性物质。所以要确保对人员操作和防护绝安全后根据综合考虑危险影响,合理选择安全柜。对于危害程度较大的毒害药品操作,不应将空气内部百分之七十循环排入房间的Ⅱ级A型安全柜作为这类操作环境的选择,全部外排型Ⅱ级B型安全柜才是合理的选择;Ⅱ级B1型安全柜主要用于轻微有毒化学品或者容易挥发性的放射性物质的操作选用,对于较多毒性化学物质、放射性物质的实验操作,为避免操作人员受到危害,必须选择Ⅱ级B2型安全柜才能满足安全防护要求。在常规实验室建设及其生产、检验检测工作中,我们不得不考虑操作人员的安全保护措施,一般三级实验室应当配备Ⅱ级A2型或B2型安全柜,四级实验室中必须设置Ⅱ级B2型或Ⅲ级安全柜[27][28][27]。对于静脉用药调配来说,细胞毒性药物的配置应选用B2型生物安全柜,抗生素药物的调配也可选用A2型生物安全柜。

安全柜的安装问题

随着生物技术的开发应用的不断深入,医疗机构检验、病理和肿瘤科室因业务需求生物安全柜被大量应用于日常工作,工作实践证明检验、病理科配备大量临床检验分析、药物配制设备及实验耗材,是综合性的多学科实验诊断科室,肿瘤科室是细胞毒性药物配制使用的重点部门,大多数科室普遍存在安全柜空间摆放不得当以及柜体安装不合理的问题。部分在用安全柜和仪器设备一起混合摆放的现象比较突出,一部分医疗机构的门窗、走廊等通风区域放置安全柜,也有将安全柜置于或正对中央空调送风、排风口,摆放在紧靠墙面死角位置,这些各种不合理摆放干扰了安全柜流入气流气幕对人员和产品的保护,失去安全柜安全保障防护的实际意义,使得实验样品与操作人员直接暴露于危险之中,对人体造成直接或潜在的危害。同时使得外界污染物非常容易进入实验区域,对实验样品构成再次污染的可能,导致操作误差增大,试验检验检测结果不够准确。除此之外,实际工作中,为了方便,有些地方安全柜支架下方摆放离心机、小型设备、实验耗材或大量废弃物,这些不良习惯不仅影响人员的操作,更不利于对安全柜底部的清洁维护,进一步影响整个洁净间的洁净级别。

对于Ⅱ级A2型安全柜而言,柜体顶端紧贴屋顶、安装外排管道且管道过长都将导致安全柜气流外排受阻,进而干扰气流模式导致流入气流下降,实操作人员处于有害气体污染的危险状态等是常见的安全柜柜体安装不合理主要体现。对于Ⅱ级B2型生物安全柜而言,安全柜外排风机功率不够导致运行所需风量不足,或者没有配置独立的外排风机,将外排管道与实验室风机系统直接连接,不但导致气流模式的干扰,而且使得流入安全柜气流下降,进一步导致操作人员在危险工作环境中暴露风险增大。

另一方面,生物安全柜应该放置于远离通道处摆放。如果有窗户时窗户不应该打开状态,为避免空气吹过前窗操作口或吹向排气过滤器,所以流通空气入口处不该放置安全柜。如果空间足够的话,安全柜背后和周边应该预留30cm的清洁空间,如果空间有限,最少每边应有8cm及背部留3.8cm的清洁空间。

对于Ⅱ级A2型生物安全柜,顶端排气口和天花板之间应该至少预留为8cm的距离。并且不应该设置外排管道或用设计合理的排气罩代替。Ⅱ级B2型安全柜应配备包括防漏管道、管道内靠近安全柜的节气阀及作为最终系统组件的外排气风扇,排气扇应满足排气量和风量设计。顶部排气系统应有延伸到屋顶面 3m 以上、避免外排的污染气流再进入洁净室内并且竖直向上的直接排气管同时避免沉降物进入排气管道。为了避免雨水倒流进入管道损坏高效过滤器,应该在风机机壳的最低点钻一个 2.5cm 的排水孔[44]。

安全柜的定期维护检测

目前多数医疗机构不具备自行维护检测的能力。对安全柜性能不是非常清楚,对于日常维护检测缺乏足够的认识,为此加强安全柜的管理培训,建立行业规范和标准对明确安全柜性能以及维护保养的管理制度就显得格外重要。经市场调研发现,安全柜性能异常时检修机构没有深入研究安全柜出现异常原因,盲目更换高效过滤器导致运营成本的明显增高,所以对检测机构的自身检验能力有待通过行政手段进行监督、评定、规范[44]进一步提高和质量认证。

依据《医疗器械使用质量监督管理办法》中有关规定[44],医疗机构应当建立相应的维护维修管理制度。为此生物安全作为三类医疗器械使用时,需要日常进行定期的维护保养,检查设备运行状态、校准仪表、检验检测各项指标,及时给予评估和分析,以保证安全柜运行状态良好,能达到所需净化级别。依据《生物安全柜在用医疗器械质量控制技术要求通告》的规定,安全柜每年至少进行一次的日常检验, 并且当安全柜安装完成或位置发生移动后也需要检验和再次检验确认[44]。如果自己无法检测时也可以要求安全柜生产厂家提供维修维护服务,也可以委托第三方有能力和条件的专业合格维修机构进行保养与维修。对于运行中发现的问题和安全隐患, 不能带病作业,应立刻停止使用,及时检查检修。对于无法维修或者检修后仍达不到性能指标和安全标准的,需及时停止使用,并按照固定资产报废流程申请报废处理。要做到日常维护与定期检测相辅相互交叉、互为补充的综合保养制度和措施,综合应用科学的方法和仪器设备,依据有关行业标准与规定,准确发现安全柜性能上的问题,为安全使用和正常运营提供有效地保障。例如:风机老化或柜体安装不正确都能够导致进气格栅的堵塞。所以气流流速低不能仅仅认为是高效过滤器堵塞造成的,外界气流的干扰,气流流速不合格,柜体结构设计不合理、气流模式不符合要求或者紊乱等原因都能够导致气流流速达不到要求[25][27]。行业标准对安装检验和维护检验所规定定期检测,不仅是为了验证安全柜是否达到性能指标和处于正常状态,也是为了及时发现潜在的问题隐患,通过进一步排查分析,达到彻底解决问题、保障正常运行的目的。

安全柜的维护检测项目

《生物安全柜在用医疗器械质量控制技术要求通告》中明确规定了安全柜核查的性能指标和有关要求[44]。

1. 关于外观和铭牌。铭牌是安全柜设计性能参数(产品型号、规格、名称、级别类型、设备编号、生产日期和气流流速标称值)的重要标识,如果存在明功能的文字图形错误模糊、不光滑、有划伤、锈斑、焊接若不牢固等问题,长期使用经风吹腐蚀老化加剧安全柜表面结构腐蚀泄露,造成安全隐患[28]。A2 型安全柜若安装能够可拆卸和重新安装排风管道以及 B2 型安全柜预留约10mm

的圆孔于排风管道上,也是排风过滤器的完整性检测项目。

2. 下降气流流速和流入气流流速。设置下降气流和流入气流是安全柜最为核心的技术指标,设置的目的是保护试验样以及操作人员避免受到病原微生物的感染。风机选配、柜体结构对气流流速的波动范围起着关键的作用,只要符合医疗器械注册证的安全柜就必须设定气流流速标称值。气流流速标称值在一定范围内波动是保证安全柜正常运行和安全性能的前提条件。

3. 气流模式。气流是否单一方向均匀流动,柜体结构设计是否合理的也是必不可少的检测项目,对安全柜的前窗操作口边缘气流和移动窗密闭性、下降气流、观察窗气流必须分别进行气流模式的检测。

4. 高效过滤器完整性。送风和排风两层过滤器是生物安全柜的基本结构设施,送风过滤器主要针对保护试验样品而设置的, 排风过滤器的主要作用是对实验操作人员以及外界环境保护发挥作用的。由于高效过滤器是由高精度、高密度的玻璃纤维纸制成,其相对脆弱极易破损,所以为了防止移动搬运过程中振动破裂,安全柜需要格外注意[42]。

5. 风速显示以及报警和联锁系统。生物安全柜应当设置自动报警系统,如果风机停止运行、气流波动超出范围、没有达到设定排气量、前窗开启高度没有达到要求等非正常状态时报警系统发出声光信号,及时有效的提示操作人员立刻停止操作,等待维修人员进行检修处理。此外让操作人员能够直观通过生物安全柜的操作面板观察到下降气流和流入气流的流速, 有利于深层次的判断气流风机运行是否正常状态。

6. 照度、噪声和紫外灯。宽敞、明亮、舒适的工作环境是提高工作效率的措施之一,如何为操作人员营造一个相对和谐、舒适的工作环境,通过控制舒适的照明条件和噪声使操作人员降低烦躁心态,避免外界干扰,从而达到能够静心操作,不干扰影响操作是建设和管理必须解决的问题。另外,紫外灯是常见的消毒方式,但是紫外灯的穿透能力较差,只能对操作台和物体表面进行消毒灭菌,对于遇到阻隔或者遮挡的很难达到有效的灭菌效果。为此,不能使用单一的消毒方式,对于物体表面或者台面应该使用酒精擦拭消毒来弥补紫外线消毒的不足。

7. 产品和人员交叉污染保护。采用碘化钾法和微生物法对安全柜验证是常用的方法,但是碘化钾法在检测的时候, 作为化学指示剂的碘化钾本身具有一定的危害, 所以检测人员的保护不容忽视。但枯草芽孢杆菌作为生物指示剂时,对产品进行交叉污染保护实验也是不可缺少的措施。

安全柜主要检测误区

1. 安全柜的气流检测。依据医疗器械注册管理有关规定,安全柜的下降气流和流入气流需要达到有关标称值的限制范围[42]。对安全柜进行气流检测时,如果忽视实测值与标称值间的比较仅仅检测风速实测值,将会对判断安全柜安全及性能、正常运行产生偏差影响,只有安全柜的实测气流在标称值的±0.025m/s 范围,才能符合安全柜设计生产的相关参数要求。

2. 安全柜高效过滤器完整性检测。安全柜高效过滤器常用的完整性的检测方法是尘埃粒子法和气溶胶光度计法是[20][24]。尘埃粒子法是通过测定高效过滤器两侧的粒子浓度来反应过滤器的完整性,它是将上游大气尘作为检测的背景,经过测试下游工作区内尘埃粒子数值,比较两者之间的大小关系达到检测目的。尘埃粒子法的缺点是由于受环境影响较大,上游大气尘浓度具有不确定性,这样不论是在普通还是洁净环境下,即使同台安全柜其漏过率会存在较大差异,此外必须明白安全柜是本身不是单纯意义上的洁净产品,它是对生物危害防护起到屏障作用和措施。尘埃粒子检测方法的特点是高精准、高灵敏性,对于 0.3μm 以上粒径的粒子能够精确检测,但对于 0.3μm 以下的尘埃粒子则无法达不到检测的要求。但是在实际工作中,微生物气溶胶的粒径普遍都比 0.3μm 小得多[42],所以很容易发生过滤器泄漏现象,如果发生泄露时的危害程度要比尘埃粒子的危害程度严重得多。

安全柜在使用中存在的问题[28]

1. 使用误区。第一,实验操作前不穿戴防护用品,或者穿戴防护用品不规范,个人防护存在漏洞,没有执行手卫生以及没有按照正确的程序洗手、消毒,以及消毒不彻底到位。第二,思想认识不足,错误以为医护人员经常接触病原微生物,机体因免疫刺激对部分微生物会产生抗体,长期以往警惕性降低、防范意识放松、产生麻痹大意的职业习惯。第三,忘记正确开启安全柜就进行操作,或者安全柜使用错误,前风挡玻璃没有降到安全位置,使用损害的安全柜操作。第四,安全柜内物品摆放不合理,操作台面分区混乱,操作区堆放大量无关杂物、废弃物,进气格栅没有及时清理、清洗或者定期对集液槽进行清洁,导致进气格栅堵塞。第五,无菌意识淡漠,将酒精灯、检测记录纸等物品随意摆放在安全柜操作台面,或者没有固定位置频繁移动,导致操作污染区域增大。第六,操作过程中,前窗进气格栅被操作人员双臂遮挡,操作人员手臂移动速度不均匀导致气流组织紊乱。操作者背后室内频繁的人员走动而影响室内的合理气流流向,增加污染的机会。

2. 安全柜正确的使用步骤。首先做好操作前期准备,将操作所需物品用 75% 酒精或事先配置好的适宜消毒液擦拭表面进行消毒后,将彻底消毒后的物品全部放于生物安全柜内台面合理的位置,操作过程避免由于双臂频繁穿过气幕而破坏气流流向;第二,提前 5~10min 打开风机,等待生物安全柜完成自净、气流稳定后再进行操作。为了防止双臂遮挡气流,操作人员应将双臂缓慢伸入安全柜内至少持续 1min 以上的静止状态,让气流充分足够稳定后再进行操作。第三,安全柜内严禁放置无关的物品,为了防止正常气流流动受到干扰,物品应靠后尽可能放置于不遮挡、不影响气流流动的位置。为了避免交叉污染的可能,操作台面应该根据清洁区、半污染区与污染区给予合理的区域划分。第四,为了避免物品及各区域的交叉污染,应按照从清洁区到污染区的原则进行操作。可将消毒纸巾或者纱布或一次性无菌无纺布铺垫在台面上防止操作过程滴液的溅出,所以需要特别强调的是绝对不能覆盖住进气格栅。由于明火产生的热量很容易对流产生混乱气流,干扰柜内气流稳定,且明火可能烧毁高效过滤器。所以严禁在柜内操作期间使用酒精灯等明火,第五,为防止安全柜内气流不稳定,尽可能减少工作时操作人员走动、房间门及传递窗的迅速关闭。第六,在操作时,为防止有害液体喷溅带给操作人员的意外伤害,玻璃视窗严禁操作时打开,要确保整个操作者脸部在整个操作过程始终位于工作窗口之上。柜内操作动作不能影响柜内气流的正常流动和干扰。第七,操作完毕,需要对安全柜清洗、清洁、关闭玻璃窗后打开紫外灯,让安全柜风机继续运行30min(紫外光对人体有损害,在紫外灭菌时要关闭通风,注意个人保护)。第八,安全柜应定期用84消毒液或者75%的酒精擦拭进行清洁消毒,在工作完成后柜内台面可以采用紫外灯消毒。为防止带出的物品附属的病原微生物污染环境,柜内使用的物品应在消毒后取出。

3. 安全柜使用原则[26][27][28]。

缓慢移动原则:为了确保正常风路运行状态,避免影响紊乱气流产生,柜内操作时手应该尽量做到缓慢、平稳移动。

物品平行摆放原则:为了避免回风隔栅被摆放的物品或者器具遮挡、堵塞,从而影响回风风路正常流动,导致物品的交叉污染。为此,应尽可能将安全柜内物品横向呈一字摆放。可以依照操作者的个人习惯,将操作台面从右到左按照从清洁区、半污染区到污染区的方向进行划分,柜体的右侧放置洁净器材和物品,左侧放置污染物品和器材,这时工作台面上的操作顺序应该是从右到左按照从清洁区、半污染区到污染区的方向进行,这样既符合一般人员右手操作的习惯,同时尽可能的减少或杜绝交叉污染的可能。监测表明,在动态操作条件下,生物安全柜左侧角部的菌落数要比中部和右角部相对增大许多[44][45],这将证明对洁净要求较高的样品放置左侧区域有造成交叉污染的风险,应在实践工作过程中加以有效防范。摆放物品时需要注意,柜内台面对角线交叉的中心区域通常是洁净区域位,柜内污物摆放区域和靠近面板进风口位置常常是生物安全柜内微生物污染风险相对较高的部位。对于有洁净要求的质控考核样品制备、致病菌纯菌种培养和菌液制备、菌种保藏等实验工作应在相对洁净区域操作。操作者要通过正确的操作手法,才能减少柜内空气乱流的产生,避免实验室空气中的微生物随空气乱流进入操作区域导致的影响。另一方面操作人员应提前对样品外包装材料进行消毒处理,严格防范携带外包装操作,尽可能防止样品外包装上附着的微生物对样品本身造成的污染可能,为了避免柜内物品的交叉污染,人员操作方向与流程要遵循从洁净区到污染区的规则,才能保持生物安全柜核心区域的相对洁净。如果操作时注意以上几点,正确把握使用生物安全柜才能达到既保护操作者和环境,又保护工作台面的物品不受污染目的。

避免振动原则:柜内尽量避免振动仪器(例如离心机、旋涡振荡器等)的使用,因为振动会使得积留在滤膜上的颗粒物质抖落,导致操作环境内部洁净度降低,同时如果在前操作面平衡失败还会引起安全柜对操作者的可能性潜在污染。

不同样品柜内移动原则:柜内两种及以上物品需要移动时,一定遵循低污染性物品向高污染性物品移动原则,避免污染性高的物品在移动过程中产生对柜体内部的大面积污染。

明火使用原则:柜内尽量不要使用明火。因为在明火使用过程中产生的细小颗粒杂质将被带入滤膜区域,这些高温杂质会损伤高效过滤器的滤膜。无法避免一定需要使用的时候,宜使用低火苗的灯具。

(张国荣)

参考资料:

[1] 方治国,欧阳志云,刘芃,等.北京市居家空气微生物污染特征.环境科学学报,2013,33(4):1166-1172.

[2] 茅旭,李鹏飞,黄牧,等.沈阳市某医院室内空气污染细菌种属状况的调查与分析. 现代预防医学,2011,38(21):4353-4357.

[3] Mouli P C, Mohan S V, Reddy S J. Assessment of Microbial （Bacteria）Concentrations of Ambient Air at Semi-Arid Urban Region:Influence of Meteorological Factors[J]. Applied Ecology and Environmental Research,2005,3(2):139-149.

[4] 孙平勇, 刘雄伦, 刘金灵等. 空气微生物的研究进展. 中国农学通报,2010,26(11):336-340.

[5] 孙磊.空气净化技术在暖通空调系统中的应用. 中国新技术新产品,2017(22):93-94.

[6] 唐敏康,余骏斌,贺玲,王琳,王霆.电袋除尘器中荷电烟尘粒子在滤袋表面的堆积机理.工业安全与环保,2015,41(11):79-83.

[7] D.C.Walsh,J.I.T. Stenhouse. The effect of particle size,charge, and composition on the loading characteristics of an electrically active fibrous filter material[J]. Journal of Aerosol Science,1997,28(2).

[8] 王佳男.静电作用下颗粒物过滤机理研究综述. 环境工程 2017 增刊 1[C]:工业建筑杂志社,2017:5.

[9] 涂光备,药厂洁净室两级过滤系统的探讨.暖通空调. 1998(28):13-16.

[10] 涂光备,关于空气过滤器的一些问题.制冷. 1985(4):22-26.

[11] 刘来红,门泉福.合成纤维空气过滤材料的应用分析和评价.过滤与分离,2004(02):35-36.

[12] 陈霖新等.洁净厂房的设计与施工. 北京:化学工业出版社,2002.12.

[13] 涂光备,医院一般手术室的空气净化.洁净技术.1987(2):29-32.

[14] 刘道清. 空气过滤技术研究综述.环境科学与管理, 2007(5):109-112.

[15] 邹志胜. 高效空气过滤器最易穿透粒径效率测试台的研制.天津大学,2005.

[16] 曲洁琼等.空气过滤技术发展现状.洁净与空调技术, 2016(4):80-83.

[17] 涂光备等.对空气过滤器分类及对分类标准的一点浅识.洁净技术.(1):14-18.

[18] 中华人民共和国国家标准《空气过滤器》GB/T 14295-2019.

[19] 中华人民共和国国家标准《高效空气过滤器》GB/T 13554-2008.

[20] 中华人民共和国国家标准 《高效空气过滤器性能试验方法效率和阻力》GB/T 6165-2008.

[21] 祁国明.病原微生物实验室生物安全. 北京:人民卫生出版社,2006: 63.

［22］ 涂光备.制药工业的洁净与空调.北京:中国建筑工业出版社,2005.

［23］ 中华人民共和国卫生部.医院消毒卫生标准:GB15982-2012.2012.

［24］ 宋庆璋,刘瑞东,马志国.生物安全柜动态条件下空气细菌污染监测与影响因素分析.现代检验医学检验杂志 2008,23(6):63-64.

［25］ 国家食品药品监督管理局.医疗器械使用质量监督管理办法.2016-02-01.

［26］ 北京市食品药品监督管理局,北京市卫生和计划生育委员会.生物安全柜在用医疗器械质量控制技术要求通告.2016-07.

［27］ 国家食品药品监督管理局.YY 0569-2011 Ⅱ级生物安全柜.北京:中国标准出版社,2013.

［28］ 古希波,张英.生物安全柜的选择、安装与使用.医疗卫生设备,2010,31(7):94-96.

［29］ 房小健,紫外线联合臭氧催化对室内空气动态消毒的研究.哈尔滨工业大学硕士论文,2013.

［30］ 谈书勤,胡贵方.空气微生物气溶胶富集检测与空气消毒技术研究进展.中国消毒学杂志. 2012-11-22.

［31］ 房小健,紫外线联合臭氧催化对室内空气动态消毒的研究.哈尔滨工业大学硕士论文

［32］ 刘春雁.装配式洁净室的性能研究.东华大学硕士论文,2004-03-15.

［33］ 高精度纤维过滤板通流能力的研究 韩菊,河北工业大学硕士论文,2007-08-14.

［34］ 王玉婕,羊毛滤料净化室内空气颗粒物的性能及实验研究.西安工程大学硕士论文,2012-08-09.

［35］ 虞霞,沈恒根,-关于舒适性空调系统中空气过滤器的研究.建筑热能通风空调,-2005-09-28.

［36］ 张国强,吴家鸣,编.流体力学.机械工业出版社.2005-08-20.

［37］ 邱济夫,沈晋明,聂一新.抗菌空气过滤器性能评价方法的研究,洁净与空调技术.-2005-01-04.

［38］ 曲洁琼,强天伟,商云瑞.空气过滤技术发展现状.洁净与空调技术. 2016-07-21.

［39］ 姜坪,刘梅红.空气过滤材料的发展与应用. 现代纺织技术. 2002-03-01.

［40］ 陈国文,超净工作台计量性能方法的研究.计量与测试技术.2018-11-03.

［41］ 曲洁琼,强天伟,商云瑞.空气过滤技术发展现状:洁净与空调技术. 2016-07-21.

［42］ 李珊珊.-生物安全柜的科学选型和合理应用.中国医学装备. 2016-08-22.

［43］ 陈天林,李旦,吴攀. Ⅱ级生物安全柜细菌污染动态监测分析. 中国消毒学杂志.-2017-07-02.

［44］ 王会如,王霖,战玢.深度解析在用Ⅱ级生物安全柜现状.中国医疗器械信息. 2019-12-27.

［45］ 陈天林,李旦,吴攀.Ⅱ级生物安全柜细菌污染动态监测分析..中国消毒学杂志.2017-07-02.

第三章　建筑装修设计

随着现代工业技术和生产的发展,对于环境清洁生产的要求越来越高,静脉用药集中调配中心有空气洁净度标准及微生物的控制要求,成品输液的质量直接关系着患者的治疗效果,甚至危及患者生命安全。为了确保输液的质量安全,对室内所用装修材料必须慎重仔细选择,以满足使用工艺的要求同时创造一个合理、洁净、舒适的调配环境。其洁净室的构造处理和材料选择应按照结构形式、洁净度的等级、建筑设计的要求等综合考虑,一般除了符合建筑装饰基本的隔热保温、隔音防振等要求外,洁净室结构的气密性、建筑材料表面的光滑程度以及不发尘、不积尘、不滞尘、抗静电是显著的特征。为此构造设计表面要求光滑、简洁、符合不容易产尘、不容易聚尘、清洁清扫方便彻底等特点[9],尽可能减少凹凸不平和不必要的一些装饰。

洁净室装修表面一般要求情况一览表

使用部位	基本要求							
	发尘性	耐磨性	耐水性	防静电	防霉性	气密性	压缝条	
吊顶	涂料	不掉皮、粉化	—	可耐清洗	电阻为$10^5\sim10^8\Omega$	耐潮湿霉变	—	—
	板材	不产尘无裂痕	—	可擦洗	—	—	板缝平齐密封	平直缝隙不大于0.5mm
	抹灰	按高级抹灰	—	耐潮湿	—	耐潮湿霉变	—	—
隔墙	涂料	不掉皮粉化	—	可耐清洗	电阻为$10^5\sim10^8\Omega$	耐潮湿霉变	—	—
	板材	不产尘无裂痕	—	可耐清洗	—	耐潮湿霉变	板缝平齐密封	平直缝隙不大于0.5mm
	抹灰	按高级抹灰	—	可耐清洗	—	耐潮湿霉变	—	—
地面	涂料	不起壳脱皮	耐磨	耐清洗	电阻为$10^5\sim10^8\Omega$	—	—	—
	卷材	不虚铺缝隙对齐不积尘	耐磨	耐清洗	电阻为$10^5\sim10^8\Omega$	—	缝隙密封不虚焊	缝隙焊接牢固平滑
	水磨石	不起沙密实光滑	耐磨	耐清洗	—	—	—	—

目前,建筑材料的发尘是一种不可忽视的污染来源。有实验证明,即使在没有任何碰撞的情况下,建筑材料的表面也在不断向周围空气中散发一些微粒,这些散发的微粒和材料的使用状态、质量、老化程度等息息相关。通常情况下,洁净室建筑表面发尘量如下表:

洁净室建筑表面发尘量pc/(min·m²地面),≥0.5μm

序号	建筑表面发尘量	序号	建筑表面发尘量
1	$(0.8\sim1)\times10^4$	1	0.77×10^4
2	$(0.3\sim0.9)\times10^4$	2	4.5×10^4

建筑围护结构、设施的产尘情况,与建造所用材料、施工安装方法息息相关,为了减少产尘,避免管线裸露,采用暗装管线,非得明装时用不锈钢板(管)加以封闭。随着建筑材料的深入开发和不断优化改进,来自建筑表面的产尘量也不断减少[10][1]。另一方面,洁净室现在的装修所用材料均含有高分子合成材料,各种合成的纤维织物以及绝缘材料制成的工作服、工作鞋、抹布、拖布,在运动摩擦下都会产生静电。所以对于洁净室的室内设计时,尤其是在地面的防静电措施以及去静电无尘工作服方面往往容易忽略,需要引起重视。

洁净室室内装修材料基本要求

特性与举例	墙体、顶棚	地面
特性	1. 表面平整,光滑	1. 耐磨、耐冲击
	2. 表面耐磨性好	2. 耐火、耐侵蚀(水酸碱)性好
	3. 耐久、耐冲击性好	3. 不脱落、不易破损
	4. 不易产生静电	4. 不易产生静电
	5. 良好隔热性、吸声性好	5. 无接缝施工,接缝少
	6. 表面不易吸附尘粒,易清扫	6. 易清扫、防滑
	7. 不吸潮、不霉变	7. 表面不起尘,表面不易吸附尘粒
	8. 易进行加工	
	9. 破损、剥离等不易发尘	
材料举例	金属壁板、干法施工、表面涂料等	水磨石、环氧树脂、聚氨酯、聚酯等

为此,静脉药物集中调配中心的装修因选择经济、合理的面层以及不容易产生裂缝的材料和构造。此外应选用气密性良好,不同的温度和湿度下不易产生变形的材料,且墙面材料装修需要附加构造骨架和保温层时,材料应选用燃烧性能差,有一定耐火级别的材质。室内装修应选用淡雅柔和的色彩,室内各表面材料的反光系数需要合理,墙面和顶棚合理范围为0.6~0.8,地面适宜为0.15~0.35。室内装修适合采用干燥作业,如需要抹灰时,应采用高级抹灰标准。技术夹层的顶棚和墙面都应该光滑平整且做四十五度拐角圆弧处理,应该采取能够防水、防潮、防霉变的措施

对回风地沟、地面和位于地下的技术夹层进行处理。

（孟敏）

第一节　地面

《医药工业洁净厂房设计标准》(GB 50457—2019)8.3.3.2 规定:地面应整体性好、不开裂、耐磨、平整、耐撞击和防潮,便于清洗除尘,且不易聚集静电。《建筑内部装修设计防火规范》(GB 50222—2017)规定,甲乙类厂房的地面装修材料的燃烧性能等级应为不燃烧 A 级,丙类厂房的地面装修材料的燃烧性能等级应为难燃烧 B1 级[11][12]。所以洁净室地面设计应符合平整、耐磨、易清洗、耐酸碱性药物腐蚀、不易产尘和积聚静电、色彩清淡柔和、避免眩光、不开裂、防潮等特点。目前常用的防静电聚氯乙烯(PVC)地面、有自流平地面、不发火水磨石防静电地面等基本符合上述规范要求[11][12]。

一、自流平地面

概念:环氧自流平涂料是通过对环氧树脂的成膜物加入各种助剂、胶泥、环氧或聚氨酯或聚酯砂浆、颜料、填料等加工而成,适用于耐腐蚀,特别是聚酯树脂胶泥地面适用于需要耐氯氟酸腐蚀,但又不经常受到较大冲击与磨损的部位。采用涂层施工法或者流延施工法(常称为自流平)或者胶泥施工法[1]。涂层施工是用专用抹刀将配置好的涂料涂抹一到三遍,在限定的时间内完成作业。流延施工法与涂层法类似,特别适用于聚酯树脂涂料地面的施工。胶泥施工法是将树脂和干燥的硅砂、河沙等填料混合成树脂胶泥,再用抹刀涂抹的一种方法。

聚氨酯作为地面的入料常常使用双组份类型。甲料与乙料混合后涂布反应形成聚氨酯。这种聚合物对温度和压力没有特殊要求,在一定温度条件下能够干燥固化,在-40℃~70℃范围内不碎裂,不变形的同时与玻璃、金属、木材、混凝土等都有很好的附着力[13],非常方便施工[13,14]。并且表面光洁而且不打滑,便于清扫清洗,不但脚感舒适[13,14],而且弹性好不容易摔伤或摔碎物品,其耐水、耐油、耐腐蚀、耐磨、静电小等特性优良而受到广泛的应用。

性能特点:

1. 可以在环氧树脂中加入导电粉和优质固化剂;

2. 具有很好的装饰性,其表面光滑,其美观程度能达到镜面效果,是百级级洁净度的理想选择;

3. 对酸、碱、盐、油类腐蚀,特别是耐强碱性能良好;

4. 耐磨、耐压、耐冲击,有一定弹性;

5. 防潮、抗菌;

6. 整体性好,一次成膜在一毫米以上,施工简便;

7. 燃烧性能为 B1 级(难燃性)。

适用范围:适用于外观要求美观清洁、无尘无菌要求非常高,防静电的电子、微电子行业场地,血液、生物制药行业的 GMP 生产车间洁净室地面地坪建设及改造工程可以采用聚氨酯自流平作为地面。

二、防静电聚氯乙烯(PVC)地面

概念:PVC 防静电地板是在聚氯乙烯树脂中加入增塑剂、导电材料、稳定剂以及色料等辅料,利用塑料粒子界面形成的导静电网络经过特殊加工工艺制作而成[13,14]。

性能特点:

1. 由于整块地板砖有平均分布的导体材料,所以地面具有永久导电性能;

2. 表面光滑无孔,表面强度高,承载能力强,具有很好的耐磨、防水性能和良好的抗化学腐蚀性能;

3. 施工方便快捷,装饰效果良好,便于日常清洁、维护;

4. 不仅产尘量少,而且具有难燃性,燃烧性能为 B1 级,耐老化等特点。

适用范围:防静电聚氯乙烯(PVC)地面适用于对场地防静电要求高的场所,如电子电力行业、精密仪器、芯片制造、净化厂房等,对于基层为水泥或水磨石的丙类厂房洁净室地面改造也可使用防静电聚氯乙烯(PVC)地面。

此外,以聚氯乙烯为主要原料加工成型的聚氯乙烯(PVC)软板卷材,也是应用比较广泛的一种地板,一种是沿房间长向浮铺卷材,卷材的总缝隙焊接,固定在墙角处四周沿墙翻起做成踢脚。还有一种是按需要尺寸将卷材裁成板块状,用胶粘贴在水泥砂浆基层上再对拼接的缝隙整体焊接处理后形成。这种卷材比较耐磨、不起尘,并且具有一定缓冲弹性,温度适应区间通常在-15℃~550℃范围。该产品耐腐蚀但不耐硬性物体的刻画,静电蓄积较大。有一定强度与硬度、耐磨便于清洗,通常粘贴于水泥砂浆基层上,接缝较多是聚氯乙烯地面显著的缺点。

三、不发火水磨石地面

概念:不发火防静电水磨石地面是一种能够满足永久不发火、能有效防止静电产生、不容易起尘而且容易清洗、表面美观光滑、具有很高的洁净度和很强的防火、抗腐蚀氧化性能,物美价廉、性能优良、保养简便,是如今市场上普遍的 PVC 防静电地面、橡胶类防静电地面以及环氧自流平防静电地面、防静电瓷砖的良好升级替代产品,性能优于不发火防静电水磨石,达到了地面建筑和防静电特性的完美合一。普遍认为,在洁净室中采用水磨石地面是有争议的,但是由于具有一些实用性特点,也不能完全排除,关键是取决于材料和施工的质量,因此当采用水磨石地面时应当加强管理,保证工程质量。

性能特点：

1. 符合国家建筑行业 GB 50209-2002 和 JC 507—1993 标准的要求；

2. 机械强度高、承重抗压、不开裂、不收缩、不变形、不怕重车碾轧、不怕重物拖拉；

3. 耐老化耐腐蚀、不发火、无异味,不会对环境造成污染作用；

4. 本身不起尘、不发尘、具有很高的洁净度,完全符合制药、芯片制造等高洁净环境的要求；

5. 与传统的水磨石施工工艺基本相同,土建项目能够直接进行；

6. 具有不燃性,耐火级别为 A 级。

适用范围:对于新建厂房、需要较大面积改造的环境、洁净度要求极高的环境、有防静电要求的环境都能采用不发火水磨石地面,条件是地面垫层做完土建后需预留至少 3 厘米厚度的找平层和面层。不发火水磨石地面常用于医药新建或旧的甲类防爆厂房洁净室地面。

四、水泥砂浆地面

水泥砂浆地面具有结构简单、耐压强度高、方便施工、成本低廉等显著特点,但由于水泥砂浆地面吸湿能力差、蓄热系数大、室内湿度较大时极其容易泛潮等缺点,尤其是施工不善当水泥砂浆中黄砂成分过多,导致表面粗糙,非常容易起灰、掉皮,非常不利于场地清洁消毒,不适合静脉用药集中调配中心非洁净控制区和洁净区的地面的建设[15,16]。

五、大理石(花岗岩)地面

大理石(花岗岩)地面具有非常显著的耐磨耐腐蚀、抗撞击强度高,表面光滑整洁,便于消毒清洁等优点,但造价高,而且铺贴后必须勾缝处理,最大的缺陷是无法避免的缝隙容易滋生污垢,非常不利于擦拭、清洁和消毒。此外大理石、花岗岩材质含有少量放射性物质,对长期处于此环境的工作人员具有辐射性,不推荐用于静脉药物集中配中心的建设。

(孟敏)

第二节　隔墙及顶棚

《医药工业洁净厂房设计标准》(GB 50457—2019)规定:对于洁净区域,内表面应光滑平整、无颗粒物脱落、无裂缝并应满足耐消毒、清洗的要求。医药洁净室(区)的顶棚和壁板(包括夹芯材料)不得采用燃烧时产生有害物质的有机复合材料,需要采用耐火的非燃烧体。壁板的耐火极限不应低于 30min, 顶棚的耐火极限应大于 20min, 疏散走道的顶棚和壁板的耐火极限均需大于60min 以上。

为此洁净室内墙壁和顶棚装修应符合下列要求[17]:①洁净室内墙壁和顶棚的表面应光滑平

整便于清洁消毒,材料不产尘不发尘,色彩清淡柔和,避免眩光并应减少四凸面。②传统砌筑墙抹灰墙面不适合洁净室采用,当必须采用时应该采用板材、卷材等进行干燥工艺作业,应采用高级抹灰标准施工。墙面抹灰后必须选用不开裂、耐清洗、难燃、表面光滑、不易吸水变质发霉的涂料刷涂料面层,而且应该容易清洁。③踢脚避免突出墙面[17,18]。

位于墙壁四周和顶面的技术夹层表面应光滑平整,和地面接触处应该采取足够有效地防潮防水防霉变措施[2]。顶棚应依据气流流型、送风装置和结构形式、强弱电及其照明布置的不同依据实际情况合理选择。通常情况下可分为带有送风功能的顶和不带有送风功能的顶两种形式。不带送风装置的顶棚构造比较简单。对于静配中心来说,一般都是带有送风功能的,顶棚的面层材料要求光洁、不积尘。其结构相对比较复杂,它不但要满足送风系统与采光系统的功能要求,也需要保持洁净空气的气密性能,又要处理好送风系统中如送风管道、回风管道、静压箱、高效过滤器、送风板或风阀、散流器等各部件的安装,因此比较复杂,顶棚材料选择时要根据气流形式而定。一般情况可选用彩钢夹芯板、镀锌薄钢板、轻质铝合金板等材质。静脉用药集中调配中心的调配间气流组织为垂直单向流洁净室,净化级别要求较高,顶棚适合采用铝合金或不锈钢制作的骨架和超高效过滤器、盲板以及钢结构组成,这样既有利于安装过滤器又可根据工艺生产要求进行洁净区的分隔和合理进行气流组织,使室内美观和照度均匀。如果高效过滤器送风口的面积达到顶棚面积的80%左右时,就给洁净间灯具布置安装带来一定的困难。实践证明,灯具与送风口间隔布置时,灯带影响了一定高度的气流流型。在顶棚下,高为灯宽的4~5倍的距离内会形成涡流,从而降低了使用的高度。因此采用这种布置时,要注意控制灯带的宽度。当灯具安装在高效过滤器和有机玻璃的细孔板之间,二者相距约300mm。这样使整个顶棚既是发光面,又是送风面,能产生一定的艺术效果。而当在顶棚的四周布置灯具,中间布置高效过滤器时,对四周灯具的宽度也要作适当控制,尽量减少对气流的影响。

对于洁净室内,不论采取哪种材料,室内墙面与墙面、墙面与地面、墙面与顶棚交接处均要求做R=50mm的圆弧角,避免死角,便于清洁消毒。

彩钢夹芯板是一种多功能新型建筑板材[3][4],具有耐腐蚀、高强度、保温、隔热、隔音、轻质、防水、抗振、表面平整光洁,不积灰尘等特点。它是将芯材纸蜂窝、石膏岩棉、铝蜂窝等通过自动复合成型机加入到由上下两层彩色涂层钢板作为[18]表面层的钢板,在钢板上自动涂刷双组分粘合胶水,同时在钢板两侧嵌入薄壁槽钢,经过一定温度和压力下短时间固化落料制作而成的板材。优异的防腐性能和良好的力学性能使得彩钢夹芯板广泛应用于半导体、电子、生物医药、食品等洁净车间的净化隔墙、顶棚等构造。

为了防止和减少建筑火灾的发生,保障建筑物的消防安全,减少火灾损失,需要妥善处理、权衡洁净室内部防火设计和装修效果、使用安全的矛盾,因为可燃性装饰材料燃烧时能产生大量烟雾和有毒气体,这些烟雾和气体不仅降低了火场的能见度,而且还会使人窒息中毒,严重影响人员疏散和扑救,所以避免产生浓烟和有毒气体的装修材料,尽可能引进先进材料和技术,做到安全适用,经济合理。普遍经验告诉我们,火灾中多数伤亡人员并不是被火烧死的,而是缺氧窒息和烟雾中毒致死的。

一、纸蜂窝彩钢夹芯板

概念:纸蜂窝彩钢夹芯板是采用特制高强度胶水将阻燃的纸蜂窝芯板材与彩钢板复合,采用铝合金龙骨作为支撑,经加压、加温、固化后而制成。具有质量轻、外形美观、安装方便、防火性能好、平直度好、节点科学等特点。为增强其抗压强度,通常将芯材采用独特六边形结构制作,所以张力好、抗压、质轻,属于绿色环保建材。

性能特点:纸蜂窝密度每升大于180kg;氧指数为39.2%;燃烧性能为B1级(难燃性)。

适用场合:医药丙类厂房高洁净区域普遍采用纸蜂窝彩钢夹芯板,目前纸蜂窝彩钢夹芯板已经成为洁净厂房的新型环保型板材。

二、石膏防火彩钢复合板

概念:石膏防火彩钢复合板是经过一次成型后的彩钢板与石膏板经高性能、高强度粘合剂通过加压、固化复合制作而成。实际应用时根据隔墙的厚度,选用不同型号的加强型龙骨,组装安装而成。为了达到消防耐火等级,可将岩棉等防火材料填充在中间,以满足耐火需求。它具有防火性能高、隔音、轻便、保温、安装拆卸方便等优点。

性能特点:彩钢夹芯板面密度每平方米大于30kg;导热系数为0.048W/m·K;燃烧性能为不燃性A级;耐火极限可以达到80min。

适用场合:石膏防火彩钢复合板是一种理想的耐火、净化隔墙系统,在医药甲类、乙类厂房高洁净区域被普遍使用。

三、岩棉彩钢夹芯板

概念:由彩钢板、无机不燃板、岩棉及型材组成岩棉彩钢夹芯板,具有比一般岩棉板表面平整度好、耐火等级抗压强度高的优势。缺点是开孔后岩棉容易附着在表面,不易清理。

性能特点:每立方米岩棉密度大于120kg;导热系数≤0.046W/m·K;燃烧性能为不燃性A级;能够耐受500℃温度。

适用场合:岩棉彩钢夹芯板适用于医药甲类、乙类厂房高洁净区域。

四、铝蜂窝彩钢夹芯板

概念:铝蜂窝彩钢夹芯板是将铝蜂窝芯板材与彩钢板采用高强度胶水特殊工艺高度复合而成,支撑材料选用特制的铝合金龙骨,在高温条件下,经加压固化而制成。质量轻、外形美观、平直度好、节点科学、耐火、安装方便等是铝蜂窝彩钢夹芯板的特点。此外还具有抗压强度高、张力好、绿色环保的特点。

性能特点：铝蜂窝密度每立方米大于 180kg；氧指数为 0.030W/m·K；燃烧性能为难燃性 B1 级。

适用场合：由于具有环保特点，所以铝蜂窝彩钢夹芯板适用医药丙类厂房高洁净区域，也是目前普遍推广使用的板材。

五、玻镁彩钢复合板

概念：玻镁彩钢复合板是一种具有优良物理性能和化学性能的装饰板材，它是采用氯化镁、氧化镁、水为主要原料制成的高强度、轻质环保、隔音防尘、平直性能稳定的无机镁质凝胶板材。具有良好的隔音隔热性能、不易分层断裂、不变形、不返潮、柔韧性能好、不起尘、轻质环保等优良性能。他不仅防火性能完全达到洁净厂房装修材料规定的 A 级要求，而且具有轻质、抗压、抗拉、抗冲击、易施工的性能特点，是目前新一代比较理想的洁净室专用新型装饰板材。

性能特点：外形美观、高熔点（最高使用温度 1200℃）、高热阻（燃烧性能为 A 级）、不燃烧、无石棉、无毒、无放射性是玻镁彩钢复合板的特点，因玻镁彩钢复合板强度吸湿状态下明显大于干燥状态，（干态状态抗折强度为 15MPa，吸湿状态下为 22MPa，）所以绝对不会出现变形情况。

适用场合：对于南方阴雨或潮湿地区的医药甲类、乙类、丙类高洁净厂房，玻镁彩钢复合板特别适宜。

（孟敏）

第三节　技术夹层

技术夹层，俗称吊顶，主要是供安装管线等设施使用的以水平物件分隔构成的建筑夹道。因静脉用药调配中心的调配间和二更为万级净化标准，一更和洁具间为十万级净化标准，在静脉用药调配中心的建设中，空调净化设施的风道、电缆线、水管、消声器、风阀及其他附属设备都可设置在技术夹层。

技术夹道（层）的设置原则：

1. 静脉用药调配中心的吊顶夹层净化空调系统属全空气系统，要求万级换气次数≥25 次/小时，十万级换气次数≥15 次/小时，所以，其风管尺寸也大。根据洁净室基本净化原理，高效（或亚高效）过滤器需要设置安装在净化空调的送风口，而洁净间所用这种送风口与一般空调用的散流器或百叶送风口有显著的不同，由于高效过滤器附带的送风口径占据较大的空间，而风管、风阀、送风口、消声器、各种管线不能裸露安装，需要隐蔽暗装。所以洁净室吊顶以上应该预留有一定的满足这些设备设施安装要求的空间，这个空间常常称为吊顶夹层。如果是改造工程，吊顶夹层净高大于一米以上,新建吊顶夹层净高以 1.4~1.7m 较为合理。在设计中还应依据工程性质、系统划分的大小等条件做适当的增减。

2. 静脉用药调配中心按照要求,回风夹道洁净室的气流组织,要求必须是上送下回,以保证调配间的洁净度符合要求,不得有下送上回的送回风设置。由此可见,回风口就必须安装在洁净室侧墙的下部,这就使得回风支管不可能向下,而只能从回风口向上伸入吊顶夹层内,在夹层内与总回风管连接相通。因为洁净间不得有管道暴露,这就要求风管必须暗装,通常采用合格的墙面装饰材料把风管包起来的方法隐蔽暗装风管,回风支管所占用的空间称为回风夹道。如果回风夹道的气密性、保温性好(如彩钢夹心板)都比较好,可以直接用回风夹道回风从而可以省去竖向的回风支管。在回风夹道的顶板处开口,用回风支管与回风管连接。

3. 因洁净区和非洁净控制区大量使用金属板材,一般屏蔽性较强,所以设置一套完善的通讯设施就显得比较重要。这套设施不仅用于火灾发生后的及时通讯报警,便于消防人员及时、准确判断火灾位置及大致情况,确保火灾一旦发生时通讯的畅通,关键时刻减少和防止不必要的通讯中断和通讯故障,确保各种通讯信息畅通及时,从而保障人员的生命安全。此外技术夹层所用材料应符合耐火级别,防范火灾隐患。

4. 因维修人员需要进入技术夹层,沿着技术夹层的彩钢板行走,所以技术夹层应具有坚固、耐用、便于维修。

大多数装配式洁净室吊顶隐蔽技术夹层的安装方式通常有明装梁和暗装梁两种方式[5]。明装(梁)顶板的支撑吊梁通常采用铝型材"T"字梁设计,这样设计外露部分不仅美观光泽,还具有很好的观赏性。铝型材"T"字梁内嵌埋钢制"L"型加强板,主要目的是增加支撑强度,提供了足够的保障,适用于维修及工艺人员对顶棚登踏较多的情况。

四周边均是凹槽的"四准板"支撑吊梁通常作为暗装(梁)式采用的吊顶壁板,这种暗梁埋嵌于板四周的凹槽内,具有简洁、明朗、美观的视觉效果,而且整个室内顶棚的一侧见不到任何承载体的痕迹。适用于吊顶施工到位后,正常维修人员对顶棚登踏的情况,否则容易造成荷载不均,导致顶棚室内一侧工艺拼缝处出现不平整裂缝或"张嘴现象",再次重新调整复位的难度较大。

(孟敏)

第四节　门窗

洁净环境厂房门窗应选用平整光滑、有密闭、无颗粒性物质脱落[6],易清洗消毒、门窗结构密封、造型简单、不易积尘等特点。根据设计要求,在制作的门窗种类有所区别,但从目前大多有两种,即彩板门和铝合金门。

根据洁净室要求而专门开发的铝型材门,具有下列特点:

1. 表面钝化处理的专用型材,外形美观;

2. 无棱角设计的坡形或圆形弧角造型,不易积尘,且便于清扫;

3. 单门或双门都应该为双密封结构,气密性好;

4. 工艺简便,现场应变灵活;

5. 壁板墙体与门或窗之间应该采用插嵌方法安装,安装完成后平滑过渡圆面,外表不能看见紧固螺钉和凸起的结合部位,无缝隙。

传递窗

不同级别的相邻洁净室、洁净区和非洁净区控制区,往往需要传递物料、物品,但是通过洁净室的门,沿一更、二更传递物品时,门窗的开关都会影响洁净室的正压和洁净度,而且人员的流动很难控制,所以这样显然是不行的。为防止物料的污染,进入洁净室的物料需要有效消除外表面附着的微粒和微生物[7]。所以物料净化应包括清理室、气闸室和传递窗三个部位。物料外包装应在外包装清理室拆除,装入洁净容器内备用。经过气闸室或传递窗缓冲后方可进入洁净室。在静脉用药调配中心,物料的净化路径和人员的净化路径是独立分开设置的,人流流动和物料的入口方向也必须分开,做到往返路线尽量不交叉,避免物流通过正在操作的区域。较大的洁净间,可以考虑设置多个彼此之间互不影响的物料入口。物料传递不得将生产操作区作为通道,生产场所的开门次数应尽量减少,以保证操作室的气密性和洁净度。因此,洁净室的包装材料、原辅材料和其他物品出入,应在拆包室拆除外包装,装入洁净容器内备用,使用时物料必须通过传递窗来送到洁净室后进行配置。

传递窗是物品在洁净级别不同的洁净室之间传递时,为了隔断缓冲室内外不同级别的空气破坏各自室内洁净度而制作的专门隔断气流贯穿的一种特殊专属装置[20]。它是由两面带有观察窗的密封门箱体组成。其中一扇门朝洁净室开启,另一扇门朝非洁净区或者相邻洁净区开启。两扇门都装有机械联锁装置,这个装置保证了两扇门不能同时开启,避免了在传递过程中,两边的区域的气流直接相通影响室内气流。一些要求更高的传递窗在箱体内配置有自带高效过滤器的循环风机,可以将洁净空气吹淋到物料上,同时形成气闸,常常将这种传递窗称为带风淋的传递窗。也有在传递窗内装有紫外线灯,目的是杀灭传入物料外侧附着的细菌。但是紫外灯的照射时间较短时,其杀菌效果往往没有预期的那么好,此外有些药品在紫外线的照射下化学结构会发生变化,不良反应增大。通常情况下,不能从洁净级别低的区域直接将物料传递到洁净级别高的区域,一般只能在传递窗两边分段传送。

传递窗设置的目的是防止洁净度不同的洁净室或是洁净室内外物品进行传递时导致的二次污染的可能,这种特殊设置的对气流进行隔断的装置,避免了在物品传递时受到污染的发生。在生产实际应用中,比较常用的传递窗类型主要有如下几种:(1)机械式传递窗。就是在传递窗内外两侧设置两道窗扇,应用机械联锁装置设置于传递窗中间,机械联锁装置作用是当一边窗打开时,另一边窗扇就锁死无法打开,简单的就是不能同时打开两边窗体,只能打开一边窗体(2)气闸式传递窗。是一种将高效过滤器与风机装置设置在传递窗窗体中间，让窗体中间成为不同洁净区域物品传递的洁净气流通道，气闸式传递窗比机械式传递窗防止污染方面更加合理。（3）灭菌式传递窗。是在传递窗窗体内安装了消毒杀菌用紫外灯。对于可能带有病毒或细菌的物件传递特别适合采用这种传递窗。需要注意的是由于紫外线消毒需要持续的一段时间，所以放入的物体不能马上取出，需要打开紫外灯等几分钟后，待消毒完成方可开窗将物体取出。

传递窗问题和缓冲室问题类似。传递窗的开关造成的空气的交换，即打开左边的窗门时，室内最多有二分之一的空气被右边室内的空气置换，当关上左门开右门时，窗内又有二分之一的空气被置换到右边室内，即有相当四分之一左边室内的空气被置换到右边室内来。这个空气数量大约只有 0.125。按和缓冲室同样的计算方法，如果右边洁净室的含尘浓度比左边的大十倍，即洁净度级别低一级，那么由于开送传递窗的瞬间使左室的含尘浓度增加一倍，实际这是微乎其微的。当然，如果两室生产的是危害性很强的品种，两者有严重的交叉污染后果需要区别对待，这种情况必须使用净化传递窗或传递窗内部起码设置紫外灯，放入的物品需要放置一定时间才能从另外一侧取出。否则采用一般传递窗就可以了。联锁对防止上述污染并没有什么作用，采用联锁当然好，但不联锁情况也绝对不是不能用，因为可以采用人员培训教育，使人理解作用机理及其目的，掌握"对方窗门未关，此方窗门绝不能打开"的正确使用方法也能达到要求。当然采用电磁吸技术或者通过标识、灯光等给予特殊警示加以告诫都能够达到想要效果。

随着静脉用药调配中心建设的不断推进和发展，传递门或者传递柜越来越应用到 PIVAS 的建设中，传递门或传递柜代替传递窗成为发展的趋势[8]。传递门（柜）与传递窗相比，空气净化洁净度并无明显差异。在设备构造上，传递门窗均有紫外线灯进行清场消毒，但是，传递门还多了一种淋风功能，在药物传递过程中，将待配输液放入传递门（柜），关上落地门后，此时门扣自动上锁的同时门上风淋感应系统会自动启动一分钟，风淋结束后才能解锁打开另外一侧的传递门取出里边的输液[8]，这种物料净化过程有效减少了物料进出所附带的尘埃粒子数量，对无菌配置环境的安全保障起到积极有效的作用。

关于门缝门槛

洁净室是一个密闭的环境，气密性是最基本的设计原则，为了在人员进入洁净度高的区域时抵挡伴随人员进入的洁净度低的气流流入洁净度高的一侧，通过一定的洁净度高的气流自室内排向门外洁净度低的区域是一种很好的解决措施，在国外也有关标准的要求：要求在门开启时，为了有效阻挡室外气流随门的打开进入室内，必须保证有足够量的气流从内向外流动，尽可能的把污染减少到最低程度。这就需要室内设计有足够量的新风产生足量的气流，但是实际情况是洁净室气密性好，密封相对严实，考虑人员承受及噪音等因素新风量往往设计的不可能非常大，为此，通过在洁净室门下面特意预留 1cm 左右高度的恰当门缝能够得到明显的改善，由于室内外存在压差且室内气压高于室外，所以关门后门缝外边空气不会沿着缝隙进入室内，此时气流恰恰只能向外流动。门缝的设置也避免了时间久远门因重力下沉时刮破地面的可能。由于洁净室不允许设置地漏等排水设施,彻底清扫清洁时也有利于采用水冲洗清洗地面,清洁污水顺利方便从此缝隙流向室外。对于此缝隙的存在,也有人担心在空调系统关机时室外气流沿着这个缝隙逆流进入室内造成室内污染,实际情况是洁净区域不仅仅只有门缝存在,除此之外还有如排风口等许多其他缝隙存在,这些新风口及回风口通道的存在是否给气流流动提供通过呢?有人实验证明,在焊接严密的钢板洁净室设置的旋动手柄式密封门,在空调系统关机24h后,室内洁净空气浓度仍然能够达到的80%以上。由此可见此门缝的留存并不影响,倒是反而有些必要的。关于门槛,在洁净区内不仅影响通行和美观,而且不利于大量物品的运输,对人员进出也有潜在的安全风险,所以在洁净室以及非洁净控制区更不适宜设置了。

(孟敏)

参考文献:

［1］　李文娟.浅谈医药工业洁净厂房室内装修设计[J].科技情报开发与经济,2010,20(03):225-227.

［2］　《建筑内部装修设计防火规范》.2018年新版.

［3］　陈霖新等.洁净厂房的设计与施工.北京:化学工业出版社,2002.12.

［4］　《医药工业洁净厂房设计标准》(GB 50457—2019).

［5］　蔡志明,张世弘.装配式洁净室围护结构的构造和安装[J].天津城市建设学院学报,1998(03):70-74.

［6］　王义飞.洁净技术在药品生产过程中的应用[J].化工设计通讯,2017,43(09):179.

［7］　李萍,梁毅.药厂洁净室污染控制措施[J].安徽医药,2008(02):185-186.

［8］　黄彩玲,朱彩红,甘兵,李宝瑜,蔡倩萍.传递门窗的使用对静脉调配中心配置环境洁净度的影响和效率实用.

［9］　晁阳,科学建筑设计是洁净生产重要保障.中国电子报.2009-07-28.

［10］　刘春雁,装配式洁净室的性能研究.东华大学硕士论文.2004-03-15.

［11］　李文娟.医药工业洁净厂房的火灾危险性分析及建筑防火设计.科技情报开发与经济.2010-10-28.

［12］　刘昱岱,浅谈洁净厂房建筑设计.城市建设理论研究(电子版).2012-11-09.

［13］　李文娟.医药工业洁净厂房的火灾危险性分析及建筑防火设计.科技情报开发与经济.2010-10-28.

［14］　李颖娜,幺林,李悦.医药洁净厂房地面材料的选择和对比.唐山学院学报.2008-09-21.

［15］　樊振江.浅谈医药洁净厂房洁净室的室内装修.山西建筑.1999-03-19.

［16］　吴玉珍.水泥地面起砂原因及防治措施.煤炭技术.2005-08-05.

［17］　温晓军,林素菊,赵华.高大厂房洁净室设计洁净与空调技术.2012-07-24.

［18］ 《洁净厂房设计规范》\《洁净与空调技术》-2002-06-05.

［19］ 王路.对半导体车间洁净区装修要素的分析. 建筑知识:学术刊. 2014-02-26.

［20］ 张长银. 固体制剂车间工艺设计的要求和措施.医药工程设计.

第四章　洁净室

第一节　洁净室的压力要求

一、洁净室压差要求

静脉用药集中调配中心洁净室房间小而多,且各房间的洁净级别不同,按照有关要求,其静压差需要符合以下条件:

普通药物(输液)及肠外营养液洁净区空调系统压差梯度:

非洁净控制区<一更<二更<普通药物(输液)及肠外营养液调配间:(10Pa≥相邻区域压差≥5Pa,一更与非洁净控制区之间压差为 10~15Pa)

抗生素类及危害药物类(输液)洁净区空调系统压差梯度:

非洁净控制区<一更<二更>抗生素类及危害药物类(输液)调配间(10Pa≥相邻区域压差≥5Pa,一更与非洁净控制区之间压差为 10~15Pa)

由此可见,不同洁净级别区域之间压差至少要在 10Pa 以上,同级别不同功能区域洁净室之间也要大于 5Pa 大气压 。这就造成了医药为保证合适的静压差,不可避免的增加了洁净室压差调试工作的难度。

二、洁净室维持压差的目的

维持整个洁净区域空气的压力梯度离不开洁净室的压力控制,洁净室的压力有效控制是保证空气从高洁净度区域向低洁净度区域有序渗透的主要技术指标,也是确保各个洁净区域内部空气的有序流动和渗透必不可少的非常重要的环节。所以避免人员和产品的污染,按照预先设定的气流流向流动,是保证洁净室压差维持在一定稳定范围的最终目的。

整个洁净间的压力控制是由自动控制系统通过对室内回风量、送风量、以及排风量的检测和自动调节控制来完成的，当洁净度高的房间排风量和回风量时之和小于送风量时，室内就呈正压，洁净度高的房间会因正压状态使得室内空气通过房间门缝向低洁净度区域渗透流出，从而抵御低洁净度区域空气中的菌尘粒子从门缝侵入的可能。如果受到一些因素的影响，如开门、缝隙泄漏等，导致高洁净度区域与低洁净度区域之间的压差降低，这时菌尘侵入的能力和可能性也随之加大。很可能产生负压差，导致菌尘粒子的侵入。所以压差的控制对于洁净室洁净度的维持和防止污染起着决定性的作用。

三、洁净室压差建立的原理

送入房间的风量和排出房间的风量差值就是房间的压差。送入房间的风量比排出房间的风量多，就会形成正压，反之，送入房间的风量比排出房间的风量小就会形成负压。为了保持房间的压差达到特定范围，需要满足如下条件：

全新风系统：送风量=新风量=排风量+维持压差风量；

循环风系统：送风量=新风量+回风量=回风量+排风量+维持压差风量。

对整个系统而言，只要满足：新风量=排风量+维持压差风量，就可维持系统的压差平衡。

四、洁净室压差调试的具体方法

1. 需要的人员、仪器。需要专门成立以暖通、自控工程师、调试工程师为主，配备通风工、电工各 1 人的洁净室调试小组。压差调试需要用到的仪器有：风速仪、风量罩、压差计、对讲机。

2. 压差调试需要具备的条件。高效过滤器、空调机组已运行正常，空调系统的风平衡调试已经初步完成。自控系统已具备投入运行条件。

3. 洁净室压差调试的流程。压差调试流程或步骤为：

首先确定总送风量及风机运行频率，然后确定新风比例，调试洁净走廊的压差后再调试各房间的压差。当反复调整走廊及各房间压差至合理范围时，校核房间送风量，以满足换气次数要求；最后调试有排风房间压差；等待固定频率压差调试完成，自控系统投入运行。

4. 洁净室压差调试的步骤。为了节能与压差控制，目前洁净室空调均需变频运行。压差调试首先确定风机的基准运行频率后，在特定基准运行频率下进行压差调试。确定频率的目的是确保在定风量的情况下实现风管系统的精确平衡。压差调试平衡后，总风量会有一定的变化，风机运行的频率最后需要根据压差调试平衡后的总风量再次慢慢微调。总送风量调整最终结果需要符合相关要求。

基准运行频率的确定方法是[1]：首先对送风总管的风量使用风速仪测量；然后根据实际测定的风量与设计风量进行比较。经过反复多次对风机频率的逐渐调节，当实际测定的风量等于设计风量时，风机运行频率就是压差调试的基准频率。

新风比例的确定：对于确定了风机运行频率后，当最初调试达到平衡的房间，后面调试的房间风量不足而无法达到相关要求时，主要是由于新风比例不合适，最先可以达到，随着调试后面达不到要求，关键还需要确定新风比例。这时还需重新返回确定新风比例，通过反复多次对原来已经调试合格的房间的多次重新调节，直到符合要求为止。

通过测量新风风管的风量、风速，通常情况下就能够初步估计出新风比例，然后通过新风风管电动阀的开度调整至设计风量和实际测定的新风量基本一致时，记录此时新风量达到要求时新风电动阀的开度。然后在此电动阀调整后开度的基础上，对洁净室走廊的压差逐渐缓慢调整，如果洁净室走廊送回风阀开度在正常的角度范围之内（40~80°），说明此时的新风比例和压差调整是符合要求的；如果此时风阀开度不在正常范围之内，需要再次慢慢调整新风进入的比例，直至走廊压差调整到符合要求为止，最后记录并确定此时新风风阀的开度。在此新风阀门开度的基础上，逐个调整其他房间的压差并使得各房间压差调整到符合要求为止。

洁净室的走廊（通道）是整个建筑布局结构必不可少的一个部分，是与各洁净生产区域间、辅助区域相邻相通的比较大的非常关键的缓冲区域。走廊压差的大小直接影响整个洁净区房间的压差是否符合相关要求，走廊作为整个洁净区域压差调整的基准点，只有首先将走廊的压差调整至合适状态，其他房间的压差参照走廊压差的基准才能调试准确。因为门窗是各洁净区域的通道活动屏蔽，所以必须注意洁净走廊的压差调试前提是使得各房间的门应处于关闭状态。另外一方面，由于门缝不可避免的存在，为了避免大量的空气从门缝中损失或灌入，需要将在房门设置扫门条并调节到合适位置。因为直接测量的走廊压差与外界读数相对稳定，不会因为其它房间压差调整的变化而相应发生变化，所以走廊压差调试相对比较简单容易，不需要繁琐的步骤，使用压差计直接测量走廊与外界的压差就可以了。压差调节的太大，需要的新风量就越多，能耗也就相应增大，浪费的资源也就更多，噪音也随之增大，由于较大压力导致洁净室门不好开启，围护结构有压力也有一定影响。压力太小了，气流很容易逆流而入，不可避免地带入污染空气，洁净度被迫降低，压差波动时，容易造成不符合规范要求。走廊压差的调节是通过调节走廊的送风阀门和回风阀门的开度，使得调整后压差值高于设计值的三至五帕就能达到要求。例如设计值是15Pa时通常调节至18~20Pa之间比较妥当。

压差的调节，还可以通过调整送、回风的风量来达到目的，开大送风阀关闭回风阀可以使房间压差升高，关闭送风阀开大回风阀门可以使房间压力降低，应该优先开大回风阀，这样可以使房间的送风量达符合换气次数的要求。相反，将送风阀开大、回风阀门关小可以使得房间压差变小。

各房间的压差的调整，必须是当走廊压差调整达到要求后才能开始调整。房间压差的调整类似于调整走廊风阀一样，通过该房间回风阀的逐步调整来作相应的调整。对走廊、各房间的压差调试不可能一步到位，这是一个漫长反复的过程，这点需要格外清楚，否则很难一步调整到位，调整过程需要绘制压差分布图，依据问题有针对性的仔细分析，经过反复多次测量–调试–测量–调试后才能达到要求。当走廊与各房间压差调试符合要求后，要用风量罩对各房间的送风量重新测量再次复核校准各风口送风量是否满足设计要求。发现偏差较大时需要重新反复调整送风、排风或者回风风量大小直至符合要求为止。

带排风房间的排风状态下的压差调试：对于固定风量带排风系统的洁净间，首先应该将排风管道的风量进行调整到设计要求后，逐步调整送风、回风风管的阀门，当风量符合要求后确定压差。如果排风工艺不是固定定量的，而是变化的，这种情况需要维持送风风量恒定不变的条件下，等量相互切换排风风量和回风风量。也就是排风风机启动时，排风阀随着风机的开启自动打开，同时自动关闭回风阀，当风机停止运行时，排风阀门和风机随之关闭，同时自动开启运行回风阀。对于变排风系统压差调整，首先在不排风的状态下，将送回风阀调整至合适位置，这时房间压差维持稳定不变后再利用电动阀的开度调整排风机，使排风量和回风量保持平衡状态。

静配中心洁净室的房间相对工业生产来说比较小，风量很小的变化就会引起压差的明显波动。所以压差调试不能急躁，也不可能一步到位需要不断多次的摸索分析，耐心反复调试才能达到设计值要求。

五、压差调试过程中的问题分析

调试过程中容易出现如下问题[1]：

1. 电动风阀方向错误开启，造成压差系统性错误，操控面板指示关小新风阀，实际是开大了风阀的错误指示，造成调节的结果南辕北辙的系统性错误。

2. 回风管路设置不合理导致回风不畅；结果是造成房间送风量满足不了要求的一系列问题。

3. 房间选择过大的送风口，这就使得配套的风管及风阀也就相应变大，口径越大的风阀调节精度就会越小，这就导致风量调整非常困难，这种问题尤其是小房间更为突出。

4. 定量风阀位置安装不合理，方向错误时达不到自动调节风量的作用。

5. 初、中效过滤器严重堵塞，风机皮带松动等原因都会导致送风量达不到要求、系统压差相对偏低。洁净度达不到要求。

6. 风阀手柄调节精度小，达不到调节的精度要求。对于精度要求较高的医药洁净室的风阀调节手柄，应当选择无极可连续调节型的风阀比较合理。

7. 压差传感器需要和新风电动阀通过控制系统相互关联，这样才能使压差持续稳定。由于许多因素都可以影响压差的变化，比如室外温度的变化对压差就有明显的变化，一般情况下温度变化20℃，大概会引起5%的空气质量的变化，这5%的空气质量变化足以造成房间压差明显的波动。对于体积相同的新风，当温度降低时新风的质量却加大许多，这种情况要想保持室内压差的相对稳定，就必须安装压差传感器，使房间或走廊传感器并与新风阀相互关联，从而实现自动控制。

由于压差变化影响因素很多，所以洁净室压差调试是一个相对复杂的工程。调试工作很难做到一步到位，需要经验丰富的工程师参与才能较快完成调试。这就需要调试工程师对项目的图纸设计、审核等工作心中有数,这样也避免因设计、所采购的物资不符合调试要求导致的调试困难。

(孟敏)

第二节　洁净室的温度和湿度要求

一、温度要求

按照相关要求,静脉用药调配中心洁净室的温度应该控制在 18℃~26℃。对于大多数情况,温度的调节主要是靠冷热水为介质作热交换来实现调节控制的。通过控制冷却水阀门、热水阀门使送风管温度在设定的范围内变化(设定的温度点应根据季节等因素变化:夏天 18℃~22℃,冬天 22℃~26℃)。采用人工方法控制的,温度的波动性较大,往往很难达到恒温恒湿的效果。随着自动化技术的深入应用,采用自动可调节阀门、温度变送器、PLC 调节器组成的自动控制系统,可完全实现自动化控制。

湿度的处理方式通常有表面式空气处理和淋水式空气处理两种:

1. 表面式空气处理:也就是采用冷却剂或加热剂通过散热器对空气进行冷热交换的空气处理方法。空气处理器通常有加热空气的加热器和冷却空气的表面冷却器,表冷器有采用人工冷源的,其冷水进口温度应比出口温度明显低于至少 3℃~5℃,冷水温升一般为 2.5℃~6.5℃。常见的冷却器采用 2~5 排热传导材料的钢、铜、铝管外绕肋片组成。也有采用淋水式的表面冷却器,在降温的同时能够起到加湿、防尘作用。由于盐水对金属的腐蚀作用,水冷式表面冷却器内不得用盐水作为冷却介质,也可以通入温度不高于 65℃的热水实现冬季加热功能的应用。

一般情况,压缩机可以将空气处理的制冷与压缩组成一个紧凑的组合式空调系统对空气降温减湿。氟里昂曾经作为制冷剂广泛应用于冷式空调机组内,但是现在空调压缩机基本不使用氟里昂,而采用风冷式无氟制冷技术。通常状况空调净化系统表冷器的蒸发温度至少要比空气出口温度低 3.5℃;当空调系统满负荷运行,系统蒸发温度不能低于 0℃;低负荷运行时,应防止表面可能结冰。

2. 淋水式空气处理是利用在所需处理的空气中将温度不同的水直接喷淋,使其直接进行热交换,从而达到合适的所需空气温湿度。可通过改变水温达到改变温度、湿度的目的。淋水式内所喷淋的水可采用天然冷源(地下水、自来水)或者人工冷源。

二、湿度要求

静配中心作为医院中洁净度控制要求最高的单位之一,其对温湿度有着恒定的控制要求。按照相关要求,静脉用药调配中心洁净室的相对湿度应该控制在40%~78%范围之内。但在实际工作中,人员、普通照明灯等均会对温度和湿度产生影响,这就导致设定的温度和湿度相应发生一定的变化,所以温、湿度指标是洁净室中最重要的控制指标。温湿度的设定及变化直接影响工作人员的舒适程度。另一方面,当房间湿度大于60%时候,细菌就会大大加快繁殖的速度,为了控制洁净室细菌的繁殖生长,湿度控制绝对不能轻视。这就需要根据实际环境温、湿度具体情况,通过操控面板的相应预定设计值,由自动控制系统通过传感器和预定程序设计算法自动调节温、湿度控制阀门,达到实时自动调节和控制的要求。常见的自动控制系统基于西门子S7-224cn PLC和文本显示器TD400C构成控制温湿度自动控制。

1. 温度控制是由温度传感器实现的,通常温度传感器设置在回风风管里适当位置,温度传感器将测得的温度信号通过有线或者无线信号传送到PLC的模拟输入端。作为控制中心的PLC通过比较设定值温湿度和温湿度传感器测得的温度、湿度信号强度的大小,判断结果和指令经输出端输出到冷冻或热水的电动调节阀,调节阀依据信号打开或者关闭阀门开度大小达到温度自动控制的目的。

2. 湿度控制是通过设置在风管里的湿度传感器来实现的,其控制原理同温度控制一样。只不过在冬季,是通过电动调节阀对加湿器的开度大小调节达到湿度控制的目的。但是在夏季是通过水阀调节器和加热器的综合调解措施实现自动调节的,并不是像冬季一样通过对加湿器开度的单一控制实现的。

在冬季模式里,当设定的温度大于回风温度,控制器就会自动打开热水阀门,通过流出更多热水达到提高温度的目的;当设定湿度大于回风湿度时,加湿器阀门就会自动被控制器打开,通过更多蒸气的流入实现湿度的升高。当设定温度低于实测温度数值,控制器就减小水阀输出开度从而减少热水流量达到降温的;在冬季,通常情况回风湿度总是达不到有关要求,所以冬季不考虑设定湿度大于回风湿度的情况。

在夏季模式里,因外界气温普遍高于室内,所以控制器的主要任务是降温除湿而不是升温加湿,这和冬季有明显的区别。由于湿度和温度有相关,温度越高湿度就越大,系统应该优先调节湿度。当回风湿度符合设定要求时,系统进入自动控制温度的状态。

通过控制加湿器阀门使送风管湿度在设定的范围内变化(设定的湿度点根据季节等因素变化:夏天50%~60%,冬天40%~50%)。湿度的调节相对于温度比较复杂繁琐,可以用喷淋水幕的方法增加湿度。低温冷却的方法是目前通常采用的减湿措施,控制方式同温度控制大同小异。

3. 空气加湿空调系统中,冬季空气湿度很低,过渡季节停用制冷设备时明显达不到相关要求,这时需要采用加湿器对空气湿度增加。干蒸气加湿器及电加湿器是常见的两种加湿器。干蒸气加湿器一般使用公用管网蒸气,该设备具有结构简单,加湿效果好,运行成本比较经济,所以得到了普遍使用;电加湿器是用电能使水汽化,在空气中直接将水蒸汽混入的加湿设备。缺点是耗电量很大,运行费用昂贵,仅仅在蒸气获取不便的场合使用。常见的电加湿器又分为电极式和电热式两种。加湿器常布置在空调箱的二次加热器和风机入口之间，以有利于蒸汽与空气迅速混合。

4. 空气除湿采用表面式或淋水式空气处理对一般的工艺性或舒适性空调就能达到室内空气温湿度要求。但对个别要求较低湿度的操作环境,应设法采取措施去除空气中的水分。常用的除湿方法有:①冷冻除湿:过冷冻系统使空气通过热交换器后空气温度降低,空气中水分凝结析出的方法。②固体除湿:这时依据常用吸附剂氯化钙或硅胶的吸附作用除去空气中的水分的除湿措施。③液体除湿:是根据二缩三乙二醇(三甘醇)等水溶液表面的蒸气分压远低于空气中水蒸汽分压的性质,将空气中的水分吸收的一种化学除湿方法。

除湿方法的选择应该充分考虑所要除蒸气的湿度含量、设备运行的整体费用及性价比,水分吸收剂再生的难易程度, 除湿的成本效益等相关因素。氯化锂转轮除湿机是利用固体氯化理的亲水性来吸收空气中水分使之成为结晶水,在高温条件下空气中水蒸气分压明显低于氯化锂的水蒸汽分压, 这时氯化锂能够将吸收的水分释出而实现循环使用。氯化锂转轮除湿机和三甘醇除湿机多用于除湿量较大的环境,采用石棉纸作载体,将氯化理和氯化锰形成的共晶体作为吸湿剂,精制聚合铝作为保护加强剂,在石棉纸上加入保护和加强剂,实现了提高吸湿剂的强度的同时保护吸湿剂不脱落的缺陷。

利用三甘醇溶液具有较低的水蒸汽分压可直接吸收空气中水分达到除湿目的研制开发出来三甘醇除湿机。三甘醇除湿机对水分的吸附能力与三甘醇浓度的温度息息相关,吸湿能力随着温度的降低而增大。依据温度提高时水分就被蒸发出来从而实现吸附剂的再生。吸湿和再生两个装置组成除湿机的基本结构,气液接触采用喷淋方法达到。采用95%的三甘醇浓度,通入冷却水对吸湿装置进行冷却,通过蒸气加热实现温度为84℃~87℃再生装置。三甘醇除湿机能够实现大量空气的连续处理,装置最大的除湿量每小时能够达到480kg,具有故障率小、运行平稳、除湿同时杀茵作用等显著的特点,缺点是需要较低的温度吸湿,所以冷却水用量较大。

（孟敏）

第三节　洁净室的噪音要求

噪音是一类引起人烦躁、或音量过强而危害人体健康的声音。首先,在高噪声环境下人们长时间工作,耳朵不断受到持续刺激,很容易发生听觉疲劳,使人听力降低,听觉器官受到不同程度的损伤,最终导致耳聋。其次,噪音还能影响人的神经和心血管系统,引起失眠头晕、心悸心慌、神经衰弱、血压升高等危害人的身体健康的症状,大大降低工作效率,甚至导致差错事故的增多。

静脉用药集中调配中心是一个高强度、高压力、高风险的工作场所,给调配间的药物配置人员提供一个舒适、安静的配液环境显得尤为重要。静脉用药集中调配中心噪声的一个主要来源

就是净化空调系统的设备以及生物安全柜和水平层流台,噪音主要有三种形式:

1. 因设计制造原因设备本身噪声超标;

2. 设备没有消声处理或者隔音措施未处理好;

3. 单台设备噪声控制符合相关要求,但多台设备噪声叠加后超标。

一旦出现噪声问题,由于洁净室在工艺和装修方面的特殊要求,解决起来就会浪费大量成本。所以我们要尽可能在洁净室建造准备阶段发现问题、分析问题及时提出解决方案[2]。可根据实际情况采取相应的措施:

1. 更换为低噪声设备(设备价值较低,改造价值不高);

2. 对设备进行消声处理。如:内贴消声玻璃棉、加消声扩散段等;

3. 加装消声器。各类消声器的特点及适用范围(见表1),可根据实际情况选用;

4. 增贴吸声材料;

5. 在满足工艺要求的情况下降低设备布置率。

表1　各类消声器的特点及适用范围

	型式	主要特点	适用范围
阻性消声器	管式阻性消声器	有良好的中、高频消声性能,阻力小	高压小风量风机
	片式阻性消声器	消声性能同上,但阻力稍大	抵压大风量风机
	蜂窝式阻性消声器	有良好的中、高频消声性能,但阻力稍大	低压大风量风机
	折板式阻性消声器	消声性能较前三种好,但阻力大	鼓风机
	声流式阻性消声器	同上,但阻力略小于前一种	鼓风机
	弯管式阻性消声器	高频消声性能好	管路系统
	迷宫式阻性消声器	低、中频消声性能较好,但阻力大	气流速度低的管路
抗性消声器	扩张式消声器	低、中频消声性能较好,但阻力大	柴油机、压缩机
	内接管扩张式消声器	低、中频消声频带较前一种更宽些	柴油机、压缩机
	共振腔消声器	消声频带窄,但对低频峰值噪声消声效果好	多与阻性消声器组合使用
	微穿孔板消声器	消声频带较共振消声器窄,阻力小,耐高温,不怕水蒸气和油雾,成本高	清洁度要求高的空调系统,气流速度较高的场合
阻抗复合型消声器	阻性扩张式复合型消声器	消声频带宽	要求消声频带宽的管路系统进排气口
	阻性共振腔复合型消声器	消声频带宽,低频消声性能有改善	要求消声频带的管路系统进排气口
其他	降压扩容消声器	利用节流原理降压并获得消声效果	高压容器或锅炉上

洁净室一旦建成,噪声源及其传播途径也就固定不变了,因为洁净室工艺要求严格,装修材料表面平滑、坚固,各种设备参数不能随意变动,所以噪声衰减少,噪声很难有效降低。这就要求我们充分考虑净化空调系统的噪声问题的处理难度,在洁净室建造准备阶段给予提前考虑解决。

有关洁净室噪声的要求《洁净厂房设计规范》(GB 50073-2013)作了如下的规定:洁净室内的噪声级(空态),非单向流洁净室应该小于60dB(A),单向流、混合流洁净室均应小于65dB(A)。

(孟敏)

第四节　洁净室的照度和眩光要求

提供一个宽敞明亮、优雅舒适的工作环境,对于保护工人视力、减少视觉疲劳、提高劳动生产率、提高产品质量、确保工人身心健康、保障安全生产有非常重要的作用;在保障亮度追求工作效率的同时,满足人们心理和生理上对照明环境的舒适性和观赏性也是不得不考虑的建设因素。

静脉用药集中调配中心作为人员密集的工作场所,室内光线及其照度需在符合国家规范要求的前提下,选择合理的光源和灯具,均匀分布、巧妙布置,最大可能提供既能方便维护管理,美观舒适、照度均一,又能保证洁净度要求的工作环境。具有良好的照度,并且要避免频闪效应,灯具应安装在合适的位置与高度[7],避免在工作台面上形成阴影。

一、照度及照度均匀度

医药工业洁净厂房的照明设计首先应当确定其照度及照度均匀度的要求[7],根据《医药工业洁净厂房设计规范》的要求,主要工作室照度值宜为300lx,辅助工作室、走廊、气闸室、人员净化和物料净化用室照度值不宜低于150lx,对照度有特殊要求的生产区域可设置局部照明;但GB50034-2020《建筑照明设计标准》中对制药工业中的生产流转通道、更衣室的照度标准为200lx,因此在照明设计中以上两处应按照此要求进行设计[7]。医药洁净室(区)主要工作室,一般照明的照度均匀度不应小于0.7lx。

二、光源的选择

医药洁净室(区)的照明在满足照度要求情况下,必须选择色温适宜、显色性良好的光源同时还应满足国家规范的节能要求[8]。医药洁净室(区)照度要求一般较高,选择合适的灯具,并处理好一般照明和局部照明的配合关系,保证必要的显色指数,具有高效、节能、低眩光等特点[3]。但灯具的安装数量受到送风风口的数量和位置等条件的限制,这就要求在达到同一照度值情况下,安装灯具的个数最少。荧光灯的发光效率高且发热量小,有利于空调节能[9]。此外,医药洁净室(区)天然采光少,在选用光源时还需考虑其光谱分布宜接近于自然光,荧光灯基本能满足这一要求[7]。因此,目前国内外医药洁净室一般均采用荧光灯。此外,《建筑照明设计标准》规定:"直管荧光灯应配用电子镇流器或节能型电感镇流器"。电感镇流器寿命长、价格低,但自然功率因数较低,工频点灯存在频闪效应。而电子镇流器则发光稳定、功率因数高、频闪小,起点可靠、重量轻,只是价格稍高,所以一般均采用高效、节能电子式镇流器[7,8,9,10]。近年来,随着固体照明技术的不断成熟,LED成为一种新型光源也逐步的应用到越来越多的项目中。

波长在780~1mm的光为红外线,紫外线是电磁波谱中波长从100~380nm辐射的总称。其固有振动频率,极易被物质吸收并产生热效,红外线辐射过量会造成人眼伤害[11]。眼睛是对紫外线最为敏感的部位,紫外线能透过角膜进入眼球、房水、虹膜、晶状体和玻璃体液对晶状体造成损伤,是干眼症、老年性白内障的致病因素之一。波长250~320nm紫外线的照射可引起角膜炎、结膜炎,过强的紫外线还可造成眼底损伤。

采用450nm左右的蓝光激发荧光粉产生白光,是目前比较普遍的绝大部分LED白光所采用的方式,由于它的光谱波长范围为380~780nm,所以它不会产生780纳米波长以上的红外光以及380nm以下的紫外光[11],故对人体眼睛不会导致严重的刺激,但是它具有380~500nm波长的蓝光存在,蓝光也会损伤人的眼睛,相比红外线和紫外线方面,LED光源的灯具比我们经常使用的常规电光源有较强的优越性。常用的LED平面灯具(也称面板灯)设计独特,光经过高透光率的导光板后形成一种均匀的平面发光效果,表面亮度不高、照明均匀性好、光线柔和、舒适,可有效缓解眼疲劳[11],是静脉用药集中调配中心照明比较理想的光源。

三、灯具的选择与安装

为满足GMP对洁净厂房空气洁净度的要求,综合药品生产过程中需要定期消毒灭菌,因此洁净室(区)内应选用不易积尘、便于擦拭、造型简单、易于消毒灭菌的灯具。另一方面灯具安装位置不同会产生不同的阴影,这就给生产操作工作造成不必要的视觉盲区,所以安装洁净灯具需要避免阴影产生[11],灯具应选择在恰当的位置与合理的高度安装,灯具也不能裸露或者采用明装方式安装,常常采用嵌入式或者吸顶式安装。因为医药洁净室(区)内及其技术夹层顶棚的环境相差各异,而洁净室需要防尘且有气密性及较高洁净度的要求,所以应该尽可能减少在顶棚上开孔,避免洁净室内环境(区)受到来自室外顶棚污染气体的污染。在大量工作实践中,发现灯具嵌入安装时,在施工中灯具与顶棚接缝处理往往造成密封不严,不能达到预期效果,而且投资大,发光效率低。实践证明,医药洁净室(区)内的灯具宜采用吸顶明装,若灯具安装受到层高限制及工艺特殊要求必须暗装时,开孔的尺寸要准确,一定要做好密封处理,以防尘粒渗入洁净室[11]。

四、照明的控制

静脉用药集中调配中心的照明需要采用通过照明开关分区、分时进行控制。随着技术的发展和电子电路的广泛应用,智能照明控制芯片因为性能稳定、体积小、功能强大在实际工程中得到成功应用和发展。这些年来以绚丽的视觉效果、丰富的视觉心理与生理研究作为基础,现代照明控制技术已经深入研究到更注重人的行为、更贴近于生活实际、更符合实际工作需要、更具有科技含量的以实际为基础、便捷为对象、健康照明为理念的以人为本、高效舒适的智能化照明[7],在有效地提升灯具质量、提高了光源寿命和照明系统效率、节约了能源、提升了品质的同时很大程度降低了系统能耗费用,可以根据工作时间分段、室内光线状况、人员流动状况等因素对生产照明进行合理的控制,实现智能化管理的同时节约了人力、运行费用与维护管理成本。

五、紫外消毒及防虫设施

静脉用药集中调配中心划分为非洁净控制区和洁净区两大类。由非洁净控制区进入洁净区有两种途径,一种是专为工作人员设置的人流通道,另一种是物流专用通道,为保障成品输液的质量和环境不受污染,彻底杜绝洁净区域蚊蝇的进入,在以上两处均要设置诱虫灯。

此外,在非洁净控制区和洁净区需要设置紫外线消毒灯。由于紫外线是电磁波谱中波长从100~380nm辐射的总称[11]。紫外线的波长愈短,对人眼的危害越大。过量的紫外线引起光化学反应,可使人体机能发生一系列变化,尤其是对人体的皮肤、眼睛以及免疫系统等造成危害。在设置紫外线消毒灯的房间,为便于操作,紫外灯的控制开关应设在医药洁净室(区)外。

另一方面,一种作为经典消毒方法的紫外灯消毒在卫生及食品养殖领域使用已久,但是随着新型消毒方法的出现,紫外灯在洁净室的消毒的作用已大大减少,所以WHO的GMP明确提出"由于紫外线的效果有限不得用于代替化学消毒,最终灭菌不得使用紫外线辐射法",当然用化学消毒剂时WHO也提出要"定期更换"的要求。普通紫外灯由于对人眼睛、皮肤等有伤害,产生臭氧等致癌物质,所以紫外灯使用时人员不能在场,紫外灯也很难对整个房间进行全方位无死角覆盖的照射,对于有遮挡的地方紫外线也无法穿透达到紫外线消毒的目的,为此有人提出净室内是否必要安装设置紫外灯的不同理念,对于紫外灯的设置国外的GMP中没有洁净室必须设紫外灯的明确规定,但是国内目前没有这样的明文规定,反而对紫外线常规消毒有规定。

六、应急照明设施

静脉用药集中调配中心属于人员密集型工作场所,调配间洁净度要求高,各区域房间之间有压差要求,所以内部分隔相对较多,物流、人流及缓冲区域相互交叉,通道迂回,室内人员流动线路复杂,为便于特殊事件——停电、火灾等情况下人员能够尽快有序疏散撤离,所以设置应急照明指示设施就尤为重要。静脉用药集中调配中心的应急照明系统设计主要包括以下几点:

1. 按照《建筑设计防火规范》GB50016的有关规定,紧急疏散指示灯应该设置于疏散走道、疏散门的正上方以及拐角处,疏散指示灯应该位于墙面或地面上且高度不得高于距地面1m的距离,各个疏散指示灯之间间距应该在20m范围以内。此外特殊的通道区域——如常见的袋形走廊,其走廊内疏散指示灯设置的间距应该在10m以内。疏散指示灯电源不应直接连接照明线路,需要独立线路供电,疏散指示灯最好选用自带可充电的、免维护的镍镉电池等电源的常明灯方式。

2. 设置在工作出入口、紧急出口、疏散口和疏散通道转角处的疏散指示灯需要用箭头等标识醒目明亮显示疏散路线利于人员辨认的疏散方向, 尽快从事故现场快速安全撤离。为了消防人员快速识别,迅速进入工作区域进行救援和灭火,红色应急灯必须设置在消防通专用道口处。

3. 静脉用药集中调配中心的正常照明如因电源故障停电,将会对操作人员安全及成品输液质量带来危险和损失。为了防止突然停电导致人员误伤及不合格产品,洁净区内应设置备用照明。备用照明的照度应该满足工作操作需要最低照明照度的要求。备用照明灯具通常需要与常规照明灯具型号相同[4],为了避免灯具重复设置而浪费资源,通常将备用照明作为正常照明的一部分, 不同之处是平时备用照明需要作为正常照明工作, 停电时由自带的蓄电池自动转入供电,需要特别提醒的是备用灯采用四线制的接线[6],其中火线要接在该回路照明开关前,这样才能保证蓄电池一直处于充电的应急状态;另一种方式是集中电源型,是由集中的蓄电池装置对分散的备用照明灯具(不带电池)进行供电,正常状态下由市电供电,当市电停电时,自动切换至应急电源上。当市电恢复供电时[7],该电源装置自动切换为市电供电。

七、眩光限制

当亮度极高的光线进入人的视野范围时,刺激人的眼睛会产生短暂性的失明,无法看清眼前物体的一种视觉想象就是通常所说的眩光,眩光能够影响人的眼睛健康状态,严重时可以让人永久性地失去视觉功能。眩光随着光源的亮度、距离光源的位置、光源的数量成显著性增大,此外眼睛对光源的适应程度也影响眩光的程度。由此可见,眩光是由灯具和光源的类型、反光材料、周边环境亮度、安装方式、瞄准方向以及工作位置等综合因素造成的。在工业照明设计时,需要避免视野中出现高亮度的反射眩光和直射眩光,可以通过合理选用灯具配光、限制灯具的最小保护角、合理布局灯具位置、结合工作人员的视野来正确地调节灯具瞄准角度等方法减小眩光[8]。

(孟敏)

第五节 洁净室的静电要求

所谓静电,就是不流动的电荷,或称之为静电荷。各种各样的原因都能够产生静电,脱毛衣时衣服上出现的静电是日常生活最常见放电现象。当手伸向金属物体时,手指也会对它放电,这就是我们经常所见的静电感应现象。发生静电时产生的电荷,短时间内不能流走或不能放掉时,就形成了静电(荷)。虽然静电荷的量很小,但其电压却很高,一般能达千伏级,甚至万伏级。而电压与电荷量成正比,与电容成反比,电容通常都很小,所以静电荷的电压很高。

洁净室已经控制了大部分尘埃粒子,但仍留有极少的微米级尘埃粒子。当洁净室有了静电荷就有了静电吸附的现象，这将导致洁净室的洁净度的下降。同时空气中的微粒数量将会明显增多，随着微粒的增加静电吸附现象就会加剧的发生。研究表明[5]：

1. 微粒子在表面沉积主要是静电力，是带电的两个物体间作用的静电力。因此，只有园片和浮游粒子两方面都带电时，才会有浮游粒子沉积在园片上[12]。

2. 在物体表面上沉积粒径 $10\mu m$ 以下浮游粒子，与重力、布朗运动、静电力等三个方面对微粒子的沉积产生一定程度的影响，随着粒径的不同影响差异很大[13]。

3. 粒子的沉积仅由静电力引起的场合。完全不受沉积速度（粒子的附着速度）、气流的状态（流速、边界形状、雷诺数等）的影响。沉积速度与粒子的带电电荷量和园片表面的电场强度是成正比例的[12]。而对于生产高要求的绝缘材料的场合，若有静电吸附，被吸附的微尘就成了击穿中心。而此时导致材料的绝缘性能明显下降[12]。一定条件下（温湿度），常见装修材料的带电状况见下表：

常见装饰材料的带电情况

试样名称	表面电阻率(Ω)		带电电位(V)	
	测定电压	测定值	放置后	摩擦 10 次
装饰钢板氯乙烯	1000(V)	$10^{15}\sim10^{16}$	+1	−184
装饰钢板抗静电型	50(V)	$10^{7}\sim10^{8}$	−1	+3
彩色铝板	1000(V)	$10^{14}\sim10^{15}$	+1	+3
装饰板无抗静电处理	1000(V)	$10^{18}\sim10^{16}$	−22	−63
装饰板有抗静电处理	100(V)	$10^{7}\sim10^{8}$	+1	+3
抗静电丙烯板	10(V)	$10^{6}\sim10^{7}$	−1	−1

为此，在静脉用药调配中心，我们应该尽可能避免静电的产生，常见的防止和消除洁净室里静电的措施有：

1. **防止洁净室里产生静电：**

我们在设计和选择装配材料时就必须选用不易产生静电，或产生的静电能够迅速将电荷消除转移的材料。为了使静电电荷迅速逃逸，在以往的设计中只注重对地板的作用，即采取防静电地板来消除静电，从目前发展来看是远远不够的。在欧美、日本等净化工业发展最早的国家现在已不仅仅对地板采取防静电措施，洁净室的隔断、墙壁及洁净的结构部件等都已纳入防止静电产生的措施采取范围。为此，我们在洁净室建造设计时需要全方位的考虑各种材料、构件、设备的性能及其静电产生的程度，积极采用喷涂静电涂料、防静电蜡等措施辅助或补救的方法尽可能消除或者克服静电的产生，使洁净室没有静电或产生少量静电。

2. **通过空气温湿度来控制：**

静电的产生常常不可避免，但是我们可以利用特性防控静电的产生，张硕等人浅谈洁净室与防静电研究表明，当空气的湿度在 50%左右或温度在 23℃左右条件下，形成的空气导电会有良好的防静电环境。所以设计及其实际工作过程中,应该尽量调节温湿度控制设施满足最佳温湿度条件,当然采用离子发生器也能够消除静电和防止带静电现象的发生等。

3. 消除人体所带静电:

很多情况下静电放电在是我们不希望发生的,例如具有易燃易爆气体的场所静电产生火花极易导致火灾危险。但是事物总是具有两面性,静电除了有弊的一方面。静电技术在我们工业生产也有有利之处,例如广泛应用于各类工矿企业中的静电除尘就是典型的案例,这一技术工作原理[12]就是在电极一端上加上高电压使其形成强电场,周围就会产生大量的正、负离子,如果我们给电极加上负极性电压,空间中正离子就会迅速迁移到该放电电极周围而被中和,空间负离子则会向另一电极迅速移动,当含尘气体进入该电场空间后,尘埃迅速与电子或负离子结合后会在电场力作用下以一定的速度向集尘极移动,抵达集尘极后,就会中和并凝聚成大颗粒尘埃而集中起来[12],从而达到消除尘埃的目的。静电除尘与其它除尘相比较有如下显著的特点:

(1)静电几乎对所有粉尘都有效;

(2)静电除尘耗电量小,经济适用;

(3)静电除尘不受场地条件限制,如高温,高气压等特殊场合;

(4)静电除尘具有设备简单,便于维修的特点;

(5)静电除尘是对尘埃的主动捕捉,而过滤器仅仅是单纯地拦截阻挡尘埃。

另外,根据静电能使空气中气体电离的原理发明了空气消毒机,它是利用负离子技术改善洁净环境具体应用的典型案例,负离子空气净化机现在也普遍应用在公共消毒场所。

对于静脉用药调配中心而言,按照有关规定,进入洁净室的人员必须穿防静电洁净服,穿戴防静电手套和鞋等措施都是消除静电干扰的有效方法。对于周转运输的工具如小车、箱子也应采用有效方法消除或者预防静电产生。 总之,静电技术在洁净工程中已经正在起着重要的作用,我们相信,它在今后的各种设计中将被越来越广泛地使用。

（孟敏）

参考文献:

[1] 刘金卯.医药洁净室压差调试方法及常见问题探讨[J].黑龙江科技信息,2016(10):39.

[2] 刘玥,靳景旗.净化空调系统噪声控制[J].洁净与空调技术,2008(01):59-63.

[3] 许钟麟,陈长镛,张益昭.关于涉及药厂洁净室标准的几个问题的探讨(续完)[J].洁净与空调技术,1998(04):19-24.

[4] 岳宁.医药工业洁净厂房照明设计的分析与探讨.供配电用.技术及应用,2018,11:55-56.

[5] 张硕.浅谈洁净室与防静电[A].江苏省计量测试学术论文集[C].江苏省计量测试学会,2007:3.

[6] 医药工业洁净厂房照明设计分析.https://www.21ks.net.

［7］ 岳宁.医药工业洁净厂房照明设计的分析与探讨.电气时代.2018-08-19.

［8］ 邹吉平.照明质量在工业生产中的重要性与存在的问题.建筑电气.2007-08-13.

［9］ 闫峻,孟庆涛.制药企业洁净厂房电气照明设计的几点体会.沈阳建筑.-2005-01-08.

［10］ 刘健.高校既有教学楼建筑节能改造模式研究.河北工业大学硕士论文.2015-11-27.

［11］ 徐华.LED 在学校照明中的应用探讨.智能建筑电气技术.-2018-05-06.

［12］ 吴宗汉.静电技术与洁净工程.洁净煤技术.1996-09-10.

第五章　洁净空调系统运行管理

静脉用药集中调配是一个新型的药学服务模式，加强洁净室的运行管理，保障洁净室的安全、稳定运转对于保证成品输液的安全、有效，进一步保障患者药物治疗的效果起着十分重要的作用。因为静脉用药集中调配中心不仅仅牵涉到设备运行的正常和安全，而且影响着室内空气的状态、空气洁净度、病人的治疗康复以及院内感染事件的发生有着直接关系。洁净室是否达到设计初期的要求和作用，能否为成品输液的配置提供一个标准、优良、优质的调配操作环境，与洁净室的科学合理设计、精心施工、日常运行管理与维护息息相关。一个建好的洁净室，如果设计规划是正确的、合理的，施工建造是高质量的，但运行中的维护管理过程不科学、不严格，将导致该洁净室的空气洁净度等级逐渐下降，配液环境不能满足合格输液配置的要求。从而使成品输液质量下降、合格率降低，甚至导致患者用药后输液反应发生率增大，严重时危及患者生命安全。

洁净室的维护管理至少涉及净化空调系统、生物安全柜及超级进化工作台、洁净室内的人员及配液器械及辅助工具的管理，空气、水、气体、设备及输送过程的管理，还有洁净室的清场、清洁、消毒等。事实证明，洁净室不仅要建造好，而且更应该管好、用好，要增强工作人员的无菌洁净意识，建立健全洁净室维护管理的规章制度，自觉地做好洁净室的管理工作。

加强静脉用药集中调配中心的运行管理，对于PIVAS的安全、稳定运行也是非常重要的。因为静脉用药集中调配中心洁净室的密闭性能很好，其平面布置曲折，洁净室内设施装修要求严格，建造费用高昂。洁净室内通常设置有贵重设备、仪器，成品输液配置操作环节多，流程复杂，绝大部分操作需要药学人员和护理人员配合操作完成，洁净区域人员密度大等诸多特点，一旦发生安全事故，后果不堪设想，损失非常惨重。此外，混合调配的药物大多是化学物品，甚至有些本身是危害人体健康的细胞毒性药物。为此，加强静脉用药调配中心各类设施设备及其相关器具的维护管理，对提高成品输液质量和确保洁净室内空气的洁净等级，保证安全生产运行极其重要。静脉用药集中调配中心建造费用昂贵、所混合调配的药品价值高，PIVAS一旦因维护管理不当，导致使空气洁净等级下降或出现安全事故，其代价非常昂贵，甚至造成严重的社会影响。所以PIVAS必须要有一套严格、科学的日常运行管理与维护制度。

管理的原则:为了保证空气达到所需洁净度要求,按照静脉药物配置自身的特点和洁净室具体的构造、洁净度的等级,建立一套科学、有效的维护管理制度是必须的。对于具体地维护管理,制定时必须针对配置工艺要求及流程、设备情况制定,洁净室的宗旨就是防止尘埃粒子、微生物的产生、繁殖和滞留,为产品质量提供优质的环境,洁净室维护管理的原则一般有以下几种:

1. 人员管理:其中至少包括人员的准入制度、规范化培训、岗位职责、洁净室人员进出的程序、维修、参观、进修等人员管理的制度,洁净室药品、各种物料的进入、一次性耗材、药篮、拖布等物料的清理和清扫规定、空安瓶、医疗废弃物管理制度等。此外还有各类设备的搬入及相关的设备、管线的维护管理、清扫和清洁规定、设备、设施及工作器具的退出,报损管理等都应做到不得将微粒、微生物带入洁净室。

2. 操作管理技术:对洁净室内人员洁净工作服的材料和制作、穿着和清洗、消毒、操作人员的移动和动作、室内设备及装修材料的选择和清扫、灭菌等,尽可能地减少、防止洁净室内尘埃、微生物的产生、滞留、繁殖等。

3. 严格各类设备、设施的维护管理:制定相应的操作规程,维修管理制度等,保证各类设备、设施按要求正常运转,这些包括洁净空调系统、空气过滤器、空调机组、电机、局部洁净设备、冷冻机及水泵、纯水设备、配电设备、安全报警设施、水、气、电系统等符合相关空气洁净度等级有关。

4. 清洁消毒管理:针对微生物污染的所有环节,包括设备设施的日常清洁和消毒方法、定期消毒灭菌措施,消毒结果的监测制定明确的规定,彻底消除和防控洁净室内尘埃粒子、微生物的产生、滞留,坚决杜绝微生物的繁殖和生长。

5. 安全管理:包括安全报警方面的管理制度,消防设施管理、监控设备的管理等。

洁净室定期检查的项目:为了监控洁净室在使用过程中的正常运行和维护,应对洁净室的运行状况及相关设施进行定期检查,一般检查项目如下:

洁净室定期检查项目

项目	检查方法及其他
尘埃粒子	在规定的时间、地点用粒子计数器测定控制粒径的微粒数
温湿度	在规定的时间、地点测定和核对连续测定记录
菌落数	在规定的时间、地点测定沉降菌数或浮游菌数
风量	测量洁净空调系统的高效过滤器的压差,检查过滤器是否堵塞、安装的密封垫是否完好、过滤器损坏而引起的泄露情况。使用风速计检查局部排风装置的风量
静压差	使用压力表测定洁净室内外的静压差
送风机和管道类	检查送风机轴承、送风机运行状态,送、回、排风管道内部和送风口的腐蚀及污垢等情况
照度	使用照度表在规定的时间、地点测定照度值
噪声	使用噪声测定仪在规定的时间、地点测定照度值
其他	室内是否保持清洁,顶棚和地面是否有裂缝和腐蚀,机械和设备有没有异常现象等。需要逐个检查,不能遗漏任何一项。根据产品生产工艺要求所必须的检查内容,如微振动、电磁干扰等

(孟敏)

第一节　洁净室的人员管理

一、人员与室内空气污染

　　静脉用药集中调配中心调配间洁净度为万级,洁净调配室内的尘源,主要来自设备运转中发尘、药品、药篮和物料运送进入调配间过程中发尘,建筑内表面不光滑导致的积尘和人员进入所产生的尘粒。来自生产设备运转中的尘粒有的可通过局部排风装置排除;依照洁净室的管理规定,进入洁净室的药品和物物料均应进行清洁和消毒,所以在转运过程中产生的尘量与人体所带入、产生的尘量相比是很少的,洁净调配间内表面只要严格按规定进行清场、清洁和消毒,其产尘量也可控制到很小的范围。洁净调配间的尘源主要来自操作人员的产生,即使按规定对洁净室人员"人净程序"进行了人身洁净,洁净室内人员仍然是主要污染源。在洁净生产环境内,工作人员的发尘量多少与其穿着的洁净工作服种类、形式和洁净服的材质类型有关,与工作人员在洁净室内的活动、动作的幅度等因素有关。洁净室内工作人员所散发的尘粒,也有来自口腔等产生的微粒、呼吸、咳嗽、打喷嚏都将导致空气中水滴微粒的大量增多。有研究表明,呼吸中细菌散发数量每分钟大约为 3000~5000 个,咳嗽一次可达 710 个,说话可产生 0~36 个,打一个喷嚏可产生 5~62000 个细菌。曾经有学者对吸烟者呼气所发出的微粒进行测试和调查,结果发现吸烟者呼气中 0.3~0.5μm 的微粒浓度较高。进入洁净室人员涂抹化妆品也是不适宜的,因其散到洁净室的环境空气中,对产品质量造成一定的影响。

人体所带的细菌

名　称	部　位	数　量
细　菌	手	100~1 000/cm²
	前　额	1000~1000 000/cm²
	头　皮	约 100 万 /cm²
	腋　窝	约 1~1000 万 /cm²
	鼻内分泌物	约 1000 万 /g
	唾　液	约 10 亿 /g
	粪　便	710 亿 /g

呼吸中所含粒子的粒径分布/μm

检测条件	粒子	呼吸中的粒子数比例 /%			
		2h 前吸烟	1min	4min	8min
非吸烟者	0.3–0.5	（53.4）	—	—	—
	0.5–1	（19.8）	—	—	—
	1–2	（14.3）	—	—	—
	2–5	（11.1）	—	—	—
	5 以上	（1.4）	—	—	—
	0.3–0.5	49.2	88.6	89.2	85.9
	0.5–1	29.9	8.0	9.0	9.9
	1–2	16.4	1.9	1.0	3.9
	2–5	3.4	1.3	0.7	0.2
	5 以上	1.1	0.2	0.1	0.1
瘾大的吸烟者	0.3–0.5	47.6	91.0	89.3	88.5
	0.5–1	28.4	9.6	10.0	10.4
	1–2	19.6	0.3	0.6	0.9
	2–5	4.4	0	0.1	0.2
	5 以上	0	0	0	0

工作人员不同动作时的产尘量

动作	$\geq 0.3\mu m$ 的尘粒数 /pc·min^{-1}	动作	$\geq 0.3\mu m$ 的尘粒数 /pc·min^{-1}
站立或坐着	100 000	以 0.9m/s 速度走动	5 000 000
手、前臂、头、颈部活动	500 000	以 1.5m/s 速度走动	7 500 000
整个手臂、上身、头、颈部活动	1 000 000	以 2.2m/s 速度走动	10 000 000
坐着站起，或站着坐下	2 500 000		

注：试验者穿普通洁净服，在洁净环境内做各种标准动作。

烫发与发卡时的产尘量1×10^4 pc·min^{-1}（$\geq 0.5\mu m$）

发式 \ 动作	静坐	起立坐下	臂上下动	上身前屈	蹲下起立	踏步	综合动作
烫发	2.18	317	4.37	81.9	329	316	169
卡发	3.55	47.6	6.83	15.8	48	12	18

注：1. 试验者穿同样的洁净服，做同样的动作。

2. 发卡是头发用发卡别在脑后。

由上表可以看出，洁净室的工作人员不同动作的产尘粒数量是不一致的，动作幅度和产尘量呈正比关系，也和头发的包裹状态有关系，为此应尽可能的避免人员大幅度的运动，头发应包裹不应散发进入洁净室。

人在自然活动时，每分钟能产生千百万粒大于 $0.3\mu m$ 的粒子，人体散发出的热量可形成一股热流，这种热流便于微小粒子的扩散。人体产生的粒子大部分是皮屑，其大小为 $10\sim300\mu m$。人体表皮细胞由于新陈代谢作用，每 3~5 天就要发生一次细胞置换，每人每天大约脱落 1000 万个屑粒，按此计算则平均每分钟将产生近 7000 颗皮屑脱落。24 小时内人体能剥落 5~15g 粒子（如下表）。一个较大体型的人，每小时脱掉大约 68 万皮肤颗粒，这些皮肤颗粒累积一年，约重 680g，如一个人活到 70 岁，他将失去 48kg 皮肤。此外，正常人摩擦手或脸上的皮肤时，会使周围空气中 $0.2\sim0.5\mu m$ 的微粒子增加 2 倍。这还不包括某些由于工作区域化学和其刺激引起生理上的过敏症、骚痒以及其他各种皮肤疾病的影响。还有人体头发也随新陈代谢正常脱落，一个人每天大约要掉 46 根头发，有些人因饮食、生活习惯、精神状况、工作压力、室内装修装饰材料等更多。平均一个人一生中最少可掉 150 多万根头发。人体每天体表的排出物有多种，如汗液、鼻屎、耳内分泌物、眼泪、眼屎。人体皮肤每平方厘米有一千多条汗腺，全身表面分布几百万个汗孔，它开口于表皮细胞间隙中。从体内通过汗孔不断排汗，汗中有尿素、尿酸、乳酸、盐等废物，约占汗水的 20%。还有紧挨在毛囊附近的皮脂腺，分泌着油腻状物质，每天大约分泌出 20~40g 皮脂[1]。而这些都是影响洁净调配间空气质量的因素之一。

皮肤表面粒子脱落数

名　称	部　位	数　量
皮屑	皮肤表面	约 1.75m²
	皮肤更替	约 3~5 天 / 次
	粒子脱落	约 1 000 万粒 / 天

不同着装、不同动作时的人体产尘量

衣着产尘　　状态	≥0.5 μm 颗粒数 //pc·(min·人)⁻¹		
	一般工作服	无菌工作服	全包式洁净工作服
静站	339×10^3	113×10^3	5.6×10^3
静坐	302×10^3	112×10^3	7.45×10^3
腕上下运动	$2\,980 \times 10^3$	300×10^3	18.7×10^3
上身前屈	$2\,240 \times 10^3$	540×10^3	24.2×10^3
腕自由运动	$2\,240 \times 10^3$	289×10^3	20.5×10^3
脱帽	$1\,310 \times 10^3$		
头上下左右	631×10^3	151×10^3	11.2×10^3

续表

衣着产尘\状态	≥0.5μm 颗粒数 //pc·(min·人)⁻¹		
	一般工作服	无菌工作服	全包式洁净工作服
上身扭动	850×10^3	267×10^3	14.9×10^3
屈伸	$3\,120 \times 10^3$	605×10^3	37.3×10^3
踏步	$2\,300 \times 10^3$	860×10^3	44.8×10^3
步行	$2\,920 \times 10^3$	$1\,010 \times 10^3$	56×10^3

由上表可以看到,在同样的动作幅度下,穿无菌工作服的工作人员的产尘量是穿一般工作服的工作人员产尘量的大约 1/5~1/3,而穿戴全包裹式工作服的产尘量相比就很小了,所以调配间工作人员的洁净服应选择全包裹式。

静脉用药调配工作不同于一般的洁净厂房,调配间所调配的成品输液直接关系着患者治疗的成败,甚至关系患者的安危,所以静脉用药集中调配中心的洁净调配间不仅要控制空气中的尘埃粒子,更要控制微生物的含量。因人体日常本身就会通过口腔、皮肤、毛发等散发一些排泄物,也长时间工作发汗后很容易滋生微生物的生长活动,所以洁净调配间人是最人的污染源,管理好人员就相当于管控好了空气的洁净度。下表是被测人员穿戴标准的手术衣,戴乳胶手术手套,手术衣均经过高温灭菌,拖鞋、乳胶手套均经过 75% 的酒精擦试消毒后,工作人员踏步频率为 90 次/min,起立坐下为 20 次/min,抬臂为 30 次/min 时测得的微生物含量。

穿手术服时的人体散发细菌量

动作	温度/℃	湿度%	浮游菌数	沉降菌数	附着菌数	人体散发菌量/个·(人·min)⁻¹	平均值/个·(人·min)⁻¹
踏步	29.8	70	1\,573	509	188	2\,270	2\,391
	27.4	85	2\,753	389	330	3\,472	
	25.8	67	1\,770	407	212	2\,389	
	25.4	84	1\,750	156	232	2\,138	
	26.0	65	1\,376	329	165	1\,870	
	21.4	30	982	160	118	1\,260	
	20.0	29	2\,556	479	306	3\,341	
起立坐下	26.0	68	179	182	141	1\,502	1\,172
	25.2	63	786	134	94	1\,014	
	23.4	65	740	84	140	964	
	21.4	31	393	312	47	752	
	20.0	28	1\,375	86	165	1\,627	
抬臂	25.2	62	589	63	70	722	681
	25.2	63	408	114	55	577	
	20.0	28	609	76	60	745	

不同衣着、不同动作时人体散发菌量/pc·（人·min）⁻¹

服装 ＼ 动作	踏　步	起　坐	抬　臂
普通着装	3 309（1 706~5 845）	1 998（1 788~209）	1 652（1 119~2 487）
连体式洁净服	770（631~842）	630（626~634）	——

注：1. 连体洁净服包括帽子、袜套和手套；

　　2. 测试前服装均散开后紫外照射30min消毒。

上表显示，即使将服装散开在洁净间，通过紫外线 30min 的照射消毒后，工作人员穿着不同的服装、做不同的动作时的产尘量也是不一样的。由上表试验数据可以看出，人员的活动、衣着的穿戴、衣着的材质和款式都是影响空气质量的重要因素。穿着经消毒的棉质衣裤和大褂与普通服装相比，其散发菌量为 1：（1.4~2.4），而涤纶长丝的连体式洁净服为 1：（0.3~0.5）。所以，因工作人员自身产菌量不好控制的情况下，为了保证洁净室的空气质量状况，应尽量选用合适材质和款式的洁净服。

二、人员的卫生习惯

1. 保持清洁卫生：头发的梳理，服装的整洁和穿戴，个人卫生的清洁状况，这不仅是一个人的仪表仪容，也影响洁净室的空气质量状态。在洁净室内随地吐痰、大声讲话、唱歌、走路时不正确的走势等，都是不良的卫生习馈。人讲话时的飞沫，走路时释放和扩散的粒子都会影响到洁净空气的质量，进一步影响到所配置的成品输液的质量。

2. 静脉用药集中调配中心控制区域严禁吃东西：在控制区域内吃东西应该严格禁止的。饮料、饼干、口香糖、个人用品等一切无关物品都是不允许带入控制区的，绝对不能带入洁净区域，洁净区域的更衣室或更衣柜内只能存放简单、清洁的少量工具、专用拖鞋、洁净服等，严禁将个人用品带入并存放在洁净区域内更衣室，也不得把更衣室当做休息室使用。

3. 控制区严禁吸烟：吸烟有损人体健康是众所周知的，人在吸烟后 20min 内的呼吸中大量散发烟雾颗粒，可使近处的污染程度较洁净室正常情况增加 2~5 倍。烟刚冒出来时的粒径往往约 0.1μm，经过 0.1s 之后凝聚为约 0.3μm，吸烟后一部分沉积在气管里，一部分通过呼吸被排放到空气中，从口中喷出来的烟常常也夹杂了粒径大约 0.5μm 的细微水分液滴。这些液滴也将影响洁净室的空气微粒大小。

三、洁净室人员的管理

虽然静脉用药集中调配中心具有空气净化系统，但人的污染无法避免，因此加强人员管理是保证正常运行的关键因素，其主要内容[1]有以下几个方面：

1. 进入静脉用药集中调配中心的人员，特别是外来人员应进行登记和必要的限制，对洁净区和非洁净控制区内应限定人员的密度，尤其洁净区限制人员密度显得格外重要。进入静脉用药集中调配中心的人员必须严格按照规定的路线和程序行进，不得私自改变。对于有皮肤病、外伤和炎症、皮肤瘙痒者；鼻腔排出物过多者；感冒、咳嗽、冻伤、湿疹等疾病患者；过多掉头发、头屑者，有挖鼻孔、搓皮肤、挠头等不良习惯者；浓妆艳抹、没有按规定清洗去化妆品、指甲油和未穿戴洁净服者；胡须过长、没有及时刮胡须、剪指甲者都应该限制进入调配间。

2. 进入静脉用药集中调配中心非洁净控制区和洁净区域，都需要更换专用的拖鞋，各区域拖鞋不得混淆。

3. 外衣和洁净服分别分类存放，没有脱掉外衣不得进入非洁净控制区，更不能进入洁净区域。任何个人物品不得放入洁净区域内的更衣室。

4. 在设有缓冲区域的非洁净控制区及洁净区，应该先进入缓冲区后，需要及时关闭入口的门，各个门应当安装自动闭门设施或闭门器具。

5. 如洁净区内工作人员需要上厕所，也必须按照进入洁净区的程序更换衣物和拖鞋、帽子，绝对不准穿戴洁净服进入卫生间。

6. 工作人员离开洁净区域时也应该按照相应程序，更衣、换鞋、脱帽、洗手，洁净服不得带出洁净区域。

7. 洁净区内人员工作时，要轻拿轻放，尽可能降低动作幅度，严禁跑、跳、打闹等不必要的动作，以防动作幅度过大导致产生尘埃粒子从而影响空气质量。在洁净室内不要拖足行走，不要振臂、转动等做一些不必要的动作或者走动。

8. 严禁在静脉用药集中调配中心，尤其在非洁净控制区和洁净区域内吸烟、喝水、吃零食等影响洁净度的非正常操作活动。

9. 静脉用药集中调配中心洁净控制区和洁净区内清洁工具间及洗手盆用水龙头，应采用脚踏式、或者红外线感应自动开关。因自动烘手器导致水滴飞溅，所以不应该安装自动烘手器，应该采用吸水纸擦手方式擦干手上水渍较为恰当。

10. 打开洁净服时应该小心谨慎，避免污染。穿洁净服时，不要将衣服接触地面、墙壁等物品，也不能使袖子和裤腿下摆触碰或接触任何地方以防污染，穿衣时始终保持直立姿势，按照从上到下顺序穿衣。戴帽子时需要将头发全部遮住，头发不能裸露，直到连体式洁净服的拉链口。

11. 退出洁净室时应避免往返作业对洁净室造成的交叉污染，在更衣室之前不得脱掉洁净服，脱去洁净服后如需要再次进入洁净间，则必须按照进入洁净室的顺序进入。

12. 洁净室内要按要求戴手套，手套不要漏出手腕。戴上手套后，不要触碰不洁净的东西，包括自己身体的任何部位。手套要隔段时间更换，尤其在抗肿瘤药物调配时。

（孟敏）

第二节　手的卫生

手是我们工作时不可缺少的最重要的工具之一。工作中只要触摸被污染的东西,微生物就会污染到手上,并随手转移到下一个你接触的东西上去,因此手也是最大的细菌传播工具。有的人便后不洗手,不用手帕,用手抠鼻子,甚至用手随便弹掉鼻涕及分泌物,经常用手背擦鼻、抠耳朵、剔牙等这些不卫生的行为习惯,都将直接影响洁净间的空气质量,甚至导致二次污染。因此,工作人员手上携带的病原菌不可忽视,它也是感染控制中的重要的环节之一。研究表明,约30%医院感染事件是通过手传播病菌所致的。目前,最简便、最经济、最普遍的控制医院感染的有效、直接的方法还是普通洗手和卫生手消毒。

一、手卫生的指征

众所周知,手卫生在医院感染防控中的地位不容忽视,为此各个国家都制定了相应的手卫生标准[19]。美国 CDC 于 1985 年发布了《洗手与医院环境控制指南》,2002 年又发布了《医疗机构手部卫生指南》,美国感染控制和流行病协会(APIC)1995 年发布了《医疗机构洗手与手消毒指南》,不仅明确了手卫生的范围,而且将洗手和手消毒等概念统一定义为手卫生,同时指出了四个必须洗手的指征:包括有明显污迹或血液、体液等污染操作人员双手时;直接接触病人前、后,接触病人的体液、排泄物、黏膜、不完整的皮肤或伤口敷药后,接触病人周围物体后;进行静脉抽血、动脉采血、留置尿管、中心静脉、周围静脉导管等侵入性操作前后;双手从病人身体的污染部位移至清洁部位前、戴无菌手套前及脱手套后、饭前便后。中国于 2006 年成立了医院感染控制标准委员会,将"医护人员手卫生规范"列入第一批制定的标准计划。该规范 2009 年 4 月颁布,2009 年12 月 1 日开始实施,这标志着手卫生在中国将以卫生行业标准的形式实施管理[2]。

二、洗手的方法

正确的洗手方法应该是:在流动水下,使双手充分淋湿,取适量皂液均匀涂抹至整个手掌、手背、手指和指缝,认真揉搓双手至少 15s 应注意清洗双手所有皮肤。具体步骤如下:掌心相对,手指并拢,相互揉搓;手心对手背沿指缝相互揉搓,交换进行;掌心相对,双手交叉指缝相互揉搓;弯曲手指使关节在另一手掌心旋转揉搓;右手握住左手大拇指旋转揉搓,交换进行;将五个手指尖并拢放在另一手掌心旋转揉搓,交换进行;必要时增加对手腕的清洗;在流动水下彻底冲净双手,擦干,取适量护手液护肤。

对于医疗机构不同环境下工作的医务人员,手消毒效果应达到如下要求[2]:卫生手消毒必须确保手上细菌总数应≤10cfu/cm²;外科手消毒必须保证手上细菌数应≤5cfu/cm²,且各区域工作的医护人员的手,均不得检出致病微生物。通常手卫生的五个重要时刻是两前、三后的要点。两前:是指接触患者前和进行无菌操作前;三后:是指体液暴露后、接触患者后、接触患者周围环境后。标准七步洗手法详见下图:

七步洗手法图示

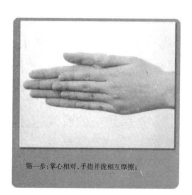

第一步:掌心相对,手指并拢相互摩擦;

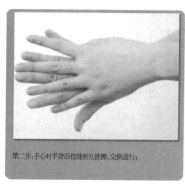

第二步:手心对手背沿指缝相互搓擦,交换进行;

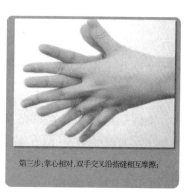

第三步:掌心相对,双手交叉沿指缝相互摩擦;

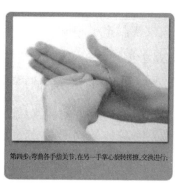

第四步:弯曲各手指关节,在另一手掌心旋转搓擦,交换进行;

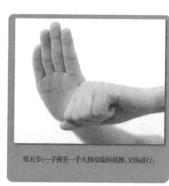

第五步:一手握另一手大拇指旋转搓擦,交换进行;

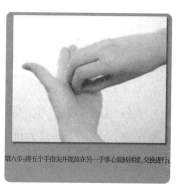

第六步:将五个手指尖并拢放在另一手掌心旋转搓擦,交换进行;

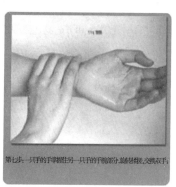

第七步:一只手的手掌握住另一只手的手腕部分,旋转搓擦,交换双手;

七步洗手法口诀:内、外、夹、弓、大、立、腕。

内:掌心对掌心相互揉搓;

外:手指交错掌心对掌背相互揉搓;

夹:手指交错掌心对掌心相互揉搓;

弓:两手互握互搓指背;

大:拇指在掌中转动揉搓;

立:五指直立并拢在掌心揉搓;

腕:揉搓双侧手腕。

三、影响因素

常见影响手卫生的因素有以下几点:

1. 群体影响:人的行为具有参照性和习惯性,所以个人行为习惯常常受到周围人群行为习惯的相互影响,尤其是德高望重的人或者领导人不洗手时,其他医务人员洗手的依从性明显降低,护士长通常是对洗手行为最有示范效应和影响的人。

2. 洗手剂造成的皮肤问题:肥皂等洗手剂,可使皮肤角质蛋白变性,降低角质蛋白水分的含量,经常洗手会使皮肤含水量减少从而造成皮肤发干、皲裂,甚至会使表层的微生物增加。洗手剂对皮肤的刺激也使皮肤菌群失调,真菌、葡萄球菌属和革兰阴性菌也很容易在手部滋生,尤其在指甲缝隙。因此,洗手剂对皮肤的刺激性是造成人员洗手依从性差的重要因素之一,因此需要加强工作人员的劳动保护措施,提供护手霜等。

3. 手卫生知识缺乏:缺乏对手卫生相关知识规范的了解,以及对洗手能降低院内感染率的知识不足,感控意识不强,认为从病人处获得感染的风险不高,一些人在测量血压、脉搏等接触病人皮肤造成手部污染毫无防范意识。通过国内部分医院对医务人员洗手知识问卷调查发现,医务人员尤其是药学人员普遍存在洗手知识缺乏,特别是对洗手指征、洗手方法,以及手消毒剂的使用缺乏正确的认知,不了解手卫生基本概念和职业防护措施。所以手卫生知识缺乏也是导致手卫生依从性差的原因之一。

4. 手卫生技术掌握较差:相当一部分医务人员手卫生技术掌握较差,医院感染意识淡薄,二次污染现象严重。吴淑梅报道[2],95%的内科医生和90%的护士认为自己的洗手方法正确,然而通过客观观察,结果显示医务人员实际洗手技术并不符合要求。熊薇等人研究显示,只有70.4%的医务人员掌握七步洗手法,洗手后用工作服、公用手巾擦手占56.2%。崔霞等人的研究结果显示,操作后洗手率为44.64%,其中有效洗手率仅为23.21%。这些问题都反映了医务人员手卫生在实际执行时还达不到医院感染的有关要求。

5. 洗手不便:手卫生设施不合理或位置不适宜,不能提供方便的手卫生条件,加之工作量大和人员不足,不能按照"洗手—操作—洗手"的流程正常工作。

6. 戴手套没有必要再洗手:手套仅仅是洗手的辅助手段,戴手套不能代替手卫生。如果在接触不同病或物体,或给同一例病人进行清洁操作和非清洁操作不换手套等操作都是违背洗手原则的。

7. 手卫生管理机不完善:医院手卫生管理制度不完善,缺乏监督或者监管不到位、培训走形式。有研究显示,医院领导重视手卫生管理制度的制定和执行,坚持强化培训,决定了医务人员手卫生依从性。而另一项研究显示,在培训与宣教的层面上,医院进行手卫生知识和法规培训与宣教的程度，决定了医务人员的手卫生知识知晓率和手卫生执行率的高低。王艳红的研究显示，60.45%的护士认为"未对洗手或擦手的效果进行有效监控"是影响手卫生依从性的重要因素。

四、保证手卫生的措施

1. 加强管理与教育：针对人员医院感染控制知识不足，群体洗手依从性不好的情况，应有针对性的、对不同专业类型、不同工种、不同知识背景的工作人员采取不同的培训，培训可以采取自学、集中讲授、案例实操、讨论等丰富多样的形式，自始至终强化人员手卫生意识，克服不良卫生习惯。通过检验检测等抽查方式不定期督查不同操作人员手部带菌状况，通过事实及典型案例让所有人员对危害有深刻的认识，从思想认识上主动提高自觉手卫生的依从性。

2. 改善洗手设施：手卫生不仅受到人员操作的影响，洗手龙头的便利性、洗手池的设置也是导致人员手卫生合格与否的重要因素，静脉用药调配中心应该申请医院在手卫生方面给予必要的财力投入，提供洗手液、护手霜，完善洗手设施，积极推广速干手消毒剂的使用等，使洗手设施不仅简洁、实用，而且方便可及。

3. 改良手卫生方法：医院感染防控的重要措施之一是医务人员的日常手卫生习惯。六步（或者七步）洗手法要求医务人员使用肥皂或洗手液在各项操作前后常规性的对手部消毒，最后使用流动水冲洗，但由于日常工作量大、事务繁忙，好多医务人员没有时间洗手或者洗手流于形式达不到手卫生标准，通常肥皂洗手大约需要 2min，但是采用乙醇擦手仅仅需要 10~20s 时间，所以对于手部未见明显污染的情况下目前普遍推荐使用乙醇类手部消毒产品，在接触不同疑似污染物时可使用乙醇甘油擦手。因为乙醇具有脱水作用，长期使用会导致皮肤干燥、皲裂等，从而影响医务人员使用的依从性，但是通过在乙醇为基础的消毒剂中添加润肤剂，其杀菌效果良好，而且能显著减轻手部皮肤干燥，防止皮肤皲裂，医务人员尤其广大护理人员的依从性明显提高。另一方面，为了保护操作人员的手不被化学及其他危险物品伤害，同时保证无菌操作，所以对于潜在风险的操作避免交叉感染要求戴手套，但是实际情况是操作人员在不同操作或者同一操作长时间戴同一副手套，尤其在配置细胞毒性药物时，反而能增加感染的潜在风险，影响人员防护效果，长期佩戴同一副手套或者选择的手套太大或者太小等选用不相符合的手套型号也是手卫生达不到要求的因素之一，也有的人员对橡胶制品产生过敏反应等情况。所以养成规范的洗手习惯，即便是戴了手套规范洗手也是非常必要的。

综上所述，手部卫生是保障空气洁净度及成品输液质量，最简单、最经济、最重要的感染防控措施之一。目前，尽管消毒产品种类繁多，应用也很广泛，但是都不能替代手卫生，静脉用药集中调配中心人员作为患者静脉输液的直接接触调配者，也是感染防控的关键环节之一，提高手卫生的依从性，正确使用快速手消毒剂，规范洗手，才能保障成品输液调配质量。

（孟敏）

第三节　洁净工作服

洁净工作服是进入洁净室的人员必须穿着的服装,是确保洁净室正常运行、最大限度减少人体产尘的必备措施。对于穿戴洁净服的操作人员来说,通过人体皮肤散发的灰尘、污物等常常是通过洁净工作服面料的袖口、领口等部位渗透扩散出到空气中,所以不透尘、不产尘(或产尘量少)、不吸尘、抗静电、易清洗、易消毒、易灭菌、穿着舒适是洁净工作服应具有的特征。

一、洁净工作服具有的特点

1. 不产尘:不产尘是对洁净服本身制造材料及其工艺不产生灰尘、不掉纤维屑等特性的基本要求。目前医院通常的手术衣及手术铺垫物等基本是全棉材料制作的, 而纯棉材料随着人体活动的磨损很容易产生大量的纤维屑,这些纤维碎屑直接影响洁净室的洁净度,严重时会带入配置的输液,存在很大的潜在风险,而且还增加了空气净化系统的运转成本,降低了高效过滤的使用寿命,严重时可能随药物配置操作而进入输液,严重威胁患者用药安全,为此洁净室内建议不应选用全棉纺织品。另一方面由于化纤长丝不掉屑,涤棉混纺产品只掉少量的棉屑,所以洁净服应以全化纤长丝产品或涤棉混纺产品为主。

当前我国大部分医院所用全棉纺织品比日常使用的全棉纺织品更容易产生大量的棉屑,这是由于选用的纤维品质不同所致[3]。通常情况下,棉纤维是一种带有空腔的材料,由于其植物的生长条件受到的阳光、雨量、温度等不同,纤维的成熟度程度也不同,具体表现在纤维的壁厚、长度、强度等方面,而成熟度高的纤维断裂强力大、品质长度长、白度好,相反的成熟度低的纤维断裂强力低、品质长度短、纤维发黄。棉纤维的结构图如下图所示。

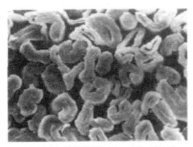
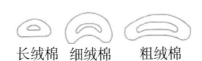

长绒棉　细绒棉　粗绒棉

(a)棉纤维横截面电镜图　　　　(b)棉纤维横截面示意图

棉纤维结构图

高档全棉制品主要是采用成熟度较高的纤维并经过精梳工艺制成,其产品表面平整、光洁、滑爽,手感柔软。但是由于棉纤维具有中腔结构,所以棉纤维也有吸湿性好、穿着舒适的独特优点。当人体出汗时,棉质纤维表面和中腔就会吸收汗液,使人体感觉舒适。但是长时间穿戴、多次洗涤消毒后就会破坏纤维中腔结构,导致纤维吸水能力逐步降低,被吸入中腔的汗液、水分不能被及时排掉,就会产生发霉,导致织物变色、变硬,严重影响人员舒适及污染周围空气的现象,尤其在夏季或温度较高、湿度较大时尤为突出。

当前普遍医院手术室使用手术衣、手术包等都是中低档棉质产品,这些产品不可避免的经过多次强力洗涤和高温灭菌后[20],材料纤维强度下降,纤维极其容易断裂[4],用这种材质做成的洁净服或手术衣不仅影响产品的使用寿命,而且还会产生大量的棉屑。当医务人员穿着这种材质制作的纺织品进入手术室活动时,织物内部的纤维屑就会慢慢地转移到织物表面并脱落,而且随着每次使用的时间或产品的寿命越长,脱落的纤维屑就越多。

常规化学纤维的特点是强力大、不容易掉屑、也不容易发霉、不褪色、容易洗涤,但是穿着舒适性不如棉质材质的衣物衣服,并且不吸汗,吸湿性差。目前经过技术改性的化学纤维其穿着舒适性、吸湿性和透气性都有较大程度地改变,甚至达到了棉纤维的舒适程度,像超细异型化学纤维就具备了这种特性。

超细纤维[3][4]是指线密度在0.03tex(0.3 D)以下的产品(棉纤维的线密度约为0.14tex(7000Nm],并且其比表面积较大。超细纤维可以吸附其自身质量7倍的灰尘、颗粒、液体。超细纤维与普通棉纤维性能对比如下图所示:

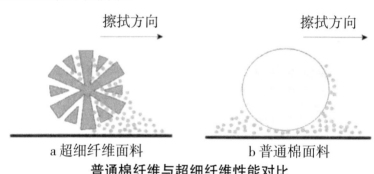

普通棉纤维与超细纤维性能对比

图a中,超细纤维之间细小的空隙能有效吸附灰尘、油脂和水分,擦拭后表面干净清爽,无残留物;图b中,普通棉面料依靠静电吸附少量灰尘和水分,擦拭后剩余大量残留物、灰尘和水分从而分散到整个表面。异形纤维的截面为不规则形状,主要有三角形、Y形、五角形、三叶形、四叶形、五叶形、扇形、中空形等,这些异型空隙还能吸收大量水分,所以超细纤维有较强的吸水性,其吸汗同时不贴身、易干燥、不容易产生细菌是这种材质的显著特点。

使用超细异形化学纤维织物做成洁净服或者手术衣,因其具有吸湿性强、易干燥、不产生纤维屑等独特的特点,所以它成为传统的棉纤维织物的替代产品,国外已多年使用后受到高度的好评。

2. 不吸尘:使用化学纤维面料制成的服装,由于人员活动时摩擦产生的静电现象会将空气中的灰尘吸附到服装上,使服装表面成为一个聚尘源,这样就会在服装形成局部尘埃数量增加的现象,如果在静脉用药调配过程中出现这种情况,尘埃落入正在配置的成品输液中的概率就会大大增加,患者感染的概率也会增加。因此为解决面料与衣服吸尘的问题,静脉用药集中调配中心所用的洁净服应具有防静电功能。

3. 穿着或体感舒适:静脉用药集中调配中心因洁净度要求高,工作人员长期调配操作强度大、任务重,其洁净服应该具有柔软、舒适、吸湿、排汗、轻便、抗静电、美观大方等功能。

当采用化学纤维替代棉纤维,彻底解决了以前棉质洁净服本身掉屑的问题,使服装具有很好的吸湿效果,其穿着和体感的舒适性就要依靠超细异形化学纤维来解决。当人体出汗时,衣服面料会迅速将汗液或湿气沿着纤维的沟槽排到服装外。如果是作为抹布或者铺垫物使用时,当液体洒到织物上时,织物会迅速将液体排到织物的另一面,以防止扩散、从而减少进一步污染。

4. 防护效果:静脉用药集中调配中心不仅承担普通药品的调配任务,而且承担细胞毒性药物的调配,工作量大、任务重、工作强度高,做好成品输液配置任务的同时,工作人员的防护尤为重要,为此洁净工作服应具有较好的防护效果。邹东岑,徐帆通过4种细胞毒性药物对不同材质手套的穿透性研究[6]显示,高浓度环磷酰胺与依托泊苷在手套上滞留时间大于5min,一层和三层手套均穿透,说明浓度对手套穿透性影响显著。陈娴关于配置抗肿瘤治疗药物的职业危害及其防护的研究也认为抗肿瘤药物毒性大[5],医务人员在配置及使用过程中可能会接触并吸收,对健康造成危害[6]。只有做好职业防护方可保证医务人员的健康。邓燕等人通过细胞毒药物集中配置的职业危害及防护措施也呼吁[7],长期大量配置细胞毒药物的工作人员通过皮肤直接接触,呼吸道吸入或经口吞服低剂量药物,可导致染色体畸变、骨髓抑制、致癌、致畸及脏器损害等潜在的危险,为此做好细胞毒药物配置过程中每个环节的防护,才能将职业危害降低到最低程度[8]。所以,为了防止细胞毒药物通过逐渐渗透对操作人员造成的潜在伤害,洁净工作服需要具备一定的防渗透性能。目前,国内经济发达地区的医院尝试采用无纺布材质制作的一次性洁净服,虽然轻便,相对也实惠,能够阻挡渗透的少量液体,但是无纺布加薄膜结构透气性较差,具有闷热感,操作人员长时间穿戴舒适性差。

目前具有三层复合面料的高性能医用面料[4]制作的洁净服成为较好的选择,这种吸湿排汗、防水透湿、防静电、防渗透、不掉屑的医用面料是制作高性能手术衣、洁净服比较理想面料,但是由于代价较高收到一定限制。目前用超细纤维生产的高密度、吸湿排汗、防静电的标准医用面料,因价格优势成为手术衣、铺垫单、洁净服的理想制作材料。涤棉防静电面料或纯化纤超细纤维防静电面料,也可以作为洁净服选用材质。

5. 易清洗、易消毒、易灭菌:由于改性化学纤维的出现,才使医用纺织品摆脱传统全棉产品。改性化学纤维[4]是外沟槽结构,棉是空腔结构,改性化学纤维更容易清洗和灭菌,其耐化学性及耐气候性均较好,是棉的良好替代品。由于改性化学纤维易清洗、易烘干、寿命长,所以更节约洗涤时间、洗涤剂和能源,是目前比较理想的洁净服制作用的节能环保产品。

为了规范手术室用纺织品的合理使用,2010年中国出台了有关手术室用纺织品的相关标准YY/T0506《病人、医护人员和器械用手术单、手术衣和洁净服》,但目前此标准贯彻执行的不理想,未达到应有的效果。由于白大褂、帽子和护士服装要求具有外观平整、耐磨、易洗涤、穿着舒适,而且需要防静电的功能的特性,所以最好选用涤棉面料制作,该类材料制作的服装可以满足医院内各个科室的使用要求,尤其是防静电功能,对如 B 超、心电图、CT、核磁共振等功能检查科室是非常重要,可以避免这些科室的电子仪器受到静电的干扰而影响检查的结果。

二、洁净服的分类和材质

洁净服的形式:按制作材料划分,有涤纶、聚酯、绵纶、棉布制成的洁净工作服。按衣料纺织方法分,有平纹、斜纹;按服装样式分,有分装型、连身型。分装型,分别由上衣、裤子、帽子、鞋套组成,穿着时,要求将上衣放在裤子里。连身型,是上衣、裤子连在一起,鞋、帽的形式与分装型相同,见下图。

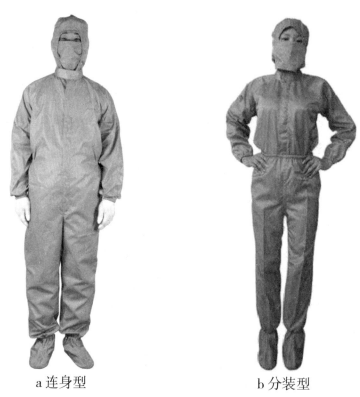

a 连身型　　　　　　　　b 分装型

常见洁净服样式

按用途分,有无尘和无菌两类。

洁净服用材料选择:洁净服不同于其他服装,它是工作人员穿着于洁净环境中,为了避免操作过程起尘、起尘以及多次洗涤消毒后或者人员活动时容易起毛、产生脱落碎屑、摩擦产生静电等因素影响洁净度而专门制作的,所以制作洁净服的材料不是日常普通织物,也不能选用污染物极易透过的面料,制作洁净工作服的面料材质应该具有以下性能和特点:

1. 对洁净服的性能要求:

(1)其本身应该不产尘也不发尘,面料多次清洁、消毒、及摩擦后没有纤维脱落,长期穿用纤

维没有断丝现象;

（2）因为人本身不可避免的会产生汗液,所以考虑通透舒适性时材料具有一定的过滤作用,通过人体产生的汗液、皮肤排泄物、皮屑、头皮屑等不能通过面料向外扩散;

（3）因为工作人员的操作活动避免不了摩擦,而面料不同程度含有一定纤维,故面料本身应该是静电的不良导体,而且有防止静电产生的性能;

（4）具有防冻耐热等衣服基本性能的条件下,尽可能考虑舒适性、美观性、色彩漂亮等特性;

（5）时久性较好,因需经常洗涤、重复使用,应具有反复洗涤的后不易破损变形;

（6）不易沾附尘粒;

（7）具有耐腐蚀性,避免消毒液、化学品溅落,确保人身安全;

（8）操作简便、穿着柔软合身,清洗后不起皱和不需烫熨;

（9）不透明等。

2. 材料与制作:目前能够满足制作洁净服衣料性能要求的面料有合成纤维尼龙和聚酯长纤维。由于聚酯具有耐热性、尺寸稳定性、耐老化变黄、洗涤后耐久性及纤维加工相对容易等方面的优点,近年来采用聚酯类材料的较多,但是聚酯类材料易产生静电,所以为了提高防静电性能,为此可采用以下方法加以解决。

（1）渗入法,在纺织过程中加入防静电材料;

（2）后加工法,对织成的衣料进行防静电处理;

（3）使有机聚酯带导电性能,用碳粉等物质涂敷等。

洁净服制作过程中应注意:

（1）式样设计要简单,接缝要尽可能减少,并尽量不要留有口袋;

（2）接缝处不要让织物纤维露头,以免脱落发生;

（3）领口、袖口、裤腰、裤口等部位不能宽松疏散,应该使用收紧带处理,避免衣服内尘粒和污物通过领口、袖口、裤腰、裤口等部位掉落到洁净室,同时方便穿脱操作。

不同服装材料粒子扩散比较

材质	发尘量	
	≥0.3μm	≥0.5μm
棉	2863	1710
无纺布 1	737	543
棉（新）	332	152
无纺布 2	126	39
无纺布 3	87	16
无纺布 4	70	15
聚酯	6	2

（4）衣服开襟尽可能少用纽扣,也避免使用容易生锈的金属拉链,使用非金属拉链时拉链处要防止空气直接进入,前开需重叠处理。

3. 洁净室用鞋:应该尽可能避免使用易产尘的布鞋、拖鞋。洁净室用鞋、鞋套、鞋罩等必须方便清洗、清洁和消毒处理,鞋套应能完全包裹衣裤下腿的下摆的长筒靴状,其上口应做收紧带处理,目前一次性鞋套也普遍用于临时性人员。

三、洁净服的使用和管理

洁净室所用的洁净服应能发挥其性能和作用以满足相应空气洁净度的要求,并且需要制订科学、合理的使用,发放、清洁消毒管理办法,并严格执行。

应该指定专职人员对洁净服进行全过程、全流程、全环节进行科学管理。新洁净服或清洗后洁净服的检验、贮存和发放、清洗、清洁、消毒、使用、修理、报损、洁净服的穿、脱过程的管理、洁净服状态(污染、破损)的检查、清洗和废弃的决定等每个环节认真按规定进行管理。

1. 洁净服的贮存和发放

（1）日常工作中,洁净服应放在规定的专用存放柜内;应严格区分不同环境、不同空气洁净度等级的工作人员用洁净服的专用存放处;应将日常服装,非洁净控制区服装,洁净区服装区别对待;

（2）为避免污染,进入洁净室的人员必须穿着由本部门专职管理人员发放的洁净服;洁净服穿着前需要检查是否破损或有脱落物,穿戴完毕后需要检查确认是否穿戴符合要求。未经检验检查,严禁穿戴非本部门管理的洁净服入内;

（3）使用者发现洁净服有污染或破损时,应当立即报告管理人员检查更换,未经专门管理人员检查确认,不得自行判断和继续使用。

2. 洁净工作服的状态

（1）洁净服的一次使用时间(两次清洗之间的时间)不能超过工艺生产的周期时间内,通常无尘洁净服每周清洗 1~2 次;无菌洁净服每天清洗;

（2）一个工作区域所用的同批次洁净服应在同一时间清洗;

（3）洁净服的清洗、修理和废弃应该交由专门洁净服管理者按管理办法规定和实际检验、检查情况决定,通常洁净服清洗 50~100 次应经检查或检验后确定是否废弃;

（4）洁净服的修理应根据检查或使用中出现的问题如脱线、破损、纤维露头等,由专门管理者决定,并附修理记录。

四、洁净服的清洗

洁净服在衣服材料的生产、缝制以及工作人员穿用的过程中,不可避免的会带有灰尘等污染物,而洁净服本身就因为相互摩擦而脱落产生细小的纤维,所以不管是新购入的洁净工作服还是使用了一定时间的洁净工作服,都应该进行清洁、清洗与消毒处理。根据试验测定,采用不同清洗方法、不同水质清洗,清洗后的洁净服在使用的过程中具有不同的产尘量,详见下表。

不同清洗方法、不同洁净服的产尘量

材料 清洗方法 动作	去静电聚酯(1×10^6pc/min)			带静电聚酯(1×10^6pc/min)		
	清洗前	普通水洗	专用清洁剂	清洗前	普通水洗	专用清洁剂
直立(静止)	10	7.3	6.7	12	6	2.1
胳膊上下活动	380	29.5	1.4	103	95	6
上体前屈	205	13.7	1.2	267	120	11.1
头部上下左右活动	24	8.9	1.83	23	12	0.6
上体扭曲	485	36	4.5	130	170	5.6
腿的伸屈	161	15.4	11.7	285	105	1.65
静坐	12	4.7	4.7	17	95	5.3
站里坐下	143	20.5	10.8	126	940	4.3
踏步	147	15.2	8.9	226	900	84.3

注:实验所用专用清洁剂为全氯乙烯。

不同洗涤方法时洁净服发尘量

试验状态	粒径 /μm	洗涤法			
		一般水洗	无尘水洗	一般水洗	无尘水洗
静坐	0.3	75	1	70	1.3
	0.5	63	0.6	51	0.3
	1.0	41	0	32	0
	2.0	23	0	17	0
	5.0	21	1.6	11	0
起立	0.3	223	1.3	201	1.3
	0.5	201	1.3	189	1.3
	1.0	150	0	120	0.3
	2.0	143	0	111	0.3
	5.0	101	0	80	0
起动	0.3	1 303	4	1 223	1.3
	0.5	1 228	3	1 221	1.0
	1.0	1 217	0.6	1 115	0.3
	2.0	1 199	0	1 003	0.3
	5.0	1 006	0	925	0

续表

试验状态	粒径 /μm	洗涤法			
		一般水洗	无尘水洗	一般水洗	无尘水洗
慢走	0.3	2 255	1.0	2 132	1.6
	0.5	2 055	1.0	2 009	1.0
	1.0	2 011	0	1 921	1.0
	2.0	1 851	0	1 711	0
	5.0	1 069	0	721	0
快走	0.3	3 321	2.6	3 251	2.3
	0.5	3 211	1.0	3 007	1.0
	1.0	3 599	0.3	2 865	0.3
	2.0	2 006	0.3	1 929	0.3
	5.0	1 018	0	770	0.3

注:上表粒子数量为3次的平均值

采样量是0.28L

1. 普通水洗,需要经过孔径 0.3μm 的过滤器过滤后的自来水,使用工业洗衣机进行精清洗。清洗方法和一般服装大致相同,但必须选用中性、去污力强、易漂洗的洗衣粉,尽可能采用温水。依据不同材质选择不同的洗涤温度,大约水温是:聚酯衣料 60℃~70℃,尼龙布料 50℃~55℃,最高 60℃。清洗后应在万级(10000级)的洁净环境中晾干[20]。

2. 普通水洗后纯水漂洗[20],这种清洗方法和普通水洗基本相同,不同之处在于最后漂洗时,用纯水进行漂洗的,由于其洗涤要求严格,纯水洗后达到一定的洁净度,所以不能再采用普通环境烘干,应该在万级(10000级)的洁净环境中进行比较妥当。

3. 专用清洗溶剂清洗,该方法是先用普通水清除衣物上的污染物,然后采用经蒸馏水处理的专用溶剂进行清洗,其清洗后干燥也应该在万级(10000级)的洁净环境进行。

洁净服干燥后,应在洁净度为万级的洁净间整理叠好,装入洁净的聚酯或尼龙袋内,双层防污染包装,并注明清洗消毒日期和有效使用时间。

洁净服清洗过程应该注意以下事项:

1. 洁净服清洗前,应该仔细检查纽扣、拉链等附件是否完好无损及有无破损等不符合要求的情况,对不符合标准的应该进行维修、更换或者报废处理,决不能为了经济而将破损洁净服继续使用。

2. 洁净服清洗场所的空气洁净度等级不应该低于万级(10000级);洁净服的整理、包装等操作不能在普通环境下,而是应该在空气洁净度与其相适应的环境下进行。

3. 湿法清洗和干法清洗所用水需经过孔径 0.3μm 的过滤器过滤处理。

4. 在进行漂洗透水时,应使用抗静电剂漂洗以提高洁净服的抗静电性能。

(孟敏)

第四节　洁净室的清扫、消毒

一、洁净区的清扫

静脉用药集中调配中心的洁净室的清扫必须在药品调配操作结束后进行，一般情况下洁净室是保持正压的,但出于经济和能耗的考虑[9],现在许多医院静脉用药集中调配中心在当天配置完成后空调系统也停止运转，这样就势必导致空气净化空调机组停用后室外未经净化处理的空气渗入室内,将室外空气中的细菌及尘埃粒子带入室内,造成洁净室内空气的污染,所以每天在使用前必须先打开空调净化设施,至少运行 30 分钟以上,进入一个自净的过程。等到达到自净要求后才可以开始运行。为了防止交叉污染,洁净室清扫的工具应该按照其特点、工作要求、空气洁净度的不同而分别分区单独存放,专物专用,不得混淆。

洁净室的清扫[11]工具为防止交叉污染一般采用集中固定式存放,以确保在定期清扫时能清除微粒污染,也能有效、适时地清除一些不同区域,如办公区域、非洁净控制区、洁净区进行工作所带来的污染,清洁工具应采用不掉纤维的材料像丝光毛巾、尼龙布等便于进行擦拭,但也要考虑静电吸附所导致的问题。其次清洁工具尽可能一次性使用,否则应能洗涤干燥;无菌区域的工具不得选用易于微生物生长的材料,如木质、全棉等,清洁工具应结构简单、清洗消毒方便、占地面积小、不易损坏的特点;一般每一批次和每天配置结束后均应清扫;生物安全柜和水平层流净化台应在工作前和工作后必须清洁。完整的室内环境应该包括清场、清扫、清洁、消毒、空气自净等几个步骤。清扫的范围包括整个房间的墙面、吊顶、地面、生物安全柜、水平层流洁净台及有关物品。

清洁的方法:清洁方法的选择取决于对所要清洁的对象提出的清洁要求。在洁净间用扫帚扫地和用拖把干拖是绝对不能允许的, 更不能使用鸡毛掸子。因为使用上述方法不仅不能做好清洁工作,反而会使尘埃扩散开去。一般的清洁方法有以下几种:

1. 湿拖:用湿的拖把拖地面。

2. 洗:即用水洗,并在洗后用拖把拖干。

3. 擦:使用抹布擦拭。其清洁效果好,清洁剂只要求低浓度的,因为它能减少对表面材料的化学作用。

4. 冲洗:该方法的先决条件是设计合理,墙面和地面的施工应符合标准,地面平整而且应略有斜坡,以便于排水,并且绝对没有积水的小坑。

5. 高压冲洗:这种方法不仅能减少水和清洁剂的用量,并且比普通的冲洗效果好。但使用这种方法的前提是墙面材质要好,要防漏并且排水通畅。

洁净室室内环境清扫应注意以下问题：

1. 清扫清洁工作应在每天下班前完成,且在洁净空调系统正常运行状态下进行。

2. 为防止交叉污染,各个洁净间应该使用各自专用的清扫清洁工具,并应使用不易掉纤维的织物材料制作的拖布和抹布,清洁工具也要定期清洁。

3. 各个班次配置完各批次药品后应将杂物及医疗废弃物立即就地分类打包, 各类垃圾应装入相对应的垃圾袋中就地密封后,经传递窗转运出洁净间,原则上应从污物专用传递窗运出。

4. 清扫地面时,可用半干潮湿的拖布,如遇较严重的污垢可使用专用清洁剂清洁擦除。

5. 所有进入洁净间的大小物品都必须在非洁净区域除尘, 在非洁净控制区域清洁擦试后通过传递窗或传递柜运送入洁净室。

6. 每次清场清洁结束后还应该继续运行空气净化系统,直到达到规定的洁净等级,此段时间一般至少大于洁净系统自净的时间(30min 以上)。

此外,药篮药筐的清洁[10]在静脉用药调配中心也是不容忽视的清洁工作。有证据显示,医疗用摆药筐及药篮是潜在的感染源, 由于摆药筐日常工作中反复利用, 频繁使用和在不同区域传递,摆药筐的清洁与无菌,对洁净间的洁净度有直接关系,甚至严重威胁配制间配置药品的安全。目前,全国各地医疗机构对于摆药筐的清洁消毒没有统一的标准和规范的管理,各地只是各自凭经验管理,普遍做法是每日使用后对篮筐进行简单的清洁,潜在危险很容易被忽视。但是作为传递准备配置药品及配置后的成品输液的重要工具, 起着载体工具的摆药筐日常穿梭于洁净间与非洁净控制区的摆药、核对、分拣等区域,药篮难免受到污染,尤其是细胞毒药品配置后空安瓿残留的影响,摆药筐每天频繁交叉循环使用使,摆药筐最容易被污染,这些问题如果没有引起高度注意,对药筐及时进行彻底清洁消毒,对洁净调配间的环境和成品输液将会产生很大的危害,给患者药物治疗带来潜在安全隐患。此外,频繁进出调配间与摆药核对区域的药篮,不可避免的将残留药液随着传递带到相应区域,进一步导致交叉污染的可能大大增加。有实验证明,配液中心的摆药筐长期使用基本都被不同程度的污染,在摆药筐表面经常可见残留的药液,经检测清洁消毒前 ATP 数值均超过医疗感控行业参考数值≥45RLU。这些残留药液或清洁消毒不彻底的摆药筐,对于成品药液的配制造成很大风险和隐患,需要格外注意摆药筐的清洁消毒问题。

二、洁净区的消毒

简单地说,消毒就是杀死大多数的病原微生物,或尽可能地使这些微生物减少。在这个过程中,由于种种原因,微生物不可能完全消灭,所以我们所做的消毒工作是相对的,但要尽可能减少病原微生物,尽量避免失误和误差。我们常用的洁净区的消毒方法主要有紫外线照射消毒、消毒剂消毒、气体消毒[12]。

1. 紫外线照射消毒: 紫外线照射消毒的消毒机理就是当紫外线进行照射时, 会被细菌蛋白质、胆固醇及脂类吸收,从而影响菌体内的生化过程,这样就会达到消毒的目的。在这个过程中,需要注意的是使用的紫外线的波长要在 230~254nm 内,因为只有在这个波长范围内紫外线才具有杀菌的能力,且紫外线消毒适用于物体表面的消毒和局部的消毒,消毒的过程中要在一定的温度下至少持续半个小时以上,这样才会取得比较理想的消毒效果。但不能大面积使用,要根据具体情况而定。

一般情况下,影响紫外线消毒的主要因素有温度、照射的角度与距离、灯的寿命等因素。当进行消毒时,温度达到 20℃,相对湿度为 40%~60% 时才能取得最好的消毒效果,紫外线的照射角度越大,辐射的强度越小,照射的距离便越大,辐射的强度也会随着减少,通常紫外灯的平均使用寿命为 2000 个小时。为了达到消毒目的,常常会采用循环消毒的方法。

2. 消毒剂消毒:消毒剂消毒就是通过使用一种或几种对微生物具有杀灭作用的消毒化学物质,达到杀死或减少微生物污染的方法,一般消毒剂消毒法适用于物体表面的消毒。常见的消毒剂主要有含氯消毒剂,为避免耐药菌的产生,在这个过程中,一定要定期更换消毒剂,且要严格执行每一个过程。

3. 气体消毒:气体消毒是指利用一些氧化剂——如臭氧[13]等的氧化作用,通过破坏细菌细胞壁组织,使细菌细胞壁的通透性发生畸变导致细菌死亡而达到杀菌的一种消毒方法。臭氧杀菌基本原理是与细菌细胞壁脂类双键反应,通过作用于菌体内部的蛋白和脂多糖,破坏细菌的细胞膜,氧化分解细菌内部氧化葡萄糖所必需的酶,进一步改变了细胞的通透性导致细菌最终死亡。另一方面,臭氧还作用于细胞核内核酸中嘌呤和嘧啶,破坏 DNA 的生物合成,破坏肉毒杆菌毒素,因此对细菌繁殖体和芽饱、病毒、真菌等具有强大而广泛的杀菌作用,臭氧杀菌的时候多余的氧原子则会自行重新结合成为普通氧分子,所以臭氧杀菌的时候作用迅速彻底,不会产生任何有毒物质,也不会残留任何有毒物质于物体表面,它普遍被作为比较理想的杀菌剂广泛应用于工农业生产中,但是臭氧杀菌的效果和微生物种类、浓度、作用时间、温度、pH 值、水的理化性质、杂质等因素息息相关。浓度在 0.02mg/L 以下时,几乎没有杀灭细菌的作用。湿度 70% 的条件下效果较好。

有人取金黄色葡萄球菌[13],活化 48h 释成浓度为 1200 个/mL 的菌液。临用前,在营养琼脂培养基平皿中注入 1L 制备好的菌液并使之在培养基表面均匀分布。取万级洁净区距离送风口最远并且送风口分布最少的洁净室胶塞暂存间为最差点,开启臭氧发生器 40min,同时打开准备好的培养皿上盖,于 40min 内每隔 5min 取出 2 个培养皿。将取出的培养皿置 3 代培养箱内培养 48h 后进行菌落计数。结果显示,在臭氧发生器开启 10min 后,最差点的臭氧浓度高于 30mg/m³,同时万级采样点的臭氧浓度均高于 30mg/m³。

表2　臭氧浓度-时间分布试验结果

时间（采样点）	吸光度（1管/2管）			臭氧浓度（1管/2管/均值,mg/m³）		
	A	B	C	A	B	C
I	0.1907/0.1856	0.1805/0.1856	0.2060/0.1805	33/32/32.5	31/32/32.5	36/31/33.5
II	0.2111/0.2162	0.2009/0.2162	0.2111/0.2060	37/38/37.5	35/38/36.5	27/36/36.5
III	0.2264/0.2366	0.2264/0.2315	0.2213/0.2264	40/42/41.0	40/41/40	39/40/39.5
IV	0.2570/0.2621	0.2570/0.2519	0.2366/0.2519	46/47/46.5	46/45/45.5	42/45/43.5
V	0.2468/0.2570	0.2417/0.2621	0.2468/0.2621	44/46/45.0	43/47/45	44/47/45.5
VI	0.0224/0.0224	0.0224/0.0224	0.0224/0.0224	0/0/0	0/0/0	0/0/0

注:A为无菌分装间（万级）,B为胶塞暂存间（万级）,C为万级洗消间;I-IV表示采样点为臭氧发生器开启10、20、30、40min后,V-VI表示采样点为关闭臭氧发生器、空调送新风时及15min后。

表3　万级臭氧消毒效果试验结果

距臭氧发生器开启时间(min)	菌落数（个/皿）				
	编号	菌落计数	编号	菌落计数	平均数
0	1	1200	2	1200	1200
5	3	>300	4	>300	>300
10	5	>300	6	>300	>300
15	7	121	8	223	172
20	9	50	10	24	37
25	11	12	12	6	9
30	13	0	14	4	2
35	15	0	16	1	1
40	17	0	18	0	0

结果表明,臭氧消毒的微生物杀灭率均大于90%,消毒效果良好,能够满足药品生产万级洁净级别的要求。

臭氧稳定性极差,在常温、常压下分子结构不稳定,常温就可以自动分解为氧。故臭氧发生器停止臭氧产生后,通风30~60min后臭氧浓度基本很小,几乎检测不到。此外臭氧的衰竭也和环境温度有很大关系,随着温度的升高臭氧分解加快,臭氧在26℃~27℃时分解需要大约为10h,在24.5℃~25℃时约为14~16h,在19.5℃~20℃时约为14~20h,在32℃~33℃时约为3h。

臭氧虽然能够对空气进行消毒,但它不能对空气环境起到净化作用。如果需要达到净化的目的需要其他相应的辅助措施和方法。需要注意的是,作为强氧化剂的臭氧,对设备、管道、房间内橡胶制品如密封垫、橡胶轴封等具有一定的腐蚀性。

综合常见消毒方法可知,由于使用便利、获取便捷、适用范围广泛,成本很低等特点,所以紫外线消毒被广泛应用于各行各业,成为应用最最普遍的消毒方法。臭氧不仅对常见的细菌具有很强杀灭作用,而且对肝炎病菌、真菌和霉菌等微生物也有强大的杀灭作用。因为臭氧杀菌具有简便、安全、高效易行、杀菌过程不会产生污染的特点而成为新型气体消毒方法。

(孟敏)

第五节　风量的测定

仪器:风速仪

测定方法[15]:风量、风速检测前,需要先检查风机运行是否正常,系统中各部件安装是否正确,有无障碍(如过滤器有无被堵、挡)。所有阀门应固定在一定的开启位置上,并且必须实际测量被测风口、风管尺寸。然后对单向层流的气流方式采用截面平均风速和截面积乘积的方式确定送风量,其中垂直单向层流方式的测定截面积取距地面 0.8m 的水平截面,水平单向层流方式的测定截面取距送风面 0.5m 的垂直截面,截面上测点间距不应大于 2m,测点数应大于 10 个,均匀布置。仪器用热球风速仪。最后对乱流式内环境采用风口法或风管法确定送风量。

应根据安装过滤器的风口形式选用辅助风管,即用硬质板材做成与风口截面相同、长度等于 2 倍风口边长的直管段,连接于过滤器风口外部。在辅助风管出口平面上,按最少测点数不少于 6 点,均匀布置检测点,用热球风速仪测定各点风速。以截面平均风速乘以风口净截面积确定风量。

风速标准:屏障系统<0.25m/s;隔离系统<0.25m/s。

也可以采用电子风量罩罩住风口直接测出风量,每隔 15s 读数 1 次,共读数 3 次,结果取其平均值。

判定基准:各风口送、排风量与设计值的偏差为±15%。如果在验证过程中,系统的风量不足或者不平衡,则需要重新对系统进行调整。

换气次数的计算:

房间换气次数为房间风量除以房间体积,其计算公式:

$$n=\frac{L1+L2+\cdots+Ln}{V}$$

式中 n——房间换气次数,次/h;

L1、L2、…Ln——房间 n 个高效送风口风量,m³/h;

V——房间体积,m³。

对于含有层流罩的房间,在计算房间换气次数时,房间体积应扣除层流罩的体积。

(孟敏)

第六节　静压差的测定

对静压差的检测[15]要求在洁净区内的所有的门全部关闭的情况下,气流速度均匀后进行。在洁净室平面上应从洁净度由高到低的顺序进行,一直检测到直通室外的房间,测管口应设在室内没有气流影响的地方,测管口与气流流线平行。

测试方法:首先关闭所有的门,用微压差计测量各洁净室之间、洁净室走廊之间、走廊与外界之间的压差,每隔 20s 测定 1 次,测 3 次取其平均值为测点压差值,记录所测的数据。

判定基准:洁净区与非洁净区之间、不同级别洁净区之间的压差应不低于 10Pa;相同洁净级别不同功能的操作间之间应保持适当小于 5Pa 的压差梯度,以防止污染和交叉污染。

(孟敏)

第七节　高效过滤器的捡漏

目前,对空气净化系统进行高效泄漏检查有计数器测试法和气溶胶光度计法两种方法[15]。计数器测试法是通过粒子计数器扫描高效过滤器,通过粒子计数器微粒数目的变化来判断高效过滤器状态的一种检测方法。如果扫描时粒子计数器有突发性变化判定为高效过滤器有泄漏,否则为正常;气溶胶光度计法是通过对定量产生的气溶胶采用专用仪器扫描获取的微粒总体强度,从而间接判断高效过滤器是否存在泄漏的一种检测方法。这两种检测方法都是在风速风量调整合格的前提下进行的。区别是计数器测试法不需要发尘,而气溶胶光度计法检测时需要将一定量的气溶胶 PAO 释放在高效过滤器的上游,这种方法的缺点是存在二次污染的风险。

计数器测试法:此方法是距离高效过滤器 2~4cm 处将计数器采样头沿着高效过滤器 S 形路线缓慢移动的全部面积进行测试[21],为遮断二次气流的干扰可用 PVC 做围挡环绕高效过滤器。检测时采样流量设置为每分钟 $0.0283168m^3$,计数器的移动速度小于每秒 5cm[22]。

气溶胶光度计法:常见的气溶胶光度计有冷发、热发两种方式[23][24]。选用一个单独高效过滤器作为发烟口,在高效过滤器上游发烟的方式称为冷发方式。在空调机组箱内的中效过滤器后发烟的方式称为热发方式。不管是哪一种发烟方式,测试方法和计数器测试法都一样。

判定基准:$0.3\mu m$ 粒径粒子泄漏率≤0.01%。

(孟敏)

第八节　气流方向的测定

气流的流动直接影响着洁净室的洁净度,依据有关规定,对于如静脉用药调配中心等有单向流要求的洁净室或水平层流要求的洁净室,需要测试室内气流的流向以确保洁净度达到要求。

测试方法:测试时首先需要确定测试的点位,对于垂直单向流洁净室,应该在地面0.8m和1.5m高度的横、纵两个断面选取测试点;而对于水平单向层流洁净室则在纵剖面和工作区高度水平面、房间中央、距离送风口0.5m、回风口0.5m处分别选择一个点,但需要注意的是各测点间距均为0.2~1m之内(如图1)。乱流洁净室测试点应该选位于送风口中心的横纵切面、工作区高度的水平面选择具有代表室内空气环境质量的测试点,并且个测试点纵切面间距在0.2~0.5m之内,水平面间距为0.5~1m之内,除此之外风口之间的中线上也应该分布有测点。

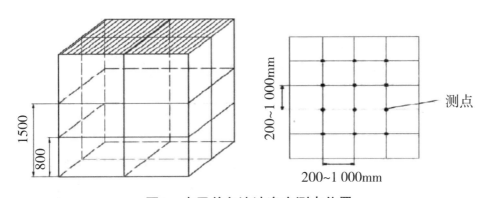

图1　水平单向流洁净室测点位置

测试点位确定后,用发烟器在具有代表性的点位发烟将可见的烟雾释放出来,将轻薄的单丝线悬挂于测试点位后,这时就可以观察到烟雾随着洁净间气流的流动成细线性,用相机拍摄丝线飘动的方向,在洁净间切面布局图上标注各个测试点位气流流动的方向。如果烟雾流动经过测试点位时,有代表性的单位气流紊乱或湍流造成回流,说明气流组织不符合设计要求,这时需要对空调系统的设施设备,关键物料摆放位置及方向进行重新调整。直至符合要求为止。测试时烟雾不应该重新返回到具有代表性测试位置的任何一点造成回流现象,否则气流本身就成为污染源头,必须要有相应的措施给予杜绝和有效防控。

判定基准:气流流动时是否会将污染物从其他位置带入到生产、操作区域洁净度要求最高的位置是结果判定的关键。假如能够将污染物质携带到关键位置导致污染可能,这时需要调整气流流速到最小并给予迅速清洁处理。如果不能有效防止湍流,则必须建立不同的空气动力学模型来改善洁净室内的气流组织。

(孟敏)

第九节　自净时间的测定

自净时间的测定不能选择在工作或者操作状态下，而应选择在操作全部结束、清洁消毒完成，操作人员全部撤离洁净室后，悬浮于洁净室的粒子达到稳定状态，经空调系统基本运行一定时间稳定后进行。

测量自净时间时必须在洁净室停止运行30min以上，污染浓度达到洁净级别"静态"粒子浓度100倍左右时开始测试为宜。而大多数情况下，即使空调停运30min，污染浓度仍达不到要求，则可以采用以人工香为基准，将发烟器放在离地面1.8m以上的洁净室中心点发烟1~2min立即停止，待1min后在工作区平面的中心点测定含尘浓度，然后开启空调机组。

判定基准：自净时间≤20min。

（孟敏）

第十节　温度、相对湿度的测定

仪器设备：当温度波动范围>±0.5℃，采用0℃~50℃的1/10分度水银温度计。当温度波动范围<±0.5℃时，采用上述温度计或1/100分度水银温度计。也可采用热敏电阻或数字式测温仪。当湿度波动范围≥±5%时，采用干湿球温度计。当湿度波动范围<±5%时，采用氯化锂电阻或数字型测湿仪。需要注意的是温湿度测定应该在洁净室照明全部打开，净化空调系统连续运行24h以上的情况下进行测试。

测试方法：测试时应该按照洁净间房间面积大小、房间设施设备布局摆放情况在中心点位和主要工作操作位置合理布置测量点，50m²以内的房间应该设置5个测试点，大于50m²房间面积每增加20~50m²，测试点增加3~5个点。各个测量点位应该大于外表面0.5m，离地面高度0.8米，每次测量时读数间隔在30min之内，但是至少间隔15min。对于恒温恒湿区域，测点应放在送、回风口处或具有代表性的位置。对没有恒温要求的房间，在房间中心设置一个测试点位即可达到要求。

判定基准：对于有恒温恒湿要求的洁净室，所测得各点位的温湿度最大测量值应该在设计要求温湿度范围之内，不能出现一个超出范围的测试点；各个测试点位的平均温度与各测试点位中最低或最高温度的偏差值，均应符合温湿度设计要求。

（孟敏）

第十一节　噪声的检测

仪器设备:带倍频程分析器的声级计。

空调系统在运行的时间内,检测被测区域内保持噪音在控制限值范围内的能力,利用手持式声级计进行检测,当为混合流洁净室时,应分别测定单向流区域和非单向流区域的噪声。

测试方法[16]:定点距地面 1.1m,测定点 1m 内不得有反射物。洁净室面积<15m² 设 1 个点,测试点位于中心;洁净室面积>15m²,除中心点外,加测对角 4 个点,距侧墙 1m,测点朝向各角。

判定基准:单向流区 ≤65dB,洁净室 ≤60dB。

(孟敏)

第十二节　照度的检测

仪器设备:便携式照度计。

测试方法:根据国标《室内照明测量方法》GB57-85 规定,需要洁净室照明全部打开的情况下,温度趋于稳定之后检测。测试前要求对新安装的日光灯必须有 100h 的使用期,开启 15min 以上用照度计测试,测试位置距地面 0.8m 的平面上 1~2m 间隔布置,各点照度值取 2~3 次读数的平均值。50m² 以内的房间测试 5 个点,房间面积每增加 20~50m²,测试点增加 3~5 个。测试时应防止测定者人影和其他因素对照度计数仪的干扰。

判定基准:主要工作室照度 ≥300lx,一般工作室照度 ≥150lx。

(孟敏)

第十三节　值班风机运行效果的确认

当空调净化系统停止运行后,这时洁净室内没有较强外界气流进入而呈正压状态,室外一些细小的灰尘等尘埃粒子以及细菌就会乘机进入洁净室内造成污染,为避免这种情况发生,在 PIVAS 停止配置后,通过空气净化机组安装设置机组值班运行,始终保持洁净室内对洁净室外为正压状态是解决这一问题的最好办法。

值班运行一般的处理方法[13]有三种:通常将一台小功率的风机并联在风机段是解决方案之一,该方案对机房安装空间要求较大,整体不美观;第二,给风机配置双速电机,由于目前市场上双速电机的低速档功率普遍偏高,因此风机低速运行时风量远远大于值班运行所需要的风量,不利于节能;第三,对风机电机采用变频控制技术,该方案相对便捷、灵活,能够随着系统的运行变化和验证结果调节变频器频率,将风量控制在需要的范围内,可最大限度地节约能耗,目前被广泛采用。但初期投资需要高一些。

前两种方法,值班运行时电机转速和传动方式固定,电机本身的运行方式不可能有很大的变化,仅对风阀的调节上有一定的要求,其值班运行效果的确认主要是监测和调整值班运行时系统送风量与设计值参数是否相符和洁净室对外正压两个即可。

风机电机用变频器控制的变频法,由于变频器的频率可以任意设定,风机电机可以实现无级调速,为了降低能耗,调试的原则就是在洁净室对室外保证足够的正压后频率尽量低,电机尽量低速运转。在调好新风比例满足洁净室正压的前提下可监测值班运行时的新风量,记录下相应的运行频率,该送风量和频率就可作为今后风机运行的标准。

（孟敏）

第十四节　沉降菌的测定

沉降菌是采用空气用暴露的方法,让空气中的粒子通过自身重量沉积于培养皿中,经培养、繁殖后计数得到菌落数量来判定空气质量的一种方法。参照中华人民共和国《国家标准医药工业洁净室(区)沉降菌的测试方法》进行测定。采样时,培养皿暴露30min,然后在30℃~35℃条件下培养48h后计数。沉降菌测定时培养皿设定位置相对空气需要静止,不能位于空气气流流动较大,不能代表室内空气状态的位置,培养皿数数量和设置的采样点一致,但培养皿最少数量应满足规定。用沉降菌的平均菌落数判断洁净室空气中的微生物数量。

1. 仪器、设备及培养基

包括高压消毒锅；恒温培养箱,必须对培养箱的温度计定期进行检定；培养皿,一般采用90mm×15mm的硼硅酸玻璃培养皿；培养基采用普通肉汤琼脂培养基或其他药典认可的培养基。

2. 测试步骤

(1)采样方法:将已制备好的培养皿放置在采样点,打开培养皿盖,使培养基表面暴露0.5h,再将培养皿盖盖上后倒置。

(2)培养:全部采样结束后,将培养皿倒置于30℃~35℃恒温培养箱中培养,培养时间不少于48h。每批培养基应有对照试验,检验培养基本身是否污染。可每批选定3只培养皿作对照培养。

(3)菌落计数:①用肉眼直接计数,标记或在菌落计数器上点计,然后用5~10倍放大镜检查,是否遗漏；②若培养皿上有2个或2个以上的菌落重叠,可分辨时仍以2个或2个以上菌落计数。

3. 测试规则

(1)测试状态:①沉降菌试前,被测试洁净室的温度、湿度必须达到规定的要求,静压差、换气次数、空气流速必须控制在规定值内;②沉降菌测试前,被测试洁净室已消毒过;③测试状态有静态或动态两种,测试状态的选择必须符合生产的要求,并在报告中注明测试状态。

(2)测试人员:①测试人员必须穿戴符合环境洁净度级别的工作服;②静态测试时,室内测试人员不得多于 2 人。

(3)测试时间:①单向流,如 100 级净化房间及层流工作台,测试应在空调净化系统正常运行不少于 10min 后开始;②非单向流,如 10000 级、100000 级以上的净化房间,测试应该在空调净化系统正常运行不少于 30min 后开始。

4. 沉降菌计数

(1)采样点数目:沉降法的最少采样点数可按照下表确定。

沉降法的最少采样点数目

面积 S（m²）	洁净度级别		
	100	10 000	1 000 000
S<10	2-3	2	2
10≤S<10	4	2	2
20≤S<40	8	2	2
40≤S<100	16	4	2
100≤S<200	40	10	3
200≤S<400	80	20	6
400≤S<1000	160	40	13
1000≤S<2000	800	200	63

注:表中的面积,对于单向流洁净室,是指送风面积。对于非单向流洁净室是指房间面积。

在满足最少测点数的同时,还需要满足最少培养皿数,见下表:

沉降法的最少培养皿数

洁净度级别	所需 ∅90mm 培养皿数（以沉降 0.5h 计）
100	14
10 000	2
1 000 000	2

（2）采样点的布置：工作区布置的采样点应该放置于高于地面 0.8 米,低于 1.5 米的范围内,一般略高于工作台面。因为重点位置或区域影响较大,所以在重点区域或位置,尤其关键操作部位增加采样点。

（3）结果计算：记录每个培养皿的菌落数,测试位置沉降菌的按平均菌落数表示,其计算方法为：

$$平均菌落数 M=(M1+M2+M3+\cdots+Mn)/n$$

M……平均菌落数;

M1……1 号培养皿菌落数;

M2……2 号培养皿菌落数;

Mn……n 号培养皿菌落数;

N……培养皿总数。

（孟敏）

第十五节　浮游菌的测定

在空气洁净技术领域,洁净室的含尘量,广义上是指洁净室内的空气中所含各种固态、液态悬浮微粒数量(质量)的总和;狭义上仅指室内空气中所含固态悬浮微粒即尘埃粒子的数量(质量)。

一、测试仪器:光散射粒子计数器;滤膜显微镜。

二、测试条件:

1. 温度和温度:浮游菌测试的环境温度、湿度应该和测试区域环境所要求的温度和湿度一致并符合生产和规范标准要求,静脉药物集中调配中心按要求温度应当控制在 18℃~24℃,相对湿度应该控制在 45%~60%之间。

2. 压差:一般情况下,洁净度要求最高的区域到洁净度要求最低的区域应该保持正压,所以个房间之间应该至少保持压差大于 5Pa,以保证测试环境处于正压状态。

三、测试状态:根据中华人民共和国国家标准《医药工业洁净室(区)悬浮粒子的测试方法》的测试方法,既可以作静态测试,也可以作动态测试。其中静态测试是指洁净室(区)净化空气调节系统已处于正常运行状态,工艺设备已安装,但是洁净室(区)内没有生产人员。而如果测试是为了获得真实的情况,在正常生产工作状态下进行的,测试时洁净室(区)有生产人员工作,称为动态测试。

静态测试不同于动态测试时,是在停止工作状态下进行的,静态测试室内测试人员最多保留 2 人。测试报告中应标明测试时所采用的状态。

三、测试时间

1. 单向流测试应在净化空气调节系统正常运行时间不少于 10min 后开始。

2. 非单向流测试应在净化空气调节系统运行时间不少于 30min 后开始。

四、测试

测定悬浮粒子通常有计重浓度法和计数浓度法两种。计重浓度法是测定微粒浓度的最基本的方法,滤纸计重法是其中较为精确的一种方法,其基本原理是:将已知体积的空气通过效率较高的玻璃纤维滤纸,使空气中所含微粒有效地被阻留在滤料上,然后利用天平秤量求出滤料重量的增量,来计算所测空气的微粒计重浓度。

但是随着空气洁净工程的发展,用计重浓度来确定含尘量已无法满足要求,而化学微孔滤膜显微镜计数法和光散射式粒子计数器计数法被广泛应用,成为洁净环境含尘浓度的测定手段。

能保持空气中的浮游微粒仍为浮游状态而测定其浓度的方法为浮游测定法。光散射式粒子计数器计数法就是这种方法[28]。空气中的悬浮微粒在光的照射下发生光散射现象,并且悬浮微粒的表面积大小和散射光的强度有对应的关系,因此如果已知微粒的大小,通过测定散射光的强度来,从而知道洁净环境内单位体积空气中大于或等于某一粒径的悬浮粒子数量,可以作为评定洁净室(区)的悬浮粒子洁净度等级。

常见悬浮粒子测定标准

洁净度级别	中国 GMP(1998 版)		美国联邦标准 FS-209E		世界卫生组织(WHO)及欧共体(EC)GMP	
	尘粒数 /m³		等级限制 /m³		尘粒的最大允许数 /m³	
	≥0.5μm	≥5μm	≥0.5μm	≥5μm	≥0.5μm	≥5μm
100	≤3 500	0	3 530	—	3 500	—
10 000	≤350 000	≤2 000	353 000	2 470	350 000	2 000
100 000	≤3500 000	≤20 000	3 530 000	24 700	3 500 000	20 000

五、光散射粒子计数法:是含尘粒的气流通过强光照射的测量区域,空气中所悬浮的尘埃粒子在光线的照射下产生散射,形成脉冲的光信号,通过信号强度、光线强度之间和粒子表面积正比例关系,最后得到数码管显示粒径与粒子数目。

六、滤膜显微镜计数法:就是将微粒捕集在滤膜表面,再使滤膜在显微镜下成为透明体,然后用显微镜计数,根据采样的气量及粒子数可知空气中含尘量。滤膜显微镜法是在医药行业最早使用的微粒检查方法,也是经典的检查方法。此法的优点是直观可观察微粒的性质和形状。但对微粒粒径小、数量多、检测时间长的情况下易使检测人员视觉疲劳,重现性也不理想。滤膜不透明是由于微孔中充满了空气,形成大量光学分界面破坏了光线进行方向所致。为了使滤膜透明,可采用滴油法和丙酮蒸气照蒸法来消除光学分界面。

滴油法就是向滤膜上滴上折射率和滤膜本身折射率相同的油,油渗入膜内,赶走微孔内的空气。使滤膜变成一个光学均匀的整体从而透明,这一方法适用于观测 5μm 以上微粒。

丙酮蒸气照蒸法是通过丙酮蒸气侵入滤膜使其微溶而先膨胀后收缩,排出微孔中空气,使滤膜透明。使用这种方法的滤膜透明性能好,但当丙酮蒸气温度和气量不够时,膜边易发生卷曲,蒸气温度和气量过度时又会使膜过分溶解,影响其上的微粒分布。这一方法适用于检测小微粒。

七、结果计算

用计数法得出各个培养皿的菌落数,依据以下方法计算每个测试点浮游菌平均浓度:

$$浮游菌平均浓度(个 /m^3)=\frac{菌落数}{采样量}$$

例如某测点采样量为 400mL。菌落数为 1,则:

$$浮游菌平均浓度 =\frac{1}{0.4}2.5 个 /m^3$$

所有测试点位浮游菌的平均浓度必须在所设定的标准范围之内。在静态测试时,假如某一个测试点位所测得浮游菌平均浓度在标准浓度范围之内,不能将一次测量值作为结果,而应该重新采样两次,两次测试结果均符合要求时才能判定为浮游菌检测合格。

(孟敏)

第十六节　沉降菌和浮游菌的关系

在洁净室的生物微粒净化检测中,有两个相当重要的检测标准就是浮游菌和沉降菌检测标准,它直接影响洁净度和药品的最终质量。在洁净室微生物通常主要是指细菌,但细菌和尘粒是有一定依存关系的,而浮游细菌标准为细菌和尘粒之间的关系提供了参考。沉降法是简单易行,是测生物微粒最原始和经典的方法,过去已经有大量沉降菌浓度资料,必要时需要了解沉降菌浓度和浮游菌浓度的换算关系。在一些特殊场合当无条件测浮游菌时,也需要沉降菌和浮游菌的换算关系。由于表面沉积指标越来越受到重视,所以测生物微粒的沉降菌法仍然有它不可替代的应用场合。

奥梅梁斯基公式是中国普遍采用的换算沉降菌与浮游菌关系的公式 [18]。该公式表示,在 100cm² 培养基上沉降 5min 所得细菌数量,与 10L 空气中的浮游菌含量相同。其中 10 升为校正值。用公式表示:

$$Ng =10NL$$

式中:NL 菌浓(个/L);Ng 为在 100cm² 培养基上沉降 5min 后的菌落数(个),10 为校正值(L)。

有人提出一些实测论据来反映此式不准确，其结果不准确的原因主要是提出者未说明适用条件和应用者不分场合一概套用的结果。根据一些实测数据，用上述公式换算出校正值，见表1。

表1　校正值实例

序号	名称	仪器型号	状态	有实测结果计算出的平均校正值(L)
1	无菌室	SS—1	静态	3.1
2	室外	LWC—1	春天,毛毛雨转晴	16
3	室外	LWC—1	室外 2~3 级风,较污染	22.4
4	手术室	SS—1	非洁净室,术前中后皆有自然状态	5
5	候车厅	LWC—1	风速 0.1~0.4m/s	32.5

对于清洁场所一般情况下校正值 3~5 之间，校正值随着人员及环境的变化而变化，人多环境差时校正值大，通常大于 10 以上。而对于同一个洁净室的同一个沉降量来说，如果室内环境不太清洁，人员频繁活动的话该区域较大微粒相对就偏多，微粒也容易沉降，校正值相应就大，此时相对较少量的浮游微粒数量浓度就可以达到这个沉降量了。从上面的实验结论可以看出，奥氏公式只一个校正值是不太妥当的，他反应不了真实情况，结果不准确也是肯定的。许钟麟先生经过长期研究给出了一些实际应用中的参考用校正值，结果如下。

表2　参考用校正值

环境	校正值(L)
洁净室和人少、干净的室内	5
一般的室外环境和室内	10
人多、活动多的公共场所	30
有较大风、有污染源的室外	50

一般情况下，上表所提供的数据为评价两者之间的关系提供参考和借鉴，但是对于要求比较高的医药行业 GMP 生产车间净化工程验收检验还有一些不足，依据长期的工作经验，其数据如下。

表3 校正值实例

序号	名称	仪器型号	状态	由实测结果计算出的平均校正值(L)
1	医院制剂室	MAS—100	静态	2
2	药厂洁净车间	MAS—100	静态	3.5
3	手术室	MAS—100	静态	0
4	动物实验室	MAS—100	静态	24.3
5	药包材洁净生产车间	MAS—100	静态	5.8

由上表可以看出,即使同一仪器型号,都在静态测试环境下测试得到的校正值也各自不同,所以奥梅梁斯基公式使用唯一的、固定不变的校正值是不合适实际情况的。故依据实际情况,在不同的环境和条件下使用不同校正值更能反映真实状况,需要在实际应用中综合考虑,具有一定的复杂性和局限性。

浮游菌测定法具有迅速、快捷、方便、采样条件影响因素较小,能够对任意空间位置采样检测,是相对理想的一种空气中微生物检测方法,但是浮游菌检测方法的原理较多,各方法的原理细节和条件各异,路径不同,每种方法所用检测仪器及其型号各不相同,各方法所得到的检测结果差异较大,有时出现不同方法和仪器得到的数据相互矛盾的情况,这些都是对检测极为不利的。

当把细菌和病毒作为微粒来看待时,在有送风的洁净室内的运动主要受气流的支配,凡是气流能够到达的地方,带菌微粒也能迅速到达,只要气流能够吹到培养基表面,带菌微粒也能很快和培养基表面接触。因此认为沉降菌法沉降数量太少、沉降速度太慢、甚至认为不能在洁净室使用的观点误区,在于把沉降菌法应用到有送风的洁净室的时候,仍然用"自然沉降"的概念,而忽略了微粒跟随气流运动的特性,误认为沉降需要几十个小时,殊不知那只是裸体菌粒在绝对静止无风的场合才会如此,在有送风的场合,空气自然沉降已是次要的了。当然,如果培养皿放在涡流区,由于气流紊乱、回旋,减少了微粒和放在平面上的培养皿(基)的接触机会,所以培养皿应放在气流可以到达而又不是涡流区的地方。

沉降菌法具有最简单、最直观、最能真实地反映控制部位物体表面自然污染程度的特点。在控制部位沉降菌法得出的监测数据,能比较真实地反映出该部位的污染规律,假如在来源气流路线上没有污染源,则沉降菌法的结果当然不会高,而此时有可能在来源气流附近存在泄漏等污染情况。假如采用浮游菌法检测,由于能将附近污染的气流带入从而能够检测到污染微粒不符合要求菌落数量范围的错误结论。为了避免这种情况的出现,使检测能够真实反映实际情况,需要增放足够的培养皿,这就是为什么在很多标准中都规定了最小培养皿数的原因。

目前,沉降菌法和浮游菌法所获得的微粒浓度可以通过换算计算,但是实际情况是计算时的一些参数还是不容易准确得到的,特别是当采用一个校正值的奥氏公式计算时,由于条件偏差差异较大,使得沉降菌检测法和浮游菌检测法在结果相互认可上存在一些分歧。

在净化空气中用沉降法和浮游法测定生物微粒浓度都是可行的,只不过各有特点。但作为标准和检测结果的判定,不宜在两者之间进行换算,由于生产工艺和环境条件等诸多因素的不同,这个换算系数也不可能相同,否则只能导致结果的不准确。国际《医院消毒卫生标准》就是规定用培养皿沉降采样,然后换算每平方米出浮游菌浓度,所以和直接用沉降浓度评价常发生矛盾。

但原国家医药管理局主编的《医药工业洁净室和洁净区中浮游菌的测试方法》和《医药工业洁净室和洁净区中沉降菌的测试方法》两个标准,就分别规定了沉降菌和浮游菌两个标准,这样就不会有问题发生。

（孟敏）

参考文献:

[1] 陈霖新等主编.洁净厂房的设计与施工. .北京:化学工业出版社,2002.

[2] 岳荣喜,冯继贞主编.医院消毒技术与应用.北京:人民军医出版社 ,2013.

[3] 王德海.医用纺织品的分类与防护功能[J].针织工业,2017(01):9-12.

[4] 负秋霞.医用纺织品的发展及应用[J].合成材料老化与应用,2015,44(04):142-144+147.

[5] 任莉. 医院静脉药物配置中心工作人员配制细胞毒性药物的职业危害和防护措施[J].当代医药论丛,2016,14(07):10-11.

[6] 邹东岑,徐帆.4 种细胞毒性药物对不同材质手套的穿透性研究[J].华西药学志,2019(05):1-6.

[7] 陈娴.关于配置抗肿瘤治疗药物的职业危害及其防护的研究[J].海峡药学,2017,29(05):270-272.

[8] 邓燕,陈凤莲,唐晓榕.细胞毒药物集中配置的职业危害及防护措施[J].海峡药学,2016,28(06):284-285.

[9] 陈霖新等编著.洁净厂房的设计与施工.北京:化学工业出版社,2002.12.

[10] 邱素红,薛莲,刘颖,吴妍,冯志英.配液中心摆药筐清洁消毒方法的对比研究[J].中华医院感染学杂志,2016,26(23):5508-5510.

[11] 胡吉士等编著.医院洁净空调设计与运行管理 .北京:机械工业出版社,2004.7.

[12] 罗秀莲.探究制药生产洁净区消毒方法[J].中外企业家,2016(03):95.

[13] 孔方刚,徐欢.药厂万级洁净区的臭氧消毒[J].中国药业,2006(13):23-24.

[14] 李香梅,庄红林,靳杰.药品生产洁净区空调系统运行确认的方法及指标[J].机电信息,2015(05):15-17.

[15] 王守涛,贾超,朱琳.医院 PIVAS 洁净区环境监测标准探讨[J].中国药房,2017,28

（07）:1006-1008.

　　[16]　龙岳川.关于制药企业空调净化系统的验证[J].洁净与空调技术,2002(01):17-21.

　　[17]　吕洪浩,姚辉.关于医药工业洁净室测试中浮游菌与沉降菌的关系及应用[J].天津药学,2006(03):72-73.

　　[18]　邢娟,桂斯卿.医护人员手卫生研究进展[J].护理学杂志,2010(03).

　　[19]　医用纺织品的分类与防护功能. https://www.doc88.co.

　　[20]　洁净室的运行管理. https://max.book118.

　　[21]　洁净风管设计标准,百度文库,https://wenku.baidu.

　　[22]　净化空调系统验证方案,https://www.niuwk.co.

　　[23]　洁净空调系统的运行管理与验证,http://www.doc88.com.

　　[24]　制药厂空气净化系统验证方案,http://www.docin.com.

　　[25]　药品生产洁净厂房(HVAC)验证与空气环境系统监控,http://www.docin.com.

　　[26]　药品生产质量管理规范(200 年修订)。 http://www.docin.com.

　　[27]　厂房与设施的验证. http://www.docin.com.

　　[28]　医药工业洁净室(区)悬浮粒子、浮游菌和沉降菌的测试方法.https://www.niuwk.co.

第六章　PIVAS的设计及使用

本章从建设角度来学习 PIVAS 对医院用药安全的保障作用。首先,需要掌握 PIVAS 各功能间的组成及这些功能间是怎样分区的。其次,需要知道 PIVAS 的输液调配是在有净化的洁净间中进行的调配。这些洁净间是将特定空间范围内的空气中的大于一定直径的微粒过滤,将空气中微粒的浓度控制在一定范围,并控制室内的温湿度、压力等参数在需求范围内,以保证输液在洁净的环境下进行调配。同时还需要了解洁净间的达标需要一些设备的运行来保证,需要了解这些设备。最后,掌握 PIVAS 的洁净间(系统)由两套组成。一套是调配对人体无害的电解质及肠外营养液等静脉输液,其配备水平层流工作台用于保证洁净度;另一套用于调配对人体有害的抗生素及化疗药,其配备生物安全柜用于保证药品在一定的洁净度下调配,同时保护调配人员不受所调配的药品影响。

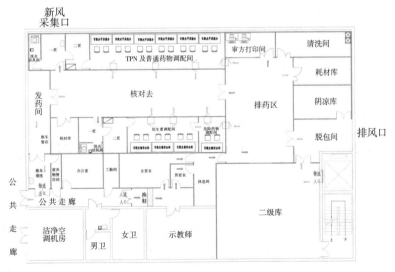

图1　PIVAS平面布局图

（孟敏）

第一节　净化相关术语

本章净化专业内容很多,为了更好的掌握核心内容,我们先将净化相关术语解释如下:

1. 洁净间(室)Cleanroom

洁净室是指将一定空间范围内空气中的微粒、有害空气、细菌等污染物排除,并将室内的温度、洁净度、室内压力、气流速度与气流分布、噪音振动及照明、静电等控制在一定范围内而特别设计的房间。

2. 洁净度 Cleanroom classification

洁净度指洁净室空气中含尘埃(包括微生物)量的程度。

3. 洁净级别 Cleanlinesslevel

表1　不同洁净级别尘粒、微生物最大允许数

洁净度级别	尘粒最大允许数		微生物最大允许数	
	$\geqslant 0.5\mu m$	$\geqslant 5\mu m$	浮游菌 $/m^2$	沉降菌 / 皿,0.5h
A 级(100 级)	3500	0	5	1
C 级(100 00 级)	350000	2000	100	3
D 级(100 000 级)	3500000	20000	500	10

4. 初效过滤器 Primary efficiency air filter

适用于空调系统的初级过滤,主要用于过滤和阻挡空气中的较大微粒。

5. 中效过滤器 Medium efficiency air filter

用于中央空调通风系统中级过滤,捕集 1~5μm 的颗粒尘埃及各种悬浮物。

6. 高效空气过滤器 High efficiency particulate air filter(HEPA)

在额定风量下,对粒径大于或等于 0.3μm 粒子的捕集效率在 99.9%以上的空气过滤器。

7. 送回风系统 Circulating airconditioning system

静脉用药调配中心送回风系统是指空调系统的空气循环方式,即新风送入洁净间后,确保不少于 30%的空气排出到室外,另外 70%的空气循环使用,同时空调系统补充等量新风。

8. 送排风系统 Total fresh airconditioning system

静脉用药调配中心送排风系统是指空调系统的空气循环方式,又叫全新风系统。即新风送入洁净间后,100%的空气排出到室外,新风全部从室外采集,补充进入净化空调系统。

9. 普通药物(输液)及肠外营养液调配间 General drug and TPN compoundingroom

配备 100 级水平层流台,用于加药调配普通静脉输液和肠外营养液的洁净区域,洁净级别为万级。

10. 抗生素类和危害药物调配间 Antibiotics and hazardous drug compounding room

配备 100 级生物安全柜,用于加药调配抗生素类和危害药物的洁净区域,洁净级别为万级。

11. 一更 First gowning room

静脉用药调配中心工作人员进入洁净间前第一更衣室,此室与非洁净区相连,主要用于换鞋、洗手,为进入二更做准备的区域,洁净级别为十万级。

12. 二更 Second gowning room

静脉用药调配中心工作人员进入洁净间第二更衣室,此室与一更和加药调配洁净间相连,主要用于戴口罩、更换洁净服、戴无菌手套,为进入调配间做准备的区域,净化级别为万级。

13. 洗衣洁具间 Sanitation room:

用于清洗、放置洁净间中使用的洁净服、抹布、拖把等物品和工具的区域,其洁净级别为十万级。

14. 净化空调机房 Cleanair-conditioner room

用于放置洁净区域空气处理机组和空调内机组的区域。

15. 非洁净控制区 Non-clean control area

指洁净区之外用于实现静脉用药调配中心运行的主要功能区域,包括但不限于以下区域:普通更衣区(间)、审方打印区(间)、摆药准备区(间)、成品核对区(间)、普通清洗区(间)等。非洁净控制区虽无洁净级别要求,但属洁净控制区:控制人员流动、控制未更换外衣、鞋帽进入,控制与静脉用药调配中心以外区域空气对流,控制尘埃。除药品库房和净化空调机房外,本中心以外人员不得进入上述控制区。

16. 传递窗 Transfer window

传递窗是一种洁净室的辅助设备,主要用于洁净区与洁净区之间、洁净区与非洁净区之间小件物品的传递,以减少洁净室的开门次数,把对洁净室的污染降低到最低程度。双门互为连锁,有效阻止交叉污染。静脉用药调配中心内传递窗主要用于药品和输液的传递,并将进物传递窗与出物传递窗分开。

（孟敏）

第二节　PIVAS 功能布局及要求

一、PIVAS 的选址

1. 选址原则

PIVAS 初步规划完成后,选址成为项目实施的重要一环,选对位置对静配中心后期建造、管理及维护非常重要。《静脉用药集中调配质量管理规范》中明确规定:"静脉用药调配中心(室)应当设于人员流动少的安静区域,且便于与医护人员沟通和成品的运送。设置地点应当远离各种污染源,禁止设置于地下室或半地下室,周围的环境、路面、植被等不会对静脉用药调配过程造成污染。洁净区采风口应当设置在周围 30m 内环境清洁、无污染地区,离地面高度不低于 3m[1]"。根据规范要求及实践经验,PIVAS 的选址原则归纳如下:

(1)位置:应当设于人员流动少的安静区域,且便于与医护人员沟通和成品输液的运送;

(2)周边环境:设置地点应远离各种污染源,周围的环境、路面、植被等不会对静脉用药调配过程造成污染。其中污染源包括:周边污染的河流、周边临街的马路、有粉尘污染的工厂、污水处理厂、化粪池、公共卫生间、食堂等;

(3)楼层:禁止设置于地下室或半地下室。因为地下室环境和空气质量差,且常常阴冷潮湿,易长霉菌,故静脉用药调配中心禁止设置于地下室或半地下室,否则无法通过卫生主管部门的督导审核;

(4)建筑结构:建议为框架结构;洁净间吊顶应高于 2.5m,顶上预留 1m 以上空间用于隐蔽工程的施工及维护;

(5)面积:静配中心面积应与日调配工作量相适应;

PIVAS 面积不应仅依据医院病床数来规划,为使 PIVAS 更加合理,建议在 PIVAS 设计时,针对 PIVAS 的服务科室统计近年来静脉输液用药量的高峰值和日均值,并按照抗生素、细胞毒性药物、普通药物、TPN 等四类药品进行分类调研,得到最大日均调配量后再规划 PIVAS 面积。

(6)PIVAS 内不设卫生间及淋浴间,洁净区不设地漏。

二、PIVAS 的功能分区及作用

1. PIVAS 的功能分区及作用

根据静配中心功能区的重要性和区域控制级别,我们将静配中心划分为三个区域。合理的区域划分保证了工作程序的顺畅和劳动强度的降低,促进了洁净的控制和污染的降低,有效减少工作差错,进而减少输液污染引起的输液反应,为病患的安全输液提供有力保障。2018 年起草的

《静脉用药调配中心建设与管理指南(征求意见稿)》中对 PIVAS 布局提出如下要求:

(1)静配中心应设有洁净区、非洁净控制区、辅助工作区三个功能区;

(2)洁净区设有调配操作间、一次更衣室、二次更衣室及洗衣洁具间;

(3)非洁净控制区设有用药医嘱审核、打印输液标签、摆药贴签核对、成品输液核对、包装配送、清洁间、普通更衣及有放置工作台、药架、推车、摆药筐等区域;

(4)辅助工作区设有药品二级库、物料储存区、药品脱外包区、转运箱 /转运车存放区以及会议示教室休息室等;

(5)三个功能区之间的缓冲衔接和人流与物流走向合理,不得交叉;

(6)不同洁净级别区域间应当有防止交叉污染的相应设施或者缓冲区域,严格控制流程布局上的交叉污染风险,防止结构布局所致的潜在风险。

表2 PIVAS的功能分区及功能间作用

功能分区	功能间名称	功能间作用
洁净区	普通药物(输液)及肠外营养液调配间	配备100级水平层流台,用于加药调配普通静脉输液和肠外营养液的洁净区域,洁净级别为万级。
	抗生素类和危害药物调配间	配备100级生物安全柜,用于加药调配抗生素类和危害药物的洁净区域,洁净级别为万级。
	一次更衣室	静脉用药调配中心工作人员进入洁净间前第一更衣室,此室与非洁净区相连,主要用于换鞋、洗手,为进入二更做准备的区域,洁净级别为十万级。
	二次更衣室	静脉用药调配中心工作人员进入洁净间第二更衣室,此室与一更和加药调配洁净间相连,主要用于戴口罩、更换洁净服、戴无菌手套,为进入调配间做准备的区域,净化级别为万级。
	洗衣洁具间	用于清洗、放置洁净间中使用的洁净服、抹布、拖把等物品和工具的区域,其洁净级别为十万级。
非洁净控制区	审方打印区(间)	用于静脉用药调配中心接收和审核评估病房(区)用药医嘱,并安排调配批次和标签打印工作区域。
	摆药贴签核对区(间)	用于摆放已拆除外包装的药品,并依据每位患者用药医嘱对需要混合调配的药物进行摆放准备的区域。
	成品输液核对区	用于加药调配后,对成品输液进行复核、包装,并对空安瓿 / 西林瓶等废弃物进行适当处置的区域。
	打包发药区(间)	用于将成品输液按科室分装入箱,为送到科室做准备的区域。
	控制区清洁区(间)	主要用于清洗、放置辅助工作区的篮筐、抹布、拖把等的物品和工具的区域。清洗存放药品篮筐与抹布、拖把等的水池应分别设置。
	普通更衣区(间)	用于工作人员洗手、更换外衣、帽,穿戴静脉用药调配中心专用工作服的区域。应设置洗手池。
	换鞋间	用于工作人员换鞋的区域,可设置翻身柜。
辅助工作区	药品库房	用于静脉用药调配中心基础输液和静脉注射剂储存区域,应分别设置常温区、阴凉区、冷藏区。

续表

功能分区	功能间名称	功能间作用
辅助工作区	耗材存放区(间)	用于存放静脉用药调配中心使用的除药品以外的常用耗材物品的区域。
	脱外包装区(间)	用于脱去药品、耗材外包装的工作区域。
	转运车存放区(间)	用于清洗和存放外送推车的区域。
	会议室、示教、休息室等	用于会议、培训学习、人员休息等的区域。

2. 人流及物流流向要求

法规要求静配中心人流、物流流向合理,物流单向,人流、物流无交叉,严格控制流程布局上的交叉污染风险。我们将物流和人流在平面设计方案中单独分析:

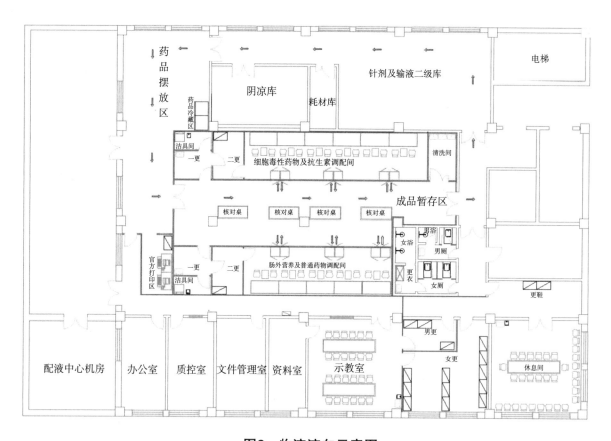

图2 物流流向示意图

物流流向:走廊→二级库→脱包间区→摆药区→调配间→核对区→打包区→发药区→病区。

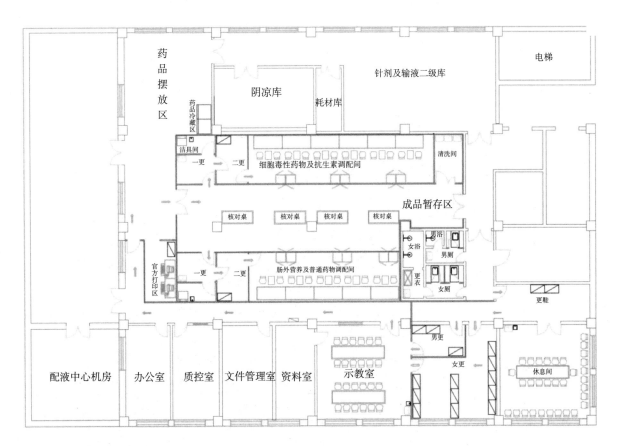

图3　人流流向示意图

　　人流流向：走廊→更鞋区→男/女更衣室→一更→二更→调配间。

　　PIVAS 平面布局是工程建造的基础，也是后期安全高效运行的有力保障。在规划 PIVAS 平面布局时，建议由医院感控、基建、护理、医务处等职能部门参加，从各职能部门的专业角度提出合理化建议。以下是国内某三甲医院的配液中心的平面效果图，供大家学习参考。

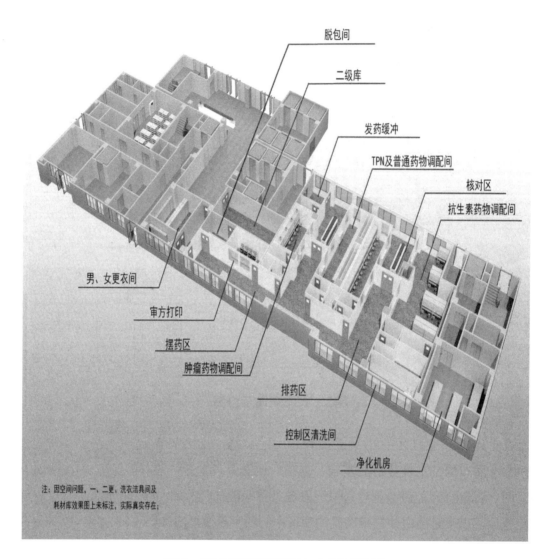

图4 某三甲医院配液中心平面效果

（孟敏）

第三节 PIVAS 净化系统基础知识

一、PIVAS 净化系统的组成

1. 洁净建筑材料

洁净间设计与装饰：洁净间建造使用材料需要严格按照国家相关规定，符合环保、净化、防火等级要求,使用易清洁、不落屑、接缝处密封好的材料。

洁净间墙体宜选用双面玻镁岩棉夹芯彩钢板为主材,这种材料美观、经济、易于安装和拆改,符合洁净室要求的隔热、隔声、防震、防虫、防腐、防静电、也能保证洁净室的气密性、装饰表面不产尘、不吸尘、不积尘、防滑、易清洁、并能符合消防验收要求。

洁净室地板应选用同质透心 PVC 卷材,其具有表面平整光滑、接缝严密、绝缘性好、不易产生静电、不返潮及耐磨等优点。

吊顶、墙面和地面接口应该严密、平整、光滑,能够耐受长期的清洁和消毒剂的腐蚀,不能有脱落物产生和裂缝,其顶、墙、地交界处应该采用 45 度角的圆弧平滑连接;为减少灰尘进入,在技术夹层、室内窗户、管道、风口、灯具与墙壁或顶棚的连接部位均应使用耐腐蚀、耐老化的密封垫密封处理,洗衣洁具间应采用与相应的洁净区域保持一致的施工工艺。

非洁净控制区域建造:非洁净区域建造使用材料需要严格按照国家相关规定,符合环保、净化、防火等级要求,使用易清洁、不落屑、接缝处密封好的材料;地面平整、接口严密、易清洗和消毒。

在 PIVAS 施工中有大量被表面装饰材料覆盖的隐蔽工程,包括:风管、风阀、消声器、高效过滤器等。这些隐蔽工程质量的好坏对工程设计指标的达成会产生重要影响,其运行时一旦出现问题很难及时发现,而引发严重后果。 在此仅以风管的选择为例,根据《洁净室施工及验收规范》PIVAS 运行特性要求,洁净风系统风管材料应选用 0.5~1.5mm 镀锌钢板。镀锌钢板的镀锌层应在 100 号以上,双面三点实验平均值不应小于 100g/㎡,其表面不得有裂纹、结疤、划伤,不得有明显氧化层、针孔、麻点、起皮和镀层脱落等缺陷。

2. 净化空调机组

为了使洁净室内保持所需要的温度、湿度、压力、换气次数和洁净度等参数,最常用的方法是向室内不断送入一定量经过处理的空气, 以消除洁净室内各种热湿干扰及尘埃污染。为获得送入洁净室具有一定状态的空气,就需要一整套设备对空气进行处理,并不断送入室内,又不断从室内排出一部分来,这一整套设备就构成了洁净空调机组。

洁净空调机组一般由混合段、初效段、表冷段、加热段、加湿段、风机段、均流段、中效段、出风段组成, 这些功能段组合在一起将室外的空气处理成符合洁净室需要的空气。洁净空调机组如同血液系统的心脏,维系着洁净室内温湿度、压力等各项指标的达成。

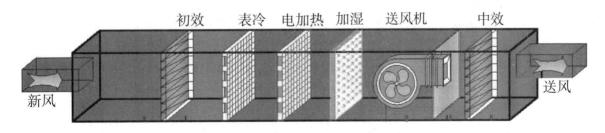

图5　洁净空调机组的功能结构示意

3. 净化系统组成及功能

净化系统由净化空调机组、风管、风阀、排风机、高效过滤器、密闭的洁净间等组成。

净化系统是通过除菌除尘的方法,对空气中的非生物粒子和生物粒子有效控制,控制静配中心洁净区的细菌浓度,使输液调配区域达到特定的洁净标准,使用的方法就是将空气在进入静配中心之前对其进行过滤,使用初效、中效、高效过滤网对空气进行三级过滤处理、过滤掉空气中的灰尘、浮游微粒、细菌及有害气体,使新鲜而洁净的空气流入静配中心,稀释室内的菌浓度。除此之外,净化系统还对进入静配中心内的气流加以控制。我们知道对于处于静配中心内输液调配区来说,污染源是来自多方面的,为了最大限度地消除或避免由各种途径带入的病原微生物在输液调配穿刺时而引起污染,净化系统利用流体力学原理,将洁净区内各区域的气流分布均匀,不产生涡流,利用合理的气流方向来控制微粒物的扩散,将空气中浮动的微粒和尘埃、污物等通过专设排风口排出静配中心洁净区,空气中没有了浮动的尘埃等污物,就基本上杜绝了洁净区内细菌传播的媒介。所以说净化的最终目的是限制洁净区的微粒数量,即控制洁净室内的细菌浓度,这不但能够降低患者输液反应的发生率,同时也能够确保医务人员的自身安全。

净化系统如此重要,我们来看看规范对PIVAS的净化系统是如何要求的:

(1)根据药物性质分别建立不同的送回风系统与送排风系统;

①送回(排)风系统:是指空调系统的空气循环方式,即新风送入洁净间后,确保不少于30%的空气排出到室外,另外70%的空气循环使用,同时空调系统补充等量新风;

②送排风系统:是指空调系统的空气循环方式,又叫全新风系统,即新风送入洁净间后,100%的空气排出到室外,新风全部从室外采集,补充进入净化空调系统;

③电解质类等普通输液和肠外营养液调配操作间,与其相对应的一次更衣室、二次更衣室、洁净洗衣洁具间为一套独立的送回风系统;如图6所示:

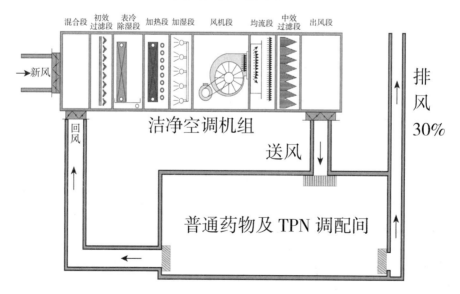

图6　洁净原理图-普通药及TPN调配间的送回风系统

④抗生素及危害药品调配操作间,与其相对应的一次更衣室、二次更衣室、洗衣洁具间为一套独立的送排风系统,但危害药品调配操作间应隔离成单独调配操作间。如图7所示。

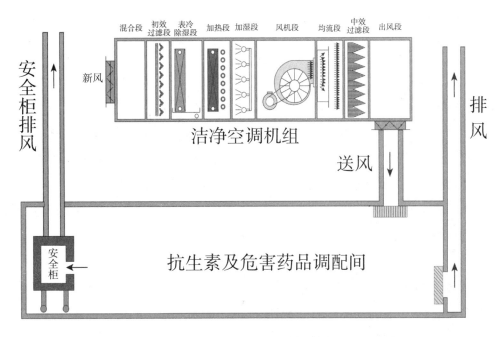

图7 洁净原理图–通抗生素及危害药品调配间的送排风系统

(2)每个独立的洁净间都应有独立的排/回风口和排/回风管道,采用与送风管相同的材料制作,不得使用裸露的墙体夹层进行排/回风;不得将排/回风直接排入摆药贴签核对、成品输液核对等非洁净控制区内或墙体夹层内;洁净区送风与排/回风应采用顶层送,下侧排/回风模式;

(3)室外排风口应置于采风口下风方向,其距离不得小于3m,或者将排风口与采风口设置于建筑物的不同侧面;

(4)排风管道设备应安装防倒灌装置;

(5)洁净间内高效送风口数量应符合洁净设计要求,保证合理的送风量与新风量,且每个送风口均应设置碟阀;电解质类等普通药物和肠外营养液调配操作间气流模式应科学合理、符合规定。

我们看到图5是送排风系统与图6的送回风系统(30%外排)有何区别?为什么这么设置呢?

回风是指空气从室内经风管回到空调机组参与循环;排风是指空气从室内经风管排至室外。普通药物及TPN调配间及其相邻的一更、二更采用送回风系统,由于调配是对人体无害的药物,调配的过程中产生的气溶胶也可以经过人体,所以调配间内的空气是可以循环利用,降低空调系统的能耗,延迟各级过滤器使用寿命。抗菌药物类及危害药物调配间及其相邻的一更、二更采用送排风系统,避免房间中的有害物质因空气的循环使用影响调配人员的健康和调配物品的污染。曾有静配中心的肠外营养液调配间操作台及门把手检测出化疗药残留,证明有毒药品是通过相联通的洁净空调通风系统污染到了肠外营养液调配间,所以各省配液中心验收标准中明确要求:需设置两套独立的空调洁净系统,供不同性质的药品调配间使用。

二、PIVAS 净化系统主要参数及要求

1. 压差

什么是"压差"? 大家都知道,"人往高处走,水往低处流",大自然中的空气也是随风流动,实际上这种流体的运动,都离不开"压差"的作用。在洁净区内,各个房间相对于室外大气的压力差,我们称之为"绝对压差"。每个相邻房间、相邻区域的压力差,我们称之为"相对压差",简称"压差"[5]。

"压差"的作用:因为空气总是从绝对压差高的地方流向绝对压差低的地方,当洁净室在正常工作或房间的密闭性受到破坏时(比如开门),空气都能从洁净度高的区域流向洁净度低的区域,使高洁净级别的房间的洁净度不受到低级别房间的空气的污染和干扰。因为这种污染和交叉污染是无形的,被很多人所忽视的,同时,这种污染又是非常严重的、不可逆转的,比如化疗药气溶胶的泄露。

所以,我们把洁净室的空气污染列为仅次于"人的污染"的"第二大污染源"。有人说这种污染可以通过自净来解决,但是自净需要时间,瞬间如果污染到了房间的设备设施,若恰巧污染到了输液调配的穿刺点上,一旦随着注射器穿刺到输液中去,很容易引起输液反应,这样自净是没有任何作用的。所以,保证压差控制的必要性显而易见。

保持压差所采取的措施。一般通过调节送风与排风量来调节压差,也可能是过滤网堵塞造成的,需要根据实际情况及时进行调整。

配液中心静压差要求如下:

(1)电解质类等普通输液与肠外营养液洁净区各房间压差梯度:非洁净控制区<一次更衣室<二次更衣室<调配操作间;相邻洁净区域压差≥5Pa;一次更衣室与非洁净控制区之间压差≥10Pa;

(2)抗生素及危害药品洁净区各房间压差梯度:非洁净控制区<一次更衣室<二次更衣室>抗生素及危害药品调配操作间;相邻洁净区域压差≥5Pa;一次更衣室与非洁净控制区之间压差≥10Pa;

(3)调配操作间与非洁净控制区之间压差≥10Pa;

(4)一次更衣室、二次更衣室、调配操作间应当分别安装压差表,并选择同一非洁净控制区域作为压差测量基点。

2. PIVAS其他技术参数表

表3 静脉用药调配中心洁净环境检测指标及标准(静态)

洁净级别	一次更衣室	洗衣洁具间	二次更衣室	调配操作间
	100000级/D级		10000级/C级	
尘埃粒子	≥0.5μm/m³	≥5μm/m³	≥0.5μm/m³	≥5μm/m³
	≤3500000	≤20000	≤350000	≤2000
细菌测试	沉降菌		沉降菌	
	≤10 cfu/皿·0.5h		≤3/cfu/皿·0.5h	
换气次数	≥15 次/h		≥25 次/h	
静压差	非洁净控制区<一次更衣室<二次更衣室<电解质类等普通输液和肠外营养液调配操作间 非洁净控制区<一次更衣室<二次更衣室>抗生素类和危害药品调配操作间 (洁净区相邻区域压差≥5 Pa,一次更衣室与非洁净控制区之间压差≥10 Pa)			
温度	18℃~26℃			
相对湿度	35%~75%			
环境噪音	≤60 dB			
设备噪音	生物安全柜≤67 dB 水平层流洁净台≤65 dB			
工作区域亮度	≥300 Lx			
抗生素间排风量	根据抗生素间的设计规模确定			

三、净化系统维护

洁净空调机组、新风机组应依据周围环境和当地空气质量状况制定定期检查制度。

洁净区内至少每月整体检查一次,以确认各种设备和工作条件是否处于正常工作状态;每年至少检测净化设施风速一次、检查空气中的尘埃粒子数一次;每月检查沉降菌落数。依据检测结果进行相关维护的开展并记录跟进。

洁净间应根据检测结果定期对空气过滤器进行清洁或更换。进行有可能影响空气洁净度的各项维修后,应当经检测验证达到符合洁净级别标准后方可再次投入使用。

设专门维护管理人员,遵循设备的使用说明进行保养与维护;并制定运行手册,有检查和记录。

(孟敏)

第四节　PIVAS 仪器设备及使用养护

一、水平层流工作台

1. 水平层流工作台简介

水平层流工作台,英文全称 Horizontallaminarlfowcabinet,简称 HLFC,是一种提供局部无尘、无菌工作环境的空气净化设备,水平层流系指使净化后的空气面向操作者流动,因而外方气流不致混入操作区,是一种安全的微生物专用洁净工作台,广泛应用于生物实验室、医疗卫生、生物制药等相关行业。在静脉用药调配中心中用于调配普通电解质类药物及肠道外营养液药物。其作用是为操作样品提供洁净的操作环境,保护操作样品在标准操作下不受污染。

2. 水平层流工作台规格型号及工作原理

洁净层流工作台是静脉药物配置中心内使用的最重要的净化设备之一。它最早出现于二十世纪六十年代,由于工业生产不断发展的需求,它最先是用于实验过程中的产品保护。洁净层流工作台根据气流方向的不同可分为水平层流工作台、垂直层流工作台和非单向流洁净工作台三种。因调配肠外营养液需使用水平层流台来完成,现就水平层流工作台的工作原理做如下介绍:

水平层流工作台的工作原理是室内空气通过水平层流台内设风机加压后,经高效过滤器过滤,然后沿水平方向送出到水平层流台的工作区域,其洁净度达到局部百级的操作环境,如下图所示。它主要有 3 个基本作用:首先是提供经过净化的空气为工作提供符合要求的环境;再者是通过提供稳定、净化的气流防止层流台外空气进入工作区域;最后是将人和物料(输液袋、注射器、药品等)带入的微粒清除出工作区域。

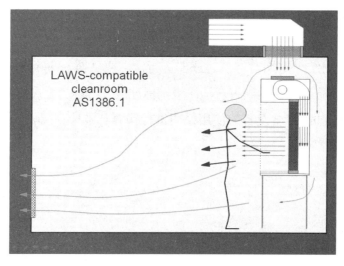

图8　水平层流台的原理示意图

3. 水平层流工作台技术参数

理想的水平层流工作台表面应该光洁平滑、无死角、便于清洁消毒,其制造材料耐腐蚀、抗氧化,接缝少并且具有密封性以防止液体进入。理想的工作台面最好采用不锈钢材料制作。

常用的水平层流工作台外形尺寸从长1.2m到2m长度不等。为了适应和满足国内医院输液用量大、输液加药量相对较多,操作人员较多但场地相对不足的特点,大多数医院静脉药品配置中心的水平层流工作台长度尺寸为1.8m比较适合双人同时进行操作,以便节约净化面积。另外也可以根据各自医院的现场实际情况定制合适场地尺寸的水平层流工作台。

新风补充应从工作台顶部进入比较合理,控制面板应有电源开启、关闭装置并能显示,通过面板应该能够调整风机系统风量大小。为便于核对药品及配置操作,工作区照度应符合要求,并且带有紫外线照明灯以方便消毒。一般情况,静脉药物集中配置中心洁净间场地相对狭小,工作台摆放相对密集,洁净间墙壁光滑不吸音、其室内噪音相对较大,尤其多年运行后,室内噪音如果得不到很好控制,将严重影响操作人员的工作心情。

表4　水平层流台基本技术参数

NO.	参数名称	单位	参数值
1	净化级别	级	100级
2	噪声功率级	dB	≤65dB
3	平均送风风速	m/s	0.2~0.5m/s
4	照明强度	Lx	≥300LX
5	供电电源	V	220V±22V
6	功耗	Kw	0.3~0.5Kw

4. 水平层流工作台使用注意事项及标准操作规程

水平层流工作台虽然创造了局部百级的洁净环境,但一旦有工作人员在使用、配置药品,就会产生紊流。配置用的物品(输液、安瓿、注射器等)都不是无菌的,水平层流台不是灭菌柜,如果气流的上游发生污染;则下游必受污染。因此,正确了解洁净气流的走向,在最洁净、最安全的地方,用最合理的无菌配置技术进行药品配置就显得尤为重要。

(1)水平层流工作台适用于普通药品的配置操作,对于细胞毒性药品和对配置人员有危害的药物应当选择生物安全柜配置;

(2)水平层流工作台的摆放应该位于洁净间室内的高效过滤器送风口下方,这样便于经室内高效过滤器处理后的洁净空气直接从水平层流台顶部进入,经水平层流台自带高效过滤器过滤后水平送出,从而达到局部百级的工作环境;

(3)因为水平层流台工作需要自净过程,所以应该在操作前30min启动;

(4)水平层流台每次开启自净完成后,在操作前应该先用75%的乙醇从上到下、从前到后和从里到外仔细擦拭工作区域的顶部、两侧及台面；

（5）在工作过程中，每完成一份成品输液调配后，应当清理操作台上废弃物，并用清水擦拭，必要时再用75%的乙醇消毒台面；

（6）每天操作结束后，应当彻底清场。先用清水清洁，再用75%的乙醇擦拭消毒；

（7）尽量避免在工作台面上摆放过多的用品，大件物品之间的摆放距离应为15cm左右，诸如输液袋；小件物品之间的摆放距离应为5cm左右，诸如安瓿或西林瓶等；下游物品与上游物品的距离应为上游物品直径的3倍[8]；

（8）物体摆放应避免靠近高效过滤器，以防操作过程飞溅的液体堵塞或弄湿高效过滤器导致过滤器容易破损及滋生微生物；

（9）高效过滤器附近不能放置任何物体，所有的操作应在距离洁净操作台边缘10~15cm以内进行，由于工作台外延区域是万级与百级的交汇处，如果在此区域操作的话，达不到局部百级的洁净度，相当于在万级环境下配置药品，发挥不了水平层流台应有的作用。另外避免手臂对气流的遮挡，不要把手放置于气流流动的上游区域，操作时也不要把手腕或胳膊肘放置在台面上，随时保持"开放窗口"[9]如图9所示；

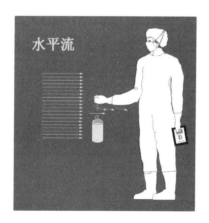

开放窗口√

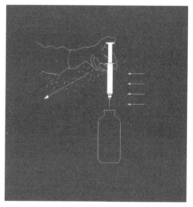

开放窗口√

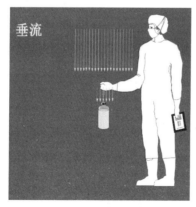

封闭窗口

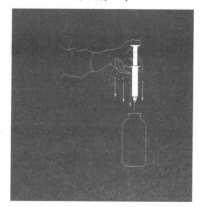

封闭窗口

图9 "开放窗口"示意图

（10）工作台面上的无菌物品需完全暴露于洁净空气气流之中，保证洁净气流从其流过，即其与高效过滤器之间应无任何物体阻碍，也就是"开放窗口"的概念[10]如图9所示：

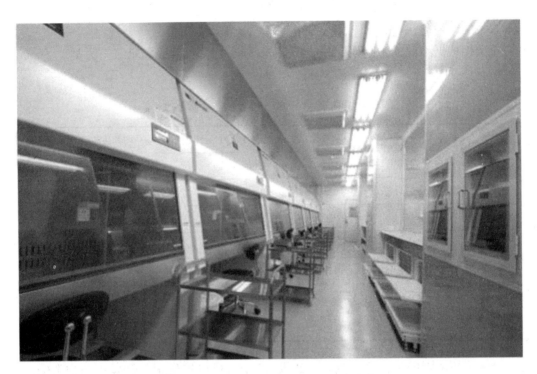

图10　PIVAS内的A2型生物安全柜

（11）避免在操作过程动作幅度过大或过于剧烈，避免在配置时咳嗽、打喷嚏或说话，应严格遵守无菌操作规则，手应严格避免接触无菌部位[11]；

（12）紫外线灭菌灯应该在没有人员在场的情况下开启；

（13）生物安全柜每月应当做一次沉降菌检测，方法是将培养皿打开，放置在操作台上半小时。封盖后进行细菌培养，菌落计数。

5. 水平层流工作台的维护保养

随着水平层流台内高效过滤器使用时间的增加，内部积累的尘埃量也增加，从而导致阻力增大，风速减小，当风速衰减到系统正常运行要求数值以外时就需要更换高效过滤器。另外，高效过滤器的滤芯受到液体损伤或四周密封不严造成微粒渗漏时也应更换高效过滤器，或者沉降菌检测持续不合格时，也可能是高效过滤器损伤。这些维修保养都需要拆卸高效过滤器，建议由专业的具备相应资质的厂家协助完成。

二、生物安全柜

1. 生物安全柜的简介

生物安全柜是一种同时进行人员、产品、环境保护的通风柜体。其前散流栅可以吸入空气以达到人员防护的目的,而垂直向下的通过高效空气过滤器过滤的洁净气流保证了产品的安全,最后经过高效过滤器过滤的废气排出以达到保护环境的目的。在静脉用药调配中心中用于调配抗菌药物及细胞毒性药物。生物安全柜的工作区域是一个 100 级洁净空间。

2. 生物安全柜的分型及选择

生物安全柜根据不同的生物研究和防疫要求可分为Ⅰ级、Ⅱ级和Ⅲ级三大类。

表5 生物安全柜的分类及性能参数比较

类别	类型	排风	循环空气比例%	柜内气流	工作窗口进风平均速度 m/s	保护对象
Ⅰ	—	可向室内排风	—	乱流	≥0.4	使用者、环境
Ⅱ	A1 型	可向室内排风	30	单向流	≥0.4	使用者、受试样本和环境
	A2 型	可向室内排风	70	单向流	≥0.5	
	B1 型	不可向室内排风	30	单向流	≥0.5	
	B2 型	不可向室内排风	0	单向流	≥0.5	
Ⅲ	—	不可向室内排风	0	单向流	无工作窗进风口时,当一只手套筒取下时,手套口风速≥0.7	主要是使用者和环境,有时兼顾受试样本

用于静脉用药调配的生物安全柜应选Ⅱ级 A2 型,可供抗生素类和危害药物类输液调配使用,起到保护调配人员、保护调配药品及外界环境等三大目的,宜选用外径 1.8m,可供双人同时操作调配的Ⅱ级 A2 型生物安全柜。

由于细胞毒性药物,如化疗药等,对人体的危害程度比抗生素类大的多,有些条件好的医院使用 B2 型生物安全柜调配危害类药物,这样更能保护药品调配人员的安全,这是好的一面。但 B2 安全柜是全排风型,A2 安全柜是部分循环风型,B2 安全柜在能源和过滤器消耗上比 A2 型大几倍。因此,《静脉用药调配中心建设与管理指南(征求意见稿)》中建议使用 A2 型生物安全柜调配抗生素类和危害药物类输液。

3. 生物安全柜的工作原理

Ⅱ级 A2 型生物安全柜,如图 11 所示。洁净室内空气经安全柜进风口进入后,被生物安全柜右上角的内置风机的动力,将房间空气(供给空气,图中为黄色室内空气)送入安全柜前进风格栅。气流沿着安全柜进风口以至少 0.5m/s 的速度推进。然后,空气经送风高效过滤器之后向下流动经过工作台面。到距离工作台面大约 6~18cm 处分开,一部分通过安全柜前进风格栅,而另一部分通过后进风格栅后排出。这样,工作台面形成的气溶胶被流动的气流迅速被带走,并沿着生物安全柜前后两组排风格栅排出,从而提供良好的操作环境时保证样品不被污染,操作人员得到很好的保护[12]。气流接着通过后面的压力通风系统到达位于安全柜顶部的送风腔。由于过滤器大小不同,大约 70%的空气经过送风高效过滤器,重新返回到生物安全柜内的操作区域,而剩余的30%则经过排风过滤器排到静配中心之外。

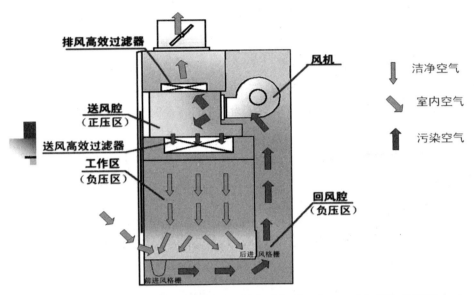

Ⅱ级A1、A2和B1型生物安全工作原理图

图11　Ⅱ级A2型生物安全柜工作原理

4. 生物安全柜的技术参数

表6　生物安全柜（A2型）基本技术参数

NO.	参数名称	单位	参数值
1	外形宽度	m	1.3~2.2m
2	净化级别	级	ISO 5级（美联邦209E 100级）
3	噪声功率级	dB	≤65dB
4	工作窗口吸入风速	m/s	≥0.55m/s
5	下降风速	m/s	0.35m/s
6	照明强度	Lx	≥800Lx
7	供电电源	V	220V±22V
8	功耗	Kw	0.3~0.5Kw

5. 生物安全柜使用注意事项及标准操作规程

生物安全柜属于垂直层流台，通过层流台顶部的高效过滤器，可以过滤99.99%的0.3μm以上的粒子，使操作台空间形成局部100级的洁净环境。并且通过工作台面四周的散流孔回风形成相对负压，因此生物安全柜可以起到保护调配药品和调配人员安全的作用。但是，当工作人员在洁净台的工作区域进行操作时，层流空气会产生紊流。我们的目的是尽量保持原有的层流理想

状态。同时,人员操作时是否严格按照设备的要求进行,都直接影响到操作人员以及所调配药品的安全。生物安全柜操作规程如下:

生物安全柜的操作与注意事项

(1)生物安全柜至少于使用前30min开启,将安全玻璃关闭至安全线处,同时打开紫外灯,待紫外灯和循环风机正常运行至少30min后关闭紫外灯,然后使用75%的乙醇沿生物安全柜内外表面,按照从上到下,从里到外的顺序进行消毒擦拭,消毒完毕后打开照明灯光就可以配置操作;

(2)为保护工作人员不被紫外灯伤害,紫外灯开启时不能有工作人员在场;

(3)紫外灯每次开启后应记录时间,达到累计工作时间或者检测后达不到灭菌效果时,应当及时更换紫外线灯管;

(4)静脉用药调配操作必须在离工作台外沿20cm,内沿8~10cm,并离台面至少10cm区域内进行;

(5)为了保证生物安全柜工作状态时处于负压,安全柜玻璃前窗不能高于安全警戒线,否则很可能会造成安全柜警报和药物气雾外散,导致洁净间污染或对工作人员造成伤害;

(6)应保持生物安全柜内清洁,生物安全柜的回风管道,应当定期先用蒸馏水清洁擦洗,再用75%的乙醇消毒;

(7)生物安全柜每月应当做一次沉降菌检测,方法是将培养皿打开,放置在操作台上0.5h。封盖后进行细菌培养,菌落计数;

(8)生物安全柜运行后,应当定期检测或者依据自动监测指示及时更换过滤器的活性炭,保障有害物质排放符合相关要求;

(9)因为高效过滤器非常容易受潮后破损和微生物的滋生,从而影响高效过滤器的效率和性能,所以在日常调配和清洁、消毒时应该格外小心,避免液体喷溅在高效过滤器上;

(10)在生物安全柜内进行调配操作时,关键部位应享受到最洁净的气流,也就是说,该无菌用品或关键部位与高效过滤器之间应无任何物体阻碍。也就是操作过程中的"开放窗口"概念,参考水平层流工作台操作规程;

(11)每年应当有专业人员对生物安全柜进行各项参数的检测,以保证生物安全柜。运行质量并保存检测报告;

(12)生物安全柜内高效过滤器的更换,应有专业人员来完成,替换下来的高效过滤器应按照相应要求妥善处理。

(孟敏)

参考文献

[1] 卫生部办公厅.静脉用药集中调配质量管理规范.[S].2010-4-20.

［2］　刘新春,米文杰.静脉用药调配中心(室)教程[M].上海:复旦大学出版社,2014.

［3］　米文杰,陈迹.静脉用药集中调配基础知识问答[M].北京:人民卫生出版社,2016.

［4］　吴永佩,颜青.全国静脉用药集中调配工作模式与验收管理培训教材[M].北京:科学技术文献出版处,2016.

［5］　洁净区"压差"的控制与压差规范要求.郭鹏学暖通. http://blog.sina.com.

［6］　静脉药物配置中心的水平层流工作台.王飙;王锦宏;《上海护理》-2006-07-20.

［7］　卫生部办公厅关于印发《静脉用药集中调配质量管理规范》的通知. http://www.chinalawe.

［8］　静脉用药集中调配质量管理规范(征求意见稿). http://blog.sina.com.

［9］　静脉用药集中调配中心各项工作制度. https://wenku.baidu.

［10］　静脉用药调配操作规范及输液反应应急预案. http://max.book118.c.

［11］　临床静脉用药集中调配技术. 刘皈阳,孙艳主编 .《人民军医出版社》20111.

［12］　生物安全柜原理及其应用 王秋娣; -《中国医学装备》.

第 三 篇
静脉用药调配中心工作制度和质量控制管理

第一章　静脉用药调配中心工作制度和质量控制管理

第一节　质量管理制度

静脉用药集中调配质量管理是指以质量为中心，以全员参与为基础，通过对静脉用药集中调配各环节进行全方位的质量控制，以达到提高调配质量，确保用药安全的目的。

一、静脉用药集中调配质量管理应当严格执行《静脉用药调配质量管理规范》《静脉用药调配操作规程》及医院的各项医疗质量与安全管理制度。

二、在医院三级质量控制体系下，静脉用药调配中心应成立质量与安全管理小组，负责静脉用药集中调配全面质量管理工作，质量与安全管理小组由静脉用药调配中心主任担任组长，成员包括各岗位主要专业人员。

三、质量与安全管理小组负责静脉用药集中调配质量管理方案的制定和落实，定期自查并持续改进。

1. 定期督查各环节操作规程(SOP)的执行情况和成品输液质量。

2. 监督检查净化系统运行情况，定期检查生物安全柜、水平层流洁净台的工作状态，风速、温度、湿度等是否达标。

3. 定期监督检查洁净区、非洁净控制区和辅助功能区地面、物品的清洁、消毒情况，确保工作区域的清洁卫生和物品的整齐有序。

4. 定期监测洁净区空气、物表菌落数及工作人员手卫生情况。

5. 定期检查药品管理情况，不合格药品管理情况和高警示药品（或特殊管理药品）的使用管理情况，对药品的贮存和养护情况进行检查监督，确保所用注射剂符合中国药典的质量要求。

6. 定期组织继续教育岗位培训：包括合理用药、药品质量分析、新药介绍、操作技能培训等方面内容，并做好培训记录。

7. 督查科室所有文件文档的书写、质量控制和归档管理工作。

四、质量与安全管理小组负责静脉用药集中调配质量管理有关规范性、制度性文件的定期审查。

五、建立静脉用药集中调配风险预警机制,协调处理与各科室及医患关系。

六、每月至少召开一次质量分析会议,分析、评价静脉用药集中调配质量管理情况,提出整改意见,做好记录,进行持续改进。

(芦雅丽)

第二节　用药医嘱审核制度

用药医嘱审核是指药学技术人员运用专业知识和经验,对临床医生开具的用药医嘱进行适宜性审核,并做出是否同意调剂的药学技术服务过程。

一、静脉用药集中调配用药医嘱审核人员应由经过规范化培训并考核合格的药学专业技术人员担任,对静脉用药集中调配用药医嘱审核质量负责。

二、所有的用药医嘱必须经过审方药师的审核,审核合格后签字确认。

三、依据《药品管理法》《处方管理办法》等相关规定对用药医嘱的合法性、规范性和适宜性进行审核与评价,审核通过后打印输液标签。

1. 判断为用药合理的用药医嘱,打印输液标签进行调配。

2. 判断为不合理用药医嘱,应当及时与临床医师进行沟通,提出修改意见,由医师确认及重新开具静脉用药医嘱,并做好记录。

3. 如果审方药师与医师对不合理用药医嘱在沟通中产生分歧,药师应及时向上级药师或科主任汇报处理,必要时由医院组织药学及临床专家讨论决定。

4. 对于不合理用药医嘱,医师拒绝药师建议或拒绝重新调整用药医嘱的,药师应拒绝调配并应及时向上级药师或负责人请示处理。

5. 如因患者病情需要"超说明书用药"时,审方药师进行充分风险评估,确认对病人无损害,并将其用药医嘱信息存档备案后方可执行。

四、审方药师负责及时接听电话,与临床医护人员沟通时,注意语言文明,并及时解决临床医护人员反馈的问题及相关用药咨询。

五、审方药师按规定时间完成用药医嘱审核工作,认真做好各项文字记录并签名,每班对用药医嘱审核工作进行交接班。

六、定期汇总分析不合理用药医嘱,并对用药医嘱审核差错进行分析讨论,以持续改进。

(芦雅丽)

第三节 贴签摆药核对工作制度

贴签摆药核对是指将审核合格后的输液标签正确粘贴到溶媒上，根据输液标签信息进行正确的摆放药品，并进行核对的技术服务过程。

一、贴签摆药核对区为非洁净控制区，环境应保持安静、整齐、宽敞明亮。

二、贴签摆药核对人员由经过规范化培训并考核合格的药学或护理人员担任，对贴签摆药核对的质量负责。

三、贴签摆药核对的输液标签均需审核通过方可进行，未经审核通过的输液标签不得进行贴签摆药核对。

四、贴签摆药核对区的药品、溶媒及物品应分类定位摆放，标识明确。

五、贴签摆药核对时严格按照贴签摆药核对标准操作规程进行。

六、贴签摆药核对人员按时到岗，仪表规范，并认真阅读交接班记录，用物准备齐全后开始摆药贴签核对工作。

七、贴签摆药核对时，发现药品质量问题及时上报审方人员或组长进行处理。

八、贴签摆药核对工作结束后，及时整理、清洁、消毒药架、药箱、摆药车、核对车等物品。

九、贴签摆药核对人员应按规定时间完成工作内容，认真做好各项记录并签名，做好交接班。

十、定期汇总贴签摆药核对环节发生的差错，并对差错内容进行分析讨论，以持续改进。

(芦雅丽)

第四节 混合调配工作制度

静脉用药混合调配是指静脉用药混合调配人员根据通过用药医嘱审核的输液标签，严格遵照无菌操作技术进行混合调配的技术服务过程。

一、混合调配工作需在洁净调配间进行，为洁净控制区，环境应保持安静、整齐、宽敞明亮，进入洁净区需更换洁净区专用鞋、洁净隔离服、佩戴一次性口罩、无菌手套，进行无菌操作技术时减少来回走动。

二、混合调配操作人员由经过规范化培训并考核合格的药学或护理人员担任，对混合调配的质量负责。

三、混合调配的药品均需经过审核合格并贴签摆药核对后方可进行，未经审核通过的输液标签或未进行贴签摆药核对的溶媒不得进行混合调配。

四、调配间内的待调配药品、调配用物、已调配成品输液均应分类定位有序摆放。

五、混合调配操作严格按照混合调配标准操作规程进行。

六、混合调配操作人员应按时到岗,阅读交接班记录,按更衣操作规程进入调配间,检查准备操作用物,混合调配前再次认真核对输液标签和药品是否一致、药品批号是否一致,无误后方可进行。

七、混合调配过程中严禁随意离开,确保调配质量。

八、混合调配时,按照药品说明书和药品的性质进行顺序混合调配,发现质量问题及时上报审方人员或组长统一处理。

九、混合调配完成后应当在输液标签上签名或盖章,并将混合调配后的输液袋和使用后的空安瓿、西林瓶放置于规定位置,以供成品输液核对人员复核。

十、混合调配时应随时保持操作台、调配区域的清洁和整齐。

十一、混合调配完成的成品输液严格按核对包装顺序摆放,传出调配间。

十二、混合调配工作结束后及时对调配间内环境按操作规程进行彻底清场、清洁、消毒,调配间内不得留有上批药物、药液、空西林瓶、安瓿等,清洁用具按要求进行清洗、消毒、晾干。

十三、每日按操作规程启动或关闭净化空调系统,定期对调配间空气、物表进行微生物监测。

十四、混合调配人员应按规定时间完成调配工作,做好各项文字记录并签名,做好交接班。

十五、定期汇总混合调配环节发生的差错,并对差错进行讨论分析,以持续改进。

(芦雅丽)

第五节　清场、清洁、消毒工作制度

清场、清洁、消毒工作是保障混合调配环境符合洁净要求的技术过程。

一、混合调配结束后及时清场,将混合调配使用过的药架、药车、各类药筐、剩余的一次性耗材、产生的医疗废物、垃圾等传出调配间外,确保调配间内没有遗留与本次混合调配相关的物品,设备周围环境必须清场到位。

(一)医疗废物、生活垃圾按规定分类放置,分类处理。

(二)医疗废物应由专人负责管理,每日负责与医院医疗废物收集人员进行交接,登记交接记录并签名。

(三)生活垃圾放入黑色垃圾袋,医疗废物放入黄色医疗垃圾袋,注射针头、玻璃安瓿放入利器盒,危害药品放入双层黄色医疗垃圾袋,包装密封后注明科室名称、医疗垃圾种类,并贴有明显标识。

二、清场结束后进行清洁,清洁时从污染轻处开始。以确保调配间内无灰尘、无药迹、无死角残留,洁净操作台、传递窗、椅子等用物干净、整洁、摆放有序。

三、清洁完毕对洁净操作台和周围环境进行消毒,消毒时从无菌要求的高处开始。

四、工作结束后,各相关操作岗位(间)不得存放各类耗材、包装材料等物品,所有物品应按规定返回专用库(柜)。专用工具经清洁处理后定位存放。

五、清场、清洁、消毒工作中同时做好安全检查工作,对水、电、气、门窗以及各种设施进行检查,确保各项安全。

六、各岗位清场、清洁、消毒人员做好工作记录,并签名。

(芦雅丽)

第六节　成品输液核对包装工作制度

成品输液核对包装是指由核对包装人员再次将混合调配完成的成品输液核对无误后,按科室分类进行包装的技术过程。

一、核对包装区(间)为非洁净控制区,环境应保持安静、整洁、宽敞明亮。

二、核对包装人员由经过规范化培训并考核合格的药学或护理人员担任,对核对包装的质量负责。

三、核对包装的成品输液必须有混合调配人员的签名,输液标签未签名的成品输液不得进行核对包装。

四、成品输液的核对包装应按批次、科室、药品类别进行,定位放置,定时完成。

五、核对包装应严格按照核对包装标准操作规程进行。

六、成品输液核对包装人员按时到岗仪表规范,阅读交接班记录,核对包装前检查准备各项用物合理摆放。

七、成品输液核对包装时,应当按照输液标签内容严格对成品输液进行核对,发现质量问题及时上报审方人员或组长进行处理。

八、经核对合格的成品输液,用适宜的带有标识的专用包装袋按病区、药品性质进行包装,转运至交接出口与运输人员交接。

九、成品输液核对包装工作结束后及时整理、清洁、消毒核对包装桌、转运车等工具。

十、成品输液核对包装人员按规定时间完成工作任务,做好各项文字记录和签名,并进行交接班。

十一、定期汇总核对包装环节发生的差错,并对差错进行讨论分析,以持续改进。

(芦雅丽)

第七节　成品输液发放运送工作制度

成品输液发放运送是指将成品输液经过核对包装后发放运送到临床的服务过程。

一、成品输液发放区(间)为非洁净控制区,环境应保持安静、整齐、宽敞明亮。

二、成品输液发放人员由经过规范化培训并考核合格的药学或护理人员担任,运送人员由经过培训考核合格的工勤人员担任,对成品输液运送交接的质量负责。

三、发放运送的成品输液必须经过核对包装,未经过核对包装的成品输液不得进行发放运送。

四、成品输液的发放运送应按批次、科室,定时定位进行。

五、发放运送人员严格按照成品输液发放运送标准操作规程进行。

六、发放运送人员按时到岗,仪表规范,阅读交接班记录,准备及检查转运箱、转运车等发放运送物品。

七、运送人员将成品输液置于转运车内,并做好登记,加锁后送至各病区,如不能在规定时间内完成运送工作应及时启动应急预案。

八、运送人员应与病区护士共同清点成品输液数目,记录病区每批次各类静脉成品输液的数目,登记送达时间并签名,最终将登记单与静脉用药调配中心人员交接。

九、运送人员运送发放过程中发现药品质量问题集中上报静脉用药调配中心人员进行处理。

十、成品输液发放运送结束后,成品输液发放人员负责发放结束后的整理、清洁、消毒工作。

十一、成品输液发放人员应按规定时间完成工作任务,做好各项文字记录并签名,做好交接班。

十二、定期汇总成品输液发放运送环节发生的差错,并对差错进行分析讨论,以持续改进。

(芦雅丽)

第八节　文件文档管理制度

静脉用药调配中心文件管理是静脉用药调配中心规范运行的基础,由于文件繁多,且具有法律效力,应对管理体系运行中使用的各类文件实施有效控制,制定规范的管理制度。

一、静脉用药调配中心规定管理文件应符合相关法律、法规、规章的规定与要求。

二、建立文件管理制度,根据文件的性质,应由药学部门主任或者医疗机构领导批准。

三、有关医师用药医嘱和静脉用药调配记录等医疗文件应保存一年备查。

四、静脉用药调配中心文件由质量安全管理人员负责管理。文件要定点存放,各文件、表格单按要求排列整齐,不得丢失,用后及时放回原处。

五、调配中心文件须为良好的纸版或电子版文件,按规定书写记录。所有记录应及时、真实、字迹整洁、清楚、不得随意涂改。可作为调配工作的追溯依据。

六、静脉用药调配中心工作的不合理处方修改记录、网络系统正常运行及故障相关记录、有关调配环节的各项记录、质量管理与整改记录、药品配送与验收记录、病房医护人员及患者反馈与整改记录等各项工作均需有相关文字记录,有效保护患者、病房医护人员及调配中心的合法权益。

七、质量安全管理小组定期对文件记录进行整理、存档,并定期检查文件运行和文档保管执行情况,并持续改进。

（芦雅丽）

第九节　安全与环保工作制度

静脉用药调配中心人员都应高度重视安全和规范操作,对药品、设施、设备、文件以及清洁卫生、医疗垃圾等全面加强安全管理,这对调配中心的安全生产和环境保护至关重要,直接影响成品输液的质量和患者的用药安全。

一、静脉用药调配中心的全体工作人员应增强安全与环保意识,积极消除安全隐患,保障安全用药。

二、全体工作人员应注意人员防护,做到:

1. 在静脉用药调配中心的任何时间内都按规定穿戴与静脉用药集中调配相关的专用工作服装,且应按规定定期清洗。

2. 用于洁净区的服装和普通工作服应分开存放在有标识的衣柜中。

3. 私人衣服放在普通更衣柜中,不准带入洁净区和非洁净控制区。

4. 在工作区域严禁吸烟,不准带入食品或进行饮食。

5. 在对眼睛有害的地方工作时,一定要戴上防护眼镜和其他保护设施。

6. 处理浓酸或强碱时,戴乳胶手套和口罩进行操作。

7. 调配危害药品应按操作规范在生物安全柜中进行,并严格按操作规程调配。

8. 在处理废弃物时要戴手套,若手套有破损,则需更换手套,更换前后要彻底洗手,丢弃的手套须同其他废弃物一起处理。

三、全体工作人员应注意药品和物品存放,做到:

1. 个人物品不准带进洁净区和非洁净控制区。

2. 药品与一次性耗材区分放置。

3. 药品的储存应按说明书来储存。药品按区分类存放,标识明确。

4. 毒性药品必须安全存放,双人双锁管理,并有接收、贮存、领用记录。

5. 对所有易燃易爆的液体,接收后立即存放在符合消防要求的专库保管。使用场地应有禁止明火标志。使用时,应将液体倒入安全的容器中,并保持良好通风,远离热源,避免洒落在地面或流入下水道。使用后剩余物品应放回专库。不使用时所有容器和柜子应关闭。任何泄漏必须由受过训练的人清理干净以减少火灾和环境问题。清洁用具的废弃应遵守环保安全制度,易燃易爆液体清洁用后的海绵或布应存放于密封的容器内以防气味散发和火灾危险。

四、在运送毒性药物和盛有毒性药物的容器时,需小心避免打破。毒性药物或肿瘤药物溢出和有可能已暴露时,应立即报告主任,并采取相应紧急措施。

五、调配过程中产生的废弃物必须同一般废弃物分开处理。针头应放入利器盒。废弃液体药物应稀释后排放。有毒药物丢弃前应经特殊处理。

六、应尽量减少意外事故的发生,当有意外事故发生时,首先应考虑工作人员受伤害及被污染的危险。当有毒药物溢出时,应立即关上门离开,在门上贴上"不得入内"和"毒物污染"的标记,以避免吸入有毒粉尘。在人员进入处理被污染的区域前,应等待 30min 以上,让有毒粉尘充分沉降。将所穿衣物和可疑被污染的物品放入带标签的收集袋中,清洗手和暴露的皮肤,穿上干净的衣服。报告主任,组织人员清洗,并填写处理报告。

七、静脉用药调配中心应配备品种、数量充足的消防设施,工作人员应熟练掌握消防器材的使用方法。

八、定期对设备进行维修保养。电器设备在使用前应检查确认正常后方可使用。

九、对水、电、气的阀门或开关,除清场时检查外,还应有专人负责检查。所有工作结束离开工作场所时,应检查确认门窗关严、锁好。

(芦雅丽)

第十节　人员培训及考核制度

人力资源是静脉用药调配中心最重要的资源,人员知识水平、道德修养、实际工作能力直接影响工作质量。为不断提升服务质量,提高工作人员综合素质,规范对工作人员岗前培训、在岗考核及继续教育,特定该制度。

一、调配中心全体人员在上岗前应进行专业技术,岗位操作、院感知识等的学习培训和考核,经过培训并通过考核合格后方可上岗。

二、调配中心全体人员应学习《静脉用药集中调配质量管理规范》《药品管理法》《处方管理办法》等法律法规。

三、培训应根据技术职务和工作岗位区别进行，各岗位工作人员要通过各自岗位的操作培训。

四、定期组织参加继续教育培训及专题学术会，不断提高工作人员的业务水平。

五、工作人员每年至少进行一次年度考核，考核内容包括：专业理论知识、调配操作技能、相关法律、法规知识等。考核应根据技术职务和工作岗位区别进行。

六、每年根据考核成绩的优劣进行适当调整，考核不合格者，一般人员调离所在工作岗位，管理人员调离管理岗位。

（芦雅丽）

第十一节　药品不良反应报告和监测制度

一、根据《中华人民共和国药品管理法》《药品不良反应报告和监测管理办法》，为了加强药品管理，做好药品的安全监测工作，保证病人用药的有效和安全，建立药品不良反应报告和监测管理制度。

二、医院设立药品不良反应报告和监测管理领导小组，由业务副院长任组长，医务科长、药剂科长任副组长、领导小组成员由临床和药学人员组成。由医务科负责宣传、组织和实施、药剂科负责分析、处理和保存报告档案。

三、医院建立药品不良反应监测网络，各科室负责人作为本科室药品不良反应报告和监测管理联络员，负责本科室药品不良反应信息掌握，及时督促和帮助临床医生认真地填写并上报《药品不良反应/事件报告表》，保持与药剂科的密切联系。药剂科具体承办对临床上报的药品不良反应报告表进行收集整理、分析鉴别，向临床医师提供药品不良反应处理意见，医务科负责汇总本院药品不良反应资料，通过网络向国家药品不良反应监测信息网络报告，另外负责转发上级下发的药品不良反应信息材料。

四、药剂科内设药品不良反应监测分析小组，药师接到临床医师填写的药品不良反应报告表后，必须立即到病人床前询问情况并查阅病历，与医师一起共同进行因果关系评价、提出对药品不良反应的处理意见。填报的药品不良反应报告表由药剂科专人负责存档。

五、医务科和药剂科负责提供对本院全体医务人员进行药品不良反应监测工作的咨询指导，组织临床药品不良反应监测工作中的问题进行讨论、解答。对某些药物在使用中可能出现严重药品不良反应的信息及时提供给临床医师以便做好防范措施。

六、药品不良反应，是指合格药品在正常用法用量下出现的与用药目的无关的有害反应。药品不良反应报告范围：(1)有危及生命、致残直至丧失劳动能力或死亡的不良反应。(2)新药使用后发生的各种不良反应。(3)疑为药品所致的突变、癌变、畸形。(4)各种类型的过敏反应。(5)非麻醉药品产生的药物依赖性。(6)疑为药品间相互作用导致的不良反应。(7)其他一切意外的不良反应。可疑即报是药物不良反应监测的普遍报告原则。

七、发现或者获知新的、严重的药品不良反应应当在15日内报告,其中死亡病例须立即报告,其他药品不良反应应当在30日内报告。有随访信息的,应当及时报告。除一般的病例外,其余病例报告时均要求向医务科呈报药品说明书和病例摘要,死亡病例还需呈报死亡小结。

八、医护人员获知或发现药品群体不良事件后,应当立即报告医院药剂科和医务科,经分析确认后由医务科通过电话或者传真等方式报区药品监督管理部门,卫生行政部门和药品不良反应监测机构,必要时可以越级报告,同时填写《药品群体不良事件基本信息表》,对每一例还应当及时填写《药品不良反应/事件报告表》,通过国家药品不良反应监测信息网络报告医院。发现药品群体不良事件后应当按突发公共卫生事件处理,积极救治患者,迅速开展临床调查,分析事件发生的原因,暂停药品的使用等紧急措施。

九、医务科、药剂科应当对本院收集到的药品不良反应报告和监测资料进行分析和评价,并采取有效措施减少和防止药品不良反应的重复发生。

十、药品不良反应上报程序:患者主诉或护士发现药品不良反应(或疑似药品不良反应)→报告经治医师(或当班医师)→医师分析后填写《药品不良反应事件报告表》(在药剂科处取报告表)→药剂科(药品不良反应监测分析小组)进行因果关系评价(提出初步处理意见)→医务科→网络报告。

十一、在药品不良反应报告和监测过程中获取的个人隐私、患者和报告者信息等应当予以保密,医院任何个人或科室无权私自对外发布药品不良事件的情况或资料。

十二、各科室应当积极配合医院和上级有关部门进行药品不良反应报告的调查、分析和资料收集。

十三、对发现的药品不良反应事件,不按要求履行报告责任者按情节严重程度,造成严重后果及恶劣社会影响的,依据相关法律法规追究责任。

十四、本制度下列用语的含义

1. 药品不良反应是指合格药品在正常用法用量下出现的与用药目的无关的有害反应。

2. 药品不良反应报告和检测,是指药品不良反应的发现、报告、评价和控制的过程。

3. 严重药品不良反应,是指因使用药品引起以下损害情形之一的反应:

(1)导致死亡;

(2)危及生命;

(3)致癌、致畸,致出生缺陷;

(4)导致明显的或者永久的人体伤残或者器官功能的损伤;

(5)导致住院或者住院时间延长;

(6)导致其他重要医学事件,如不进行治疗可能出现上列情况的。

4. 新的药品不良反应,是指药品说明书中未载明的不良反应。说明书中已有描述,但不良反应发生的性质、程度、后果或者频率与说明书描述不一致或者更严重的,按照新的药品不良反应处理。

5. 药品群体不良事件,是指同一药品在使用过程中在相对集中的时间、区域内,对一定数量人群的身体健康或者生命安全造成损害或威胁,需要予以紧急处置的事件。

6. 同一药品指同一生产企业生产的同一药品名称、同一剂型、同一规格的药品。

(芦雅丽)

第十二节　医疗废物管理制度

医疗废物的规范化管理对于预防医源性疾病和污染环境具有重要的意义,有效管理静脉用药调配中心的各种垃圾,特别是医疗危害药物产生的废弃物是我们的重要责任。

一、医疗废物是指列入国家《医疗废物分类目录》以及国家规定按照医疗废物管理和处置的具有直接或者间接感染性、毒性以及其他危害物的废弃物。

二、废弃物应由专人负责统一管理,中心全体工作人员应严格遵守处置流程,确保医疗废物安全管理到位,责任落实到位。严防垃圾外流污染环境,危害人民生命健康。

三、静脉用药调配中心建立《废弃物处理登记表》,在处理医疗废物时须认真填写并由操作人员签字,指定工作人员负责与医院废物收集人员进行交接,交接记录登记清楚并签名。

四、各班次工作人员均按管理要求执行,生活垃圾、医疗垃圾按规定分类定位放置,分类处理。

五、医疗废物须用双层黄色专用垃圾袋盛放,并注明科室名称、垃圾种类。

六、废弃的一次性注射器针头、玻璃安瓿等须装入利器盒,密封包装并注明科室。

(芦雅丽)

第十三节　感染监控制度

一、环境和布局

1. 静脉用药调配中心总体布局合理、环境功能、洁净度等级符合《静脉用药调配质量管理规范》要求,洁净区、非洁净控制区和辅助工作区三个功能区的设置和面积与工作量相适应,区域间标识明确;不同区域之间的人流和物流出入走向合理,不同洁净级别区域间有防止交叉感染的相应设施。

2. 静脉用药调配中心设于人员流动少的安静区域,且便于与医护人员沟通和成品的运送。设置地点远离污染源,禁止设置于地下室或半地下室,周围的环境、路面、植被等不会对静脉用药调配过程造成污染。

3. 洁净区包括调配操作间,一更室、二更室及洁净洗衣洁具间;洁净区的洁净标准应当符合国家规定:一次更衣室、洗衣洁具间为十万级;二次更衣室、加药混合调配操作间为万级;层流操作台为百级。 抗生素类药物与危害药物和肠外营养液药物与普通静脉用药的加药调配分开分别建立两套独立的送、排风系统。

4. 非洁净控制区应包括用药医嘱审核、打印标签、摆药贴签、成品输液核对、包装和普通更衣等区域。

5. 辅助工作区应包括药品二级库、物料贮存库、药品脱外包区、转运箱/转运车存放区、会议室、示教室、休息室等。

二、人员管理

1. 与静脉用药调配工作有关的人员,每年至少进行一次健康检查,建立健康档案。

2. 禁止非本科室人员进出,进入洁净区域的人员数应当严格控制。

3. 重视个人清洁卫生,应当按规定和程序更衣。工作服的材质、式样和穿戴方式,应当按各功能科室的不同性质、任务和操作要求、洁净度级别相适应,不得混穿,并应当分别清洗。

4. 不得进入洁净区的人员:非洁净区操作员,皮肤有外伤、炎症、瘙痒者;因上呼吸道感染等严重咳嗽、打喷嚏、流涕者;没有按规定摘去首饰、洗去化妆品指甲油和未按规定穿洁净服者;刚结束剧烈运动出汗者。

三、物品管理

1. 清洁工具严格按区域分类,分别清洗放置,不得混用。

2. 一次性使用无菌物品,证件齐全,灭菌合格。

3. 医疗废弃物按照医院《医疗废物管理制度》执行,认真做好医疗废物的分类、收集、转运、交接、登记等工作。

4. 各操作室不得存放与该室工作无关的物品,各功能区内物品应放置整洁、有序,不准在静脉用药调配中心用餐或放置食物;每日工作结束后应当及时清场, 各种废弃物必须每天及时处理。

四、感染监控管理

1. 清洁消毒按照 SOP 操作规程对洁净区、非洁净区、清洁工具进行清洁消毒。

2. 净化系统日常运行管理。

(1)空气处理机组、新风机组应定期进行检查,保持清洁;

(2)新风机组风口滤网,一般每月清洁 1~3 次;初效过滤器一般 2~4 个月检查一次,4~8 个月更换一次;中效过滤器一般 4~8 个月检查一次,10~15 个月更换一次,如发现污染和堵塞应当及时更换;末端高效过滤器一般每年检查一次,使用 2~3 年以上时更换;定期检查回风口过滤网,一般每周清洁一次,每年更换一次,如遇特殊污染,应当及时检查更换,并用消毒剂擦拭回风口内表面;

(3)设专业维护管理人员,遵循设备的使用说明进行保养与维护;并制定运行手册,有检查和记录。

3. 定期通过取样对不同洁净级别区域进行空气监测、物体表面监测以判断洁净区域环境质量状况,监测结果存档备查。

(芦雅丽)

第十四节　静脉用药调配中心主任(组长)职责

一、由副主任药师以上的药学人员担任,在药学部领导下,负责管理静脉用药调配整理工作,确保工作正常开展。

二、制定本部门的各项规章制度、工作流程及各岗位职责,合理安排各岗位工作人员,并检查监督各环节工作情况。静配中心工作人员包括药学人员和护理人员及工勤人员。

三、定期检查操作本中心环境、卫生质量等情况,定期做微生物检测,符合净化级别的要求。

四、严格执行查对制度和交接班制度,监督和检查调配过程各环节工作质量,及时发现问题、解决问题,杜绝差错发生。

五、做好调配中心与临床各病区的协调工作。

六、协调好药学人员和护理人员的工作关系。

七、定期组织人员进行专业理论知识和技能操作再培训。提高科室人员的审方能力和操作水平,并有健全的考核制度。

八、负责静脉用药调配中心科研工作的开展。

九、做好本部门药品管理工作,协助二级库房做好季度盘点和统计工作。

十、负责本部门各项安全工作。

(芦雅丽)

第十五节　静脉用药调配中心护士长职责

一、应具有护理专业本科以上学历、中级以上护理学专业技术资格的人员担任,在药学部及调 配中心主任(组长)的领导下负责对静脉用药集中调配护理人员的管理,及时完成输液的调配任务,监控药品调配质量,保证临床使用。

二、协助部门主任(组长)制定各项规章制度及调配操作规程,并检查执行落实情况。

三、协助部门主任(组长)做好输液调配的质量检查,保证用药安全,杜绝差错的发生。

四、做好耗材管理,制定各类医用耗材与物料的领用计划,避免过期及浪费。

五、负责检查药品调配操作环境,各类物品的消毒、处理情况,严格执行卫生技术标准,杜绝一切可能造成污染的工作隐患。协助感染科做好微生物监测工作。

六、协助部门主任(组长)定期组织质量控制小组开展检查工作,内容包括审方、摆药、核对、调配、成品输液复核与包装、运送、药品管理、清场清洁消毒等环节工作是否规范到位;各项文书记录书写是否规范,医用耗材与物料领用及消耗管理是否规范等。

七、做好中心与临床各病区的协调工作,发现问题及时解决或汇报科主任解决。

八、协调好护理人员与药剂人员的工作关系。

九、协助部门主任(组长)做好科室职工岗前及在职培训与考核,并做好实习生、进修生的带教工作。

十、负责本中心安全工作的检查。

(芦雅丽)

参考文献:

[1] 静脉用药集中调配技术规范(讨论稿).2017.

[2] 静脉用药调配中心建设与管理指南(拟送审稿).国家卫计委医院管理研究所药事管理研究部,2018.

第二章　PIVAS质量控制管理

掌握:PIVAS各环节质量控制基本要求、PIVAS洁净环境监测的方法及结果分析和注意事项、PIVAS各项应急预案。

静脉用药调配中心的建立对提高成品输液的质量,确保患者静脉用药安全方面发挥了积极的作用,但由于PIVAS环节多、流程复杂,因此全面的质量管理显得尤为重要。

第一节　PIVAS质量控制体系的建立

根据《静脉用药集中调配质量管理规范》《静脉用药集中调配操作规程》《静脉用药调配中心(室)验收标准》以及《医院感染管理办法》等法规及技术规范,建立静脉用药集中调配质量控制体系并制定质控标准。静脉用药调配中心(PIVAS)应建立相应的质量管理组织(质控小组),成立由院级——药剂科——部门质控小组三级质控管理体系,制定详细的质量管理规范以及技术操作规程,并定期组织监督检查,分析检查结果,提出改进措施。

本节主要从以下几方面讨论质控体系的建立。

一、人员管理

PIVAS应建立科学的人员管理体系和岗位设置,建立标准化员工培训体系和继续教育项目,并持之以恒,严格落实培训计划。

1. PIVAS人员资质要求、岗位设置与职责:根据《静脉用药集中调配质量管理规范》,应对PIVAS各岗位人员资质做出明确规定,如审方药师资质和职责、调配人员资质和职责、PIVAS负责人资质和职责、工勤人员资质和职责等;并严格按照规定执行,每位PIVAS工作人员都应该有相应的资质证明存档;根据PIVAS的工作量及各岗位需求,科学、合理配备具有相应资质的药学、护理、工勤人员等,所有人员经培训考核合格方可上岗。PIVAS 应合理设置各工作岗位,制定相应的工作职责,做到职责明确,责任到人。 根据工作人员的不同级别,给予不同工作权限,履行不同的岗位职责和工作任务,实行岗位责任制,做到分工明确、各尽其责、紧密配合、互相协作,从而满足药品调配各环节对人员的需求,保证 PIVAS 各项工作正确和顺利进行,确保患者合理安全用药。

2. PIVAS 人员培训与考核:要根据不同人员及岗位要求进行相应理论及技能的培训,制定相适应的培训计划,建立连续性的培训体系,比如:新入职人员岗前培训计划,包括 PIVAS 概况及服务理念、各项规章制度、无菌操作技术、药学基础知识、各岗位工作职责、职业防护安全、常见设备使用与维护保养、应急预案等方面的培训及考核;在岗持续培训及拓展培训计划包括熟练掌握输注药物从贴签、摆药、核对、混合调配等各个环节的标准操作规程,掌握突发事件的应急处理,加强各种药理知识、抗生素合理使用、药物配伍禁忌以及与临床沟通技巧的培训等,还需进行院外进修培训或参加专业方面的学术会议等;在注重专业能力培养的基础上,再进行教学、管理、科研能力的培养;每个员工在第一次培训开始就要建立该员工的培训档案,之后所有的培训与考核归档,使其培训、考核有连贯性,考核内容应根据工作年限和工作岗位区别进行,成绩记录在个人档案中,并定期检查培训计划执行情况,对培训的效果进行总结反馈。

3. PIVAS 应具备合适的人员配比,根据每日平均调配工作量,按照(100±10 袋):1(人)的比例进行人员配备。该公式为 PIVAS 质控管理指标中人员工作负荷的计算公式,用于评价 PIVAS 人员的工作强度。当该值超出 90~110 范围时,说明 PIVAS 人员工作强度过大或过小,人员配备不适宜。在实际工作中,要重视人力资源管理,以人为本,实行人性化管理,按需设岗,实行弹性排班制度,根据工作量调整各岗位工作人员,既能够保质保量完成工作,又可以合理安排人员休息时间。

4. 建立健康档案:根据《静脉用药集中调配质量管理规范》第六条,PIVAS 工作人员每年至少进行一次健康检查,并建立健康档案。对患有传染病或者其他可能污染药品的疾病,或患有精神病等其他不宜从事药品调配工作的疾病者,应调离 PIVAS。所有工作人员须符合健康要求,各类传染病、皮肤病、严重过敏等不建议在调配岗位工作。

二、环境与设备质量管理

PIVAS 质量控制是保证成品输液安全的重要方面,而环境质量管理、仪器设备管理标准化是质量管理的基本要求。按照 PIVAS 环境管理要求,需制定不同洁净等级工作区的环境控制要求和管理措施,并落实管理到位。PIVAS 分为洁净区、非洁净控制区和辅助功能区,不同区域之间的人流和物流出入应符合规定,走向合理,避免流程布局上存在的交叉污染风险,且不得在 PIVAS 内设置卫生间和淋浴室。

1. 洁净区环境质量管理:《静脉用药集中调配质量管理规范》要求静脉用药调配中心的房屋、设施与布局须符合规定,经有关检测部门检测合格后方可投入使用;对照明、温度、湿度、气压、通风等进行实时监控,保持静脉用药调配室温度18℃~26℃,相对湿度40%~65%,保持一定量新风的送入,并有记录。严格控制洁净区人流、物流,不定时进行抽检。按照《静脉用药集中调配质量管理规范》SOP要求,调配操作结束后立即进行洁净区清场、清洁、消毒工作,每日清洁消毒工作台四周、座椅、所有的不锈钢设备、传递窗、门框、门把手、垃圾桶、地面;每周清洁消毒门、窗、墙面;每月清洁消毒天花板、公用设施。洁净区环境质量控制相关原始记录齐全、完整,包括洁净区清场清洁消毒记录表、洁净区温度、湿度记录表、洁净区压差记录表。定期通过取样对不同洁净级别区域进行空气监测、物体表面监测以判断洁净区域环境质量状况。(详见第二节)

2. 净化操作台质量控制管理:净化操作台是保证输液安全最重要设备,应高度重视做好保养工作和定期检测工作,按照《静脉用药集中调配质量管理规范》相关要求进行操作,操作结束后也应按照规程进行清场、清洁、消毒;净化操作台质量控制相关原始记录齐全、完整,包括水平层流台清场清洁消毒记录表、生物安全柜清场清洁消毒记录表。每年定期检查净化操作台的各项指标,每月一次微生物菌落数检查,记录结果并存档。

3. 辅助工作区环境质量管理:凡进入PIVAS控制区的人员应在更衣区内更换专用工作服和工作鞋,戴上一次性帽子,确保头发没有外露,检查衣帽穿戴整齐。控制区内所有设备、设施按SOP的要求每天进行清洁消毒,由专人负责;每日调配结束,由专人负责控制区设备、设施、桌面、地面的清洁消毒,地面不得留有碎屑、污渍、药斑、灰尘等。每周按SOP的要求集中清洁消毒门、窗、墙面;每月清洁消毒天花板、公用设施。环境质量相关原始记录齐全、完整,包括控制区清场清洁消毒记录表、清洁消毒剂调配记录表、废弃物处理记录表。

4. 仪器设备管理:PIVAS应当有相应的仪器和设备,保证静脉用药调配操作、成品输液质量和工作人员防护安全。应当切实加强日常管理工作,执行落实设施、仪器设备维护保养制度,做好日常维护保养工作。所有仪器设备有相关使用管理制度与标准操作规程,应有专人管理定期维护保养,做好使用与保养记录,建立仪器设备档案。设置危害药品调配间,配备百级生物安全柜,供抗生素类和危害药品静脉用药调配使用,生物安全柜型号为Ⅱ级A2型或更高要求的型号,层流方式为垂直层流。设置营养药品调配间,配备百级层流洁净台,供肠外营养液和普通输液静脉用药调配使用。生物安全柜型及水平层流台均需有合格证。所有仪器设备使用前都应进行相关培训与考核。

(1) 仪器设备检测与维护:①检测仪器应当每年进行校正。②洁净区内每日至少进行一次整体的常规性巡视检查,以确认各种仪器设备与设施处于正常工作状态。③每年应当对水平层流台和生物安全柜进行各项参数的检测,并根据检测结果进行维护和调整。④水平层流台的预过滤器的无纺布滤材,应当定期检查,进行清洁消毒或更换。⑤洁净工作台高效空气过滤器应当定期检测,当生物安全柜的下降风速偏离正常值范围或菌落数监测指标结果不达标时应及时更换,并请具有此专业资质的企业协助完成。更换后再次进行检测,合格后方可使用。

(2) 空调净化系统维护:当风速衰减到系统日常运行的要求数值以外,就需要更换高效过滤器,当高效过滤器的滤芯有损伤或四周密封不严造成渗漏时,也应更换高效过滤器,也可以定期清洗或更换,空调机前滤网每周清洁一次,初效过滤器每月清洁一次,中效过滤器每半年更换一次,高效过滤器每 1~2 年更换一次。过滤器的无纺布滤料需 6 个月进行更换,这些维修保养都需要拆卸高效过器,或请专业的、具备相应资质的厂家协助完成。每年委托药检所进行洁净室综合检测一次,并有报告,测试项目包括:尘粒数、换气次数、风速、静压差、照度、温度、相对湿度、沉降菌,保证 PIVAS 各项指标维持在合格范围。

三、调配环节质量管理

1. 医嘱审核环节

(1)由审方药师对各病区提交的静脉用药医嘱进行审核,合格后方可调配。PIVAS 除了要建立相应的医嘱审核工作制度与 SOP,保证输液无配伍禁忌、用法用量、溶媒选用等不合理现象,还应建立与临床科室的反馈机制,审方药师及时向临床反馈不合理医嘱并提出修改建议,以促进医生规范用药,提高用药的规范性和安全性,减少药品浪费,降低医疗成本,使之更符合药物经济学要求;

(2)此外 PIVAS 应建立医嘱点评小组,定期进行静脉用药医嘱专项点评;

(3)建议医院建立 PIVAS 静脉输液合理用药全程监控体系,药师去临床科室进行静脉输液合理使用相关知识的宣教,监督是否遵守输液标签上的提示(避光、冷藏、输注时间、冲洗管道等),对静脉输液使用进行全程监控;

(4)积极主动开展药师临床、用药咨询、满意度调查等药学服务;

(5)建议指标:

①PIVAS 医嘱审核覆盖率:考察 PIVAS 药师对住院患者静脉用药医嘱的审核情况,要求达到 100%;PIVAS 医嘱审核覆盖率=单位时间内静脉用药医嘱审核条数/同期静脉用药医嘱开具条数×100%;

②PIVAS 医嘱干预率:考察 PIVAS 药师对静脉用药不适宜医嘱干预情况,要求达到 100%;PIVAS 医嘱干预率=静脉用药不适宜医嘱干预条数/同期同范围静脉用药不适宜医嘱干预条数×100%;

③PIVAS 医嘱干预接受率:考察 PIVAS 药师静脉用药不适宜医嘱干预被接受情况,要求达到 100%;PIVAS 医嘱干预接受率=静脉用药不适宜医嘱干预接受条数/同期同范围静脉用药不适宜医嘱干预条数×100%。

2. 调配操作环节

(1)严格执行落实各项操作规程,按规范要求各环节实行双人核对制度,调配操作符合无菌操作技术要求。

(2)加强对成品输液核对,溶媒是否正确、药品与输液标签是否一致、用量是否准确。药品混合调配过程中, 药液残留是不可避免的, 目前并没有相关残留量限度标准的出台。每家医院

PIVAS 可能有自己的药品残留标准,但原则是不能超过药典要求。注射用浓溶液:参照药典上注射剂注规定的不同剂型、不同规格下残留限度标准。无菌粉末:根据加药混合调配工艺技术标准,按溶解瓶内药物所需溶媒量的多少确定残留限度标准,具体参照注射用浓溶液。

3. 成品输液质量及配送环节质量控制

(1)加强成品输液质量检查,严格执行《静脉用药集中调配质量管理规范》中成品输液核对要求,认真检查输液袋(瓶)有无裂纹,输液应无沉淀、变色、异物等,进行挤压试验,有无渗漏现象。核对药名、规格、用量等是否相符,非整瓶(支)用量标识明确,各岗位操作人员签名齐全,核对者应当签名或盖签章;

(2)认真执行不合格成品输液的登记工作;

(3)做好输液外送、接收环节的记录工作;

(4)做好各项差错记录,并及时分析汇总,做好持续改进(PDCA)工作,通过对调配差错数据及问题的原因分析,运用 PDCA 手法,讨论制定持续改进措施,减少调配差错;

(5)减少住院医嘱调剂外部差错与病区异常成品输液退回,减少医嘱调剂外部差错率(指出门差错),加强各环节核对提高 PVAS 输液调配质量;病区异常成品输液退回率(指因质量不合格被退回的输液)可考核成品输液的质量合格情况;

(6) 做好危害药品及高警示药品的警示工作,《静脉用药集中调配质量管理规范》规定在危害药物和高警示药品的外包装上要有醒目的标记,加强密封与警示作用。

(芦雅丽)

第二节　PIVAS 洁净环境监测

通过取样对不同洁净级别区域定期进行空气监测、物体表面监测以判断洁净区域环境质量状况。洁净区环境监测项目及参数标准见表1静脉用药调配中心洁净环境检测指标及标准(静态)。

一、空气监测

空气监测是指连续测定不同洁净级别区域的空气中微生物和尘埃粒子数量,评估空气质量,以保证洁净的环境状况。

1. 空气中微生物监测。

(1)空气中微生物监测主要采用沉降菌监测法;

(2)仪器与材料:培养基、培养皿、恒温培养箱、高压蒸气灭菌器等;

(3)采样时间:静态采样法应当在操作全部结束,操作人员离开现场后,净化系统开启至少30min 后,方可开始采样;

（4）采样点和最少培养基平皿数：在满足最少采样点数目的同时，还应当满足最少培养基平皿数（表2最少采样点数目标准、表3最少培养基平皿数）；

（5）采样点的位置：工作区采样点位置应当离地面0.8~1.5m；两点采用左右摆放，三点采用左中右摆放；

（6）采样方法：将培养基平皿按采样点布置图逐个放置，从里到外打开培养基平皿盖，使培养基表面暴露在空气中，培养基平皿静态暴露时间为30min以上；

（7）采样次数：每个采样点一般采样一次；

（8）全部采样结束后，将培养基平皿倒置于恒温培养箱中培养，微生物培养、菌落计数与致病菌鉴别等应送至相关部门完成，并出具检测报告；

（9）检测结果判定：每个检测点的沉降菌平均菌落数，应当低于评定标准中的界限，菌落数规定见表4洁净区沉降菌菌落数规定（静态）。若超过评定标准，则应当重复进行两次采样检测，两次检测结果都合格的才能判为符合标准；

（10）记录归档：包括检测选用的培养基、培养条件、采样人员、采样时间和检测结果的判定等；

（11）注意事项：

①检测用具应当进行灭菌处理，以保证检测结果的准确性；

②采样前应当仔细检查每个培养基平皿的质量，如发现变质、破损或污染的应当剔除；

③采样全过程应当采取无菌操作，防止人为因素对培养基或培养基平皿的污染；

④应当在关键设备或者关键工作活动范围处增加采样点；

⑤布置采样点时，应当尽量避开尘粒较集中的回风口；

⑥采样时，测试人员应当站在采样口的下风侧，并应当尽量减少走动；

⑦对单向流洁净台/室或送风口，培养基平皿采样口朝向应当正对气流方向；对非单向流洁净室/区，采样口应当向上；

⑧为证明培养基平皿的质量，排除培养基平皿因质量问题造成假阳性结果，在洁净室／区采样时，应当同时进行对照试验，每次每个区域取1个对照培养基平皿，与采样培养基平皿同法操作、但不打开培养基平皿盖，然后与采样后的培养基平皿一起放入培养箱内培养，结果对照培养基平皿，应当无菌落生长。

2. 空气中尘埃粒子监测。

（1）空气中尘埃粒子监测：采用计数浓度法监测洁净区悬浮粒子，即通过测定洁净区内单位体积空气中含大于或等于某粒径的悬浮粒子数，以评定洁净区的洁净度；

（2）仪器：激光尘埃粒子计数器；

（3）采样点数目：对于任何小洁净室或局部空气净化区域，采样点的数目不得少于2个，最少采样点数目见附表2最少采样点数目标准；

（4）采样点位置：采样点一般在离地面 0.8m 高度的水平面上均匀布置；采样点多于 5 个时，也可以在离地面 0.8~1.5m 高度的区域内分层布置，但每层不少于 5 个点；

（5）采样次数：对于任何小的洁净室或局部空气净化区域，总采样次数不得少于 5 次。每个采样点采样次数可以多于 1 次，且不同采样点的采样次数可以不同；

（6）采样量：不同洁净度级别每次最小的采样量见表 5 洁净区空气悬浮粒子最小采样量；

（7）采样时间：应当在操作全部结束，操作人员离开现场，并开启净化系统至少 30min 后，方可开始采样；

（8）操作程序：使用测试仪器时应当严格按照说明书操作，并记录结果；

（9）结果评定；

①判断悬浮粒子洁净度级别的两个条件：一是每个采样点的平均悬浮粒子浓度应当不大于规定的级别界限，即 Ai≤级别界限；二是全部采样点的悬浮粒子浓度平均值的 95% 置信上限，应当不大于规定的级别界限，即 UCL≤级别界限；

②洁净区悬浮粒子数见表 6 洁净区悬浮粒子数要求。

（10）记录归档：包括测试条件、方法、状态以及测试人员、测试时间和测试结果的判定等；

（11）注意事项：

①在确认洁净室送风和压差达到要求后，方可进行采样；

②对于单向流洁净室，粒子计数器的采样管口应当正对气流方向；对于非单向流洁净室，粒子计数器的采样管口宜向上；

③布置采样点时，应当避开回风口；

④采样时，测试人员应当在采样口的下风侧，并尽量减少活动；

⑤采样完毕后，应当对粒子计数器进行清洁；

⑥仪器开机，预热至稳定后，方可按测试仪器说明书的规定对仪器进行校正、检查采样流量和等动力采样头；

⑦采样管口置于采样点采样时，在计数趋于稳定后，开始连续读数；

⑧采样管必须干净，防止渗漏；

⑨应按照仪器的检定周期，定期对监测仪器进行检查校正，以保证测试数据的可靠性。

二、物体表面监测

为控制污染风险，评估洁净区域物品洁净度质量状况，应当每 3 个月对水平层流台、生物安全柜等物体表面进行一次微生物检测。

1. 仪器与材料：培养基、培养皿、恒温培养箱、高压蒸气灭菌器等。

2. 采样时间：一般采用静态检测，在当日工作结束，清洁消毒后进行。

3. 采样方法：

（1）擦拭采样法。用于平整规则的物体表面，洁净工作台采样可用 5cm×5cm 的标准灭菌规格模具板，放置于被检测物体表面，每一洁净工作台台面设置 2 个采样点；

（2）拭子采样法。用于不规则物体表面，如门把手等采用棉拭子直接涂擦采样，采样面积≥100cm²，设置 4 个采样点，用一支浸有无菌洗脱液的棉拭子，在规格板内横竖往返均匀涂擦各 5 次，并随之转棉拭子，剪去手接触部位后，将棉拭子投入 10ml 含无菌洗脱液试管内，立即送检验科检测判定；洗脱液一般用含 0.5%硫代硫酸钠+0.1%吐温 80 的磷酸盐缓冲液；

（3）压印采样法，亦称接触碟法。用于平整规则的物体表面采样，如生物安全柜、水平层流台、推车、墙面等表面以及地面、橡胶手套和洁净服表面等，采样时打开平皿盖，使培养基表面与采样面直接接触，并均匀按压接触平皿底板，确保其均匀充分接触，接触约 5s，再盖上平皿盖，立即送检验科检测判定。

4. 细菌培养：完成采样后的培养基平皿送本院检验科进行细菌培养，出具检测报告。

5. 结果判定：擦拭或拭子采样法细菌总数≤5cfu/cm²，未检出致病菌者为合格；压印采样法（接触碟法）菌落数限定值见表 7 菌落数限定值（静态）。

6. 记录归档：包括检测条件、方法、测试人员、测试时间和检测报告等。

7. 注意事项：

（1）采集的样本应当有足够的数量且具有代表性，如洁净区；选择具体采样地点有代表性，如操作台、门把手等；

（2）采样时，棉拭子应当处于湿润饱和状态，多余的采样液可在采样管壁上挤压去除，禁止使用干棉拭子采样；

（3）接触碟法采样后应当立即用 75%乙醇擦拭被采样表面，以除去残留琼脂；

（4）检测结果超过警戒限定值时，应当分析原因，并进行微生物鉴定，调整清洁消毒方法，重新进行清洁消毒，然后再次进行取样检测。

三、手监测

手监测主要是手卫生监测和手套指尖监测。

1. 方法：同物体表面监测。

2. 结果判定：检测细菌菌落总数≤10cfu/cm² 则为合格。

3. 注意事项：

（1）在取样前禁止接触 75%乙醇等消毒剂，否则会造成假阴性结果；

（2）压印采样法时调配人员需以双手或手套 10 个指尖都接触琼脂接触碟，并在琼脂上留下轻微印痕，取样结束后，应当清洁双手或废弃手套；

（3）检测结果超出限定值，则应当分析不合格原因，检查双手消毒、穿衣程序、手套和表面消毒等是否规范、正确。

参考文献:

［1］ 静脉用药集中调配技术规范(讨论稿).2017.

［2］ 静脉用药调配中心建设与管理指南(拟送审稿).国家卫计委医院管理研究所药事管理研究部,2018.

［3］ 吴永佩,颜青,张健主编.全国静脉用药集中调配工作模式与验收管理培训教材.第一版.北京:科学技术文献出版社,2016.

表1 静脉用药调配中心洁净环境检测指标及标准(静态)

洁净级别	一更室	洁净洗衣洁具间	二更室	调配间
	100000级/D级		10000级/C级	
尘埃粒子	≥0.5μm/m³	≥5μm/m³	≥0.5μm/m³	≥5μm/m³
	≤3500000	≤20000	≤350000	≤2000
细菌测试	沉降菌		沉降菌	
	≤10cfu/皿.0.5h		≤3/cfu/皿.0.5h	
换气次数	≥15次/h		≥25次/h	
静压差	非洁净控制区＜一更室＜二更室＜电解质类等普通输液和肠外营养液调配间 非洁净控制区＜一更室＜二更＞抗生素类和危害药品调配间 (洁净区相邻区域压差≥5Pa,一更室与非洁净控制区之间压差≥10Pa)			
温度	18℃～26℃			
相对湿度	35%～75%			
环境噪音	≤60dB			
设备噪音	生物安全柜≤67dB 水平层流台≤65dB			
工作区域亮度	≥300Lx			
抗生素间排风量	根据抗生素间的设计规模确定			

表2 最少采样点数目标准

面积(m²)	洁净度级别 / 采样点数目		
	100 级	10000 级	100000 级
<10	2~3	2	2
≥10~<20	4	2	2
≥20~<40	8	2	2
≥40~<100	16	4	2
≥100~<200	40	10	3

注:对于100级的单向流洁净室/区,包括100级洁净工作台,其面积指的是送风覆盖面积;对于10000级以上的非单向流洁净室/区,其面积指的是房间面积;10000级为二更室。

表3 最少培养基平皿数

洁净度级别	最少培养皿数(φ90mm)
100	3
10000	3
100000	3

表4 洁净区沉降菌菌落数规定(静态)

洁净度级别	沉降菌菌落数 / 皿放置 0.5h
100 级	≤1
10000 级	≤3
100000 级	≤10

表5 洁净区空气悬浮粒子最小采样量

最小采样量 粒径(L/ 次) 洁净度级别	100	10000	100000
≥0.5 μm	5.66	2.83	2.83
≥5 μm	8.5	8.5	8.5

表6 洁净区悬浮粒子数要求

洁净度级别	悬浮粒子最大允许数(个 /m³)	
	≥0.5μm	≥5μm
100	3500	0
10000	350000	2000
100000	3500000	20000

表7　菌落数限定值(静态)

洁净度级别 / 菌落数	设施表面(cfu/ 碟)	地面(cfu/ 碟)	手套表面(cfu/ 碟)	洁净服表面(cfu/ 碟)
100 级	≤3	≤3	≤3	≤5
10000 级	≤5	≤10	≤10	≤20

注:cfu是菌落形成单位(Colony Forming Units),指单位体积中的细菌群落总数。在活菌培养计数时,由单个菌体或聚集成团的多个菌体在固体培养基上生成繁殖所形成的菌落。

参考文献:

[1]　静脉用药集中调配技术规范(讨论稿).2017.

[2]　静脉用药调配中心建设与管理指南(拟送审稿).国家卫计委医院管理研究所药事管理研究部,2018.

[3]　李明娥,王梅林,王雁林,等. 运用前馈控制理论全面构建静脉用药调配中心质量控制体系[J].中国实用护理杂志,2015,31(4):241-244.

(芦雅丽)

第三节　PIVAS 应急预案的建设

一、停水应急预案

1. 接到停水通知后,立即汇报科室领导,并通知科室工作人员做好停水准备,根据停水时间做好贮水工作。若停水时间较长,在医院相关科室的协调配合下,准备足量的生活用水及饮用水,注意节约用水。

2. 如遇突然停水,应及时问询相关部门(非正常上班时间:总值班;正常上班时间:动力科),尽快查明停水原因,恢复供水。

3. 同时保持通讯畅通,随时做好恢复供水后的各项工作。

4. 停水时应认真检查公共设施及各水源是否关闭,恢复供水后及时通知工作人员,再次检查公共设施及各水源是否关闭。

二、泛水应急预案

1. 泛水是指由于供水管道或下水管道出现渗漏、破裂、堵塞等原因造成地面积水。

2. 发现泛水时,立即关闭进水总阀门,通知医院相关部门,汇报科室领导。

3. 检查地漏、水流管道位置,尽快找到漏水口,疏通下水管道的出口,尽快排出积水。

4. 搬离物品,可移动的设备、仪器应先关闭电源,拔下电源插头后再行搬动,保护仪器设备,防止进水损坏,防止人员触电。

5. 检查药品及物品是否被水浸湿,将药品和物品移至干燥处,药品和物品如果受到污染不可使用,按规定流程进行登记报损。尽量在最短时间内转移物资,将损失降至最低。

6. 查找泛水原因,如能自行解决可立即使用疏通工具进行疏通排水,应注意日常在科室配备常用的疏通工具,保持清洁及性能良好。

7. 若自行解决无效,应及时与水管维修部门联系。

8. 如果泛水在夜间发生,除及时与水管维修部门联系外,需向医院总值班汇报。

9. 在泛水区域外围做好防滑警示标识等,避免涉足泛水区域,保证安全。

10. 泛水停止后及时对被水浸泡的区域进行清洁、消毒。

11. 做好交接班,组织科室人员对事故进行分析总结,查找安全隐患,防患于未然。

三、停电应急预案

1. 科室接到停电通知后,需问清停电持续时长,及时做好停电准备,备好应急灯、手电等。

2. 如遇突然停电,立即与电工房联系,查询停电原因,尽早排除故障,开启应急发电系统。

3. 立即停止所有调配工作,听从负责人或组长统一安排,不得擅作主张,防止发生各种差错事故。

4. 记录准确的停电时间,以便追溯信息。

5. 关闭各仪器、设备开关,拔下电源插头,待确认恢复供电后再行开启,避免在维修过程中因电流不稳,导致仪器、设备损坏。

6. 联系临床进行协调,确保患者用药安全。

7. 如停电时间较长,应合理安排人员,并注意防火、防盗工作。

8. 预防措施:

(1)准备应急照明设备,固定放置位置;

(2)定期对设备进行检查维修,如发生跳闸停电现象,应向有关部门汇报,进行仔细详查,查找原因,杜绝隐患。

四、火灾应急预案

1. 一旦发生火情,值班人员立即用灭火器灭火,并及时上报保卫科、总值班或科室负责人;科主任和护士长第一时间前往科室组织抢救,同时电话上报院领导。

2. 科室值班人员立即成立消防安全小组,明确分工,各负其责。

3. 如果火情可以控制,要采取先控制,后消灭的原则,立即关闭电源,尽快撤出易燃易爆物品。避开火源有序施救,切勿慌乱,避免拥挤发生踩踏事故,造成逃生失败或人员伤亡。

4. 如火势较大,应立即拨打"119"报警电话呼救。当火场有人员受困时,要坚持先救人,后救火的原则,确保人员生命安全。

5. 要服从临时指挥人员的现场指挥。打开消防通道,要以最近的安全出口为疏散撤离原则。紧急疏散人员安全撤离,待疏散完毕后,务必清点人数。

6. 如楼下发生火灾,火势迅猛,首先要紧闭所有门窗,防止火焰窜入房内,等待消防人员救援。

7. 火灾后及时组织医护人员讨论火灾发生的原因及防范措施,并积极整改火灾安全隐患。

8. 预防措施:

(1)做好科室安全管理工作,定期检查是否有火灾隐患并及时排除,定期进行消防演习;

(2)做好消防知识的宣传教育,并确保安全通道和消防通道畅通;掌握灭火器的使用方法及放置地点;

(3)各科设专职消防员一名,定期检查灭火器的完好性及有效期。

五、地震应急预案

1. 值班人员立即成立抢救小组,明确分工,组织通过安全通道有序疏散,并注意沿墙根、楼梯右行。科主任和护士长在最短时间内到达现场,参与组织抢救。

2. 关闭电源、氧气以免引起火灾。

3. 告知工作人员保持冷静,切忌慌乱。

4. 组织所有人员紧急转移至空旷地区;清点人员,如有失踪应及时组织搜寻抢救。

5. 立即搜集抢救药品、器械,组织医务人员抢救伤病员。

6. 向上级汇报灾情。

六、医院暴力侵害事件应急预案

1. 发生医院暴力侵害事件时,值班人员应以保护医务人员、患者及其他人员的生命安全为主要原则,采取必要的防护措施;同时立即拨打保卫处或拨打"110"报警电话。

2. 值班人员立即向科主任、护士长、总值班报告,并逐级上报主管部门,隐匿不报者,将承担可能引起的一切后果。

3. 现场紧急处置:在事发现场,由科室负责人组织科室人员在做好自我防护的同时,迅速疏散现场人员转移至安全区域,将事件损害降至最低,并尽可能的控制现场局面,等待保卫处和公安人员到来协助处理。

4. 如果出现人员伤亡,应积极救治,把伤员就近转移至安全地点实施救治,并通知受伤人员家属。

5. 保护好现场,配合警方调查取证。

6. 如遇媒体采访,应上报上级主管部门及宣传部门协调,根据事件性质报请院长确定新闻发言人,统一新闻媒体的宣传口径,正确引导舆论导向。其他人员在未经医院领导小组授权,不得接受媒体采访,防止形成炒作而引发社会恐慌情绪。

7. 及时恢复正常的医疗工作秩序。

七、网络系统故障应急预案

当发现计算机数据库不能访问、程序无法连接或医嘱处理系统不能正常使用时,应立即与网络中心联系,查询原因,紧急处理,并做好以下应急工作:

1. 应急职责分工:部门负责人进行现场指挥,负责部门全面应急工作指挥;指定 1~2 名工作人员负责及时联系病区,说明情况;其余人员承担应急摆药及配置等工作。

2. 发生信息系统故障后,工作人员不能自行解决问题时,应立即汇报科室领导,并及时与网络中心联系,了解故障的严重程度与持续的时间。

3. 如果故障能在 1h 内恢复,则向临床说明情况,推迟送药时间。

4. 如果故障>1h 或持续时间较长,根据情况通知工作人员休息待命,在信息系统恢复后继续工作。所有工作人员端正心态,以患者利益为重,听从安排。

5. 对于病区的紧急临时医嘱处理办法,应及时与相关病区联系沟通说明情况,可向药房借药,以不延误病人用药时间为原则。

6. 做好记录,准确记录故障发生的时间与恢复时间,处理过程、处理结果等。

八、人力资源紧急调配应急预案

PIVAS 的工作在时间方面与临床工作存在明显区别,人力资源的紧急调配主要集中在工作量变化较大或恶劣天气时人员无法按时到岗、临时病休、事假、重大节日、大型考试或培训等突发状况。

1. 弹性排班,考试或调休人员较少时,调整人员的休息时间。

2. 如考试或培训人员较多时,合理调整工作时间和程序,确保各项工作顺利完成。

3. 如遇工作量变化较大、大型考试或培训、节假日等情况时,实行弹性排班,合理安排人力。

4. 根据实际工作量科学合理的安排工作时间和人员,确保各项工作保质保量按时完成。

九、风机设备故障应急预案

当 PIVAS 温湿度压差指示表出现异常,如指示为零或压差忽高忽低,调配间内工作人员感觉身体不适等情况时,说明 PIVAS 风机设备出现故障,应立即启动 PIVAS 风机设备故障应急预案。

1. 立即汇报科室负责人并及时联系专业维修人员,排查故障原因。

2. 故障原因排查:

(1)温湿度压差指示表故障或损坏;

(2)风机皮带因超负荷或老化出现故障;

(3)外界气温异常造成空调压缩机故障;

(4)风机电源出现故障等。

3. 待专业维修人员查明原因后,确定能否及时修好,若维修时间较长,应将需要调配的药品及物品转移到其他调配间进行调配。

4. 根据情况做好人员的调整,做好各项交接班,以保证工作按时顺利完成。

5. 对故障发生的时间及处理过程做好详细记录。

十、发生锐器刺伤时的应急预案

1. 发生锐器伤后,受伤人员应保持镇静,戴手套者按照规范脱去手套。

2. 当事人与协助人员应迅速转移到配备急救箱的水池旁。

3. 向下倾斜伤口,从伤口旁侧由近心端向远心端轻轻挤压,将损伤处的血液尽可能挤出。

4. 禁止挤压伤口的局部,伤口用流动水反复冲洗后再用生理盐水冲洗。

5. 被暴露的黏膜,应当反复用生理盐水冲洗干净,伤口有污染,可用注射器抽吸过氧化氢冲洗。

6. 受伤部位的伤口冲洗后,应当用复合碘棉签进行消毒,评估伤口严重程度,较轻的用创可贴包扎伤口,严重者用无菌纱布简单包扎后及时就医。

7. 做好记录:刺伤部位及伤口情况,处理过程,分析刺伤发生的原因,以防再次发生;登记并上报医院感染科。

十一、药品溅到皮肤或溅入眼睛应急预案

1. 发生药品喷溅后,应迅速转移到配备急救箱的水池处。

2. 若药品溅入眼睛,手部清洁后翻开受污染眼睛的眼皮,暴露眼球,可使用注射器抽取生理盐水后,彻底洗净眼睛。

3. 若药品溅在皮肤上,则使用冲肤洗眼装置反复冲洗皮肤污染区域。如果比较严重,紧急处理后必须立即就医。

4. 记录药品名称,接触部位及接触面积与药液量、处理过程。

5. 上报医院感染管理办公室及职工保健科。

6. 组织人员分析溅出发生原因,以防再次发生。

7. 注意事项:在日常工作中,冲肤洗眼装置必须安装在距离事件易发生处,便于紧急时使用。

十二、差错事故应急预案

1. 发生在本中心内部的差错事故

(1)药品质量问题:摆药、调配过程中发现药品外观有变色、异物杂质、包装裂痕等情况,立即汇报当班药师或负责人,并停止该药品的调配,及时与药房或药库联系,妥善解决;

(2)摆药或调配错误:摆药、调配时,发现药品与输液标签药品不符时,立即与摆药人员沟通予以纠正,确认无误后再调配,核对成品输液时发现药品错误或药品质量问题时,立即联系当班药师或负责人,进行核查并重新调配。

2. 发生在本中心以外的差错事故

(1)发现药品调配错误后,及时与临床科室取得联系,如实说明情况,如患者尚未使用,立即将药品取回,由值班药师或负责人核查后,及时重新调配,保证患者及时得到安全有效的治疗;

(2)发现药品调配错误且患者已经使用的,中心负责人或值班人员立即到临床科室查看情况,并逐级进行上报,本着以患者为中心的原则,进行妥善处理解决,将对患者的危害降至最低。

3. 建立健全差错事故记录,定期对发生的差错事故进行讨论总结,分析原因,制定整改措施,严防差错事故发生。

十三、临床反馈成品输液质量问题的处理应急预案

当 PIVAS 工作人员接到临床护士反馈成品输液质量问题时,如调配错误、药品存在质量问题或药品送错科室等,应立即处理,不得拖延。

1. 仔细询问科室、床号、姓名、药品信息等。

2. 立即派专人前往临床查看确认。

3. 汇报科室负责人。

4. 调研人员确认是 PIVAS 成品输液质量问题,向临床表达歉意。

5. 如果患者尚未使用该成品输液,应将问题成品输液带回 PIVAS 重新调配后及时送至临床科室。

6. 如果患者已使用该成品输液:

(1)临床科室立即停止输注,更换液体与输液装置,通知医生,若发生用药反应,立即启动应急预案;

(2)查看人员立即汇报科室负责人;

(3)立即给予患者对症处理,遵医嘱用药;

(4)安抚患者与家属情绪,做好沟通与心理护理工作。

7. 追溯核查该成品输液质量问题相关责任人;排查各环节安全隐患。

8. 登记损失药品,做好交接班。

9. 科内及时组织全员讨论,对差错发生的全过程进行深入的原因分析,提出整改措施,对相关责任人培训教育并按绩效考核进行处罚。

10. 定期进行全员安全警示教育,杜绝此类事件再次发生。

十四、药品缺货或断货应急预案

1. 联系药库,查找原因及到货时间。

2. 短时缺货或断货,做好与临床的沟通解释工作,待药品送达后,及时完成调配配送工作。

3. 若确认长期缺货或断货,将药品断货或缺货情况立即向全院公示,因药品管理需要而导致的药品断货或缺货应全院内公示告知。

4. 将药品断货或缺货情况通知正在使用该药品的相关病房,本院内有可替代药品时,建议临床替换现有药物。

5. 若院内无可替代药物时,待剩余药品用完后关账页,并记录。

(1)临时用药,临床科室主任可向药品供应科申请,经药品供应科主任批准后,按照临时用药采购流程执行;

(2)长期用药,临床科室主任提出申请,经医院药事管理委员会讨论通过,组织采购。

6. 做好相关记录,写明断货原因、解决方法及结果。

7. 科室进行分析原因,明确责任,及时总结评价,提出改进措施,完善应急系统,提高全科工作人员应急处理能力。

十五、药品召回应急预案

药品召回是指当发生、发现或高度怀疑药品质量问题,或由于发生、发现、高度怀疑因工作质量问题可能影响药品质量时,按照既定的原则、程序和方法,收回已购入医院或在医院临床、病人使用的药品过程。根据药品产生安全隐患的严重程度,药品召回可分为三级:

一级召回:在 24h 内,使用该药品可能引起严重健康危害的;

二级召回:在 48h 内,使用该药品可能引起暂时的或可逆的健康危害的;

三级召回:在 72h 内,使用该药品一般不会引起健康危害,但由于其他原因需要收回的。需要被召回的药品应通过适当途径通知临床相关科室或供货商停止使用, 必要时向卫生行政管理部门、药品监督管理部门报告。

药品召回一般分为以下几种情况:

1. 药品监督管理部门公告的质量不合格药品、假药、劣药以及药品监督管理部门要求召回的药品。

2. 生产商供应商要求召回的药品。

3. 调剂、发放错误的药品。

4. 有证据证实或高度怀疑药品被污染。

5. 在验收、保管、养护、发放、使用过程中发现的不合格药品。

6. 临床使用中发现、投诉并得到证实的不合格药品。

7. 临床发现有严重不良反应的药品按有关规定应召回的。

8. 其他情况的不合格药品。

（1）接到上级部门的药品召回通知或国家通报的问题药品以及生产商、供应商要求召回药品的通知，药品质量管理办公室(药学部)在上报药品质量管理组的同时，立即通过院内信息系统公告、院内短信和电话通知各科室停止使用该药品，并下达药品召回指令。

（2）若在医院科室发现使用的药品存在安全隐患的，发现问题的科室、小组或当事人通过信息系统工作流程填写患者安全不良事件报告表，并上报医院质管部门。

（3）发现问题的科室、小组或当事人通过信息系统向药学部药品检验室填写药品安全隐患上报表，通报可能存在的安全隐患。

（4）药学部药品检验室收到可能存在安全隐患的信息，上报药学部主任，药学部通过信息系统发布通知暂停使用该药品。

（5）药品质量检验人员到现场进行药品安全隐患调查并出具报告。

（6）药学部上报调查报告到药品质量管理组。

（7）药品质量管理组召开会议，进行通报与决策。

（8）无需召回的药品，药品质量管理组办公室(药学部)通过信息系统发布通知恢复使用该药品。

（9）确定进行药品召回的，药学部下达药品召回指令。

（10）根据药品召回指令，药学部药品检验室负责填写《药品召回通知》，注明召回药品的名称、规格、数量、批号、生产厂家、召回时间、紧急收回原因等信息。

（11）及时通知各部门及临床科室，药品按退药制度退回药房、药库。

（12）电话通知门诊病人和已出院病人，在规定时间内到医院退回待召回药品。

（13）各相关部门按药品召回计划，以最快的手段和途径召回药品，不得延误，并填写《药品召回记录》。

（14）遇异常情况及时向药品质量管理组请示处理，不得延误。

（15）召回的药品进库后，要立即置于退货区，逐件贴上标记，单独隔离存放，挂上醒目的状态标志，专人保管，不得动用。

（16）召回工作完成后，药品质量组负责人要将此次召回过程书面总结，归档保存。

十六、细胞毒药品溢出应急预案

1. 小量溢出处理

（1）小量溢出是指在生物安全柜以外体积小于 5ml 或剂量小于 5mg 的溢出；

（2）对暴露在有溢出环境中的人员进行正确评估，如果有皮肤或衣物直接接触到药物者，污染处立即用肥皂水和清水反复清洗；

（3）溢出物的处理须由受专业培训的人员进行。

①正确穿戴防护服，戴双层乳胶手套，并戴上面罩；

②若溢出的药物产生气化，则应该佩戴呼吸器；

③如果液体溢出，应使用强吸收性织物布块吸附液体，固体溢出则使用吸收性的织物布块覆盖除去；

④如有玻璃碎片用专用小铲子铲起，置于锐器盒中；

⑤锐器盒、抹布、吸收织物布块及其他被污染的物品丢置于专用危害性医疗废物袋中；

⑥溢出的地方要用清洁剂反复清洗 3 遍，再用清水冲洗干净；

⑦需要重复使用的物品，由受专业训练的人员穿戴好个人防护，做好相关清洁处理；

⑧放入危害药物的袋封口，再放入危害医疗废物袋中，参加清除溢出的处理人员的防护物品丢置在危害医疗废物袋中；

⑨危害医疗废物袋封口，按规定处理。

2. 大量溢出处理

（1）大量溢出是指在生物安全柜以外体积大于 5ml 或剂量大于 5mg 的溢出；

（2）对暴露在有溢出环境中的人员进行正确评估，如果有皮肤或衣物直接接触到药物者，污染处立即用肥皂水和清水反复清洗；

（3）有大量溢出发生时，溢出地点被隔离，且有明确的标识提醒；

（4）大量危害性溢出由经过受专业培训的人员清除处理；

①穿戴好个人防护用品，包括：里层的乳胶手套、鞋套、外层操作手套、眼罩或者防溅眼镜；

②如果是会产生气雾或者气化的危害药物溢出，则必须佩带呼吸器；

③将吸收药物的织物布块或垫子轻轻覆盖在溢出药物上，对液体药物应使用强吸收性的织物布吸收除去，粉状药物应使用湿的吸收性垫子或湿毛巾覆盖除去，防止药物进入空气中；

④溢出包中应备有危害药品密封袋，将被污染药品放入密封袋中封口，再置入危害废物垃圾袋；

⑤溢出药物完全清理干净后，先用清水冲洗被污染的区域，再用清洁剂清洗 3 遍，最后用清水彻底清洗干净，注意清洗的范围应由小到大进行；

⑥清除的溢出物放入危害性医疗垃圾袋中封口，参加清除溢出的处理人员的防护用品丢置

在危害医疗废物袋中；

⑦危害性医疗废物袋按规定处理，并填写记录。

3. 生物安全柜内的溢出

（1）在生物安全柜内的溢出，体积小于或等于150ml溢出的清除处理流程同小量的溢出处理；

（2）在生物安全柜的肿瘤化疗药物溢出大于150ml时，在清除溢出药物和清洗溢出区域后，需对整个安全柜的内表面进行清洁消毒处理。

①佩戴双层乳胶手套，如果有碎玻璃应小心放入锐器盒中；

②将安全柜内表面包括各种凹槽内部彻底进行清洁消毒；

③溢出的药物超出一个小范围或凹槽中时，需要进行特殊清洗（如用特殊PH的肥皂水去除不锈钢上的化学物质）；

④如果安全柜的高效气体过滤器被溢出药物的污染，则需要将整个安全柜封在塑料袋中，直至高效气体过滤器重新更换。

4. 肿瘤化疗药物溢出的处理，必须详细记录以下信息：溢出药物的名称、药物溢出量、溢出发生的过程、溢出处理的过程、暴露于溢出环境中的人员，并通知相关人员注意药物溢出。

十七、医疗废物意外事故应急预案

1. 出现医疗废物意外事故，立即向药剂科、医院质控处、医院感染管理科、保卫科和后勤管理处等相关部门上报，按照医疗废物管理制度，限制环境影响。

2. 由药剂科、医院质控处、医院感染管理科、保卫科和后勤管理处等相关科室组成调查小组，必要时请求上级主管部门协助。

3. 尽快明确医疗废物流失、泄漏、扩散的类别、数量、发生时间、影响范围及严重程度。

4. 立即组织相关人员尽快对医疗废物流失、泄漏扩散等现场进行处理，并封锁污染区域，疏散在场人员，减少对工作人员、患者及其他现场人员的危害。

5. 尽快封锁污染区域，立即采取安全适当的处理措施，对泄漏物及受污染的区域、物品进行消毒或者其他无害化处理，并合理阻止继续泄漏或溢出，防止污染扩大。

6. 注意对感染性废物污染的区域进行消毒时，消毒工作从污染最轻区域向污染最重区域进行，对所有可能被污染的使用过的工具也应当进行消毒处理。

7. 应当对工作人员提供必要的防护措施，做好自身防护。

8. 发生事故的部门应积极协助做好调查，查清事故原因，妥善处理事故；并吸取经验教训，制定有效防范措施预防此类事件再次发生。

9. 医院在48h内向上级主管和卫生局监督所汇报。

（芦雅丽）

参考文献:

［1］　吴永佩,颜青,张健主编.全国静脉用药集中调配工作模式与验收管理培训教材.第一版.北 京:科学技术文献出版社,2016.

［2］　米文杰,刘向红,陈迹主编.静脉用药集中调配基础管理与进阶实践.第一版.北京:人民卫生出版社,2017.

［3］　卫生部办公厅关于印发《静脉用药集中调配质量管理规范》的通知.2010.

［4］　静脉用药集中调配技术规范(讨论稿).2017.

［5］　陈菀菁;手术室护士人类免疫缺陷病毒职业暴露的预防与护理–《护理研究》–2010–12–25.

第四篇

静脉用药集中调配标准化操作规程

第一章　无菌技术

第一节　PIVAS无菌技术基本知识

掌握:无菌技术的概念、无菌技术操作基本原则。

一、概念

1. 清洁:是指用清水、清洁剂及机械洗刷等物理方法清除物体表面的污垢、尘埃和有机物,是以去除和减少微生物为目的,是物品消毒、灭菌的前期步骤。

2. 消毒:是指用物理、化学或生物的方法清除或杀灭环境中和媒介物上除芽孢以外的所有病原微生物,使其达到无害化的处理。

3. 灭菌:是指用物理或化学方法杀灭或者消除传播媒介上的全部微生物的处理,包括致病微生物和非致病微生物,也包括细菌芽孢和真菌孢子。

4. 无菌技术:是指在医疗、护理操作过程中,防止一切微生物侵入人体和防止无菌物品、无菌区域被污染的技术。

5. 无菌区:是指经过灭菌处理且未被污染的区域。

6. 非无菌区:是指未经灭菌处理,或虽经灭菌处理但又被污染的区域。

7. 无菌物品:是指经过灭菌处理后保持无菌状态的物品。

8. 非无菌物品:是指未经灭菌处理,或虽经灭菌处理后又被污染的物品。

二、PIVAS无菌技术操作基本原则

1. 操作环境清洁、宽敞、明亮,定期消毒,操作台清洁、干燥、平整,物品布局合理,无菌操作前

半小时应停止清洁打扫,减少人员走动,防止尘埃飞扬。

2. 操作人员进入洁净区前,应先修剪指甲、洗手,戴好帽子和口罩,穿戴洁净服及无菌手套,仪表符合规范。

3. 进行无菌操作时,应首先明确无菌区和非无菌区、无菌物品和非无菌物品的基本概念。

4. 无菌物品管理有序规范:

(1)无菌物品必须与非无菌物品分开放置,并且有明显标志;

(2)无菌物品不可暴露于空气中,应存放于无菌包或无菌容器内;

(3)无菌包外需标明物品名称、灭菌日期,放于固定位置,并按失效期先后顺序摆放,以便取用;

(4)无菌包在未被污染的情况下,保存期一般以 7 天为宜,过期或包布受潮应重新灭菌。怀疑无菌物品被污染,不可使用。

5. 一套无菌物品只供一位患者使用一次,以免发生交叉感染。

6. 操作人员需经专业培训,树立无菌操作观念,掌握并严格执行无菌操作标准流程。

7. 操作中的无菌观念:

(1)进行无菌操作时,操作者身体应与无菌区保持一定距离;

(2)取放无菌物品时,应面向无菌区;

(3)取用无菌物品时应使用无菌持物钳;

(4)手臂应保持腰部或治疗台面以上,不可跨越无菌区,手不可接触无菌物品;

(5)非无菌物品应远离无菌区;无菌物品一经取出,即使未用,也不可放回无菌容器内;

(6)避免面对无菌区谈笑、咳嗽、打喷嚏;

(7)如无菌物品疑有污染或已被污染,应予更换并重新灭菌。

(崔雪梅)

参考文献:

[1] 李小寒,尚少梅主编.基础护理学.第四版.北京:人民卫生出版社,2011.

[2] 米文杰,陈迹,李林主编.静脉用药集中调配基础操作指南.第一版.北京:人民卫生出版社,2017.

第二节　PIVAS无菌技术基本操作

掌握:PIVAS各项无菌技术操作的标准操作流程。

一、洗手的标准操作流程　（内→外→夹→弓→大→立→腕）

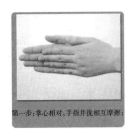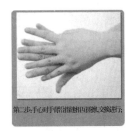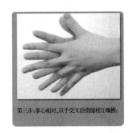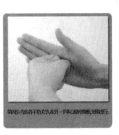

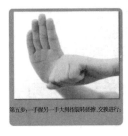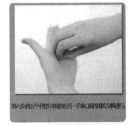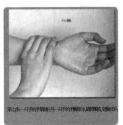

七步洗手法

二、穿脱洁净服的方法

1. 穿洁净服

（1）取出洁净服,检查洁净服是否完好无破损;

（2）穿洁净服,穿下衣→穿上衣→戴帽子→拉拉链→系好洁净服领口。

2. 脱洁净服

（1）打开洁净服领口;

（2）将洁净服拉链完全拉开;

（3）脱帽子,上提帽子使帽子脱离头部;

（4）脱洁净服:先脱袖子,再由上向下边脱边卷,污染面向里,全部脱下后置于医疗垃圾袋内,如需重复使用,放入回收容器内,以便清洁消毒。

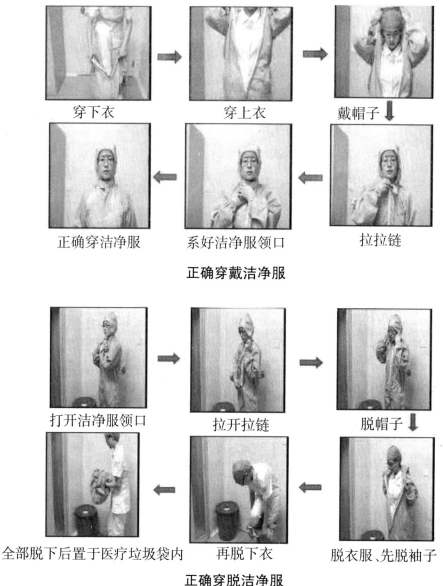

穿下衣　　　　　穿上衣　　　　　戴帽子

正确穿洁净服　　　系好洁净服领口　　　拉拉链

正确穿戴洁净服

打开洁净服领口　　　拉开拉链　　　　脱帽子

全部脱下后置于医疗垃圾袋内　　　再脱下衣　　　脱衣服、先脱袖子

正确穿脱洁净服

三、戴医用外科口罩

1. 目的

保护工作人员和患者,防止感染和交叉感染。

2. 操作前准备

(1)人员准备:衣帽整洁、修剪指甲、洗手;

(2)环境准备:清洁、宽敞、明亮、定期消毒;

(3)用物准备:根据需要准备合适的口罩。

3. 操作步骤

(1)取出口罩、展平;

（2）将口罩罩住鼻、口、下巴，口罩上方绳子系于头顶中部，下方绳子系于颈后；

（3）将双手食指尖放在鼻夹上，从中间位置开始用手指按压，并逐渐向两侧移动，根据鼻梁形状塑造鼻夹；

（4）调整系绳的松紧度，检查闭合性，确保其紧贴面部。

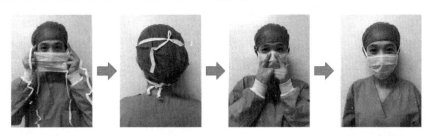

正确戴医用口罩

四、戴防护眼镜的方法

1. 戴防护眼镜：佩戴防护眼镜前应检查有无破损，佩戴装置有无松脱，佩戴后应调节舒适度。

2. 摘防护眼镜：摘下防护眼镜时应捏住靠头或耳朵的一边，放入医疗垃圾袋内；如需重复使用，放入回收容器内，以便清洁消毒。

五、戴、脱无菌手套的方法

1. 目的：医务人员进行严格的医疗护理无菌操作时，保护患者和医护人员免受感染。

2. 操作前准备：

（1）人员准备：衣帽整洁、修剪指甲、洗手、戴口罩；

（2）环境准备：清洁、宽敞、明亮、定期消毒；

（3）用物准备：根据需要准备适合型号的无菌手套、医疗垃圾桶。

3. 操作步骤：

（1）查对：双手持无菌手套外包装两端，正反面翻转，双手挤压外包装袋检查是否漏气有无破损、潮湿，查看是否在有效期内；

（2）打开外包装，取出手套内袋，平放于清洁、干燥的桌面或治疗车上；将外包装弃于医疗垃圾桶内；

（3）戴手套：分次取手套法：

①一手掀开手套袋开口处，另一手捏住一只手套的反折部分（手套内面）取出手套，对准五指戴上；

②掀开另一只袋口，再用戴好手套的手指插入另一只手套的反折内面（手套外面），取出手套，同法戴好，将手套的反折部分扣套在工作服衣袖外面；

③调整手套位置，双手对合交叉检查是否漏气；

一次性取手套法：

①两手同时掀开手套袋开口处,分别捏住两只手套的翻折部分,取出手套;

②使手套的两拇指相对,先戴一只手,再以戴好手套的手指插入另一只手套的反折内面,同法戴好,手套的反折部分扣套在工作服衣袖外面;

③调整手套位置,双手对合交叉检查是否漏气。

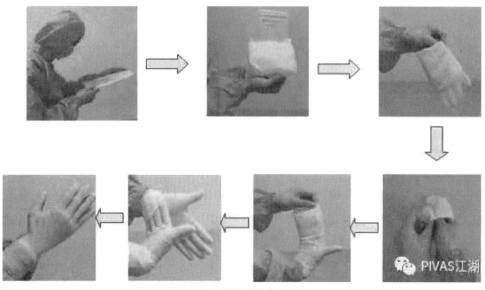

正确戴手套

(4)脱手套法:

①用戴着手套的手捏住另一手套腕部外面,翻转脱下;

②再将脱下手套的手伸入另一手套内,捏住内面边缘将手套向下翻转脱下;

③将手套弃于黄色医疗垃圾袋内,按要求整理用物;

④按七步洗手法洗手。

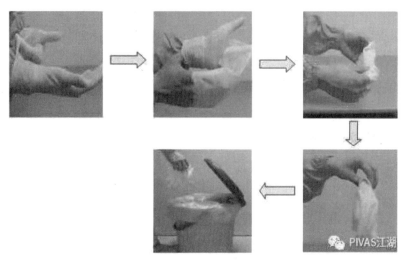

正确脱手套

4. 注意事项：

(1)严格遵循无菌操作原则；

(2)选择合适的手套型号,并注意修剪指甲以防刺破手套；

(3)戴手套时手套外面不可触及任何非无菌物品；已戴手套的手不可触及未戴手套的手及另一手套的内面；未戴手套的手不可触及手套的外面；

(4)戴手套后双手应始终保持在腰部或操作台面以上视线范围内的水平；如发现手套有破损或可疑污染应立即更换；

(5)脱手套时应翻转脱下,应注意勿使手套外面接触到皮肤,并避免强拉。

六、铺无菌盘的操作方法

无菌盘是将一次性使用无菌治疗巾铺在洁净、干燥的治疗盘内,形成无菌区以供无菌操作使用。

1. 目的

形成无菌区域以放置无菌物品,供治疗护理操作使用。

2. 操作前准备

(1)人员准备:衣帽整洁、修剪指甲、洗手、戴口罩；

(2)环境准备:清洁、宽敞、明亮、定期消毒；

(3)用物准备：

①一次性使用无菌治疗巾、清洁纱布；

②治疗盘、记录单、笔。

3. 操作步骤

(1) 查对:检查一次性使用无菌治疗巾的有效期、无菌标识,检查有无潮湿或破损；

(2) 用清洁纱布擦拭治疗盘；

(3) 取无菌治疗巾、铺无菌盘,方法步骤如下：

①铺巾:双手捏住无菌巾一边外面两角,轻轻抖开,双折平铺于治疗盘上,内面为无菌区,将上层呈扇形折至对侧,开口边向外；

②放入无菌物品；

③覆盖:双手捏住扇形折叠层治疗巾外面两角,遮盖于无菌物品上,对齐上下层边缘,将开口处向上翻折两次,两侧边缘分别向下折一次,露出治疗盘边缘；

④记录:注明铺盘日期及时间并签名。

4. 注意事项

(1) 严格遵循无菌操作原则；

(2) 铺无菌盘区域须清洁干燥,无菌巾避免潮湿、污染；

（3）不可跨越无菌区；

（4）铺好的无菌盘尽早使用，有效期不超过 4h。

七、一次性无菌注射器的使用及抽吸药液无菌操作

1. 目的

保持无菌注射器的无菌状态，供操作使用。

2. 操作前准备

（1）环境准备：清洁、宽敞、明亮、定期消毒；

（2）人员准备：衣帽整洁、修剪指甲、洗手、戴口罩、戴无菌手套；

（3）用物准备：各型号一次性无菌注射器、砂轮、消毒棉签、75%乙醇、药品。

3. 无菌注射器构造：一次性无菌注射器由空筒、活塞和针头三部分组成，空筒前端为乳头，空筒上有刻度，活塞后部为活塞轴、活塞柄，针头由针栓、针梗、针头三部分组成。

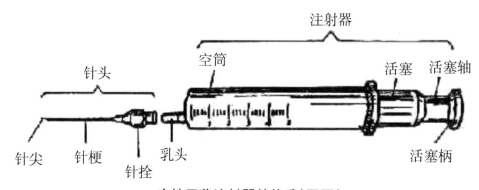

一次性无菌注射器的构造（图题）

4. 操作步骤

（1）使用前：

①根据抽吸量选择适宜规格的注射器。选取原则：抽取的药液量不得超过注射器刻度的80%，防止活塞从针筒中脱出或药品污染；

②双手持注射器外包装两端，正反面翻转，认真检查注射器外包装标识是否符合标准，包装有无破损，双手轻轻挤压，检查外包装有无漏气、有无不洁；

③检查外包装上的有效日期，是否在有效期内。

（2）使用中：

①在操作台外区，双手撕开注射器外包装，右手持注射器针筒，左手捏住针栓对准乳头，连接针筒与针头；右手取出注射器，旋转针头并固定针栓，将针头斜面向下注射器的刻度向上，使针头和针筒连接紧密，防止脱落，取下针帽，检查针筒及活塞轴有无裂痕，持活塞柄抽拉活塞轴检查是否密闭，如发现不合格产品，应立即停止使用，及时报告医院感染管理科及耗材采购科，并做好记录，不得自行作退换货处理；

②在使用注射器时应注意针尖、针梗、乳头、活塞体部位不能被污染;进针时避免穿刺同一部位,减少瓶塞微粒进入。

(3)抽吸药液:

安瓿瓶抽吸药液方法

①查对药物;

②消毒及折断安瓿:先将安瓿尖端药液弹至体部,在安瓿颈部划一锯痕,用75%乙醇棉签消毒后折断安瓿;

③抽吸药液:持注射器,将针头斜面向下置入安瓿内的液面下,持活塞柄,抽动活塞,吸取药液;

④将针头垂直向上,轻拉活塞,使针头内的药液流入注射器,并使气泡聚集于乳头口,轻推活塞,驱出气体,排气毕,再次核对;

西林瓶抽吸药液方法

①查对药物;

②除去铝盖中心部分,常规消毒瓶塞,待干;

③注射器内吸入与所需药液等量的空气,将针头插入瓶内注入空气;

④倒转药瓶,使针头在液面下,吸取所需量药液,以食指固定针栓,拔出针头;

⑤将针头垂直向上,轻拉活塞,使针头内的药液流入注射器,并使气泡聚集于乳头口,轻推活塞,驱出气体,排气毕,再次核对。

5. 注意事项

(1)严格执行无菌操作原则和查对制度;

(2)抽吸安瓿瓶药液时,针头不可触及安瓿外口,针尖斜面向下,利于吸药;

(3)抽药时不能握住活塞体部,以免污染药液;排气时不可浪费药液以免影响药量的准确性;

(4)根据药液的性质抽取药液:混悬剂摇匀后立即吸取;吸取结晶、粉剂药物时,用无菌生理盐水或注射用水或专用溶媒将其充分溶解后吸取;油剂可稍加温或双手对搓药瓶(药液遇热易破坏者除外)后,用稍粗针头吸取。

(崔雪梅)

参考文献:

[1] 李小寒,尚少梅主编.基础护理学.第四版.北京:人民卫生出版社,2011.

[2] 米文杰,陈迹,李林主编.静脉用药集中调配基础操作指南.第一版.北京:人民卫生出版社,2017.

第二章　混合调配安全准备工作

第一节　环境准备

掌握:PIVAS 环境区域划分、PIVAS 环境净化要求。

熟悉:PIVAS 日常监测内容。

无菌调配的四要素为:洁净的调配环境、经过专业培训的人员、掌握无菌操作技术并严格按照无菌调配规程进行操作。静脉用药调配的洁净环境是 PIVAS 工作的基础要素之一,是控制污染的重要影响因素,也是 PIVAS 质量安全的重要组成部分,为使 PIVAS 各项调配工作安全、有序进行,也为保障患者的静脉用药安全,PIVAS 在筹备建立之初就应按照卫生部《静脉用药集中调配质量管理规范》要求,做好环境评估,选择合适的地点;运行后在日常使用过程中,应注意净化设备的维护保养,确保 PIVAS 调配环境安全。

根据卫生部《静脉用药集中调配质量管理规范》要求,静脉用药调配中心(室)应当设有两套独立的净化系统,其洁净区应有温度、湿度、气压等监测设备,保持静脉用药调配室温度 18℃~26℃,相对湿度 40%~65%,并保持一定量新风的送入。静脉用药调配中心(室)洁净区的洁净标准应当符合国家相关规定,经法定检测部门检测合格后方可投入使用。

一、PIVAS 环境区域划分

根据卫生部《静脉用药集中调配质量管理规范》要求,PIVAS 总体区域设计布局、功能室的设置应与工作量相适应,具体划分要求如下:

PIVAS 分为洁净区、非洁净控制区和辅助功能区,不同区域之间的人流和物流出入应走向合理,符合相关规定;不同区域之间应有防止交叉污染的相应设施,避免流程布局上存在的交叉污染风险,且不得在 PIVAS 内设置卫生间和淋浴室。

1. PIVAS 洁净区

PIVAS 洁净区包括普通药物及肠外营养液调配间和其相对应的一更、二更、洁净洗衣洁具间以及抗生素类和危害药品调配间和其相对应的一更、二更、洁净洗衣洁具间。

(1)普通药物(输液)及肠外营养液调配间:配备百级水平层流台,用于调配普通药品及肠外营养液的洁净区域,净化级别为万级;

(2)抗生素类和危害药物调配间:配备百级生物安全柜,用于调配抗生素类和危害药物的洁净区域,净化级别为万级;

(3)一更:静脉用药调配中心工作人员进入洁净间前第一更衣室,与非洁净控制区相连,主要用于换鞋、洗手,为进入二更做准备的区域,净化级别为十万级;

(4)二更:静脉用药调配中心工作人员进入洁净间第二更衣室,与一更和加药调配洁净间相连,主要用于戴口罩、更换洁净服、戴无菌手套,为进入调配间做准备的区域,净化级别为万级;

(5)洁净洗衣洁具间:静脉用药调配中心洁净区洗衣洁具间与一更相连,用于清洗、放置洁净间中使用的洁净服、抹布、拖布等物品和工具的区域,净化级别为十万级。

2. PIVAS 非洁净控制区

PIVAS 非洁净控制区是指洁净区之外用于实现静脉用药调配中心运行的核心功能区域,包括普通更衣区(间)、审方打印区(间)、摆药准备区(间)、成品核对包装区(间)、耗材暂存区(间)、普通清洗区(间)等。

(1)普通更衣区(间):用于工作人员洗手、更换外衣、鞋帽,更换静脉用药调配中心专用工作服的区域,应设置洗手池;

(2)审方打印区(间):用于静脉用药调配中心接收和审核评估病区医嘱,并安排输液批次和打印标签的工作区域;

(3)摆药准备区(间):用于摆放已拆除外包装的药品,并对需要调配的药物进行摆放准备的区域;

(4)成品核对包装区(间):用于加药调配后,对成品输液进行核对和包装的工作区域;

(5)耗材暂存区(间):用于暂时存放少量静脉用药调配中心使用的医用耗材和日常耗材的区域;

(6)普通清洗区(间):主要用于清洗、放置辅助工作区的篮筐、抹布、拖布等物品和工具的区域,清洗存放药品篮筐与抹布、拖布的水池应分别设置。

3. PIVAS 辅助功能区

PIVAS 辅助功能区,是指静脉用药调配中心除洁净区与非洁净控制区以外,用于实现静脉用药调配中心运行的辅助区域,包括药品库房(常温区、阴凉区、冷藏区)、脱外包装区(间)、外送推车存放区(间)、示教室、净化空调机房等,在条件允许的情况下,可以设置人员休息室、办公室、会议室、培训室等。

二、PIVAS 环境净化要求

根据《静脉用药集中调配质量管理规范》要求,静脉用药调配中心(室)应当将抗生素类和危害药品、普通药品和肠外营养液的混合调配分开,需分别建立两套独立的送、排(回)风系统。两套净化系统设有初效过滤器、中效过滤器、高效过滤器。

抗生素类和危害药品调配间及相对应的一更、二更、洁具间设置为送排风系统,室外新风经处理送入洁净间,100%的空气排出到室外,不设回风。抗生素类和危害药品洁净区空调系统压差梯度:

非洁净控制区<一更<二更>抗生素类和危害药品调配间(10Pa≥相邻区域压差≥5Pa,一更与非洁净控制区之间压差为 10~15Pa)

普通药品调配间及相对应的一更、二更、洁具间设置为送回风系统,新风送入洁净间后,确保不少于 30%的空气排出到室外,另外 70%的空气循环使用,同时空调系统补充等量新风。普通药品和肠外营养液洁净区空调系统压差梯度:

非洁净控制区<一更<二更<普通药品和肠外营养液调配间(10Pa≥相邻区域压差≥5Pa,一更与非洁净控制区之间压差为 10~15Pa)

施工完成后,需要对净化效果进行工程验收检测和日常监测,工程验收检测又分竣工验收检测和综合性能全面评定检测。 各项检测资料必须保存完好,记录存档。

1. 工程验收检测

(1)竣工验收检测:是指经过施工方调试,净化空调基本参数达到合格后,建设方对洁净区域的施工、安装质量的检查认可;

(2)综合性能全面评定检测:洁净区域投入运行前应进行综合性能评定,由具有资质的第三方检测机构对已竣工洁净区域的等级指标和技术指标进行全面检测和评定。

2. 日常监测

国内外相关法规对洁净室的维护和监测均提出了要求;对洁净环境的监测,不仅可以保证洁净室(区)保持相应的受控等级,还可以反应人员的培训及操作执行情况,可以对 SOP 的制定执行提供参考。PIVAS 正常运行后,需要对各项环境指标进行日常监测。

(1)通过净化自控系统每天进行净化机组监控,严格遵守空气净化装置的工作程序,确保设备正常、有效运行,对温度、湿度、照明、气压、通风等进行实时监控,并做好记录;

(2)根据国家和上级卫生主管部门制定的有关法律、法规、标准,定期对工作区域空气、物体表面、工作人员手卫生等进行卫生学监测;对消毒、灭菌效果进行监测;

(3)空气净化系统维护与保养

①空气处理机组、新风机组应定期检查,保持清洁;

②新风机组采风口滤网每月清洁 2 次（各地区根据空气质量、季节等实际情况调整清洁频率）；

③初效过滤器宜 1~2 个月检查更换一次；中效过滤器应每周检查一次，3 个月更换一次；

④末端高效过滤器每年检查一次，当阻力超过设计初阻力 1 倍或已经使用 3 年以上时需更换；

⑤排风机组中的中效过滤器每年检查更换，发现污染和堵塞应及时更换；

⑥回风口过滤网每周检查清洁一次，每年更换一次，如发生特殊污染应及时更换，并用消毒剂擦拭回风口内表面；

⑦配备专业管理维护人员，对设备进行科学有效的保养与维护，并建立运行手册，做好巡检记录。

（崔雪梅）

第二节　物品准备

熟悉：一次性无菌医疗用品及 PIVAS 常用操作用物、防护用物的规格、型号及功能。

混合调配使用的物品应用于 PIVAS 的混合调配的各环节，所以无菌医疗用品管理是 PIVAS 质量安全的重要保障，影响医院的感染管理重要环节，本节主要介绍一次性使用无菌医疗用品的管理要求及混合调配相关操作用物和职业防护用物的使用要求。

一、一次性使用无菌医疗用品的管理要求

所有使用的一次性无菌医疗用品必须由医院设备管理采购部门统一采购供应，使用科室不得自行购入和使用。医院感染管理科及相关部门需对所有使用的一次性无菌医疗用品的采购、管理、使用和回收处理进行监督检查。

采购部门必须对每次购置的物资耗材进行以下四个环节的质量验收：①订货合同、发货地点及货款汇寄账号应与生产企业和经营企业相一致，查验每箱（包）产品的检验合格证。②产品的内外包装应完好无损。③包装标识应符合国家标准《一次性使用卫生用品卫生标准》（GB 15979-2002），及行业标准《医用高分子制品包装、标志、运输和贮存》（YY/T0313-1998）。④进口产品应有中文标识。同时，需建立一次性使用无菌医疗用品的抽检登记制度，记录生产厂家、产品名称、型号、规格、数量、单价、产品批号、消毒日期、有效期、出厂日期、合格证、每次接收的时间、抽检人员签名等。

一次性使用无菌医疗用品应存放于阴凉干燥、通风良好的物架上，距地面≥20cm；距天花板≥50cm，距墙壁≥10cm；按有效期的先后顺序码放，禁止与其他物品混放，标识不清、包装破

损、失效、霉变的产品不得使用。

使用一次性无菌医疗用品前,应认真检查包装标识是否符合标准,小包装有无破损、失效、产品有无不洁等产品质量和安全性方面的问题, 发现问题应及时向医院感染管理办公室和采购部门报告。发现不合格产品或质量可疑产品时,应立即停止使用,及时向医院感染管理科和采购部门报告,不得自行做退、换货处理,并留样做记录。 使用中如发生热原反应、感染或其他异常情况时,必须立即停止使用,及时留取样本送检,按规定详细记录现场情况,并报告医院感染管理办公室和采购部门。使用后的一次性医疗用品必须按照 2003 年 10 月 15 日卫生部以第 36 号令发布施行的《医疗卫生机构医疗废物管理办法》进行收集、暂存、转运和最终处置;禁止与生活垃圾混放,避免回流市场。

二、常用操作用物

1. 一次性注射器

(1)一次性注射器是静脉输液安全调配中最常用且必备的医疗器械,为保证药品调配剂量的准确性和药品质量的安全有效,必须在调配过程中合理选择和正确使用一次性注射器;

(2)一次性注射器的型号:一次性注射器规格有很多种,在 PIVAS 工作中常用的主要有 1ml、5ml、10ml、20ml、50ml;

(3)一次性使用无菌低阻力溶药器独特的低阻力设计,溶药更省力。独特的活塞设计,将普通的两道密封圈结构变为一道密封圈,滑动力仅为普通溶药注射器的 1/4,减少护理人员 3/4 的工作强度,溶药抽拉更省力。①侧孔针结构,溶药更安全。侧孔针结构,能够在穿刺药瓶及大输液药塞的过程中,有效减少不溶性微粒产生。②特殊密封槽结构,密封更优越。活塞的特殊密封槽结构设计,只需普通塞的 1/2 的过盈量即可保证密封性,受压越大密封性越好。

2. 一次性使用静脉营养输液袋

一次性使用静脉营养输液袋(简称营养袋)是通过加液管路向贮液容器内充入营养液,再经输液器和静脉内管道(如中心静脉导管)向体内输注营养液。营养液宜在加入营养袋之后 24h 内使用完毕。由于产品与人体接触时间较长,且贮存营养液的 PVC 袋除了对胰岛素等药物吸附外,可释放出增塑剂邻苯二甲酸酯(DEPH),它对脂肪微粒有破坏作用,其释放与 TNA 液的贮存温度、时间及脂质的含量成正关系,因此需要对产品中脂溶性的 DEPH 的释出给出限定。 研究发现在使用 PVC 材质输液袋输注 TNA 的患者血液中检测到了 DEHP。故应尽量避免使用含 DEPH 的 PVC 材质营养袋。

一次性使用静脉营养输液袋是由瓶塞穿刺器及护套、截流夹、进液管路、贮液袋、输液器管路等组成,营养袋及配套的瓶塞穿刺器和各连接口应有保护套,使其内部在使用前保持无菌。

三、常用防护用物

1. 医用手套：一次性医用乳胶手套作为医疗防护用品，它既能保护操作者手皮肤不被损伤和感染，又能防止被操作者不受操作者所携带的细菌和脏物污染。

（1）一次性使用医用手套的种类及规格：

①种类：一次性医用手套按照相关标准通常分为灭菌橡胶外科手套符合《一次性使用灭菌橡胶外科手套》(GB 7543-2002）规定和医用橡胶检查手套符合《一次性使用医用橡胶检查手套》(GB 10213-2006)》；按模具品种分为光面和麻面两种；按处理方式分为消毒型和不消毒型；按隔离剂品种分为滑石粉、白炭黑、改性淀粉等三种类型的检查手套。因 PIVAS 工作环境为洁净环境，使用有粉手套会对洁净的环境造成污染，所以应使用无粉手套。

②规格：5.5 寸、6 寸、6.5 寸、7 寸、7.5 寸、8 寸、8.5 寸和 9 寸。

（2）一次性乳胶手套的特点：

①弹性好，容易穿戴；

②穿戴舒适，不含氧化剂和硅油，脂类和盐化物。有较强的抗拉强度、耐穿刺、不易破损；

③防化性能优越，耐一定的酸碱度；

④表面化学残留物低，离子含量低，颗粒含量少，适用于严格的无尘环境。

2. 医用口罩：医用口罩是指在医院中由专业性医护人员使用的，为预防某些呼吸道传染性微生物传播，以保护医护人员在工作中的身体健康为目的，个人使用的呼吸防护用品。

（1）医用口罩的相关规定：呼吸防护产品种类繁多，医用防护的对象一般以传染性微生物为主，还包括治疗中使用喷雾器或电激光手术中产生的一些有害的颗粒物等，口罩外表面有阻隔一定压力的体液喷溅的功能，并且应在具有规定卫生标准的环境中生产，中国标准还规定，它属于一次性使用产品，不应重复使用；

不同种类的医用口罩，应严格符合相关规定，如：行业标准《医用外科口罩技术要求》(YY 0469-2011)、国家标准《医用防护口罩技术要求》(GB 19083-2010)、国家标准《普通脱脂纱布口罩(GB 19084-2003)、《医疗器械产品注册标准》。

（2）医用口罩的分类：医用口罩一般分为外科口罩、医用外科口罩、普通医用口罩和纱布口罩，现医疗机构常用外科口罩和医用外科口罩两种；

（3）医用口罩的性能：

①医用防护口罩主要由口罩罩杯本体(三层无纺布材料，上下两层为聚丙烯互衬，中间为聚丙烯过滤材料)、头带、鼻夹和鼻部密封垫组成。医用防护口罩不应有呼气阀，其过滤材料对非油性颗粒物具有至少 95% 的过滤效率，同时还具有液体阻隔性能，可阻隔飞沫、血液、分泌物等的污染物，是应对空气传播疾病较好的防护用品，在有严重环境污染或突发医疗传染病时建议佩戴，用于防止来自患者或环境的病毒体使用者的传播，在与防护眼镜一起正确使用的条件下，符

合《职业安全与健康标准(OSHA)》中"血液携带病原体标准"的要求;

②医用外科口罩主要由 PP 无纺布、熔喷无纺布与鼻夹组成,用以临床医务人员在有创操作过程中佩戴,为实施有创操作的医务人员提供防护,防止经血液、体液和其他液体飞溅。细菌过滤效率≥95%,当血液以 120mmHg 压力喷向口罩外侧面后,口罩内侧不会出现渗透。

3. 防护眼镜:是一种起特殊作用的眼镜,使用的场合不同,需求的眼镜也不同,作用主要是防护 眼睛和面部免受紫外线、红外线和微波等电磁波的辐射;避免粉尘、烟尘、金属和砂石碎屑以及化学溶液溅射的损伤。

防化学溶液的防护眼镜,主要用于防御有刺激或腐蚀性的溶液对眼睛的化学损伤。可选用普通平光镜片,镜框应有遮盖,以防溶液溅入。 通常用于实验室、医院等场所,一般医用眼镜即可通用。

医用防护眼镜,也叫眼罩。可以防止一些药水或血液等飞溅到脸部,因而对眼睛起保护作用,这种眼镜一般和口罩,手术帽配合使用,对医生的头部起到全面防护作用。

使用防护眼镜时应注意,首先要选用检验合格的产品;根据使用者的脸型选择宽窄和大小适合的眼镜;如镜片磨损粗糙、镜架损坏,会影响操作人员的视力,应及时调换;注意要专人使用,防止传染眼病;佩戴前应检查有无破损,佩戴装置有无松动;一旦被患者体液或血液污染应立即清洁和消毒;每次使用后应清洁与消毒。

4. 洁净服:洁净服又叫净化服、无尘服,采用专用涤纶长丝加导纤维,经特殊工艺织造而成。因此种面料经特殊缝纫工艺制成的服装质地光滑,不仅具有优良的防静电防尘性能,又能减少或降低服装本身及人体对洁净区的污染,广泛应用于电子、医药、食品、生物工程、航天、航空等行业,有多种颜色和规格适应于不同的防静电或洁净环境。

(1)洁净服的分类:洁净服通常分为大褂式、分体式和连体式,工作中可以根据自己的实际工作情况来选择,静脉用药调配中心推荐使用连体式洁净服;

(2)特点:

①柔软、轻盈、透气、不起毛、防污染、抗静电、穿着舒适、结实耐用。可以渗透空气、水蒸汽,却能够将水基液体及浮质排斥在外;

②表面平滑排斥无机液体,防止化学物质溅落,同时令固态粉尘不易粘附;

③具有优良的防尘性能,可以有效地防止有害超细粉尘、高浓度无机酸、碱及盐溶液。

(3)要求:

①外观:应清洁、干燥、无霉斑、衣服表面不允许有斑疤、裂孔等缺陷。针线缝合采用针缝加胶合或做折边缝合,线迹应均匀、平直,不得有跳针。洁净服装拉锁不能外露;

②结构:洁净服的结构应合理,穿脱方便,结合部位严密。袖口、脚踝口采用弹性收口,帽子面部收口及腰部采用弹性收口、拉绳收口或搭扣;

③号型:洁净服分为 S、M、L、XL、XXL 等型号。

5. 医用利器盒 用于收集注射器、输液器等一次性使用物品的针头;医用小玻璃制品各类刀片、头皮针、缝合针等锐器,收集带血的整副注射器、输血器、血袋等所有接触血液的医用器材;其他规定放入利器盒的医疗危险感染物品。按照《医疗废物管理条例》的规范要求组织生产,产品质量符合规范,使用安全、方便。

(1)医用利器盒的相关规定

①利器盒整体采用新聚丙烯料(PP 制成),不含 PVC,具有方便、安全、无毒、耐穿刺、防渗漏、易于高温焚烧,利器盒一旦被封口,则无法在不破坏的情况下再次被打开;

②满盛装量的利器盒从 1.5m 高处垂直跌落至水泥地面,连续 3 次,利器盒不会出现破裂、被刺穿等情况;

③医用利器盒整体颜色为淡黄,颜色应符合《漆膜颜色标准》(GB/T3181-2008)中 Y06 的要求。利器盒侧面明显处应印制警示标志,警告语为"警告! 损伤性废物";

④利器盒上应有《医疗废物管理条例》中规定的医疗废物警示标识;

⑤利器盒规格尺寸可根据用户要求确定;

⑥为一次性使用,按国家要求,规定在 24h 内必须由医疗废物处置单位回收,在 48h 内彻底安全焚化。

(2)医用利器盒构造:医用利器盒一般是圆形结构,分两部分组成,带有红色旋转盘的盒盖与盒体。使用前需将盒体与盒盖对接用力下压安装成整体后使用,旋转红色旋转盘以开启或闭合利器盒;

(3)医用利器盒种类与规格尺寸:

①圆形利器盒:a. 1L 圆形利器盒:直径 11.5cm,高度 12.5cm;b. 2L 圆形利器盒:直径 13.5cm,高度 14.5cm;c. 4L 圆形利器盒:直径 16cm,高度 18.5cm;d. 6L 圆形利器盒:直径 21cm,高度 21cm;e. 8L 圆形利器盒:直径 22cm,高度 23cm;f. 15L 圆形利器盒:直径 27cm,高度 27cm。

②方形医疗利器盒:主要包括 3L、5L、8L(卧/立)、10L、15L、30L。

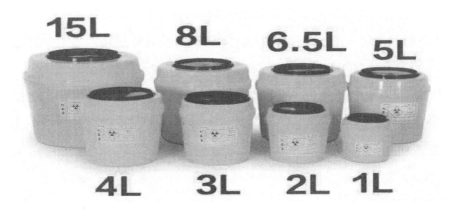

圆形利器盒

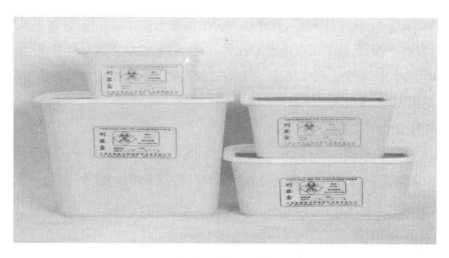

方形医疗利器盒

（4）医用利器盒的用途：

①可收集注射器、输液器、一次性使用物品的针头；

②收集医用小玻璃制品、各类刀片、头皮针、缝合针等锐器。收集带血的整副注射器、输血器等接触血液的医用器材。

（5）医用利器盒的使用方法：

①安装利器盒：将盒体与盒盖对接用力下压安装成整体；

②左右旋转顶盖上的红色旋转盘，可开启或闭合利器盒，逆时针旋转为开启，顺时针旋转为闭合；

③注射器针头的收集：只需将针头伸入利器盒顶部水滴形孔中，将注射器乳头与针头的接口处卡住，轻轻向外下压针筒，注射器针头就自动掉入利器盒内；

④收集输液器的利器部分：手握输液器的软管，将利器部分伸入顶盖的大开孔中，用剪刀剪断利器部分即可；

⑤对于刀片或者玻璃等锐器，以及抽输血用的注射器、输液器等带血的污染物品可直接放入顶部大开孔中；

⑥当利器盒盛放至容积的 3/4 满时，应封闭利器盒：顺时针旋转顶盖上的红色旋转盘，听到"咔"的声响后，整个利器盒即被安全锁定；

利器盒不需要注明使用时间，但利器盒存放过久容易滋生细菌，因此 PIVAS 应选择适当容量的利器盒，尽量缩短利器盒在 PIVAS 内停留时间，注意利器盒内废物量不得超过利器盒容积的 3/4。

（崔雪梅）

参考文献：

[1] 米文杰,陈迹,李林主编.静脉用药集中调配基础操作指南.第一版北京:人民卫生出版社,2017.

第三节 人员准备

掌握:PIVAS 人员基本要求。

熟悉:PIVAS 人员培训的目的、方法及内容。

静脉用药调配中心以现代化的调配模式和全新的管理理念成为当代药学服务的新亮点,但同时也对传统服务模式下的药学和护理人员的知识结构和技能水平提出了更高的要求。且静脉用药调配中心工作量大、责任心强、风险性大、工作流程复杂,为确保 PIVAS 质量安全和患者用药安全,不仅需要具有科学的管理体系和先进的工作流程,而且对 PIVAS 人员的管理及准入培训和在岗持续培训也显得尤为重要。从事静脉用药集中调配工作的专业技术人员应当接受专业技术、岗位操作、药学知识的学习培训考核且考核合格后方可上岗,并且定期接受药学专业继续教育。

一、PIVAS 人员基本要求

1. 技术人员的配备符合《静脉用药集中调配质量管理规范》的有关规定,根据 PIVAS 的工作量及各岗位需求,科学、合理配备具有相应资质的药学、护理、工勤人员等,人员技术结构合理且与规定的人均日调配量相符合,所有人员经培训考核合格后方可上岗。

2. 实行岗位管理和层级管理相结合,制定岗位职责,各岗位既分工明确又密切配合,既各尽其责又相互协作,人员统一管理和调配,体现优势互补,提高工作效率。

3. PIVAS 负责人资质和职责:

(1)PIVAS 负责人资质

①药学专业本科以上学历;

②药学专业中级以上专业技术职务任职资格;

③有较丰富的实际工作经验、责任心强、有一定的管理能力。

(2)PIVAS 负责人职责

①负责本中心技术和行政事务管理工作及正常运行;

②组织实施静脉用药集中调配及质量监控;

③管理日常工作、人员安排及与临床的协调;

④组织人员岗位培训和继续教育培训。

⑤审方药师资质和职责:

(1)审方药师资质

①药学专业本科以上学历;

②药师以上专业技术职务任职资格、5 年以上参与临床药物治疗或调剂工作经验；

③掌握系统药学专业基础理论和基本专业知识，掌握静脉药物的特点和审方流程。

（2）审方药师职责

①输液适宜性和合理性审查；

②输液医嘱进行回顾性总结分析；

③与临床共同研讨安全用药方案；

④做好差错统计分析，ADR 上报工作。

5. 调配人员资质和职责：

（1）调配人员资质

①药士（师）或护士（师）及以上专业技术职务任职资格；

②能够严格遵守无菌操作技术，并能够承担相关调配操作工作。

（2）调配人员职责

①摆药、核对、加药调配；

②输液成品核对；

③工作区环境的日常清洁消毒；

④药品与物料管理；

⑤仪器设备的保养和维护。

6. 工勤人员资质和职责：

（1）工勤人员资质

①初中或以上文化水平；

②需要经过人员培训，掌握无菌操作基本知识。

（2）工勤人员职责

①输液的打包及配送；

②非洁净控制区的清洁及消毒。

二、PIVAS 人员培训

2010 年卫生部颁布的《静脉用药集中调配质量管理规范》明确规定，从事静脉用药集中调配工作的专业技术人员应当接受专业技术、岗位操作、药学知识的学习培训考核且考核合格，方可上岗，并且定期接受专业继续教育培训。PIVAS 培训对象主要包括新入职人员、在岗人员、工勤人员以及实习生、进修人员等。根据不同人员及岗位制定相适应的培训计划，建立连续性的培训体系，无论是在岗人员还是新入职人员都应该接受严格的培训，树立以质量为核心的理念，严格遵守各项规章制度及标准操作规程，确保患者用药安全，并具备良好的慎独精神。

1. 培训目标

PIVAS 实行层级管理来体现专业技术人员能力,一般分为六级:N0 级、N1 级、N2 级、N3 级、N4 级、N5 级。在综合能力考核时根据各层级能力,设置特定考核标准进行。

(1)新入职人员(N0 级)3 个月内,应达到以下目标:

①院内岗前培训:了解医疗相关法律法规、各项规章制度、医院管理理念、服务理念、管理模式及医院文化等;

②科室岗前培训:熟知科室规章制度、科室服务理念、职业防护安全、无菌操作技术、基础知识、各项工作流程、岗位职责、应急预案、常见设备使用与维护保养、医院感染与预防控制相关知识等内容。

(2)在岗人员按层级和工作年限达到不同培训目标:

①N0、N1 级:工作 0~3 年的人员,在掌握岗前培训内容的基础上,需要熟悉相关法律法规、医院及科室的各项规章制度,重点掌握核心制度;通过基础知识和基本技能培训及考核,具备独立完成本职工作任务的能力;掌握院内感染与预防控制相关知识,加强职业防护;

②N2 级:工作 3~6 年人员,在具备以上能力及完成基本工作任务的基础上,注重专业能力培养;并培养对突发事件的应急能力;

③N3 级:工作 6~10 年人员,在注重专业能力培养的基础上,加强核心能力的培养;熟练掌握各工作流程及突发事件的应急处理;作为科室的骨干力量,有意识培养其教学、管理、科研能力,能指导低层级人员完成相关工作,每年撰写论文 1~2 篇;

④N4 级、N5 级:工作 10 年以上人员,在注重核心能力培养的基础上,加强新理论、新技术的学习,熟练掌握仪器设备的使用与维护;参与教学、科研工作,具备较好的带教能力并协助科室负责人做好管理工作;通过培训、临床实践,逐步达到专科人员水平。

(3)见习生、实习生、进修人员培训目标

①见习生:1 周内,应达到以下目标:

熟悉科室环境、了解 PIVAS 规章制度和各工作流程;

②实习生:2~4 周,应达到以下目标:熟悉科室环境、了解 PIVAS 规章制度和各工作流程。进行基础知识和基本技能培训,掌握基础药理知识、无菌操作技术规程及各项基础操作技能;

③进修人员:3~6 个月,应达到以下目标:需熟悉 PIVAS 环境、设施设备及物品摆放布局;掌握常用药品的相关理论知识,熟练掌握无菌技术;了解 PIVAS 各岗位职责、工作流程、工作制度;了解 PIVAS 各工作环节,能够独立完成各环节工作任务;对 PIVAS 工作有整体认识以进修需求为导向,注重针对性、实用性和先进性,重点学习观念、过程、方法,培养临床思维;能够理论联系实践,返回其所在医院后能够顺利开展 PIVAS 工作或优化工作流程;最大程度发挥人才效益,推动 PIVAS 更好地发展。

(4)工勤人员培训目标,熟练掌握药品运送交接流程,保证成品输液安全、及时准确地送至各临床科室;具有基本的应急和沟通能力,能处理运送交接过程中的应急事件。

2. 培训方法及内容:

(1)培训方法

①入科前宣教:带教人员准备好入科所需用物,如衣柜、鞋柜、工作服、帽子、拖鞋等并与培训人员做好交接;向培训人员讲解医院概况、科室环境、规章制度、注意事项等,做好人文关怀;建立联系方式,邀请对方加入与培训有关的QQ群或微信群,相关信息及时在群内公布;

②建立培训档案:培训对象的基本信息、培训科室、轮转顺序、培训内容、理论与实践考核项目、考核评分标准、工作日志等。培训档案贯穿于整个培训过程,在培训过程中由培训人员和培训老师不断完善直至培训结束;

③可分为理论培训和技能培训,根据不同人员,分别制定培训计划,通过理论授课、示范操作、专题讲座、案例分析、建立QQ群或微信群、参观考察、继续教育培训等形式有计划地开展培训;

④模块式培训法:是国际劳工组织在二十世纪七八十年代开发的职业技术培训模式,已被几十个国家所采用,PIVAS也可借鉴此原理和方法,在培训实践中建立相应的模块;一个模块负责一项任务和技能,将PIVAS的培训任务划分为模块单元进行,如药学知识模块、净化系统模块、调配操作模块、应急预案模块、信息系统模块等,将知识和技能、岗位职能进行模块化,使培训目标更清晰明确,增强了培训的针对性,并能够根据个人需要灵活组合学习内容。

(2)培训内容

院内岗前培训:医院新入职人员培训时间为2~4周,由医务处、药学部、护理部等部门统一安排,培训内容主要包括医疗相关法律法规、各项规章制度、医院管理理念、服务理念、管理模式及医院文化等。培训结束后进行考核,成绩存档;

①科室岗前培训:科室新入职人员培训时间为3个月,按科室培训计划开展培训;

a. 对新入职人员进行科室环境、组织架构、人员情况、岗位职责、科室制度、职业道德、职业素养、职业防护安全、院感相关知识的培训;

b. 根据培训计划,以培训资料为基础进行基本理论知识的学习;基本理论知识是PIVAS工作人员所必须掌握的,主要是结合日常的PIVAS工作,学习和巩固有关的基础知识,如《基础护理学》《药理学》《静脉用药集中调配质量管理规范》《中华人民共和国药品管理法》《处方管理办法》《医疗机构药事管理规定》《医疗机构从业人员行为规范》等,树立正确的消毒、隔离及无菌观念,了解药品药理基本理论,法律、法规、政策相关内容,职业道德和工作作风相关内容等;

c. 实施示范教学,现场实践操作,加强培训者的实际操作能力,并将理论知识融汇贯通于实际操作中;

d. 操作的基本步骤和基本方法,如无菌技术基本操作方法、隔离技术操作方法、净化区域与操作台的清洁消毒规程、人员进出净化区域的消毒、更衣规程等,掌握包括肠外营养液、危害药品和抗生素、普通药物等静脉用药的调配操作,规范化的标准操作才能保证药品调配的安全与合理。

2. 在岗人员培训:按照科室制定的年度培训计划开展培训;

a. 每月进行科室理论授课,主要是从规章制度、专业知识、工作流程、案例分享等方面开展学习和培训,进一步强化在岗人员对基本理论、基础知识的掌握;

b. 每月按计划对基本技能、技术操作规范和业务技能进行示范教学,对于专业技术操作规范,不论是药师(士)还是护师(士),参与此项工作的人员必须熟练掌握,从而养成严格按照规章制度及标准操作规程工作的习惯,确保药品的调配质量,保证用药安全,更好地为患者服务;

c. 强化专业知识培训学习,且需注重新知识、新技术的学习,进一步完善知识结构,提高工作人员的技术操作水平;邀请临床科室人员前来授课,一方面培养临床思维,另一方面可加强临床与 PIVAS 的沟通与相互了解;PIVAS 可邀请厂家技术人员针对新进药品和器械耗材进行培训,学习相关知识和使用方法,也可对工作过程中发现存在问题的药品和器械耗材请厂家技术人员做相关质检说明;

d. 定期开展突发事件的应急演练培训,培养人员的应急处理意识,掌握应急知识和应急技能,能够严格执行规章制度和安全操作规程,熟悉突发事件的防范应对措施,提高处理应急事件的能力;

e. 选派人员外出进修学习,返岗后结合本院实际情况开展工作,优化工作流程,分享进修学习经验和心得,推动 PIVAS 更好更快发展;

f. 优化科室质量控制改进反馈记录表,学习并总结,做到全员共享;

g. 返岗人员培训应重点阅读休假期间科室交接班记录,知晓休假期间科室发生的问题及改革精进,自学休假期间科室培训做好相关记录。

(3)见习生、实习生、进修人员培训内容

根据各类人员学习需求,因材施教,制定详细的理论和技能培训计划。培训人员根据培训计划实施培训内容,强化其参与培训的主动性、时效性,不断提高工作人员的综合素质。通过前期沟通,针对进修人员的实际情况,对已开展 PIVAS 工作和尚未开展 PIVAS 工作的人员进行分组培训,根据教学大纲提前预习相关理论知识。对于已开展 PIVAS 工作的进修人员,以问题导向型培训教学为主;对于未开展 PIVAS 的进修人员则需注重基础知识和基本操作技能的培训;进修人员应对进修工作进行总结并与大家分享心得体会;

(4)工勤人员培训内容

①岗前培训:培训时间为 1 周,为相关法律法规、各项规章制度、岗位职责、标准操作规程、职业道德、职业素养、职业防护和安全文化的培训;

②在岗培训:按培训计划每月对工勤人员进行培训,主要从工作流程、业务技能、应急预案等方面开展学习和培训;针对工作过程中出现的问题,及时查找原因,进行案例分享。

（5）拓展培训

①参加继续教育活动：学术讲座、学术会议、专题讨论会、研讨班、学习班和自学等，通过不同渠道、不同形式的学习，全面提升职工的专业素养；

②思想政治学习：每周晨会时组织全员进行思政学习，用正确的思想观念来教育影响工作人员的思想和行为，帮助工作人员树立正确的世界观、人生观、价值观，以保持良好的精神面貌和积极向上的工作状态；

③人文修养：文化底蕴是团队素质基石，充分利用业余时间多元化地安排业余文化生活，发挥人员主观能动性，培养职工热爱自己的医院、集体和岗位，树立积极工作、多做奉献、争创一流的团队精神，强化对集体的认同、归属与荣誉感。

附：PIVAS新入职人员培训计划

	时间	培训内容
第一个月	第一周	入科介绍、建立 PIVAS 的意义及发展概况、PIVAS 的工作流程及管理要求
	第二周	PIVAS 规章制度、各班的工作职责及流程
	第三周	PIVAS 无菌技术及基本操作
	第四周	PIVAS 净化系统工作原理、水平层流台及生物安全柜使用操作流程
第二个月	第一周	普通药物调配操作规范
	第二周	TPN 调配操作规范
	第三周	清场清洁消毒操作规范
	第四周	PIVAS 药品管理知识、药品贮存与养护
第三个月	第一周	危害药品调配操作规范及安全防护
	第二周	PIVAS 医院感染及预防控制相关知识
	第三周	PIVAS 各项应急预案
	第四周	PIVAS 职业素质培养

3. 培训考核

PIVAS 工作人员的培训的考核方法主要有专业理论知识、单项操作技能、综合能力考核等，可根据对 PIVAS 工作人员所制订的培训计划 1~3 个月进行一次考核，考核结束后对考核结果进行总结分析，并做相应的调整。

（1）理论考核

考核分两级进行，即院级培训与考核和科室培训与考核。科内建立考核小组，根据科室专业特点并结合人员层级管理制订相应的培训计划、内容和考核目标；

①院级培训与考核：院级培训每月进行 1 次，需将培训日期、授课题目、主讲人记入培训档

案；根据层级不同，每年进行相应的理论及操作考核：N0 级每年各 6 次，N1 级每年各 3 次，N2、N3 级每年各 2 次，N4、N5 级各 1 次；理论考核实行网上培训平台答题形式，分层级进行考核，如考核不合格，视情况给予 1 次补考机会；院级理论和操作考核由医院护理部培训中心进行组织监考，每次考核结果记入个人当年岗位职责考核，作为层级晋升的考核条件；

②科室理论培训考核也是按层级进行，N0、N1 级工作人员每月进行 1 次理论考核，N2 级工作人员每两月进行 1 次理论考核，N3、N4 级工作人员每季度进行 1 次理论考核。理论考核题型包括单选题、多选题、名词解释、填空题、简答题、简述题。考核侧重点主要围绕医学护理基础知识、药理基础知识、标准操作流程、环境及人员管理、相关法律法规知识、各项核心制度等内容。理论考核试题可应用相应的题库软件按照知识点比例进行组卷，成绩记入培训档案，考核小组定期对培训考核成绩进行分析，针对薄弱环节，加强培训。

基本理论主要参考护理及药学专业学科，包括《基础护理学》《内科护理学》《外科护理学》《妇科护理学》《儿科护理学》《急救护理学》《微生物学》《药理学》《药事管理学》等。基本知识主要依据专科书籍和法律法规，《静脉用药集中调配质量管理规范》《全国静脉用药集中调配工作模式与验收管理培训教材》(科学技术文献出版社出版)《静脉用药集中调配基础知识问答》(人民卫生出版社出版)，《中华人民共和国药品管理法》《处方管理办法》《医疗机构药事管理规定》等。

（2）技能考核

根据《静脉用药集中调配质量管理规范》要求，结合 PIVAS 工作实际情况，工作流程复杂、环节较多，技能操作要求高等特点，针对不同工作环节及岗位性质制定相应的基本技能操作考核标准。根据培训计划，每月进行个人单项技能考核，90 分以上为考核合格，考核结束后对考核结果进行总结分析并做出相应的整改措施。

（3）综合能力考核

PIVAS 的工作环节较多，在工作中各流程具有连续性，往往一人需承担多环节及多个岗位的工作，因此需要对工作人员根据入职年限及培训要求进行不同层级的综合能力考核，使每位工作人员更好的胜任不同岗位，保证 PIVAS 不同流程环节的工作质量。

综上所述，PIVAS 培训应有计划有目标的系统进行，把加强基本知识、基本理论、基本技能作为培训的首要任务，培养 PIVAS 所需的复合型人才。随着 PIVAS 事业的不断发展，对工作人员提出了更高的要求，所以人员培训在强化基础知识和基本技能的同时，必须注重药学服务能力的培养和提升。因此，在培训中需不断完善培训方法，拓展培训内容，开展多层次、多形式的培训。

（崔雪梅）

参考文献：

[1] 吴永佩,颜青,张健主编.全国静脉用药集中调配工作模式与验收管理培训教材.第一版.北京:科学技术文献出版社,2016.

〔2〕 米文杰,陈迹,李林主编.静脉用药集中调配基础操作指南.第一版.北京:人民卫生出版社,2017.

〔3〕 米文杰,刘向红,陈迹主编.静脉用药集中调配基础管理与进阶实践.第一版.北京:人民卫生出版社,2017.

〔4〕 李萍;穆红玲;王梅;分层级规范化培训对医院在职护士的培训效果,《卫生职业教育》,2020.03.23

〔5〕 于春艳;基于高职与本科"3+2"分段培养的课程体系构建,《现代职业教育》,2018.09.28

〔6〕 郭代红;刘皈阳;孙利华;医院药学工作的管理支撑与文化建设《中国药物应用与监测》2009.02.25.

第三章　PIVAS混合调配操作规程

静脉用药集中调配标准工作流程如下：

药师接收医师开具的静脉用药医嘱→对用药医嘱进行适宜性审核→打印输液标签→摆药贴签→核对→加药混合调配→成品输液核对与包装→发放运送。

本章主要介绍各项标准操作规程及其注意事项。

第一节　审核用药医嘱操作规程

掌握：审核用药医嘱操作规程的基本原则、操作流程及注意事项。

一、审核用药医嘱的基本原则

1. 用药医嘱审核以人工审核为主，信息软件为辅。

2. 审核依据：按照《中华人民共和国药品管理法》《处方管理办法》《医疗机构处方审核规范》《抗菌药物临床应用管理办法》等有关规定执行。

3. 用药医嘱审核应结合患者病情及用药史，对用药医嘱的合法性、规范性和适宜性进行审核，以保证患者用药的安全、有效、经济。

4. 审核用药医嘱时应严格遵循WHO提倡的"能口服就不注射，能肌肉注射就不静脉注射"的用药原则。

5. 对患者的用药医嘱进行全医嘱审核，不仅要重点对医师为患者开具的静脉用药医嘱进行审核，同时应对医师为患者开具的非静脉用药的所有医嘱进行全面审核，避免静脉药物以外的重复用药以及其他不适宜的药物，并在静脉用药调配过程中对输液标签进行连续审核。

6. 全医嘱审核与临床实践紧密结合，对重点关注的患者，静脉用药调配中心药师应深入临床调用查阅医院信息系统该患者当前的疾病状况，结合具体临床体征对患者所有用药医嘱进行全面审核。

7. 静脉用药集中调配用药医嘱审核需具有及时性，需根据临床及 PIVAS 工作程序对用药医嘱进行及时、准确的审核，以确保后续摆药、贴签、核对、混合调配等环节的顺利、及时进行，最终保证患者安全和及时用药。

二、操作前准备

1. 环境准备：环境安静，整洁，宽敞明亮。

2. 人员准备：仪表规范，衣帽整洁，修剪指甲，无饰品。

3. 用物准备：

（1）电脑：PIVAS 电脑包括硬件及 PIVAS 软件信息系统，计算机硬件尽量选择较高的配置，以提高工作效率和保持系统的稳定运行；PIVAS 软件信息系统是所有工作的核心，需要满足 PIVAS 信息量大、精确度高、零差错的要求；

（2）标签打印机：又称条码打印机，用来打印输液标签，标签打印机按打印方式又分为热转印打印机和热敏打印机两种。热转印打印具有经得起时间考验、长期不变形、文字能长久保存、不会褪色、不会因为接触溶剂就磨损、不会因为温度较高就变形变色等优点，可以打印不干胶标签，打印完成后标签可以方便地粘贴在物品上，标签的大小可以根据需要设计尺寸，降低了使用成本，所以 PIVAS 输液标签的打印首选热转印条码打印机；

（3）输液标签打印纸：输液标签是静脉用药医嘱的纸质表现，用于粘贴在调配药品的输液袋上，输液标签打印纸需要与使用的打印机相匹配。输液标签的尺寸可根据实际需要来设计选择，没有技术方面的限制，一般根据输液袋或输液瓶的大小来选定，在适用的情况下尽量选择较大规格的。

三、审核用药医嘱标准操作规程

1. 用药医嘱审核操作流程：

（1）审方药师查询用药医嘱信息；

（2）审方药师审核判断为不合理用药医嘱，应当及时反馈主管医师并提出调整建议，拒绝重新开具用药医嘱的，药师应拒绝调配并及时向上级药师或负责人请示处理；

（3）审方药师审核判断为用药合理的医嘱，应及时按流程接收医嘱信息并打印输液标签。

2. 用药医嘱审核内容：

（1）合法性审核：对医师执业资格、处方类别、用药医嘱来源、医师的处方权限、医师签名等进行审核；

（2）规范性审核：逐项检查用药医嘱的内容包括病人姓名、住院号、床号、性别、年龄、身高、体重或体表面积、临床诊断、药物过敏史、应标注滴注速度等是否正确、完整、清晰，有无遗漏信息，

用药医嘱是否有效,医师签字或签章与备案字样是否一致等;

```
        ┌─────────────┐
        │ 审方药师查询 │──────────────────────┐
        │ 用药医嘱信息 │                      │
        └─────────────┘                      │
               │                             │
          ╱─────────╲         否      ┌─────────────┐
         ╱ 合法性审核 ╲─────────┐      │ 更改用药医嘱 │
         ╲           ╱         │      └─────────────┘
          ╲─────────╱          │
               │               │
          ╱─────────╲    否     │      ┌─────────────┐
         ╱ 规范性审核 ╲────────┼─────→│ 反馈主管医师 │
         ╲           ╱         │      └─────────────┘
          ╲─────────╱          │
               │               │
          ╱─────────╲    否     │
         ╱ 适宜性审核 ╲────────┘
         ╲           ╱
          ╲─────────╱
               │
        ┌─────────────┐
        │ 接收确认用药 │
        │ 医嘱信息     │
        └─────────────┘
               │
        ┌─────────────┐
        │ 打印输液标签 │
        └─────────────┘
```

医嘱审核操作流程(图题)

(3)适宜性审核:

①审核处方医师对规定必须做皮试的药品,是否注明过敏试验及结果的判定;

②审核确认处方用药与临床诊断或功能主治的相符性;

③审核确认用药医嘱的药品品种、规格、剂型、用法、用量、给药途径、给药时间、频次和疗程的正确性与适宜性。对根据患者的年龄、体重、体表面积、肝肾功能和其他生理信息计算给药量的静脉用药医嘱,应进行用药量的计算与核对;

④审核确认是否存在重复给药现象;

⑤审核确认用药混合配伍的合理性、相容性和稳定性;

⑥审核确认选用溶媒品种及溶媒用量的适宜性;

⑦审核确认儿童、老年人、孕妇及哺乳期妇女用药,是否有禁忌使用的药物;

⑧审核确认应用抗菌药物、麻醉药品、精神药品、毒性药品、放射药品是否有禁忌使用的药物;

⑨审核确认是否存在超说明书用药;

⑩了解其他禁忌证、其他不适宜用药的情况及需与处方医师进一步核实的任何疑点或未确定的内容;

⑪审核确认用药与包装材料的适宜性;

⑫审核确认用药与调配规范操作的适宜性;

⑬确保药物经济性审核,如用药医嘱所选药品品种、规格、用量对患者和调配是否经济;

⑭确认是否存在潜在临床意义的药物之间或药物与食物之间的相互作用；

⑮检查有无不正当理由不首选国家基本药物的情况；

⑯其他用药不适宜；

⑰如以上任意一项有问题，则判断为处方不适宜。

四、审核用药医嘱注意事项

1. 审方药师严格按照《四查十对》制度查对用药医嘱，所有用药医嘱必须经过审核，审核合格后签字确认。

2. 审核药师按时到岗，在规定时间内完成用药医嘱审核任务。

3. 审核合格的用药医嘱，根据临床疾病特点、患者病情、科室用药特点、药品种类与特性、用药频次、溶媒量、化疗方案、滴速等统一分配输液顺序和药品品种。

4. 审核药师应认真做好用药医嘱审核工作的各项文字记录并签名。

（崔雪梅）

第二节　输液标签打印标准操作规程

掌握：输液标签打印操作规程的用物准备、操作程序及注意事项。

一、操作前准备

1. 环境准备：环境安静、整洁、宽敞明亮。

2. 人员准备：仪表规范、衣帽整洁、修剪指甲、无饰品。

3. 用物准备：电脑、标签打印机、输液标签打印纸、输液标签盒。

二、输液标签打印操作规程

1. 将审核合格的用药医嘱生成输液标签。输液标签由静脉用药调配中心电子信息系统自动生成编号，各医疗机构可自行确定标签编号规则。

2. 输液标签应当按照《处方管理办法》《病历书写基本规范》及《电子病历基本规范(试行)》的相关规定执行，输液标签的内容包括：医院全称、病人姓名、年龄、性别、病区、床号、住院号、用药日期、用药频率、药品名称、规格、用量、数量、非整支(瓶)用量标记及特殊提示(如遮光、冷藏滴速等)、输液标签页码、标签的编号、条形码、二维码、各岗位人员签名或盖章的相应位置，内容完整清晰，可根据实际工作需要增减。

3. 打印输液标签,应当采用电子信息系统运行操作,符合《静脉用药集中调配质量管理规范》相关规定,打印前应先确认打印机处于正常工作状态。

4. 备份输液标签有两种方式,可以是纸质备份或者是电子备份。纸质备份输液标签应按照调配操作流程,由各岗位操作人员完成签名或盖章后,保存 1 年备查;电子备份应有安全保护系统,确保输液标签信息与原始输液标签一致,且存入计算机信息系统后不能再修改。

5. 药品说明书明确要求做过敏性试验的药品,其输液标签上应当有明显标识。

6. 在摆药或者加药混合调配时, 负责操作的人员应将需特别注意的事项在输液标签上做提示性注解,为成品输液核对人员提供依据,如用药浓度换算、非整瓶 / 支使用药品的实际用量等。

7. 输液标签应对临床护士给药过程中需特别注意的事项做出提示,如特殊滴速、避光、遮光、特殊用药监护等。

8. 输液标签打印结束后及时清场,清洁打印机,及时处理废弃输液标签。

三、打印输液标签注意事项

1. 打印输液标签前,检查用物准备齐全,确认电脑、打印机无故障时方可打印。

2. 检查输液标签首页打印内容是否完整。

3. 打印过程中如遇更换标签纸、碳带或排除故障时需两人进行核对,并登记。

4. 根据工作流程安排,按批次依次打印输液标签。

5. 打印输液标签完毕要及时检查核对,避免出现遗漏或重复。

6. 每天操作完毕后对电脑及打印机进行清洁保养,定期检测各设备性能。

（崔雪梅）

第三节　贴签核对标准操作规程

掌握:贴签核对操作前各项准备工作、标准操作程序及注意事项。

一、操作前准备

1. 环境准备:环境安静、整洁、宽敞明亮。

2. 人员准备:仪表规范、衣帽整洁、修剪指甲、无饰品。

3. 用物准备:个人防护用品:手消毒液、一次性口罩。

操作用物:输液标签、输液标签盒、药筐数个、周转箱数个、摆药车数辆、摆药桌数张、包装袋数个、遮光袋数个、无纺纱布数块、75%乙醇、笔、垃圾桶、各工作记录表。

二、贴签核对操作规程

1. 贴签核对前

(1)七步洗手法洗手;

(2)戴口罩;

(3)输液标签按批次按品种放置于标签盒内;

(4)贴签前将退药标签找出,放于指定位置;

(5)根据贴签核对任务准备充足的液体。

2. 贴签核对中

(1)按药品品种集中调配的贴签核对:实行两人一组,一人贴签、一人核对,根据贴签核对任务站在相应区域,操作时注意手法,既要方便又要省力。贴签后按药品品种按批次放置于不同颜色药筐内;尽可能遵循同一药品、同一病区、同一筐内摆放的原则;

(2)单筐药品调配的贴签核对:两人一组,一人贴签、一人核对,一筐一组输液,贴签后按批次放置于不同颜色药筐内;

(3)贴签前应检查输液标签内容的正确性和完整性,用药医嘱未经药师审核的输液标签不得贴签;

(4)贴签时应注意核对医嘱的合理性,如用法用量不当、溶媒选择不当、配伍禁忌、用药时间不符等;

(5)危害药品贴签核对:实行双人核对,交叉复核;

(6)工业化生产不需调配类药品打包药品贴签核对:按病区、按品种贴签核对后,放入周转箱内;

(7)需现用现配药品及夜间用药贴签核对:按照病区贴签核对,药品应不拆除外包装,只粘贴输液标签右下角于溶媒上;

(8)贴签核对应严格执行双人核对制度,并在标签相应位置签名或盖章。信息化完善的情况下,可将贴签核对人员姓名直接输入标签信息栏中。

3. 贴签核对后

(1)清场:标签副纸需经两人核对,无遗漏后置于指定的垃圾桶内,贴签核对用物及时归位整理;

(2)清洁液体箱、液体架、摆药桌;

(3)七步洗手法洗手;

(4)整理液体架,做好液体补充工作;

(5)完成工作记录,做好交接班。

三、贴签核对注意事项

1. 贴签核对时应集中精力，对用药医嘱进行适宜性审核，如发现输液标签信息不完整不清晰、不合理用药输液标签，应放置于指定位置，最后统一反馈审方药师进行处理。

2. 贴签时应对基础输液质量进行检查，包括：包装是否有破损、液体有无异常，如结晶、异物、颜色变化、有效期等，确认基础输液合格后方可贴签。

3. 贴签时输液标签不得将原基础输液名称、规格、浓度、有效期覆盖，以便于核对。

4. 贴签核对时发现溶媒破损渗漏时，将渗漏的溶媒置于指定容器内，清场时统一处理。

5. 贴签核对工作完成后，应及时清场、清洁、消毒；各类用物按操作规程进行清洁、消毒以备用。

（崔雪梅）

第四节　摆药核对标准操作规程

掌握：摆药核对操作前各项准备工作、标准操作规程及注意事项。

一、操作前准备

1. 环境准备：环境安静、整洁、宽敞明亮。

2. 人员准备：仪表规范、衣帽整洁、修剪指甲、无饰品。

3. 用物准备：个人防护用物：手消毒液、一次性口罩、一次性手套、危害药品溢出包。

操作用物：药筐或药盒数个、摆药桌数张、药车数辆、纱布数块、75%乙醇、笔、计算器、垃圾桶、《PIVAS 日发药汇总单》、各工作记录表。

二、摆药核对操作规程

1. 摆药核对前

（1）七步洗手法洗手；

（2）戴口罩；

（3）戴手套。

2. 摆药核对中

（1）按药品品种集中调配的摆药核对：按照《PIVAS 日发药汇总单》，采用一人读数，一人取药，双人再次复核的模式；

（2）单筐药品调配的摆药核对：两人一组，一人摆药、一人核对，核对完成后的药筐按批次放置于药车上；

（3）摆药按先进先用、近期先用的原则进行，摆药核对人员对所摆静脉注射粉针剂与基础输液的名称和数量进行核对，并应再次检查静脉注射粉针剂的有效期及包装是否有破损、液体有无结晶、异物、颜色变化等；

（4）将摆药核对完成的药品药车放置于规定位置或通过传递门传递至调配间，按病区或药品种类及性质放于操作台旁相应的位置；

（5）遮光药品：摆药时需进行遮光处理；

（6）冷藏药品：摆药后放于指定冰箱内，待次日混合调配前传入调配间；

（7）危害药品：用黄色药盒进行摆放，并做好高警示标识；核对后放于指定位置，该位置应常备危害药品溢出包；

（8）毒性药品：输液标签需重打一份归档并做好登记；

（9）摆药应严格执行双人核对制度，并签名或盖章。危害药品和某些高警示药品如氯化钾注射剂等实行一人摆药，双人核对，并签名或盖章。

3. 摆药核对后

（1）清场、清洁并消毒药盒药架；

（2）脱手套，七步洗手法洗手；

（3）如有破损药品，及时做好登记、报损工作；

（4）填写工作记录，做好交接班。

三、摆药核对注意事项

1. 摆药人员负责准备好相关用物，认真阅读交接班记录，确认无误后进行摆药工作。

2. 特殊管理类药品按相关要求执行，危害药品摆药时做好自我防护。

3. 摆药时发现药品破损，应放置于指定的位置或容器内，及时进行登记。

4. 摆药完成后及时整理、清洁环境，清洁、消毒药架、药箱及摆药车等。

（崔雪梅）

第五节　更衣标准操作规程

掌握:进出静脉用药调配中心洁净区更衣操作规程。

熟悉:外来人员进出静脉用药调配中心管理要求。

一、静脉用药调配中心出入洁净区更衣操作规程。

1. 进出静脉用药调配中心更衣规程

(1)凡进出静脉用药调配中心人员都必须按照中心的更衣流程与规范,更换衣帽,穿专用工作服、工作鞋并戴发帽;

(2)在进入静脉用药调配中心之前必须更换鞋,然后更换调配中心专用工作服。

2. 进入十万级一更洁净区规程

(1)进入洁净区人员不得有化妆,并取下手机以及戒指、首饰、手表等饰物;

(2)更换洁净区专用工作鞋,穿好指定服装并戴好发帽。按七步洗手法洗手并擦干双手;

(3)进入二更。

3. 进入万级二更洁净区规程

(1)穿洁净隔离服,戴上一次性口罩和无粉灭菌乳胶手套;

(2)检查穿戴是否整齐、规范,头发没有外露,尽量减少皮肤暴露;

(3)进入调配间,确保手套的无菌性。

4. 离开洁净区规程

(1)混合调配结束后,脱下一次性手套弃于医疗垃圾桶内;

(2)在二更脱下洁净隔离服放置于指定位置,口罩、帽子弃于医疗垃圾桶内;

(3)在一更脱去洁净区工作鞋,放置于指定位置;

(4)凡再次进入洁净区时,必须重新更换衣帽、口罩和专用鞋,按以上更衣流程和规范执行;

(5)从事危害药品调配的衣帽更换以及与危害药品有关的废弃物处理,应严格按照危害药品调配更衣、废弃物处理流程与规范执行。

二、外来人员进出 PIVAS 管理要求

1. 建立参观接待制度与流程,对来访人员说明参观接待制度,并取得对方的认可,如发现不符合参观制度的行为,应及时加以劝止。

2. 非本中心人员未经中心负责人同意,不得进入。

3. 外来人员进入静脉用药调配中心,应按规定进行登记。

4. 外来人员进入非洁净控制区更衣同本中心工作人员"更衣操作规程"。

5. 外来人员不得进入洁净区,如果确因某些特殊情况允许进入洁净区的,必须按照调配中心人员衣着与更衣流程和规范更换衣帽后,并由本中心工作人员陪同进入。

6. 禁止外来人员参与静脉用药调配工作,经批准的实习生、进修生除外。

（崔雪梅）

第六节　水平层流洁净台标准操作规程

掌握:水平层流洁净台操作规程及操作注意事项。

一、水平层流洁净台操作规程

1. 开机

(1)混合调配前 30min 开启净化系统及水平层流台风机、紫外灯;

(2)净化系统运行 10min 后确认其处于正常工作状态,填写记录并签名。

2. 操作步骤

(1)用蘸有 75%乙醇的无纺布或一次性消毒湿巾擦拭消毒水平层流台台面、两侧及顶部,顺序为从上到下、从内到外;

(2)所有加药混合调配操作在操作区域内完成,水平层流台台面区域划分为 3 个部分:

①内区为最洁净区域,指最靠近高效过滤器 10~15cm 区域,可用来放置已打开的安瓿及已开包装的无菌物品;

②操作区　水平层流台的中央区域,所有的操作在此区域内完成;

③外区　从水平层流台外缘往内 15~20cm 处,可用来放置未拆开外包装未消毒的物品。

(3)调配操作结束后,及时将操作台上的废弃物清理干净,用专用抹布清洁台面,再用 75%乙醇或一次性消毒湿巾消毒台面,擦拭消毒顺序同上。

3. 清场

(1)清理操作台上的物品;

(2)损伤性废物(如注射针头)置于利器盒中 3/4 满时封口,感染性废物(如注射器)置于双层黄色医疗垃圾袋中 3/4 满时封口,传出调配间。

4. 清洁

(1)关闭水平层流台风机;

(2)用专用抹布清洁操作台,由污染较轻的区域到污染较重的区域清洁,先清洁操作台外壁—内侧顶部—内壁四周—台面;

(3)清洁操作台对应地面,用专用拖布清洁,保证地面无玻璃碎屑等;

(4)清洁完成后,将抹布分别置于不同的盆(桶)内,待清洗、消毒。

5. 消毒

(1)用蘸有 75%乙醇的无纺布或一次性消毒湿巾由无菌要求较高的区域到要求较低的区域依次消毒,消毒顺序:操作台台面—内壁四周—内测顶部—外壁;

(2)关闭水平层流台的照明灯,开启紫外灯 30min;

(3)将抹布、拖布分别用清洁剂清洗干净后,分别放置于专用容器内用 500mg/L 含氯消毒液中浸泡 30 分钟,晾干备用。

6. 关机

关闭水平层流台总开关。

7. 记录

做好各项文字记录,如《PIVAS 水平层流台使用记录本》《PIVAS 普通药物/肠外营养调配间清场清洁消毒记录本》《PIVAS 紫外线消毒记录本》。

二、水平层流洁净台操作注意事项

1. 依次开启净化系统风机,水平层流洁净台风机,运行 5~10min 后,观察水平层流洁净台运行状况,确认其处于正常工作状态:观察控制面板上调配间压差与温湿度,登记《PIVAS 温湿度记录表》和《PIVAS 洁净区压差登记表》,各区域室温在 18℃~26℃之间、湿度在 40%~65%之间。室内外压差规定为:洁净室(区)与室外大气的静压差应≥10Pa,空气洁净级别不同的相邻房间之间的静压差应≥5Pa,调配间与二次更衣室之间的静压差应≥5Pa。

2. 所有混合调配操作均应严格按照无菌操作技术在水平层流洁净台上进行。

3. 所有的无菌物品或操作关键部位须暴露在最洁净空气中,即"开放窗口",也就是水平层流洁净台内侧至少 15cm 处。水平层流洁净台外沿是万级、百级空气交汇处,不得进行混合调配操作。

4. 操作台物品的摆放不能阻挡洁净层流,且至少距离层流洁净台后壁 8cm。

5. 操作及清洁消毒过程中应避免任何液体溅入高效过滤器,以免损坏器件或引起微生物滋生;应当在层流洁净台侧壁打开安瓿,注意避免朝向高效过滤器方向,防止药液喷溅到高效过滤器上。

6. 清洁抹布宜使用无纺抹布,其优点是不产生纤维屑,具有柔软透气等特点,适合净化的空间使用。易掉纤维的抹布容易堵塞高效过滤器,影响空间的净化。

7. 表格及文书是质量管理体系的一个重要组成部分,因此在记录表格及文书时应尽量规范化、标准化,内容真实、数据完整、字迹清晰,采用专业术语,不得随意涂改。

(崔雪梅)

第七节　生物安全柜标准操作规程

掌握:生物安全柜操作规程及操作注意事项。

一、生物安全柜操作规程

1. 开机

(1)混合调配前 30min 开启净化系统及生物安全柜风机;

(2)净化系统运行 10min 后确认其处于正常工作状态,填写记录并签字。

2. 操作步骤

(1)用蘸有 75%乙醇的无纺布或一次性消毒湿巾擦拭消毒生物安全柜的台面及内壁四周,顺序为从上到下、从内到外;

(2)调配操作时,将生物安全柜防护玻璃拉至安全警戒线或警戒线以下;

(3)调配操作区域为离工作台内沿 8~10cm、外沿 15~20cm,并距离台面至少 10cm 处进行;

(4)调配操作结束后,及时将操作台上的废弃物清理干净,用专用抹布清洁台面,再用 75%乙醇或一次性消毒湿巾消毒台面,擦拭消毒顺序同上。

3. 清场

(1)清理操作台上的物品;

(2)损伤性废物(如注射针头)置于防刺防渗漏利器盒内,剩余危害药品安瓿应先密封包装后,再放入防刺防渗漏的利器盒内;

(3)感染性废物(如注射器)及其他被污染的一次性耗材、手套等置于双层黄色医疗垃圾袋中;

(4)所有医疗垃圾封口贴上危害药物警告标识后传出调配间。

4. 清洁

(1)关闭生物安全柜风机;

(2)用专用抹布清水清洁操作台,由污染较轻的区域到污染较重的区域清洁,清洁顺序:先清洁操作台外壁—内侧顶部—内壁四周—台面凹槽—台面;

(3)最后清洁操作台对应地面,专用拖布清洁,保证地面无玻璃碎屑等;

(4)清洁结束后,将抹布、拖布分别放置于专用盆内先清洗,后消毒。

5. 消毒

（1）用蘸有 75% 乙醇的无纺布或一次性消毒湿巾由无菌要求较高的区域到要求较低的区域依次消毒，消毒顺序：操作台台面—内壁四周—内测顶部—外壁；

（2）关闭生物安全柜的照明灯，开启风机、紫外灯 30min，以便将工作区域污染物质排出；

（3）将抹布、拖布分别用清洁剂清洗干净后，放置于专用容器内用 500mg/L 含氯消毒液浸泡 30min，晾干备用。

6. 关机

关闭水平层流台总开关。

7. 记录

做好各项文字记录，如《PIVAS 生物安全柜使用记录本》《PIVAS 危害药品调配间清场清洁消毒记录本》《PIVAS 紫外线消毒记录本》。

二、生物安全柜操作注意事项

1. 严格遵循无菌技术操作原则，所有混合调配操作均应严格按照无菌操作技术在生物安全柜内进行。

2. 开始药物混合调配时，必须将生物安全柜前窗拉至安全警戒线以下，否则操作区域内将不能保证负压，会造成药物气雾外散，既污染调配间环境又对操作人员身体产生危害，同时操作区域内也可能达不到百 级净化要求。

3. 所有的无菌物品或操作关键部位须暴露在最洁净空气，即"开放窗口"，操作区至少离工作台外沿 15~20cm，内沿 8~10cm，并离台面至少 10cm 区域内进行。

4. 操作及清洁消毒过程中应避免任何液体溅入高效过滤器，以免损坏器件或引起微生物滋生。应当在层流洁净台侧壁打开安瓿，注意避免朝向高效过滤器方向，防止药液喷溅到高效过滤器上。

（崔雪梅）

第八节　混合调配标准操作规程

掌握：混合调配操作前各项准备工作、混合调配标准操作规程及操作注意事项。

一、混合调配操作前准备工作

1. 环境准备

（1）环境安静、整洁、宽敞明亮；

（2）混合调配前 30min 开启净化系统及水平层流洁净台的风机；

（3）净化系统运行 10min 后，确认处于正常工作状态并记录签名；

（4）洁净区级别要求：一更十万级、二更万级、混合调配间万级、水平层流洁净台局部百级。

2. 人员准备

仪表规范、衣帽整洁、修剪指甲、无饰品。

3. 用物准备

（1）个人防护用物：防静电鞋、洁净服、一次性口罩、一次性帽子、无粉灭菌乳胶手套、手消毒液；

（2）操作用物：各种规格注射器、棉签、75%乙醇或碘伏、纱布数块、砂轮、治疗碗、利器盒、医疗垃圾桶、生活垃圾桶。

二、混合调配操作规程

1. 混合调配操作前

（1）进入一更更换专用防静电鞋；

（2）七步洗手法洗手；

（3）进入二更，穿洁净服、戴口罩、戴一次性无粉灭菌乳胶手套；

（4）进入调配间；

（5）用蘸有 75%乙醇的无纺布或一次性消毒湿巾擦拭消毒洁净工作台内部的各个部位，顺序为从上到下、从内到外。

2. 混合调配操作中

（1）调配前的核对：调配人员将摆有药品的药车推至洁净工作台附近的指定位置；并准备好调配操作用物，按输液标签核对药品名称、规格、数量、有效期等和药品完好性并确认无误；

（2）将药品放置于洁净工作台的操作区域，用 75%乙醇或碘伏消毒基础输液袋/瓶的加药口、药品安瓿瓶颈或西林瓶胶塞；

（3）调配人员根据所调配药品选用适宜的一次性注射器，检查并拆除外包装，旋转针头连接注射器并固定，使针尖斜面与注射器刻度处于不同方向；

（4）调配人员严格执行无菌操作按混合调配流程进行混合调配。①调配注射液：将安瓿乳头部药液弹至体部，用 75%乙醇或碘伏消毒颈部及砂轮后，在安瓿颈部划一锯痕，再次消毒后折断安瓿，注意打开安瓿应当在洁净工作台侧壁，要避免朝向高效过滤器方向，以防药液喷溅到高效过滤器上，将针头斜面向下伸入安瓿内的液面下，抽动活塞，吸取所需药液量，再注入基础输液袋/瓶内。②调配西林瓶类药品：75%乙醇或碘伏消毒西林瓶胶塞及瓶颈部，抽吸药液时首先将针头插入瓶塞内，往瓶内注入所需药液等量空气，以增加瓶内压力，倒转西林瓶及注射器，使针头在液面以下，吸取药液至所需量，再以食指固定针栓拔针头，将药液注入基础输液袋/瓶内；如为粉针剂,应先将溶媒注入西林瓶内,轻轻晃动药瓶或使用振荡器进行助溶,待药物完全溶解后,按所需药液量抽出药液,注入基础输液袋/瓶内轻轻摇匀;

(5)调配操作完成后,调配人员或核对人员应再次核对输液标签与药品名称、规格、用量等,准确无误后,在输液标签的相应位置签名或盖章;

(6)将调配好的成品输液以及空安瓿和西林瓶传出调配间,送至成品输液核对包装区,进入成品输液核对包装程序。也可由辅助人员在调配间内完成混合调配后核对工作,并清理台面,空安瓿弃于利器盒内。

3. 混合调配操作后

(1)清场:调配工作结束后,应立即全面清场,关闭水平层流洁净台;清理操作区台面上的物品,损伤性废物(如注射器针头)放入利器盒中封口,感染性废物弃于双层黄色医疗垃圾袋中封口,传出调配间并做好登记与交接班工作;

(2)清洁:用清水洗涤的专用抹布清洁玻璃、墙壁、传递窗,转运车等,用清水洗涤的无纺抹布清洁操作台,顺序为外壁→内侧顶部→内壁四周→台面,最后清洁操作台对应地面,用清水洗涤的专用拖布拖地,保证地面无玻璃碎屑等;

(3)消毒:用蘸有75%乙醇的无纺布或一次性消毒湿巾由无菌要求相对高的区域到无菌要求相对低的区域依次消毒操作台,消毒顺序:台面→内壁四周→内侧顶部→外壁;开启紫外线灯照射30min;

(4)按照更衣操作规程出调配间;

(5)及时填写各工作记录,如《PIVAS混合调配责任追溯表》《PIVAS结余药品记录表》《PIVAS仪器设备使用记录本》《PIVAS清场清洁消毒记录本》《PIVAS紫外线消毒记录本》。

三、混合调配注意事项

1. 混合调配时严禁交叉调配操作,不得在同一操作台面上一人同时进行两组或两组以上混合调配的操作。

2. 严格执行无菌操作规程,按照规范的洗手流程洗手,无菌手套不能代替洗手过程。

3. 混合调配所用的药品,如果不是整支/瓶的用量,必须在输液标签上有明确标注计算与实际用量,以便校对。

4. 肠外营养液、高警示药品和某些特殊药品的混合调配、非整支/瓶用药量计算等,应当实行现场双人核对并签名。

5. 操作台中物品摆放应当规范,避免跨越无菌区域。

(1)水平层流洁净台大件物品放置相距不小于15cm,小件物品相距不少于5cm,距离台面边缘不少于15cm,物品摆放不得阻挡洁净层流,距离层流洁净台后壁不少于8cm;

(2)生物安全柜所有的操作离工作台外沿20cm,内沿8~10cm并离台面10~15cm区域内进行,药品或物品不得阻挡生物安全柜的散流孔,操作前将防护玻璃下拉至指定位置。

6. 调配操作以及清洁、消毒过程应防止任何药液溅入高效过滤器,以免损坏器件或引起微生物滋生。

7. 每组混合调配操作完成后,应当立即清场,用蘸有 75%乙醇的无纺布或一次性消毒湿巾擦拭台面,不得留有与下批调配无关的药物、余液、用过的注射器和其他物品。

8. 进行抽吸药液操作时,抽液量不得超过注射器容量的四分之三,以防止针栓脱落。

9. 混合调配时操作用品、药品有污染或疑似污染时,应当立即更换。

10. 混合调配过程中,如出现输液异常或对药品配伍、操作程序有疑问时应当立即停止调配,及时与当班药师沟通,确认无误后方可重新调配并记录。

（崔雪梅）

第九节　肠外营养混合调配标准操作规程

一、调配操作前准备工作

1. 环境准备

(1)环境安静、整洁、宽敞明亮;

(2)混合调配前 30min 开启净化系统及水平层流洁净台的风机;

(3)净化系统运行 10min 后,确认处于正常工作状态并记录;

(4)洁净区级别要求:一更十万级、二更万级、混合调配间万级、水平层流洁净台局部百级。

2. 人员准备

(1)人员资质:经过药学专业知识和静脉用药集中调配操作岗位责任制规范化培训、并经考核合格的专业技术人员;

(2)仪表规范、衣帽整洁、修剪指甲、无饰品。

3. 用物准备

(1)个人防护用物:防静电鞋、洁净服、一次性口罩、一次性帽子、无粉灭菌乳胶手套、手消毒液;

(2)操作用物:各种规格注射器、一次性静脉营养输液袋、棉签、碘伏或 75%乙醇、纱布、砂轮、网套、治疗碗、利器盒、医疗垃圾桶、生活垃圾桶。

二、肠外营养混合调配操作规程

1. 混合调配前操作规程

（1）进入一更更换专用防静电鞋；

（2）按七步洗手法洗手；

（3）进入二更穿连体洁净服、戴口罩、戴一次性无粉无菌乳胶手套；

（4）进入调配间；

（5）用蘸有 75%乙醇的无纺布或一次性消毒湿巾擦拭消毒水平层流洁净台内部,顺序为:从上到下、从内到外。

2. 混合调配中操作流程与操作规程

（1）检查混合调配所用物品,按要求检查有效期、包装有无破损、有无潮湿等,并仔细检查一次性静脉营养输液袋有无裂纹,输液管夹、截流夹性能等是否完好；

（2）核对输液标签患者年龄、药品名称、规格、用量、用药时间、用药频次等,并核对药品各项信息与输液标签是否一致,确认药品有效期和完好性无误;按输液标签将药品有序摆放于水平层流洁净台操作台面,然后按规定对药品西林瓶/安瓿及基础输液袋/瓶操作部位进行消毒；

（3）根据所调配药品特点选用适宜的一次性注射器,从开口处撕开,旋转固定注射器针头,并注意使针尖斜面与注射器刻度处于不同侧方向, 拉动针栓检查有无漏气。混合调配中随时固定针栓,防止针栓脱落。不同药品均应分别独立使用一次性注射器,如磷酸盐溶液、电解质溶液、微量元素、水溶性维生素、脂溶性维生素等,各注射器应做好相应标识:

①50ml 注射器用于混合调配电解质；

②20ml 注射器用于混合调配微量元素、水溶性维生素、脂溶性维生素、磷酸盐溶液；

③10ml 注射器用于混合调配 25%硫酸镁；

④1ml 注射器用于混合调配胰岛素。

（4）混合调配操作前、中、后均应当核对输液标签患者和药品各项信息的准确性、完好性;严格执行调配操作规程与无菌操作规范,按流程逐一抽吸药品,药液务必抽吸干净、残留液符合规定要求；

（5）肠外营养液必须按顺序进行混合调配操作:

①将磷酸盐、做量元素分别加入氨基酸溶液中,充分混匀,以避免局部浓度过高；

②将电解质及胰岛素分别加入葡萄糖或葡萄糖氯化钠溶液中,充分混匀；

③用脂溶性维生素溶解水溶性维生素后加入脂肪乳中,充分混匀；

④注入药品前关闭一次性静脉营养液袋所有输液管夹；

⑤先将氨基酸注射液和葡萄糖注射液或葡萄糖氯化钠注射液混合注入, 将以上注射液套入网套,并倒转悬挂在水平层流洁净台的挂杆上,分别连接一次性静脉营养输液袋两路管路并打开输液管夹,液体注入袋中时轻轻按压,使药液充分混匀,并查看袋内药液有无浑浊、异物、变色以及沉淀生成。待上述注射液全部流入到输液袋后,及时关闭相应输液管夹,防止进入过多空气；

⑥最后注入脂肪乳,连接输液袋第三根管路打开输液管夹,轻轻按压输液袋,充分混匀,待脂

肪乳全部流入到输液袋后,及时关闭相应输液管夹,防止进入过多空气;

⑦拆除进液管,使一次性静脉营养输液袋口向上,将袋中多余空气排出后关闭截流夹,再将进液管口套上无菌帽;

⑧挤压一次性静脉营养输液袋,观察是否有液体渗出,如有渗漏、沉淀、异物、变色等异常情况应废弃并重新调配。

(6)工业化三腔袋:脂肪乳、氨基酸、葡萄糖注射液按顺序进行混合调配:

①工业化三腔袋水平放置,沿着上边缘撕掉紧挨端口的凹槽,轻轻撕开长边,去除外包装;

②把工业化三腔袋放置于操作台台面,从把手边向端口边紧紧卷起,首先用右手握住,然后左手持续给力,直到垂直密封条被挤压打开;

③颠倒3次,可以使三腔袋内液体充分混合;

④除去钢针口的防破坏标签并消毒;

⑤根据输液标签将丙酰胺谷氨酰胺注射液和/或e-3鱼油脂肪乳加入三腔袋内,缓慢按压,充分混匀。

⑥根据输液标签抽吸需要量胰岛素加入三腔袋内,缓慢按压,充分混匀;

⑦用脂溶性维生素溶解水溶性维生素后加入三腔袋内,缓慢按压,充分混匀;

⑧将磷酸盐、微量元素分别加入三腔袋内,缓慢按压,充分混匀,以避免局部浓度过高;

⑨最后将电解质加入三腔袋内,缓慢按压,充分混匀。

(7)操作人员应仔细审核输液标签上医嘱信息的药品用量、用法等与调配的药品空西林瓶、空安瓿信息是否一致,准确无误后在输液标签上签名;

(8)核对人员应再次进行核对,按照输液标签上医嘱信息的药品用量、用法等与调配药品空西林瓶或安瓿相关信息相一致,检查截流夹是否关闭,确认正确无误后,通过传递窗将成品肠外营养液与空西林瓶空安瓿等传送至核对包装区;

(9)每批次操作完成后应立即清洁操作台面,用蘸有75%乙醇的无纺布擦拭台面,将与下批输液混合调配无关的药物、余液、用过的注射器及其他物品等及时清理干净;

(10)调配操作过程中,如有疑问应立即停止操作,报告当班药师或负责人,确认无误后方可重新进行调配并做好记录。

3. 混合调配后操作规程

(1)清场:清除操作区台面上的物品,感染性废物弃于黄色垃圾袋中,损伤性废物,如针头放入利器盒中,封口并传出混合调配间;关闭水平层流洁净台;

(2)清洁:用清水洗涤的专用抹布清洁玻璃、墙壁、传递窗、转运车,用清水洗涤的无纺抹布清洁操作台,顺序为:操作台外壁→内侧顶部→内壁四周→台面。最后清洁操作台对应地面,用清水洗涤的专用拖布拖地,保证地面无玻璃碎屑等;

(3)消毒:用蘸有75%乙醇的无纺布或一次性消毒湿巾由无菌要求相对高的区域到无菌要求

相对低的区域依次消毒操作台,消毒顺序:台面→内壁四周→内侧顶部→外壁,再消毒传递窗、墙壁、玻璃等,开启操作台风机及紫外线灯,30min后关闭;

(4)脱衣更鞋:进入二更脱一次性洁净隔离服与口罩,进入一更更换拖鞋,七步洗手法洗手,出调配间;

(5)及时填写各项工作记录,如《PIVAS混合调配责任追溯表》《PIVAS结余药品记录表》《PIVAS水平层流洁净台使用记录本》《PIVAS清场清洁消毒记录本》《PIVAS紫外线消毒记录本》。

三、肠外营养混合调配注意事项

1. 严格执行规范的洗手操作流程。

2. 手套有破裂、渗透性时,应立即更换。

3. 规范无菌物品管理,储存应符合要求,无菌物品保存合格证留样。

4. 肠外营养混合调配操作应严格按照无菌技术在水平层流洁净台上进行。

5. 所有的无菌物品或操作关键部位须暴露在最洁净空气,即"开放窗口",也就是水平层流洁净台内侧至少15cm处,水平层流洁净台外沿是万级、百级空气交汇处,不得进行混合调配操作。同时操作台物品的摆放不能阻挡洁净层流,且至少距离层流洁净台后壁8cm。

6. 操作及清洁消毒过程避免任何液体溅入高效过滤器,以免损坏器件或引起微生物滋生。应当 在层流洁净台侧壁打开安瓿,并注意避免朝向高效过滤器方向,以防药液喷溅到高效过滤器上。

7. 西林瓶类粉针剂药品需抽吸适量液体充分溶解后再稀释。

8. 应规范调配手法,加强查对,防止调配过程中玻璃碎屑、丁基胶塞脱落。

(1)注射器:选择适合的注射器,根据药品规格、剂型选择;

(2)安瓿类药品:选择斜面注射器,针尖斜面朝下,抽吸阻力小、药液抽吸干净;

(3)西林瓶类药品:易产生胶塞的药品选择单侧孔注射器,不易产生胶塞的药品选择斜面注射器,单侧孔注射器穿刺面小可防止胶塞脱落,斜面注射器穿刺阻力小、节力;

(4)穿刺:在规定的穿刺区域穿刺,注射器针头斜面朝上垂直进针,以针头顶点也就是最细点进针,穿刺面小、阻力小,不易产生液体胶塞造成注射器针头堵塞,节力。

9. 严格按照加药顺序和规程进行混合调配操作,确保肠外营养液的稳定性。

(1)磷与钙不可加入到同一载体中,避免生成磷酸钙沉淀;

(2)葡萄糖PH3.5~5,脂肪乳剂PH<5时,两者不宜直接混合,以防影响脂肪乳剂的稳定性;

(3)电解质可破坏脂肪乳分子结构,导致破乳,故不能直接加于脂肪乳中;

(4)多种微量元素注射液与甘油磷酸钠注射液应分别加入到两瓶氨基酸,避免局部浓度过高发生变色反应;

(5)混合调配时针对不是整瓶/支用量的药物,应当在输液标签上做出明显标识,以便核对人员进行校对。

10. 胰岛素可被聚氯乙烯滴注管吸附,建议使用胰岛素泵给药。

11. 成品肠外营养液传递至病房(区)宜立即使用,如需存放,应置于 2℃~8℃ 处,放置时间不得超过 16h。

(崔雪梅)

第十节　危害药品混合调配标准操作规程

一、调配操作前准备工作

1. 环境准备

(1)环境安静、整洁、宽敞明亮;

(2)混合调配前 30min 开启净化系统及生物安全柜风机;

(3)净化系统运行 10min 后,确认处于正常工作状态并记录;

(4)洁净及级别要求:一更十万级、二更万级、混合调配间万级、生物安全柜局部百级。

2. 人员准备

(1)调配操作基本要求

①负责危害药品用药医嘱或处方适宜性审核的人员,应当具有药学专业本科以上学历,药师以上专业技术职务任职资格,5 年以上临床用药或调剂工作经验;

②负责贴签摆药、加药混合调配、成品输液核对的人员,应当具有药士或护士以上专业技术职务任职资格;

③从事危害药品调配工作的药学或护理专业技术人员,应当接受药学专业知识与技能、调配操作流程与操作规程、岗位职责、应急处理技能、法律法规与规章制度等相关内容培训,经考核合格后上岗,并应定期接受药学专业继续教育;

④从事危害药品混合调配工作的相关人员,应每年至少进行一次健康检查,建立健康档案,并定期轮岗。如出现危害药品毒副作用症状及体征,应当及时调离工作岗位。

(2)操作人员仪表规范、衣帽整洁、修剪指甲、无饰品。

3. 用物准备

(1)个人防护用物:防静电鞋、一次性洁净服、一次性口罩或 N95 口罩、一次性帽子、无粉灭菌乳胶手套、防护眼镜、手消毒液、危害药品溢出包;

(2)操作用物:各种规格注射器、棉签、碘伏或 75%乙醇、纱布数块、砂轮、治疗碗、利器盒、各种规格危害药品专用包装袋、医疗垃圾桶、生活垃圾桶。

二、危害药品混合调配操作规程

1. 混合调配前操作规程

(1)进入一更更换洁净区防静电鞋；

(2)按七步洗手法洗手；

(3)进入二更穿一次性连体洁净服、戴双层口罩(或 N95 口罩)、戴防护眼镜、戴双层一次性无粉无菌乳胶手套；

(4)进入调配间；

(5)用蘸有 75%乙醇的无纺布或一次性消毒湿巾擦拭生物安全柜内部,顺序为:从上到下、从内到外。

2. 混合调配中操作规程

(1)在操作台中央铺上一块一次性医用吸附垫单,防止危害药品滴漏而污染台面；

(2)混合调配前仔细核对输液标签病人年龄、药品名称、规格、用量、用药时同、用药频次等以及药品有效期和完好性,并再次检查药物之间配伍的合理性及用药剂量是否合理；确认无误后按输液标签将药品有序摆放在生物安全柜上,进入加药混合调配操作程序；

(3)西林瓶类药品调配操作

①根据所调配的药品特点选择适宜的一次性注射器,检查外包装有无破损漏气,是否在有效期内,确认无误后方可使用,旋转固定注射器针头,并使注射器刻度与针尖斜面处于相反方向,拉动针栓检查有无漏气；注射器应与针头连接牢固,防止抽吸药液时针头脱落；

②用碘伏或 75%乙醇对西林瓶胶塞、输液加药口进行消毒；

③将西林瓶垂直放在操作台面上, 穿刺时应将针头斜面朝上以 45°角将针头插入西林瓶胶塞 内,直至斜面有一半覆盖,将针头垂直插入西林瓶胶塞,使用侧孔注射器时可以垂直穿刺；

④危害药品西林瓶类的混合调配操作严格执行负压无菌技术；

⑤用注射器抽取危害药品药液时, 抽取药液量不宜超过注射器容量的四分之三, 并且药液中不得出现气泡,以免影响吸取药液量的准确性。

(4)安瓿瓶类药品调配操作

①注射器的选择与检查同上；

②将安瓿放在生物安全柜操作台面上,轻拍安瓿颈部,使药液渗入安瓿体内；

③用碘伏或 75%乙醇对安瓿颈部、输液加药口进行消毒；

④快速折断安瓿颈部,将安瓿颈部置于密封袋内；

⑤略微倾斜安瓿,用注射器抽取所需剂量的药液,加入稀释液中即可。

(5)每袋输液混合调配完成后,应由核对人员在调配间内再次核对输液标签、药品名称、规格、剂量,准确无误后,在输液标签上签名或盖章,用专用密封袋单独包装并密封并注明危害药品标识后传出调配间；

（6）如有剩余的药液需要再次使用，则应在西林瓶上标明药品名称、溶媒、浓度、日期、有效期以及相关人员的签字等，用密封袋密封并妥善储存。

3. 混合调配后操作流程与操作程序

（1）清场：调配完毕及时清场，清理操作台上的物品，不得留有与下一袋输液调配无关的任何药品与物品。废弃物应按危害药品废弃物处置原则进行处置，损伤性废物（如针头）置于防刺防渗漏利器盒内，残留危害药品安瓿应先包装后，再放入防刺防渗漏的利器盒内。感染性废物（如注射器）及其他被污染的一次性耗材、手套等置于双层黄色医疗垃圾袋中。所有医疗垃圾封口贴上危害药物警告标识后传出调配间；

（2）清洁：用清水洗涤的专用抹布清洁玻璃、墙壁、传递窗、转运车，用清水洗涤的无纺抹布清洁操作台，顺序为外壁→内侧顶部→内壁四周→台面凹槽→台面。最后清洁操作台对应地面，用清水洗涤的专用拖布拖地，保证地面无玻璃碎屑等。清洁结束后，将抹布、拖布分别放置于专用盆内先清洗，后消毒；

（3）消毒：用蘸有75%乙醇的无纺布或一次性消毒湿巾由无菌要求较高的区域到要求较低的区域依次消毒，消毒顺序：操作台台面→内壁四周→内测顶部→外壁，再消毒传递窗、墙壁、玻璃等。关闭生物安全柜的照明灯，开启风机、紫外灯30min，以便将工作区域污染物质排出；

（4）将抹布、拖布分别用清洁剂清洗干净后，放置于专用容器内用500mg/L含氯消毒液浸泡30min冲净消毒液，晾干备用；

（5）脱衣更鞋：进入二更脱一次性洁净隔离服与口罩，进入一更更换拖鞋，七步洗手法洗手，出调配间；

（6）及时填写各项工作记录，如《PIVAS混合调配责任追溯表》《PIVAS结余药品记录表》《PIVAS水平层流台使用记录本》《PIVAS清场清洁消毒记录本》《PIVAS紫外线消毒记录本》。

三、危害药品混合调配注意事项

1. 危害药品的加药混合调配须设立独立物理隔断的调配操作间，且在指定的1I级A2型生物安全柜中进行操作。

2. 生物安全柜只有处于正常工作状态时才能使用，生物安全柜使用时前挡玻璃开启高度不超过安全警戒线18cm处，确保柜内负压，以防止危害药品气溶胶向外扩散。

3. 调配操作人员在进入洁净调配间调配危害药品前，应正确佩戴双层医用口罩或者N95型口罩、戴一次性帽子、穿连体洁净服，避免皮肤暴露。

4. 连续工作30min更换手套，连续工作超过三小时更换防护服。操作过程中出现手套破损或被污染时，应立即更换手套。

5. 危害药品混合调配操作完成后，应在调配操作间完成成品核对工作，由复核人员按照危害药品成品输液核对规程进行核对,危害药品废弃物按医疗废弃物处置。

6. 混合调配过程中发生危害药品溢出,应立即启动危害药品溢出应急预案。全体人员应熟练掌握细胞毒性药物溢出处理流程,每年应进行溢出处理演练并做相应记录。

7. 将包装好的危害药品成品输液分别整齐放置于有病区标识的专用周转容器内,按要求运送并与病房护士做好交接。

8. 怀孕期和哺乳期人员应避免危害药品的加药混合调配操作。

（崔雪梅）

第十一节　成品输液核对包装标准操作规程

一、操作前准备

1. 环境准备:环境安静、整洁、宽敞明亮。

2. 人员准备:仪表规范、衣帽整洁、修剪指甲、无饰品。

3. 用物准备:个人防护用物:手消毒液、一次性口罩、无菌橡胶手套。

操作用物:核对包装桌、包装袋、周转箱、消毒湿巾、笔、利器盒、医疗、生活垃圾桶。

二、成品输液核对包装操作规程

1. 核对包装前

(1)将核对包装的用物置于相应的位置,如转运车置于核对包装桌旁合适位置,各种型号的包装袋放置于核对包装桌上;利器盒、垃圾桶置于合适位置;

(2)七步洗手法洗手、戴口罩;

(3)戴无菌橡胶手套。

2. 核对包装操作流程

(1)将混合调配好的成品输液经传递窗取出,按照输液标签核对药品名称、规格、用量等信息,成品输液的质量(其颜色、澄清度、是否渗漏、有无瓶塞异物等);确认无误后将空安瓿弃于利器盒内,并签名或盖章;如实行调配间内核对模式的,此环节在调配间内完成;

(2)成品输液内有胰岛素用药时注意查看是否标示明确;

(3)将核对完成的成品输液按照输液种类和科室分别放置,同一科室集中包装;

(4)核对包装时再次查看输液标签上的科室信息、各岗位人员的签名,避免出现科室混淆;

(5)包装袋或周转箱内装入适量药品后封口,封口要严密;

(6)包装好的成品输液要按顺序放置于转运车上,相同科室集中放置;

(7)脱手套弃于医疗垃圾桶内,七步洗手法洗手,摘口罩。

3. 核对包装后

(1)将转运车推至相应物流出口与运送人员当面做好交接,准备运送;

(2)剩余的各种型号的包装袋、笔等整理后归回原位;

(3)输液筐送至清洁消毒间集中清洁、消毒;

(4)用消毒湿巾对核对包装桌进行擦拭消毒;

(5)按照规定对废弃物进行处置;

(6)七步洗手法洗手,做好工作记录。

三、核对包装注意事项

1. 核对包装时,应保持包装桌清洁整齐,并然有序。

2. 成品输液应定位放置,不得随意更改位置。

3. 遮光药品需进行遮光处理。

4. 对非整支用量药品注意核对是否标示。

5. 有胰岛素的成品输液按照规定进行标示。

6. 核对包装肠外营养液时应重点查看截流夹是否关闭,无菌帽是否套好,检查输液袋有无渗漏,有无沉淀、破乳、变色、异物等;有水溶性维生素而无脂肪乳剂的肠外营养液需套遮光袋;胰岛素是否按照规定加入并标记;肠外营养液使用专用包装袋包装后放入周转箱内加盖密封,标明科室,尤其注意要轻拿轻放,妥善放置,防止挤压。

7. 核对包装危害药品时应重点核对用药时间,液体名称、规格用量,非整支药品剂量是否调配无误,带颜色的成品输液与所显示的调配剂量是否相符,遮光药品加套遮光袋,检查输液袋(瓶)有无渗　漏,为避免转移性污染,危害药品在调配时内完成核对包装,并用专用包装袋密封包装后传出调 配间。

8. 儿科用药核对包装时应注意非整支药品剂量是否调配准确,药品的剂量、浓度、用法是否符合患儿年龄。

9. 核对包装时应注意批次时间要求及时完成包装,保证各批次成品输液及时送至临床科室,确保患者按时用药。

10. 核对包装过程中如发现调配有误、输液渗漏等情况,及时与当班药师沟通解决。

（崔雪梅）

第十二节　成品输液发放运送标准操作规程

一、操作前准备

1. 环境准备:环境安静、整洁、宽敞明亮。

2. 人员准备:仪表规范、衣帽整洁、佩戴胸牌、修剪指甲、无饰品。

3. 用物准备:转运车,运送危害药品的转运车内要备有危害药品溢出包。

二、成品输液发放运送操作规程

1. 发放运送人员按时到岗;检查转运车是否准备齐全、到位。

2. 与 PIVAS 工作人员及时、认真进行交接,将包装完成的输液转运袋封口、转运箱加盖、转运车加锁,填写配送交接单。

3. 将成品输液及时送达相应科室,配送途中人车不分离。

4. 到达相应科室后,开锁,与临床护士当面进行成品输液交接,共同清点数目后签名,若数目不符时需在交接单上注明情况。

5. 配送完成后,及时将配送交接单交回 PIVAS。

6. 配送工作结束后,清洁消毒转运箱、转运车,清点转运工具。

三、成品输液发放运送注意事项

1. 发放运送人员由经过培训考核合格的工勤人员担任，能熟练掌握成品输液配送运送标准操作规程,严格按标准操作规程完成成品输液配送工作。

2. 根据不同的输液批次准时与 PIVAS 工作人员进行交接,交接时注意科室区分,避免混淆。

3. 发放运送人员应按时间、按批次及时完成药品的配送工作,保证患者按时用药。

4. 运送及搬运过程中,如有易碎药品时,应尽量轻搬轻放避免震荡破损。

5. 肠外营养液使用专用转运箱运送,每箱不宜放置过多(每箱 8~10 袋),以免压力过大造成挤压渗漏。

6. 危害药品应用专用密封袋包装后放置于专用转运袋或箱内，转运车需同时备有危害药品溢出包。

7. 配送人员发放运送过程中发现科室混淆、漏液等问题应及时反馈 PIVAS 工作人员进行处理,以便及时解决。

8. 配送人员要认真做好配送工作的文字记录并签名,与 PIVAS 值班人员做好交接班,如实记录,不得随意涂改交接记录。

(崔雪梅)

第十三节　清场、清洁、消毒标准操作规程

一、清洁、消毒基本原则

1. 清洁、消毒基本要求：

(1)环境与物体表面以及重复使用的器具和药品,应遵循先清洁,再消毒的原则;

(2)制定清洁与消毒标准化操作规程,包括清洁剂与消毒剂的种类,消毒液浓度、配制方法及更换频率等;

(3)使用的消毒产品应经国家有关行政部门批准许可,符合相应技术标准规范,并应遵循批准使用的范围、方法和注意事项。应根据环境表面和污染程度选择适宜的消毒剂,选用的消毒剂不应对洁净环境、水平层流台和生物安全柜、成品输液、辅助器具等产生影响或潜在影响;

(4)无明显污染时可采用消毒湿巾进行清洁与消毒;

(5)洁净区、非洁净控制区和辅助工作区三个功能区应各有独立的清洁工具,不得混用;洁净区内危害药物调配间与其他输液调配间也应各有独立的清洁工具,不得混用;清洁工具在使用后应立即进行清洗消毒,在各相应的专用环境中储存、晾干;

(6)使用微细纤维材料的擦拭布巾和地巾;

(7)环境表面不宜采用高效消毒剂进行日常消毒;

(8)每次清洁、消毒操作,须详细记录存档。科室质量控制小组应定期对控制区和洁净区的卫生状况及操作记录进行质量督查。

2. 清洁、消毒方法选择:根据物品污染后导致感染的风险高低选择相应的消毒或灭菌方法。

(1)高度危险性物品,应采用灭菌方法处理;

(2)中度危险性物品,应采用达到中水平消毒以上效果的消毒方法;

(3)低度危险性物品,宜采用低水平消毒方法,或做清洁处理;遇有病原微生物污染时,针对所污染病原微生物的种类选择有效的消毒方法。

3. 空气消毒处理原则:

(1)安装空气净化消毒装置的集中空调通风系统;

(2)空气净化系统的维护,应根据当地空气质量与通风口设置周围环境状况有所不同;

(3)空气处理机组、新风机组应定期检查,新风机组风口滤网,每月清洁1~3次;

(4)初效过滤器建议每季度检查1次、每半年更换1次;中效过滤器建议每半年检查1次,每年更换1次,发现污染和堵塞及时更换;末端高效过滤器每年检查1次,使用2~3年以上时宜更换;

(5)回风口过滤网宜每周清洁一次,并定期检查,每年更换一次。如遇特殊污染应及时更换,并对回风口内表面进行擦拭消毒;

(6)遵循设备的使用说明进行保养与维护,配备专业维护保养人员;并建立运行手册,做好巡检记录。

4. 物体表面和地面的消毒原则：

（1）物体表面的消毒。室内物品表面无明显污染时，采用湿式清洁，再用消毒液擦拭消毒；当受到明显污染时，先用吸湿材料去除可见的污染物清洁后，再用消毒液擦拭消毒；

（2）地面的消毒。地面无明显污染时，采用拖布湿式清洁后，用消毒剂对地面擦拭消毒；当地面受到明显污染时，先用吸湿材料去除可见污染物，采用拖布湿式清洁后，再用消毒剂擦拭消毒；

（3）各功能区应有专用消毒工具。

二、清洁、消毒标准操作规程

1. 非洁净控制区

（1）清洁标准操作规程

①清洁用品：清洁剂、清洁盆、清洁布、拖布、毛刷、吸尘器；

②调配工作结束后立即整理物品，清除非洁净控制区内遗留物及废弃物，地面用吸尘器吸取表面粉尘，用适宜的清洁用品清除污迹，若有特别污染物，可用清洁剂擦拭、用水擦洗至无泡沫。

　a. 每日清洁：工作台、地面；

　b. 每周清洁：门、窗、墙面；

　c. 每月清洁：天花板、公用设施；

（2）消毒标准操作规程

①消毒工具：清洁布、拖布、消毒剂；

②推荐消毒剂：75%乙醇和500mg/L含氯消毒溶液，消毒液应现用现配；

③消毒前应当先进行清洁工作；用500mg/L含氯消毒溶液擦拭消毒，停留约10~15min后再用水擦去消毒液。

　a. 每日消毒：工作台、地面；

　b. 每周消毒：门、窗、墙面；

　c. 每月消毒：天花板、公用设施。

（3）辅助工作区的药品拆包区、转运箱、转运车存放区、会议示教休息室，应每日保持清洁卫生，并应当每个月消毒一次；

（4）摆药筐每日用250mg/L含氯消毒溶液浸泡30min，然后用清水冲洗干净，晾干备用；危害药品摆药专用筐单独浸泡冲洗；

（5）外送转运箱、转运车每日用250mg/L含氯消毒溶液擦拭消毒，停留10~15min后再用水擦去消毒液；

（6）工作鞋每周用500mg/L含氯消毒溶液浸泡30min，然后用清水冲洗干净，晾干。

2. 洁净区

（1）清洁标准操作规程

①清洁用品：无纺布或其他不脱落纤维物质的清洁用品，清洁盆或桶、清洁剂；

②调配操作结束后应当立即清场，整理水平层流台、生物安全柜，清除废弃物。用适宜的清洁剂擦拭照明灯开关、工作台顶部，然后再从上到下清洁台面的两壁，最后清洁工作台面，再用水擦洗至无泡沫。

a. 每日清洁：工作台四周、座椅、所有的不锈钢设备，传递窗的顶部、两壁、台面，门框、门把手，废弃物桶，地面；

b. 每周清洁：门、窗、墙面；

c. 每月清洁：天花板、公用设施。

③清洁过程中，不得将清洁剂或水喷溅到高效空气过滤器上。

（2）消毒标准操作规程

①消毒工具：无纺布、清洁不锈钢桶或塑料桶、拖布；

②推荐的消毒剂：75%乙醇、500mg/L 含氯消毒溶液，消毒液现用现配；

③消毒前应当先进行清洁工作，再用 75%乙醇和 500mg/L 含氯消毒溶液擦拭消毒，停留 10~15min 后再用水擦去消毒液。

a. 每日消毒：

（a）用 75%乙醇擦拭消毒水平层流台、生物安全柜，按顺序擦拭工作台面、内壁、顶部，最后擦拭开关按键；

（b）用消毒溶液擦拭不锈钢设备，传递窗的顶部、台面、两壁、门把手、座椅、治疗车等；

（c）用消毒溶液擦拭废弃物桶内外，按废弃物性质，医疗废物套上黄色垃圾袋，生活垃圾套上黑色垃圾袋；

（d）用消毒溶液擦地面，不得留有死角。

b. 每周消毒：门、窗、墙面；

c. 每月消毒：天花板、公用设施。

④消毒过程中，要防止将消毒剂等液体喷淋到高效空气过滤器上。

3. 清洁工具的清洁、消毒

（1）手工清洗与消毒

①手工清洁用品：用于擦拭桌面、墙面用清洁工具，应用清洁剂清洗干净，在 250mg/L 有效氯消毒剂或者其他有效消毒剂中浸泡 30min，冲净消毒液，晾干备用；

②擦拭地面用清洁工具：用清洁剂清洗干净，在 500mg/L 有效氯消毒剂或者其他有效消毒剂中浸泡 30min，冲净消毒液，晾干备用；

（2）自动清洗与消毒：使用后的清洁工具放入清洗设备内，按照清洗设备的使用说明进行清洗与消毒，取出放置备用；

（3）注意事项：三个功能区以及洁净区内危害药品调配间的清洁工具应当专区专用，清洗、消毒、分类存放。

4. 医疗废物处置

(1)危害药品废弃物,应在危害药品混合调配间内,由第二者进行成品输液核对,确认无误后,废弃的一次性注射器针头及玻璃安瓿装入利器盒;其他废弃物放入双层黄色医疗废物包装袋封口扎紧,注明标识,放置于指定位置由医院集中统一处理;

(2)一般输液调配后产生的医疗废弃物,一次性注射器针头及玻璃安瓿装入利器盒,其他废弃物用黄色医疗废物包装袋包装扎紧,放置于指定位置由医院集中统一处理。

三、清场、清洁、消毒环节注意事项

1. 清场注意事项

(1)清场时,混合调配间净化系统应处于开启状态,以保持继续换气,最大程度地减少净化区域的微粒。危害药品及抗生素调配结束后应先关闭操作台照明,使操作台风机处于开启状态;其他药品调配结束后,操作台风机与照明同时关闭;

(2)清除操作台上所有物品;

(3)医疗垃圾分为损伤性废物和感染性废物,应按规定分类处置;

(4)勿徒手分离使用后的一次性注射器,调配完毕后统一用利器盒分离;利器盒容量达到 3/4 时应封口,放置于指定位置由医院统一处理;

(5)使用后的药筐,集中收集,转移至清洗间进行清洗消毒;

(6)调配结束后的药品应由专人统一归置。

2. 清洁注意事项

(1)在洁净区内禁止采用干式清扫,地面清洁应使用湿式清扫,注意避免将垃圾带出调配间外,造成转移污染;

(2)使用无纺抹布清洁操作台,抹布专区专用。清洁水平层流台时,应注意紫外线灯管和挂杆的清洁;

(3)清洁生物安全柜时,应将操作台下方及凹槽一并清洁到位;

(4)清洁过程中,不得将清水喷淋到高效过滤器上;

(5)洁净区和一般辅助工作区的清洁工具必须严格分开,不得混用;在各自区域内清洗、消毒、晾干备用。

3. 消毒注意事项

(1)消毒不能代替清洁;

(2)为保证清洁、消毒效果,使用消毒剂擦拭消毒时必须在清水清洁待干后才能进行;

(3)消毒时擦拭顺序:由无菌要求高的区域至无菌要求相对低的区域;

(4)擦拭危害药品操作台的纱布和抹布不允许擦拭其他区域。危害调配间内治疗车应彻底消毒后推出调配间,以防转移性污染;

（6）最后进行地面消毒，使用 500mg/L 含氯消毒剂浸泡的拖布按照"Z"字形方法擦拭；

（7）调配工作结束后，应将调配间专用鞋清洁后浸泡于 500mg/L 含氯消毒液内进行消毒，30min 后取出，清水洗净，晾干备用。并对二更更衣柜、一更鞋柜进行清洁消毒；

（8）消毒液的配制必须现配现用，配制时应佩戴口罩及手套，配制的消毒剂需用试纸检测浓度；

（9）清场清洁消毒结束后，开启紫外线照射 30min，每日执行人员做好消毒记录，定期对紫外线消毒效果及物体表面的消毒效果、空气的消毒效果进行监测，每月对洁净区空气进行微生物监测。

（崔雪梅）

参考文献：

［1］ 吴永佩，颜青，张健主编.全国静脉用药集中调配工作模式与验收管理培训教材.第一版.北京：科学技术文献出版社，2016.

［2］ 米文杰，陈迹，李林主编.静脉用药集中调配基础操作指南，第一版.北京：人民卫生出版社，2017.

［3］ 米文杰，刘向红，陈迹主编.静脉用药集中调配基础管理与进阶实践.第一版.北京：人民卫生出版社，2017.

［4］ 卫生部办公厅关于印发《静脉用药集中调配质量管理规范》的通知.2010.

［5］ 静脉用药调配中心建设与管理指南（拟送审稿），国家卫生委医院管理研究所药事管理研究部，2018.

［6］ 赵彬，老东辉，商永光，蒋朱明，梅丹代表中华医学会肠外肠内营养学会药学协作组，规范场外营养液配制.中华临床营养杂志，2018 年 6 月第 26 卷第 3 期.

［7］ 余波；翟青等；医疗机构静脉用细胞毒性药物调配质量管理工作规范.《中国药学杂志》2020-03-12.

［8］ 李六亿；李卫光；医院空气净化管理规范.《2014 年河南省护理学会医院感染管理专业学术研讨会论文集》- 2014-03-01.

［9］ 医疗机构环境表面清洁与消毒管理规范 WS/T512—2016《中国感染控制杂志》-2017-04-28.

［10］ 胡国庆；陆烨；李晔；手术室医院感染预防与控制管理要求.《中国消毒学杂志》-2019-02-15.

［11］ 刘雪琴，利器盒l锐器盒的使用方法.2012.

第四章　静脉用药调配中心常见的
职业暴露及防护

职业暴露是指在由于职业关系而暴露在危险因素中，从而有可能损害健康或危及生命的一种情况。医务人员职业暴露是指医务人员在从事诊疗、护理活动过程中接触有毒、有害物质或传染病病原体，从而损害健康或危及生命的一类职业暴露。近年来，医务人员的职业安全问题越来越受到国家的关注和重视。目前，中国越来越多的医疗机构也逐步建立了静脉用药调配中心（PIVAS），在特殊设计的操作环境中，由受过培训的专业技术人员，进行细胞毒性药物、全肠外营养液和抗生素等药物的集中调配。在 PIVAS 集中完成细胞毒性药物的调配可减少对人员的危害以及降低对环境的污染，是一种相对有效地防护方式，但是也从另外一个角度说明 PIVAS 的药护人员成为了职业暴露的高危人群。

PIVAS 虽集中调配药品，但是防护能力依然有限，仍有多个环节易发生职业暴露，工作人员面临着物理因素、化学因素、心理因素等多种职业危害因素。工作人员在调配的过程中要与静脉药物密切接触，长期处于过敏反应、急性刺激等工作环境中，对药护人员的身体健康造成了较大的威胁。且 PIVAS 工作人员长期处于相对封闭的特殊工作环境中，会造成一定的心理压力，导致职业暴露的潜在风险增加，因此，职业防护在 PIVAS 显得尤为重要。本章节对 PIVAS 的职业暴露因素以及采用的防护策略进行归纳，重在保障工作人员的职业安全。

（崔雪梅）

第一节　物理性影响因素及防护

一、锐器损伤及手指损伤的防护

锐器损伤及手指损伤是 PIVAS 工作中最常见的职业损伤。PIVAS 工作人员每天需要开启大量的安瓿药品，手指不仅时常有被划伤的危险，而且手部长期用力容易造成肌腱劳损、腱鞘炎、手部关节疼痛或手指变形等。根据统计,PIVAS工作人员被锐器划伤的事故中,绝大部分是由于开启安瓿药品所致。也可能在药物调配操作过程中损伤,如调配药物时针头刺伤、清场时被利器扎伤等;如果在调配细胞毒性药物时被锐器刺伤或划伤,药物可能进入人体,对操作者的健康造成一定程度的危害。而这些锐器伤的发生,为工作人员带来健康方面的威胁,同时有部分人员担心感染了某些疾病而出现心理上的过分担忧、焦虑等不良情绪,也严重影响了工作质量。因此,锐器损伤及手指损伤的预防要做好以下几点。

1. 安全培训

应对新入职员工及各类人员进行锐器伤安全培训,所有工作人员应掌握规范要求和标准操作流程并严格执行。操作时集中注意力,避免回套针帽、徒手分离和二次分拣使用后的注射器和针头;规范使用利器盒;培训工作人员正确使用安全型防护工具。

2. 多功能开瓶器的使用

多功能开瓶器的使用可以有效降低打开玻璃安瓿时划伤手指的概率。其结构主要是由手柄、砂轮片、多规格安瓿放置孔及西林瓶盖金属启子等组成,熟练使用多功能开瓶器对提高工作效率、防止手指划伤可以起到较好的作用。

3. 防护指套的使用

防护指套对手指关节可有一定的支撑作用,减轻手指关节长时间屈曲用力造成的疲劳和负担,也可以有效防止拇指和食指免受安瓿划伤及玻璃碎屑的扎伤。可根据情况购买大小松紧适宜的防护指套或使用纱布绷带自制防护指套使用。

4. 安瓿材质的影响

随着药品生产工艺的进步,市场上塑料安瓿逐渐增多。与玻璃安瓿相比,塑料安瓿具有运输安全、易于开启、减少操作人员锐器损伤等特点。因此,当同种安瓿瓶装药品有不同材质包装可选时,建议优先选择塑料安瓿装的品种。

5. 工作中一旦发生锐器损伤,应立即启动锐器伤应急预案。正确处理伤口,及时上报医院感染科,做好相关记录,如锐器伤部位、伤口情况、处理过程等,组织全体人员分析讨论锐器伤发生的原因,以防再次发生。

二、噪音危害及其防护

有资料显示,50dB的噪音就会影响人的休息和睡眠,达到70~90dB会使人感到厌烦,影响学习和工作效率。长时间在噪音环境下工作可能会出现神经衰弱、记忆力减退和内分泌功能紊乱等症状。PIVAS的噪音主要来源于水平层流台和生物安全柜的风机、净化空调、振荡器、冰箱、打印机等设备在运行时产生的较大噪音,由于PIVAS人员在药物调配时长期暴露在噪音中,极易对听力和身体其他方面造成一定的影响,如职业性听力损伤。职业性听力损伤是指作业者在工作过程中由于长期接触噪声刺激所引起的一种进行性的感音性听觉损伤。所以做好听力方面的防护是非常重要的,预防措施主要有以下几种。

1. 控制噪音来源

降低噪音声源是最积极、最根本的办法。首先可以选用低噪音的设备,在安装设备时就应采用各种隔音、防震、吸声的措施。如天花板和墙壁安装吸音材料;安装设备时宜降低安装的密度;管道噪声用包扎法防止噪声;气流噪声可使用消音器或扩大排气孔等方法,使噪声缩减到国家规定的防护标准(85~90dB)以内。

2. 耳部隔音

如果控制噪音声源措施不能达到预期效果时,就需要采用戴耳塞、耳罩、隔音帽等防声器材。一般在 80dB 噪声环境长期工作应佩戴简便耳塞;90dB 以上时,必须使用防护工具。简便的方法可采用棉花塞紧外耳道再涂抹凡士林,其隔音值可达 30dB。

3. 减少接触噪音的时间

尽量减少每天接触噪声的时间,工作期间定时在隔音室或休息室里进行工间休息,还可根据实际情况进行工作岗位轮换,都可以降低噪声对听力的损害。

4. 定期健康监护

人员上岗前应检查听力,患有神经性耳聋和噪声敏感者,应避免在强噪声环境下工作。对长期接触噪声者,应定期检查听力,及时发现早期的听力损伤,并给予妥善安排处理。

三、视力损伤的防护

PIVAS 工作具有特殊性,长期处于相对封闭的环境及日光灯下,每天要核对大量的西林瓶、安瓿瓶药品,并且要确保完全正确。在调配药物的过程中,异物溅入眼中的风险较高;在操作前后需要常规对层流洁净台进行紫外线消毒,紫外线照射到人的眼睛、皮肤,有引起电光性眼炎、灼伤等风险。如果视力受到损伤,就会影响工作效率和质量,增加出现差错的概率,所以保护视力非常重要,必须做好以下几点。

1. 工作区光线要充足舒适,如果光线太弱,字体看不清楚,易导致视觉疲劳。

2. 工作完毕后有意识调整放松眼睛或做眼保健操。

3. 开启层流操作台紫外线灯时,不要眼睛直视紫外线灯,紫外线消毒时人员不要进入调配间内;建议配备防紫外线眼镜,必要时佩戴,以免灼伤眼睛。

4. 注意防止眼外伤,必要时佩戴防护眼镜,异物溅入眼中应立即启动异物溅入眼睛应急预案。

5. 注意眼部卫生,不用手揉眼睛,不与他人共用毛巾、脸盆等浴具。

6. 定期检查视力,眼部不适需及时就医,若为传染性眼病应进行隔离,防止病原体传染给他人。

(崔雪梅)

第二节　化学性影响因素及防护

一、药物影响因素及其防护

PIVAS 调配的药物主要包括全肠外营养液、抗肿瘤药物、抗菌药物、普通药物、中药注射液等。工作人员每天要接触大量药物,在拆包装、排药和调配药品过程中,药品破损、意外的药液撒溅或粉尘溢出,可形成肉眼看不到的含毒性微粒的气溶胶或气雾,对人体造成多方面的影响,特别是抗肿瘤药物和抗菌药物。此类药物都是广义上的细胞毒性药物,细胞毒性药物是一类有效杀伤免疫细胞并抑制其增殖的药物,主要用于抗恶性肿瘤,它在杀伤肿瘤细胞的同时也影响到正常细胞的生长和繁殖,长期接触可造成骨髓抑制、肠道毒性、染色体异常、脱发、生殖毒性等。PIVAS 的工作人员在调配药品过程中,打开安瓿瓶和溶解各种粉针剂时,有肉眼看不见的药液逸出,形成含有毒性微粒的气溶胶或气雾,可通过皮肤、呼吸道、消化道侵入人体,对人体造成损伤。抗菌药物在 PIVAS 的药品调配中占较大比例。在调配抗菌药物时,也会出现气溶胶或气雾,长期与之接触会提高过敏反应发生的概率,有资料显示,PIVAS 工作人员的过敏反应率明显高于普通人群 2~3 倍,进而体内出现耐药菌,甚至对人体的免疫系统造成了不良的影响。因此,为防止各类药物对工作人员健康产生不利影响,做好以下几方面防护工作至关重要。

1. 建立健全完善的工作制度,建立规范化的操作管理流程,保证工作人员在工作中有规可循。加强安全知识教育和培训,全面提高工作人员的防范意识。

2. 建立完善的防护设施,静脉用细胞毒性药物调配工作应使用 AII 以上级别的生物安全柜,有条件的使用 BII 以上级别的生物安全柜;提供充足的个人防护用具,工作人员应先进行个人防护用具规范使用的培训,考核合格后再上岗。所有工作人员应熟练掌握防护用具的穿脱流程,应定期进行防护演练并记录。

3. 正确使用生物安全柜。严格按照操作规程操作,操作前做好仪器设备检查准备工作,调配前 30min 打开空调净化系统和生物安全柜,确保各项参数在正常范围之内,操作中任何物体都不能堵塞回风槽,保持开放窗口,防护玻璃打开不超过安全警戒线,确保柜内负压状态,并防止液体溅出。操作完毕后,应彻底清洁消毒生物安全柜。

4. 严格执行细胞毒性药物安全操作规程。操作人员按要求进行防护穿戴,穿好后检查整套防护的封闭性、完好性,切忌皮肤裸露。调配操作过程严格遵守无菌操作原则和细胞毒性药物标准操作规程,西林瓶操作时应保持瓶内等压,禁止主动补气和大力抽拉针栓,以防药液外溅。调配完成后的细胞毒性药物成品输液须单独密封包装,外包装袋上要有醒目的标示。

5. 正确规范处理废弃物,防止转移性污染。研究显示,细胞毒性药物的污染源除了在准备和配置环节产生外，医疗废物的处理也是污染的主要来源之一。因此加强细胞毒性药物废弃物的管理至关重要。接触细胞毒性药物的物品均是细胞毒性废物，需要统一分类处理。应将注射器针筒、一次性中单、吸湿纱布块、空西林瓶分别装入规定的黄色医疗废物包装袋内，并在袋口封口处贴上标签"感染性废物"或"药物性废物"；针头、空安瓿等锐器应放入带有警示标示的黄色利器盒内，利器盒盛满3/4的量时需立即更换，如未能盛满也应及时处理。利器盒封口后贴上"损伤性废物"标签，由医院专人统一收集处置。

6.一旦发生细胞毒性药物溢出，应立即启动溢出处理流程。各操作区域应常备溢出包，包内备有以下物品：一次性防护服、N95口罩、护目镜、一次性帽子、无菌乳胶手套、鞋套等，工作人员应熟练掌握细胞毒性药物溢出应急处理流程，定期进行溢出处理演练并做好记录。

7.做好仪器设备的维护保养工作。每天记录室内空气压差及温湿度，由专业人员定期对过滤设备清洁维护，确保最佳换气次数及进回风数。除做好生物安全柜的日常检查和保养外，应每年当对生物安全柜进行各项参数的检测，并根据检测结果进行维护和调整。

二、化学消毒剂的影响及其防护

消毒剂的使用贯穿在PIVAS的每一个工作环节。常用的消毒剂包括含氯消毒剂、乙醇、季铵类阳离子表面活性剂、甲酚皂溶液等。这些消毒剂具有挥发性或腐蚀性，长期接触会对人体的皮肤、黏膜、呼吸道、消化道和神经系统可产生不同程度的损害，引起皮炎、鼻炎、头晕、头痛、皮肤过敏等，甚至有致畸、致癌、致突变的可能性，因此要加强对消毒剂的认识和防护。

防护措施主要是加强对化学消毒剂的管理，化学消毒剂要集中存放，专人保管；所有工作人员应掌握不同化学消毒剂的用法，使用过程中要规范佩戴手套和口罩，用消毒液擦拭的物品至少放置05h后再使用。

（崔雪梅）

第三节　其他影响因素及防护

一、环境影响：PIVAS工作环境较密闭，无窗无对流风，工作繁重时室内人员相对比较密集，虽然有一定的新风送入，也会引起人员的不适感，甚至造成大脑缺氧的情况。

二、心理因素：PIVAS工作具有高强度、高风险、高压力的特点，输液的质量与患者用药安全息息相关，这就加大了对PIVAS人员的工作要求，增加了精神压力。在这种环境下工作，工作人员长期处于心理性职业紧张状态、工作繁忙、思想高度集中、精神过度紧张，且工作性质是体力与脑力密切结合的工作，容易使人产生焦虑、烦躁、身心疲惫等不良情绪，导致胃下垂、偏头痛、溃疡、慢性腰腿痛、心脏病、慢性肝胆病以及颈椎病等疾病的发生概率增加。

三、其他因素：PIVAS工作人员在调配过程中，长期保持固定姿势，肌肉肌腱常处于过度拉伸或收缩状态,易出现肌腱劳损、腱鞘炎、颈椎或脊柱损伤;工作时的长时间站立也易导致下肢静脉曲张。每天拆卸大量输液,易造成腰肌酸痛。因此,做好职业防护对 PIVAS 工作人员的健康至关重要,同时也是药物安全调配的重要保障。

以上影响因素的防护策略如下:

1. 定期维护通风设备,减少密闭环境对工作人员造成的不良影响。有条件的地方可增设空气净化器,净化空气中的药物和消毒剂的粉尘。

2. 合理安排人力资源,弹性排班,适当的休息可缓解压力和紧张情绪。调配人员定时轮换调配间,尽量保证调配细胞毒性药物和肠外营养液的人员每天更换,在两个调配间内,人员的分工每天不同,避免长期调配细胞毒性药物带来危害和调配大量肠外营养液造成疲劳。在按时完成调配工作之余,丰富科室文化,定期组织文娱活动来活跃气氛,如诵读诗歌、做健身操等,通过这些活动使工作人员放松心情,心理压力得到释放缓解,才能以更积极地心态投入到工作中。

3. 对于颈椎损伤的防护,重点在于预防,其主要措施有:工作人员在紧张的工作后应注意适当卧床休息。卧位可以减少颈椎负荷,有利于椎间关节的炎症消退,缓解疼痛,卧床休息时要注意枕头的选择与颈部姿势。仰卧位时将枕头置于颈后,高度调至 12~15cm,维持颈椎的正常生理曲度,并可使颈部和肩胛带的肌肉放松,解除颈肌的痉挛。也可做一些轻柔的颈部运动和上肢运动,以缓解颈部和肩胛部的肌肉紧张或疼痛。另外,还应该重视对脊柱损伤的防护,工作结束卧床休息时,可采用屈膝屈髋位,以减少椎间盘内压,舒张脊柱关节,缓解腰痛症状,并加强腰椎旁肌肉和腰椎的训练,能够有效预防腰肌酸痛和脊柱损伤。

4. 建立工作人员健康档案。PIVAS 工作人员每年必须接受一次健康体检,对其身体常规指标进行检测。建立轮岗制度,以此来规避长时间接触细胞毒性药物对身体造成的不利影响,对于尚处于孕期或是哺乳期的人员,应该暂时性调离工作岗位或不进入细胞毒性药物调配间工作。

(崔雪梅)

参考文献:

[1] 米文杰,陈迹,李林主编.静脉用药集中调配基础操作指南.第一版.北京:人民卫生出版社,2017.

[2] 尹红梅.某医院静脉用药调配中心工作人员抗肿瘤药物暴露评估研究[J].中国当代医药, 2020,27(18):179-182.

[3] 唐琳琳,等.静脉用药调配中心药学人员职业危害分析[J].药学服务与研究,2018,18(3):221-224.

[4] 杨鹏,何勇.静脉用药调配中心细胞毒性药物的防护策略[J].中国当代医药,2020,27(35):218-220.

[5] 胡红艳.静脉用药调配中心药护人员的职业危害应对[J].中国民族民间医药,2015,24(22):166.

第五篇
静脉用药调配中心

第一章　肠外营养液处方审核实践案例及分析

掌握:全肠外营养液配方组成;审核要点及其稳定性影响因素。

熟悉:全肠外营养液处方审核依据;质量控制。

了解:肠外营养支持疗法病历点评相关知识。

一、概述

营养支持疗法是临床治疗中非常重要的治疗措施,合理实施营养支持疗法能够改善病患营养状况,对于促进病患机体康复也有显著效果。营养支持疗法分为肠外营养(parenteral nutrition,PN)和肠内营养(enteral nutrition,EN)2种形式。肠外营养是通过胃肠道以外的途径(即静脉途径)为患者提供营养物质。其中全肠外营养(totalparenteral nutrition,TPN)是指患者所有必需的营养物质需要从胃肠道外途径给予。肠外营养支持疗法为危重病人以及无法通过胃肠道获取营养的患者提供基础营养物质,在临床已经广泛应用。肠外营养液使用不当会对患者造成伤害或死亡,在中国被列为高警示药物(high-alertmedications)。合理的肠外营养液处方是保障临床营养支持疗法安全有效的基础,所以药师必须认真审核处方,发现不合理处方及时反馈至科室并与医师讨论,确保患者用药安全。

肠外营养液可分为:(1)全合一营养液(all-in-one solution,AIO)和二合一(two-in-one solution)。(2)工业化生产的多腔袋(multi-chamber bag,MCB)主要包含三腔袋(triple chamber bag,TCB)和双腔袋(dual-chamber bag,DCB)。

全合一(AIO)即全肠外营养混合液(total nutrient admixture,TNA),是指药师在审核通过医师所开具的处方后,在静脉用药调配中心(Pharmacy Intravenous Admixture Services,PIVAS)将处方中脂肪、氨基酸、葡萄糖、电解质、维生素、微量元素和水等营养物质,由经过培训的药学专业技术人员按规定的操作流程,混合于一个输液袋中。三腔袋(TCB)属于全合一肠外营养液,是指在软袋的三个相对独立腔室中分别装入脂肪乳、氨基酸和葡萄糖,使用时挤压软袋即可快速将独立腔室中的溶液混合成肠外营养。

二合一是指在规定条件下,将除脂肪乳以外的肠外营养组份,转移至一个输液袋内而配成的混合静脉注射溶液。双腔袋属于二合一肠外营养液,指在软袋的两个相对独立腔室中分别装入多种氨基酸电解质溶和葡萄糖电解质溶液,使用时可以通过挤压充分混合成肠外营养液。

二、配方组成

肠外营养液的配方组成,包括葡萄糖、脂肪、氨基酸、电解质、维生素、多种微量元素和水等。葡萄糖和脂肪是为人体提供能量的两大营养物质。特殊情况下,也可将有特殊药理作用并可能影响日后的药理营养素等特殊营养物质加入肠外营养液中。按照肠外肠内营养指南推荐,葡萄糖和脂肪双能源方式供能,且能量配比提供合理,可使人体合成代谢更加安全有效,并能减少一些代谢并发症的发生。氨基酸是合成人体蛋白质、维持生命活动的基础物质。肠外营养支持疗法时,应合理并足量的提供氨基酸用量。电解质、维生素、多种微量元素等营养素,应在保证肠外营养液稳定性和相容性的前提下,根据患者个体情况,酌情考虑加入量。常用肠外营养液各成分制剂,详见表1。

表1 肠外营养液各成分制剂

药物类别	上市品种
碳水化合物	葡萄糖注射液(5%葡萄糖注射液、10%葡萄糖注射液、25%葡萄糖注射液、50%葡萄糖注射液)
脂肪乳	脂肪乳注射液、中/长链脂肪乳、结构脂肪乳、ω-3鱼油脂肪乳、多种油脂肪乳注射液
氨基酸	复方氨基酸注射液(3AA、6AA、9AA、15HBC、18AA、20AA等)、小儿复方氨基酸、丙氨酰谷氨酰胺注射液
电解质	氯化钾注射液、氯化钠注射液、葡萄糖酸钙注射液、氯化钙注射液、硫酸镁注射液、门冬氨酸钾镁注射液、甘油磷酸钠注射液、复合磷酸氢钾注射液
维生素	水溶性维生素注射液、脂溶性维生素注射液
微量营养素	多种微量元素注射液
水	灭菌注射用水(或通过0.9%氯化钠、5%葡萄糖、葡萄糖氯化钠注射液等代替补充)

三、处方审核依据

肠外营养液处方审核的依据,是国内和国外的肠外营养支持疗法指南、专家共识和循证证据等。

1. 中华医学会编著的《肠外肠内营养学诊疗指南》(2008版)。

2. 中华医学会编著的《临床技术操作规范——肠外肠内营养学分册》(2008 版)。

3.《成人围术期营养支持指南》(CSPEN2017)。

4.《外科临床营养》(ESPEN2017)。

5.《肿瘤患者营养支持指南》(CSPEN2017)。

6.《2016 年成年危重症病人营养支持治疗实施与详价指南》。

四、处方审核要点

处方审核药师必须经过培训考核,具备一定专业知识和技能,才能保证处方审核的正确性和合理性。据相关统计,一组肠外营养液处方大约有 10 多种制剂组分,而不同组分之间可能存在配伍禁忌以及其他影响营养液稳定性的因素。因此,肠外营养液是临床安全性要求最高的静脉输液之一,保障肠外营养支持疗法的安全性与有效性需要处方审核药师的规范性审核。

1. 审核标准

(1)适应证是否适宜;

(2)营养支持方式选择是否适宜;

(3)是否有加入非营养药物的不适宜情况;

(4)各营养素用量是否适宜;

(5)其它不适宜情况的。

2. 营养支持疗法适应症

在临床营养实践中,营养支持疗法需根据患者是否能从中获益来决定适应证。判断患者是否能从中获益有许多指标,其中不仅包括症状的改善、生活质量的提高、并发症和死亡率的降低、疾病的加速康复;也有包括功能性的变化和机体重量或组成的改善(如增加肌肉组织等),其中功能性变化包括如提高肌肉力量和改善疲劳、加速创伤愈合速度、增强机体抗感染相关的免疫功能等指标。大量证据表明,营养不良特别是严重营养不良的患者可从合理的营养支持疗法中获益,而边缘性营养不良或高危人群的营养支持疗法治疗指征仍存在争议。在目前的临床实际工作中,"营养筛查→营养评定→营养干预"是营养支持疗法的基本步骤。

营养不良(malnutrition)是指能量、蛋白质和(或)其他营养素缺乏、过剩或失衡导致对人体的形态(体形、体格大小和机体组成)、机体功能和临床结局产生可以观察到的不良影响的一种状态。

营养不足(undernutrition)是指由于能量或蛋白质等营养物质摄入不足或吸收障碍,造成特异性营养素缺乏或失衡,或由于疾病、创伤、感染等应激反应,导致营养物质消耗增加,从而产生的营养素缺乏。

营养风险(nutritionalrisk)是指现存或潜在的与营养因素相关的导致患者不利临床结局的风险。

营养筛查(nutritionscreening)是指医务人员利用快速、简便的方法了解患者营养状况,决定是否需要制定营养支持疗法计划。营养筛查包括营养风险筛查和营养不良筛查。根据营养评定(nutrition assessment):营养专业人员对患者的营养、代谢状况及机体功能等进行全面检查和评估,考虑适应证和可能的不良反应,以制定营养支持计划。

中华医学会肠外肠内营养学分会(Chinese Society for Parenteral and Enteral Nutrition,CSPEN)指南(2008)、欧洲营养肠外肠内营养学会(European Society for Parenteral and Enteral Nutrition,ESPEN)指南(2003)和全国技术名词审定委员会批准后公示资料,营养风险是指现存或潜在的与营养因素相关的导致患者出现不利于临床结局,即营养风险与临床相对应,与感染性并发症发生率、住院时间(实际及理想住院时间)、生活质量(如生命质量调整)、成本——效果比等结局指标相关。需要指出的是,除了营养风险筛查以外,还有营养不良筛查。目前,ESPEN 指南(2003)和 CSPEN 指南(2008)均推荐营养风险筛查 2002(Nutrition Risk Screening 2002,NRS2002)作为是否需要实施营养支持疗法的筛查工具。筛查住院患者是否存在营养风险是实施营养支持疗法的第一步,营养风险筛查是在患者入院后 24h 内完成。营养不良有两个指标,满足其一即可,一是体重指数(body mass index,BMI)$<18.5kg \cdot m^{-2}$;二是非意愿体重丢失(即无法确定时间者体重下降超过日常体重 10%或 3 个月体重下降超过 5%),且 BMI 偏低($<70a$ 者 $BMI<20kg \cdot m^{-2}$,$\geqslant 70a$ 者 $BMI<22kg \cdot m^{-2}$)或低去脂体重指数(fat-free mass index,FFMI;男性 $FFMI<17kg \cdot m^{-2}$,女性 $FFMI<15kg \cdot m^{-2}$ 即为低 FFMI)。营养评定由于需要进行血液生化检查等检测,因此原则上是患者入院后尽快完成,但没有具体规定的时间。

评定内容包括:患者脏器功能有关的血液生化检查、人体测量和人体组成测量(脂肪、瘦体组织和其他组成的评定),复合型营养评定工具【如主观全面评定(subjective global assessment,SGA)、患者参与的主观全面评定(patient-generated subjective global assessment,PG-SGA)、简易营养评定(MNA)】等多个内容。SGA 的评定内容包患者病史和体格检查两项内容,PG-SGA 是在 SGA 基础上发展起来的,由患者自我评估与医务人员评估两部分组成,其中患者自我评估内容包括身体质量、摄食情况、症状、活动和身体功能,而医务人员评估内容包括疾病和营养需求的关系、代谢需要以及体格检查。

住院患者营养风险筛查评分表

筛查工具:营养风险筛查 2002(Nutrition Risk Screening 2002,NRS 2002)

适用对象:18~90 岁、住院时间＞1 天、次日 8 时前未进行手术,神志清者(□是□否)

病例号 姓名 性别 年龄 科室 床号

主要诊断

一、病评分 *

若患者有以下疾病请在□中打"√",并参照标准进行评分。

评分 1 分,营养需要量轻度增加:□髋骨折□慢性疾病急性发作或有并发症

□COPD□血液透析□肝硬化□一般恶性肿瘤

评分 2 分,营养需要量中度增加:□腹部大手术□脑卒中□重度肝炎□血液恶性肿瘤

评分 3 分,营养需要量重度增加:□颅脑损伤□骨髓移植□APACHEII＞10 分的 ICU 患者

疾病评分:□0 分□1 分□2 分□3 分

二、营养评分

1. 人体测量(要求:空腹、免鞋、单衣。测量数值保留到小数点后 1 位)

身高 cm,体重 kg,BMI kg/m²,BMI＜18.5□3 分

严重胸水、腹水、水肿者,卧床得不到 BMI 指数者,无严重肝肾功能异常时,用白蛋白值替代。

白蛋白＜30g/L□3 分

2. 体重下降:1~3 个月内体重是否下降? (□是□否),体重下降 kg,下降 %。

体重下降 5%是在□3 个月内(1 分)□2 个月内(2 分)□1 个月内(3 分)

3. 摄食减少:1 周内进食是否减少? (□是□否)

较前减少□25%~50%(1 分)□51%~75%(2 分)□76%~100%(3 分)

营养评分:□0 分□1 分□2 分□3 分

三、年龄评分

≥70 岁□1 分,＜70 岁□0 分

年龄评分:□0 分□1 分

营养风险筛查总评分: 分数(疾病评分 + 营养评分 + 年龄评分)

调查者签名 调查日期

* 说明:疾病严重程度定义(1 分即慢性疾病患者因出现并发症而住院治疗,患者虚弱但不需卧床,蛋白质需要量略有增加,但可以通过口服和补充来弥补;2 分即患者需卧床,如腹部大手术,蛋白质需要量相应增加,但大多数人仍可以通过人工营养得到恢复;3 分即患者在重症病房中靠机械通气支持,蛋白质需要量增加且不能被人工营养支持疗法所弥补,但是通过人工营养可以使蛋白质分解和氮丢失明显减少)。

3. 肠外营养支持疗法的适应症

临床营养支持治疗的方式有 3 种,即口服营养补充剂(oral nutritional supplements,ONS)、肠内营养(EN)和肠外营养(PN)。肠内营养(EN)是指经口服或管饲途径,通过胃肠道提供营养物质的一种营养支持治疗方式。当胃肠功能严重障碍时机体能量需求常以全肠外营养供给,当 EN 供给<总能量需求 60%时,也常联合部分肠外营养(partial parenteral nutrition,PPN)支持治疗,以促进患者康复,改善患者预后,有些患者甚至可以赖以生存。凡需要营养支持,但又不能或不宜接受肠内营养(EN)的患者均为肠外营养(PN)的适应证。此外,临床上许多能够接受肠内营养但由于疾病等原因无法满足机体的能量和蛋白质目标需要量的患者,需要补充或联合肠外营养。实际的临床情况十分复杂,对某一疾病或情况很难简单的确定选择哪种营养支持方式,疗效是否一定显著,以下情况可考虑应用 PN:

(1)总适应证:

①时间(>7 天)不能进食或经肠内途径摄入每日所需热量、蛋白质或其他营养素者;

②由于严重胃肠道功能障碍或不能耐受 EN 而需营养支持者;

③通过 EN 无法达到机体需要的目标量时应该补充 PN。

(2)具体适应证:

①由于以下情况无法进食或通过消化道吸收营养物质:广泛小肠切除、小肠疾病、放射性肠炎、严重腹泻、顽固性呕吐等;

②接受大剂量放、化疗的营养不良患者;

③进行骨髓移植患者;

④无法进行或不能耐受 EN 的重症胰腺炎患者;

⑤消化道功能障碍的严重营养不良患者;

⑥营养不良的获得性免疫缺陷性疾病患者或存在顽固性腹泻、并发其他感染、接受化疗等并发症的获得性免疫缺陷性疾病患者;

⑦严重分解代谢状态下患者(如颅脑外伤、严重创伤、严重烧伤等),在 5~7d 内无法利用其胃肠道的。虽然 PN 在某种程度上具有不可替代的意义,但某些情况下并不适宜或应慎用:

a. 肠道功能正常,能获得足量营养的;

b. 计需 PN 支持少于 5d 的;

c. 心血管功能紊乱或严重代谢紊乱尚未控制或纠正期;

d. 预计发生 PN 并发症的风险大于其可能带来的益处的;

e. 需急诊手术者,术前不宜强求 PN;

f. 临终或不可逆昏迷患者。

4. 营养素种类及用量

明确营养适应证,确定选择肠外营养(PN)后,应对患者的代谢状态进行全面评估,还需充分考虑疾病对代谢的影响,由此确定治疗目标并制定合理的营养计划。根据不同患者的器官功能、疾病状态、代谢情况及其他治疗措施,准确设计肠外营养液处方并实施。接受 PN 的患者不能控制营养物质的吸收, 所有经静脉提供的营养物质都要被吸收、代谢和排泄。因此全肠外营养(TPN)中营养素必须完整,包括水、葡萄糖、氨基酸、脂肪乳、电解质、维生素和微量元素等。特殊情况下,也可加入药理营养素等特殊营养物质,其独特的药理作用可能影响预后。

全肠外营养方案

总液体入量——40~60ml/kg/d(包括治疗药物液量)

·能量——20~35kcal/kg/d

·氨基酸——1~2g/kg/d

·葡萄糖——占 NPC50%~75%,4kcal/g

·脂肪乳——占 NPC25%~50%,9kcal/g

·非蛋白质热卡比 NPC/N——(100~200):1

·微营养素电解质——一价阳离子(Na^+、K^+)<150mmol/L;二价阳离子(Ca^{2+}、Mg^{2+})<10mmol/L;微量元素、维生素——常规补充,各 1 支/日

(1)液体量

根据患者的日常状况计算液体量。综合评估患者心脏功能和肾脏功能,密切关注体重变化、出入量平衡(包括经口或经静脉补充的液体和尿量、其他途径液体丢失等情况)、并监测患者是否存在脱水、水肿或腔内积液。

正常情况下人体水的需要量可用多种方法计算,详见表1。

表1　每日水需要量计算方法

方法	水需要量 /mL·kg^{-1}	方法	水需要量 /mL·kg
按年龄计算		按体重计算	
强体力活动年轻人	40	第 1 个 10 kg	100
大多数成年人	35	第 2 个 10 kg	50
老年人	30	额外的体重	20(≤50 a)
按摄入热量计算	1ml/kcal		15(>50 a)

(2)能量摄入

在配制肠外营养液时必须确定能量摄入,避免摄入过度或不足。肠外营养液提供能量的药物包括:葡萄糖、脂肪乳和氨基酸。葡萄糖和脂肪乳是肠外营养液最主要的 2 种能量底物,称之为非蛋白热量(nonproteincaloric,NPC)。住院患者非蛋白热量(NPC)供能的适宜比例是 50%~75%的葡萄糖与 25%~50%的脂肪,也可根据患者的耐受情况调整,脂肪乳占比一般不超过 60%。此外,还

可根据患者体重估算非蛋白热量(NPC)供给。某些疾病,如呼吸衰竭患者可增加脂肪乳供给以维持正常的呼吸、非手术肿瘤患者可增加脂肪乳供给以适应机体代谢的改变。在严重疾病时,需考虑胰岛素抵抗或脂肪乳利用障碍来灵活调整糖脂比。伴有明显高甘油三酯血症患者应限制脂肪乳的供给量,用胰岛素来保证血糖浓度正常。1g脂肪乳产生热量为9kcal,1g葡萄糖产生热量为4kcal。

氨基酸是构成蛋白质的基本单位。在体内代谢后,发挥作用有:(1)合成组织蛋白;(2)变成酸、激素、抗体、肌酸等物质;(3)转变成碳水化合物和脂肪;(4)氧化成二氧化碳、水和尿素,产生能量。当机体有足够能量的前提之下,氨基酸方可得以有效利用,合成组织蛋白和其他物质。因此,合理的非蛋白热量和氨基酸量供给,是营养支持疗法合理性最基本的保证。患者在接受肠外营养支持疗法时,建议实施个体化营养配方。根据患者的身高、体重,计算其体质指数(Body Mass Index.BMI),具体计算方法:体重(kg)/身高(m²);再根据患者病理情况,按照相关营养支持疗法指南推荐,合理设计肠外营养液处方。肥胖患者采用校正体重,透析患者采用干体重。

校正体重=理想体重+[0.4×(实际体重–理想体重)]

理想体重(idea body weight,IBW)有多种计算方式,国外推荐男性使用Devine公式,女性使用Robinson公式:

男性:IBW=50+2.3×[身高(cm)/2.54–60]

女性:IBW=48.67+1.65×[身高(cm)/2.54–60]

也可使用简易公式:

男性:IBW=身高(cm)–105

女性:IBW=身高(cm)–100

用Harris-Benedict(H-B)公式估算静息状态下的基础能量消耗(basal energy expenditure,BEE),TEE=BEE×活动指数×应激指数。

BEE(Harris-Benedict公式):

男性:BEE(kcal/d)=66.47+[13.75×实际体重(kg)]+[5.0×身高(cm)]–[6.76×年龄(a)]

女性:BEE(kcal/d)=655.1+[9.56×实际体重(kg)]+[1.85×身高(cm)]–[4.67×年龄(a)]

①葡萄糖摄入量:葡萄糖是肠外营养支持疗法的能量来源之一,正常情况下,葡萄糖提供能量应为非蛋白热量的50%~75%,推荐成人每日葡萄糖供给量<7g·kg⁻¹。然而葡萄糖浓度过高会产生以下几点影响:第一,高浓度的葡萄糖在储存的过程中可能发生降解,影响肠外营养液的稳定性;第二,可能导致部分脂肪的表面受损,脂肪颗粒间的空隙消失从而加剧脂肪粒的凝聚:第三,影响脂肪乳的稳定,导致脂水分层;第四,过高的糖摄入将加重患者已经存在的应激高血糖。有研究报道,使用低脂肪乳高糖量配方组成患者出现了明显高血糖,且与患者的不良结果相关。因此肠外营养液中浓度应小于23%。

②脂肪乳摄入量:脂肪乳是肠外营养支持疗法的另一个能量来源。正常情况下,脂肪乳提供

能量应为非蛋白热量的25%~50%。推荐脂肪乳供给量<2.5g·kg^{-1}时脂肪乳提供热量合理,能明显提升节氮作用,并提供人体必需脂肪酸,参与细胞膜的构成与机体免疫调控。一些指南建议应根据患者的脂质代谢来确定肠外营养中脂肪乳的供能量比例。正常情况下为非蛋白热量的25%~50%。对于接受肠外营养支持疗法的成年患者,通常建议在肠外营养配方中使用脂肪乳剂。对于有高脂血症(甘油三酯>3.5mmol/L)或脂代谢障碍的患者,应根据患者的代谢状况决定是否应用脂肪乳,使用时应充分权衡其可能出现的风险与获益情况。重度高甘油三酯血症(>4~5mmol/L),建议不使用脂肪乳。建议脂肪代谢障碍的患者如创伤和危重症患者,如在肠外营养支持疗法时,肠外营养液中脂肪乳可选用中长链脂肪乳或用油脂肪乳替代部分普通长链脂肪乳,无脂代谢障碍的患者建议选择高脂肪乳配方。鱼油脂肪乳有益于减少腹部大手术后患者的感染性并发症,缩短住院时间。危重症患者也应考虑在肠外营养液的脂肪乳配方中加入鱼油脂肪乳。

　　③氨基酸摄入量:氨基酸是机体合成蛋白质及其他生物活性物质的底物。其中8种必需氨基酸指的是机体自身不能合成或合成速度不能满足需要,必须由体外补充的氨基酸。氨基酸的供给量应根据患者体重和临床情况而定,健康成人的氨基酸需求量是1.2~1.5(g/kg·d)。氨基酸主要作用是用于蛋白质合成而非氧化分解产能,因此,要保证氨基酸有效利用,充分合成蛋白质,就需要葡萄糖和脂肪提供足够能量。合理的供给氨基酸,应是科学补氮,即需要足够的剂量和足够的时间。机体的蛋白质处在不断更新和修复的状态中,饥饿、应激、营养不良和疾病状态影响着蛋白质的合成和分解速率,另外胰岛素和儿茶酚胺水平也能调节蛋白质的合成速率。在严重的蛋白质丢失或重度营养不良时需要较大剂量,而肝肾功能不全的患者则需限制氨基酸用量甚至调整氨基酸组成(如肝性脑病患者应选用支链氨基酸配方,肾功能不全患者应选用肾用氨基酸配方)。目前,市场供应的氨基酸有不同浓度和不同配方。而成人"平衡"氨基酸含15~18种氨基酸,包括所有的必需氨基酸。谷氨酰胺占全身游离总氨基酸的60%,是人体内最丰富的氨基酸,也是条件必需氨基酸。目前,市场提供的谷氨酰胺制剂是丙氨酰谷氨酰胺,其在体内可以分解为谷氨酸和丙氨酰胺,能够有效改善氮平衡并维护肠道功能,也是核苷酸生成的必要物质。建议丙氨酰谷氨酰胺用量不得超过氨基酸总量的20%。相关指南推荐,若患者存在重度营养风险并需要肠外营养支持治疗,建议使用具有完整氨基酸类型的平衡氨基酸,但这要求该患者没有特殊的代谢限制。对于需要肠外营养支持疗法的外科术后患者和重症患者,推荐在处方中添加谷氨酰胺双肽。

　　总之,肠外营养液中提供能量合理性审核,应掌握重点指标。最简单的能量热量供给计算可采用"拇指法则",成人正常体重指数患者(BMI18.5~24):25~30kcal/(kg·d);肥胖患者(BMI≥30):10~15kcal/(kg·d)。氨基酸提供为1.0~2.0g/(kg·d),溶液浓度>2.5%。葡萄糖提供热量占总非蛋白质热卡的50%~75%。成人每日葡萄糖量100~250g,不超过300g;溶液终浓度5%~23%;脂肪乳提供热量占非蛋白质热卡的25%~50%。成人每日需要量1~1.5g/kg。糖脂比(1~2):1;选择适合患者的脂肪乳剂:肝、肾功能正常,可选即用型(卡文);危重患者应适当补充ω-3脂肪酸(鱼油)。脂肪用量过大,会造成体内高脂血症、头疼等不良反应。

4. 其他营养素

肠外营养液处方中,除糖、脂肪乳和氨基酸等提供机体能量的组份之外,还有电解质、维生素和微量元素等营养成分。

(1)电解质的用量

电解质是用于维持水盐代谢平衡和酸碱平衡,保持机体内环境稳定的物质。最常使用的电解质有:0.9%和10%氯化钠、10%和15%氯化钾、17%门冬氨酸钾、10%葡萄糖酸钙和2.5%硫酸镁等。电解质平衡的管理要求动态监测患者的症状和体征,液体的摄入量和输出量以及血液电解质指标(即血钠、血钾、血钙、血镁、血磷等)。在低蛋白血症时,若血钙低于正常值,则血中蛋白结合钙降低,而离子钙不低,不发生临床症状,此时血钙指标需要校正,"校正钙浓度$(mg \cdot dL^{-1})$=血钙浓度$(mg \cdot dL^{-1})$+0.8×[4.0−血白蛋白浓度$(g \cdot dL^{-1})$]"。此外,血清镁浓度与机体镁缺乏不一定平行,PN中应常规补充。在正常情况下,成人建议的每日电解质用量需要推荐量,详见表2。

表2　成人每日电解质需要推荐量

电解质	钠	钾	钙	镁	磷
需要推荐量 /mmol	80~100	60~150	2.5~5	8~12	15~30

如果患者存在电解质紊乱,尤其是低危急值时,需较大量的补充。但是,肠外营养液稳定性受电解质影响较大,尤其是Ca^{2+}和Mg^{2+}的用量,应严格控制。大量文献报道,并经实验证实,保证肠外营养液稳定前提之下,其处方中电解质用量范围为:$Na^+ + K^+ < 130 \sim 150mmol/L$;$Ca^{2+} + Mg^{2+} < 5 \sim 8mmol/L$。

(2)维生素的用量

维生素是维持机体正常生理功能所必需的低分子化合物,在体内不能合成或合成量极微,必须由外界提供。维生素既不是机体的组成部分,也不是供应能量的物质,但在孕育生命及生长发育、调节人体物质代谢、维持正常生理功能以及预防疾病等方面发挥着极其重要的作用。维生素根据不同的溶解性可分为脂溶性维生素和水溶性维生素两大类。脂溶性维生素包括四种类型:维生素 A、维生素 D、维生素 E 和维生素 K。水溶性维生素包括维生素 B1、维生素 B2、维生素 B6、维生素 B12、维生素 C、烟酸、泛酸、叶酸和生物素 9 种。目前,市场供应的用于肠外营养液处方的维生素多为复合制剂。

瑞典危重症专家 Berger Shenkin 曾静提到过,添加维生素和微量元素的营养支持称之为营养支持治疗。维生素是机体有效利用葡萄糖、脂肪酸功能来合成蛋白质的基础,在临床营养支持方案中发挥着重要的作用。美国食品药品监督管理局(foodanddrugadministration,FDA)分别于1979年和 2003 年发布了关于成人肠外营养中维生素日需要量推荐建议,详见表3。

表3　成人肠外营养多种维生素日需要量推荐建议

组成成分	日剂量	
	1979 年	2003 年
脂溶性维生素		
维生素 A(视黄醇)(U)	3300	3300
维生素 D(维生素 D$_2$ 或维生素 D$_3$)(U)	200	200
维生素 E(α – 生育酚)(U)	10	10
维生素 K(叶绿醌)(μg)		150
水溶性维生素		
维生素 C(抗坏血酸)(mg)	100	200
叶酸(μg)	400	600
烟酸(mg)	40	40
维生素 B1(mg)	3	6
维生素 B$_2$(核黄素)(mg)	3.6	3.6
维生素 B$_6$(吡多醇)(mg)	4	6
维生素 B$_{12}$(钴胺素)(mg)	5	5
泛酸(mg)	15	15
生物素(μg)	60	60

　　长期肠外营养支持时,必须加入多种维生素制剂。根据市场供应的维生素复合制剂中的维生素含量,肠外营养液中加入水溶性维生素和脂溶性维生素复合制剂各 1 支,即可满足患者对维生素摄入。

　　(3)微量元素的用量

　　除维生素外,微量元素也是机体有效利用葡萄糖、脂肪供能及合成蛋白质的基础,肠外营养支持方案中应常规添加静脉用多种微量元素制剂。欧洲、美国、澳大利亚的肠外肠内营养学会分别于 2004 年、2012 年和 2014 年发表了关于成人肠外营养多种微量元素日需要量推荐建议,详见表4。

表4 成人肠外营养多种微量元素日需量推荐建议

发表	时间	锌 （mg/d）	铜 （mg/d）	锰 （mg/d）	硒 （mg/d）	氟 （mg/d）	碘 （μg/d）	铬 （μg/d）	铁 （mg/d）	钼 （mg/d）
ESPEN	2004	2.5~6.5	0.3~1.5	0.165~0.3	20~72	1	1.2~130	10~15	1.0~1.2	19.5~25.5
ASPEN	2012	3~4	0.3~0.5	0.055	60~100	——		0.14~0.87	——	
AuSPEN	2014	3.2~6.5	0.3~0.5	0.055	60~100	——	130（仅限 于PN）	10~15	1.1（仅限 于PN）	19（仅限于 PN）

中华医学会肠外肠内营养学分会2018年3月发布的《多种微量元素制剂临床应用专家共识》中推荐意见：营养支持在疾病治疗中发挥重要作用，微量元素应作为临床营养支持方案的必要组成部分。肠外营养支持方案中应常规添加静脉用多种微量元素制剂。

目前，市场上已经有基本必需的微量元素复合制剂，危重、烧伤或伴有肠瘘等情况可能会导致某些微量营养素的组分不足，需要为患者额外增加剂量或单独添加制剂，但必须考虑到给予剂量要能够适应患者的排泄能力。

（4）特殊营养素的应用

全肠外营养液（TNA）处方中，除了上面提到的七类营养素外，有时候因临床治疗需要，可能还要添加一些特殊营养性药物，如丙氨酰谷氨酰胺、ω-3鱼油脂肪乳等。①有研究表明，围手术期患者使用添加了丙氨酰谷氨酰胺的肠外营养液，能明显改善氮平衡，对危重患者有利；②ASPEN2016年成人危重症病人营养支持治疗实施与评价指南第5条：谷氨酰胺危重症病人中的应用指出，不建议重症患者常规使用静脉谷氨酰胺；③某些其他手术（如腹部）或重症非机械通气患者可能获益；④骨髓移植患者获益不明；⑤烧伤或急性胰腺炎患者可能获益；⑥儿童人群研究有限。

有研究表明，围手术期患者使用添加了ω-3鱼油脂肪乳的肠外营养液，能减少过度炎症反应，提高重症患者生存率，改善患者临床结局。近年来，也有不少研究探讨了ω-3脂肪酸在重症、肿瘤及手术患者中的免疫增强作用，但限于方法学上的局限性，尚不能提供一致的循证意见。此类营养素应用遵循以下几点原则：①丙氨酰谷氨酰胺含有2种氨基酸，其主要作用并非合成人体体内蛋白质，因此该药品说明书明确说明丙氨酰谷氨酰胺必须与平衡型氨基酸一起使用，而且用量不可超过总氨基酸量20%。国外有报道其用量不能超过30%。肝、肾功能和甘油三酯正常的患者，推荐丙胺酰谷氨酰胺用量为1.5~2.0ml/（kg·d）；如果患者肝、肾功能异常及高脂血症（甘油三酯>4~5mmol/L）患者应禁用；②ω-3鱼油脂肪乳必须配合普通脂肪乳使用，严重肝、肾功能异常患者应禁用；③以上特殊营养素类均不建议单独输注。

总体而言，药理营养素的临床使用尚存在争议，临床使用时需综合考虑。为了满足常规标准营养液中三种主要营养素的能量供应比，在添加这类药理营养素后需注意减少一些常规的营养素。

（5）胰岛素的应用

①不推荐血糖正常患者因输注全肠外营养液（TNA）而常规补充胰岛素。②不推荐在全肠外营养液（TNA）中加入胰岛素，推荐使用胰岛素泵单独输注。③如需在全肠外营养液（TNA）中加入胰岛素，以每克葡萄糖 0.1U 胰岛素的起始比例加入。④不推荐使用聚氯乙烯（polyvinylchloride，PVC）材质的三升袋，提倡使用乙烯—醋酸乙烯共聚物（EVA）材质的外包装袋。

住院患者营养支持血糖控制目标为 7.8~10mmol/L。因此血糖正常患者不需常规补充胰岛素。玻璃、PVC 等输液容器的材质会吸附胰岛素，该吸附作用具有饱和性，模拟自然滴注接近尾声时吸附于容器内壁的胰岛素游离而导致浓度突然增大，约为初始浓度的 6.5 倍。

胰岛素加入全肠外营养液（TNA）不利于血糖控制。研究表明与单独注射胰岛素或长效胰岛素相比，在全肠外营养液（TNA）中添加胰岛素更易引起低血糖事件（P<0.001）。通过皮下途径补充胰岛素时，当全肠外营养液（TNA）停止输注后，容易导致低血糖；另一方面，如果全肠外营养液（TNA）含有较高浓度胰岛素，结束输注时还会造成高血糖。因此，建议单独静脉泵入胰岛素控制血糖。研究表明，在全肠胃外营养液（TNA）中添加胰岛素更容易引起低血糖事件如需在全肠外营养液（TNA）中加入胰岛素，可将静脉用胰岛素注射液按照葡萄糖∶胰岛素=1g∶0.1U 的起始比例加入肠外营养液中并混合均匀，预混胰岛素与长效胰岛素不可加入外营养液中。

在肠外营养液中而补充胰岛素时推荐使用 EVA 材质的输液袋，PVC 材质输液袋不仅会吸附胰岛素等药物，还会析出邻苯二甲酸二（2-乙基己）酯[bis（2-ethylhexyl）phthalate，DEHP]。

五、稳定性影响因素

肠外营养液稳定性是处方审核必须考虑的因素，该层面的处方审核要点包括：脂肪乳剂稳定性、处方组份配伍禁忌等。其中保证营养液稳定性，其实就是保证营养液中脂肪乳剂的稳定性，这是由脂肪乳剂的特殊物理化学特性所决定。脂肪乳剂是将难溶于水的物质在乳化剂乳化作用下，通过一定的技术手段溶于水的一种水包油型非均相亚稳定液体体系，正常脂肪乳剂颗粒的平均粒径大小是 0.25~0.5μm 左右，接近于人体中乳糜微粒的大小。脂肪乳剂稳定性主要通过电荷能量屏障及机械屏障进行保护。首先，脂肪乳乳粒表面有大量的负电荷，从而使乳粒之间存在同性电荷相斥的现象，使每个乳粒相互分离保持这种相对稳定状态。其次，脂肪乳剂中乳化剂磷脂分子在脂肪颗粒周围形成物理性薄膜，构成乳剂颗粒之前相互分隔的机械屏障。正是由于脂肪乳剂这种特殊物理化学性质，决定其稳定性与电解质离子浓度、溶液 pH 值范围、温度及药物相互作用等多种因素相关。

1. 全肠外营养液（TNA）中脂肪乳的稳定性

（1）电解质的影响

全肠外营养液（TNA）中电解质，是维持人体电解质平衡。

全肠外营养液（TNA）中一价阳离子（Na^+、K^+）浓度之和<150mmol/L；二价阳离子（Ca^{2+}、Mg^{2+}）浓

度之和应<10mmol/L。未经稀释的浓电解质溶液不应与脂肪乳直接接触。(2)全肠外营养液脂肪乳稳定性指标推荐使用 percent of fat(PFAT5),要求粒径>5μm 的百分比<0.05%。

脂肪乳剂属热力学不稳定的非均相分散体系,中国药典 2015 版规定静脉用乳剂 90% 的乳滴粒径应在 1μm 以下,不得有>5μm 的乳滴。USP 第 729 章规定:脂肪乳的平均粒径(mean droplet size,MDS)<0.5μm,PFAT5<0.05%,如 PFAT5>0.4%,则会导致脂肪乳分离或破乳,在全肠外营养液(TNA)液面附近形成黄棕色油滴,输注可危及患者生命。

电解质中的阳离子通过中和带有负电荷的磷脂,导致脂肪颗粒聚集并融合,使脂肪乳发生油、水分层,是影响全肠外营养液稳定性的主要因素之一。随着留置时间的延长,油、水分层越明显,并且,阳离子带有的正电荷越多,"破乳"作用就越大。例如,Fe^{3+} 比 Ca^{2+} 和 Mg^{2+} 的作用要强。由于生产厂家和检测方法不同,全肠外营养液中阳离子浓度的上限尚无统一标准,通常认为一价阳离子<150mmol/L;二价阳离子<10mmol/L。审核处方时药师应当特别留心阳离子浓度。

对于脂肪乳的稳定性,未来尚需更多研究。目前认为相对于目视检查、MDS、Zeta 电位等指标,PFAT5 可有效用于脂肪乳稳定性测定,当全肠外营养液(TNA)中一价阳离子为 305mmol/L,并且二价阳离子为 15.8mmol/L 时,4℃放置,第 5 天出现分层,而其 MDS 均<0.5μm。另有研究,当 PFAT5 普遍高于 0.05% 时,MDS<0.5μm。可见 MDS 与脂肪乳稳定性缺乏相关性证据。通常脂肪乳的 Zeta 电位介于-50~-30mV。有研究表明,全肠外营养液(TNA)分层后,其 Zeta 电位竟与未配制的脂肪乳注射液相近,因而测定 Zeta 电位也无法有效评估全肠外营养液(TNA)稳定性。也有研究使用临界聚集数(critical aggregation number,CAN)预测阳离子对脂肪乳稳定性的影响,其优点是综合一价、二价、三价阳离子对脂肪乳的影响,缺点是无法预测除阳离子之外的影响因素。总肠外营养(TNA)的 CAN 值尚未统一。早期研究认为,CAN>130mmol/L 会引起总肠外营养(TNA)的不稳定。最近的研究表明,CAN 高达 2947mmol/L 的总肠胃外营养(TNA)仍然稳定。

(2)pH 值影响

pH 是影响全肠外营养液(TNA)稳定性重要因素之一。物理化学实验测定,稳定的脂肪乳注射液 pH 介于 6~9 之间,实际临床应用时,大多数全肠外营养液(TNA)pH 为 5.4~6.5。葡萄糖注射液(pH3.2~6.5)、多种微量元素(pH3.2 左右)都会影响稳定。主要是因为脂肪乳剂乳粒负电位下降,乳剂稳定性也随之降低。当全肠外营养液(TNA)pH<5,脂肪乳稳定性随之下降;pH<2.5 时,负电荷完全消失,脂肪乳粒同性斥力为 0,相邻脂肪乳滴聚集融合,最终从水层中析出,形成破乳。而氨基酸属于两性分子,可以缓冲溶液 pH 环境,对脂肪乳剂具有保护作用。因此,不建议将葡萄糖单独与脂肪乳直接混合,要求葡萄糖、氨基酸、脂肪乳三者共同混合配制,或者,先将氨基酸与脂肪乳混合后,再加入葡萄糖。全肠外营养液(TNA)中葡萄糖浓度最好控制在 23% 以下。

维生素 C 注射液酸性较强,也会影响全肠外营养液(TNA)稳定性,不建议加入,且维生素 C 的化学结构十分不稳定,在光照、存放时间过长条件,都会发生大量降解。

(3)配置环境和操作环节的影响

配置环境和操作是影响 PN 稳定性的一个重要因素。规范的配置环境、无菌操作技能控制感染是规范化配置 PN 的必要条件,另外规范的配置顺序和配置流程也非常重要。严格按照《静脉用药集中调配质量管理规范》(卫办医政发【2010】62 号)规定和要求,保证静脉用药调配中心各区域环境符合要求;各操作环节尤其是无菌操作符合规范要求,以保证全肠外营养液(TNA)稳定性,保障肠外营养支持疗法安全有效。

(4)温度和包装材料影响

全肠外营养液(TNA)特殊性在于是将多种药物混合在同一营养袋中。有研究表明,在 4℃条件下,保存 14d 后,再于 22℃~25℃条件下,保存 4d,全肠外营养液(TNA)中脂肪乳是稳定的。综合考虑,全肠外营养液(TNA)配置后贮存的时间不宜过长,如果在室温下保存,肠外营养液在混合后 24h 内使用完;如果在 8℃以下条件下贮存,恢复室温后 24h 内必须使用完。

确保肠外营养支持疗法安全也需要注意全肠外营养液(TNA)的外包装材质与营养液中各成分的相容性。目前已有多项研究证明,以非聚氯乙烯(PVC)为材质时,外包装与全肠外营养液(TNA)存在诸多不相容:聚氯乙烯输液袋的增塑剂邻苯二甲酸二乙基乙酯(DEHP)对人体有致癌、致畸、免疫抑制性,同时对生殖功能也有影响;脂肪乳剂可能增加 DEHP 的溶出;聚氯乙烯还可能会吸附全肠外营养液中蛋白制剂、胰岛素、维生素 A。

有研究表明,使用乙烯-醋酸乙烯共聚物(EVA)材质营养袋,在 4℃条件下,储存 1 个月,全肠外营养液(TNA)中脂肪乳仍然稳定。因此,有条件的还是推荐使用乙烯-醋酸乙烯共聚物(EVA)材质的营养袋。

(5)其他

有研究显示,在全肠外营养液(TNA)中加入多种微量元素,一般情况不会导致脂肪乳稳定性发生变化。添加了维生素与微量元素的全肠外营养液(TNA)应在 24h 内输注完毕;不含维生素与微量元素的全肠外营养液(TNA)在室温下可保存 30h,在 2℃~8℃条件下,可保存 7d。

以下两个因素会影响全肠外营养液(TNA)保存期限:化学稳定性以及无菌状态。第一,肠外营养液的化学稳定性要求药品含量与标示量的差异不得高于 10%;第二,全肠外营养液需要确保无菌,一般要求在室温条件下保存 30h 以内、2℃~8℃下保存 7h 以内。使用前,还需再次目视检查全肠外营养液(参考美国药典相关推荐)。

2. 全肠外营养液(TNA)中氨基酸的稳定性

氨基酸是全肠外营养液(TNA)中不可缺少的一部分。氨基酸不仅自身稳定还有助于维持全肠外营养液的稳定。有研究表明,氨基酸浓度为 2.5%~8.5%时,可维持全肠外营养液(TNA)中脂肪乳的稳定。冷藏并避光储存全肠外营养液 30d,各类氨基酸的浓度不发生变化。但精氨酸和蛋氨酸的稳定性明显受温度和光线的影响。

3. 全肠外营养液（TNA）中维生素的稳定性

添加了维生素的全肠外营养液（TNA）应在 24h 内输注完毕。否则应在输注前再添加维生素。储存及添加维生素制剂需严格按照说明书要求进行。含维生素的全肠外营养液应避免阳光直射。

全肠外营养液（TNA）中的维生素 B1 在荧光灯或间接阳光照射的情况下，室温放置 8h 内稳定；如受阳光直射则丢失约 26%，在酸性环境中较稳定。氨基酸注射液中的重亚硫酸盐可破坏维生素 B1 的稳定性。当重亚硫酸盐存在时，25℃放置 12h，维生素 B1 丢失约 25%，放置 24h 丢失约 50%。全肠外营养液（TNA）中维生素 B6 在荧光灯或间接阳光照射的情况下，室温放置 8h 内稳定，如受阳光直射则丢失约 86%。叶酸与烟酰胺受荧光灯间接照射或阳光直射时，室温放置 8 小时内稳定。重亚硫酸盐对叶酸、维生素 B2 和维生素 C 没有影响，但 pH<5 会导致叶酸丢失。阳光直射 24 小时后，全肠外营养液（TNA）中维生素 C 丢失 43%~51%。维生素 B1、B2、B6 和烟酸在全肠外营养液（TNA）中，48 小时内稳定，且不会受到电解质与微量元素的影响。维生素 B1、B2、和 B6 在 4℃和 25℃储存 72h 内稳定，且无需避光；维生素 C 在 4℃时储存 72h 稳定，但在 25℃时无论是否避光均丢失约 12%~14%。此外，维生素 C 氧化后，降解产物为草酸，而草酸会与钙形成草酸钙沉淀。维生素 A 易受重业硫酸盐影响，当后者浓度为 3meq/L 时，维生素 A 丢失约 50%。受阳光直射 3h，维生素 A 丢失约 50%，与是否存在脂肪乳，差异不明显。全肠外营养液（TNA）维生素 E 常温下，24h 内稳定。又因 PVC 材质的输液袋对维生素 A 产生吸附，从而进一步导致患者罹夜盲症的风险。

4. 全肠外营养液（TNA）中微量元素的稳定性

全肠外营养液（TNA）中添加微量元素后推荐在 24h 内输注完毕，否则应在输注前再添加。需按药品说明书要求储存及添加微量元素。

研究表明，硒在全肠外营养液（TNA）中稳定。全肠外营养液（TNA）中硒在常温下 24h 内稳定，冷藏 10 周内稳定。全肠外营养液（TNA）在 4℃条件下储存 6 个月，铜、锌浓度未发生变化。也有研究显示，全肠外营养液（TNA）在 20℃条件下储存 36h，锌丢失约 13%、铜丢失约 9%、锰丢失约 7%，硒则没有丢失。

5. 磷酸钙沉淀

推荐优先使用甘油磷酸钠和葡萄糖酸钙，作为磷与钙的来源。氯化钙比葡萄糖酸钙更容易形成磷酸钙沉淀，推荐优先使用葡萄糖酸钙作为全肠营养液中钙的来源。国内市售的磷酸盐制剂有两种：无机磷酸盐复合磷酸氢钾注射液和有机磷酸盐甘油磷酸钠注射液，由于有机磷酸盐不会解离出磷酸根，因此，不会产生磷酸钙沉淀。

计算钙盐和无机磷酸盐的浓度应按照两者混合时的浓度进行。1994 年美国食品药品监督管理局（Food and Drug Administration，FDA）发布了警告，称全肠外营养液（TNA）中磷酸钙沉淀可能致死。研究发现，全肠外营养（TNA）中大于 5~7μm 的沉淀会导致患者因肺毛细血管栓塞出现呼吸衰竭。猪在输注了含磷酸钙沉淀的全肠外营养液 4h 后死亡，该实验中钙和无机磷酸盐的最终浓度均为 5mmol/L,而两者混合时的浓度则分别为 7.65mmol/L 和 23mmol/L。配制全肠外营养液时应严格遵循配制顺序,磷酸钙沉淀与两者浓度、溶液 pH、氨基酸中的磷酸盐含量、氨基酸浓度、钙和磷添加剂的形式、混合顺序、温度、配液者的操作等多种因素相关。

推荐使用钙磷相容性曲线(calcium phosphate compatibility curve)判断是否可能生成沉淀,氨基酸能与钙、磷形成可溶性复合物,减少游离的钙、磷离子,一定浓度的氨基酸具有减少磷酸钙沉淀的作用, 该曲线与氨基酸注射液的品种和浓度有很大关系。但也有研究指出, 钙磷沉积高达 574mmol/L 的全肠外营养液(TNA)在 21℃条件下,放置 24h 内,未检测到大于 1 微米的 μm。全肠外营养液 (TNA) 中甘油磷酸钠以及钙浓度分别为 11.34mmol/L 和 4.91mmol/L、11mmol/L 和 23.25mmol/L、50mmol/L 和 25mmol/L,不同环境放置数日后,均未出现显微镜下沉淀,因此,推荐选择甘油磷酸钠作为磷酸盐来源,如需使用无机磷酸盐,又无法保证钙磷相容性(没有相关的钙磷相容性曲线或其他证据)时,建议单独输注磷酸盐。

由于儿科全肠外营养液(TNA)中,钙盐和无机磷酸盐的浓度要高于成人处方,加之儿科患者毛细血管直径更细,药师对此类处方应更加关注。

6. 其他沉淀

(1)维生素 C 注射液的化学性质不稳定,易降解为草酸并与钙离子形成草酸钙沉淀。不推荐将额外的维生素 C 注射液加入全肠外营养液(TNA)中,可考虑单独补充;

(2)使用碳酸氢盐时,需警惕碳酸钙沉淀的生成。

六、质量控制与保证

1. 质量控制(quality control,QC)

(1)推荐开展对全肠外营养液(TNA)成品的质量检测工作;

(2)推荐至少进行对全肠外营养液(TNA)成品检查与目视检查;

(3)推荐对于发生不良反应或出现不耐受等情况时,全肠外营养液(TNA)应进行相关的质量检测。

应结合各医疗机构情况,开展对全肠外营养液(TNA)配制后的成品质量检测工作。美国药典(USP)第 797 章中要求,对配制后的全肠外营养液(TNA)进行常规目视检查,确保稳定均匀、剂量准确;开展相关的质量检测有助于持续提高全肠外营养液(TNA)质量安全,对于患者输注后发生不良反应以及不耐受的全肠外营养液(TNA),应进行相关的质量检测。

成品检查:按照标签信息、核对药品名称、规格、剂量;确认全肠外营养液(TNA)颜色均一、无可视颗粒,乳剂无破乳分层现象;确认全肠外营养液(TNA)密封无漏液。

目视检查:参照可见异物检查法(药典通则 0904),在规定条件下,目视可以观测到直径大于 $50\mu m$ 不溶性微粒。全肠外营养液(TNA)在加入脂肪乳前,需进行目视检查,不得有可见异物,观察时间应长于 20s。

粒径分布:光散射法测定粒径分布(药典通则 0982),测定前应使全肠外营养液(TNA)分散体系成稳定状态,保证供试品能够均匀稳定的通过检测窗口,药典对注射用乳剂质量要求为 1μm 以下的粒子数不得少于总粒子数的 90%,不得有大于 5μm 的粒子。

不溶性微粒:参照不溶性微粒检查法(药典通则 0903),包括光阻法和显微计数法。光阻法测定结果要求 100ml 以上的注射液每 1ml 中含 10μm 及 10μm 以上的微粒数不得过 25 粒,含 25μm 及以上的微粒数不得过 2 粒。

无菌检查:检查全过程严格执行无菌操作,选取硫乙醇酸盐流体与胰酪大豆胨液体作为培养基,取样量为单批次的 2%或 10 个(取较少的),单一样本接入培养基的最少量为 10%,但不少于 20ml(药典通则 1101)。

热原检查:向家兔体内静脉给予一定剂量的供试品,在规定时间内观察家兔体温升高的情况,以判定供试品中所含热原的限度是否符合规定(药典通则 1142)。

细菌内毒素检查:利用鲎试剂来检测或量化革兰阴性菌产生的细菌内毒素 (药典通则 1143)。

重力分析法(gravity analysis):自动化配制设备(automated compounding device,ACD)通常采用基于重量的方法混合肠外营养制剂。自动化配制设备会对混合后的在全肠外营养液的组分或最终混合物称重以判断是否超出限度。因此,对于使用自动配制设备的情况或氯化钾和磷酸盐等安全范围较窄的药物,推荐使用重力法进行质量控制,保证加药过程正确无误。

2. 质量保证(quality assurance,QA)

质量保证指为满足质量要求,而在质量体系中实施并根据需要进行证实的全部有计划和有系统的活动,与质量控制不同的是,质量保证主要依靠制度与流程确保全肠外营养液(TNA)配制得以正常运行,而质量控制则是通过检测手段证实全肠外营养液(TNA)成品符合要求。因此,推荐制定有效的质量保证流程并严格遵照执行并持续改进。

(1)推荐制定有效的全肠外营养液(TNA)处方审核、配制、无菌操作、成品检查、配制环境监测等制度和流程,并严格遵照;

(2)推荐定期对操作人员进行培训、继续教育与考核,确保操作人员能够胜任全肠外营养液(TNA)配制的相关工作;

(3)推荐开展用药监护、用药教育、不良反应报告等临床药学实践工作;

(4)推荐运用质量管理方法对全肠外营养液(TNA)配制工作进行持续改进。

七、注意事项

1. 处方审核注意事项

(1)为了保证氨基酸在体内被充分利用并合成蛋白质,应同时给予足够的能量(脂肪乳和葡萄糖),营养液中还必须加入适量的电解质、维生素和微量元素等;

(2)丙氨酰谷氨酰胺是特殊氨基酸补充制剂,其说明书中明确说明其溶液浓度高不可直接输

入,加在肠外营养液(TNA)应用时,其用量不应超过全部氨基酸供给量的20%;

(3)ω-3脂肪乳是特殊脂肪乳补充制剂,不可直接输注使用。混合在肠外营养液(TNA)应用时,应与其他脂肪乳同时使用,用量应占脂肪乳总量的10%~20%。

2. 使用注意事项

(1)渗透压摩尔浓度

①全肠外营养液(TNA)渗透压摩尔浓度≤900m Osm/L,推荐可通过外周静脉输注;

②推荐使用冰点渗透压仪测定全肠外营养液(TNA)的渗透压摩尔浓度,或使用下列公式估算:

[葡萄糖(g)×5+氨基酸(g)×10+20%脂肪乳(g)×(1.3~1.5)+电解质(mmol)]/总体积(L)。

人体血液的渗透压摩尔浓度范围为285~310m Osmol/kg。当输液的渗透压摩尔浓度偏低时,水分子进入红细胞内,严重时导致细胞膜破裂发生溶血,造成肾功能损伤。若输液的渗透压摩尔浓度偏高,细胞内失去水分子发生细胞皱缩,外周输注时,最常见的并发症是血栓性静脉炎,主要与全肠外营养液(TNA)渗透压摩尔浓度过高和输注速度过快相关,因而,当全肠外渗透压摩尔浓度≤900m Osm/L时,可通过外周静脉输注,而渗透压摩尔浓度>900m Osm/L时,则应通过中心静脉输注。有研究表明,外周输注全肠外营养液(TNA)<900m Osm/L时,可有效改善外周静脉耐受度。全肠外营养液(TNA)的渗透压摩尔浓度,可使用冰点渗透压仪测定(药典通则0632),也可通过计算得出。虽然简便估算存在一定差异,但几乎不会影响静脉途径选择的判断。此外,全肠外营养液(TNA)由无菌注射用水等低渗溶液配制而成时,则应警惕低渗情况。

(2)避光输注的要求

虽然体外研究显示光照会影响维生素的稳定性,但临床研究未见显著的差别。研究显示,通过玻璃射入室内的阳光不会影响全肠外营养液(TNA)中的脂肪乳剂的稳定性。也有其他研究表明,新生儿在输注全肠外营养液时,避光与否对于其临床表现没有明显差异。药典指出:避光系指避免阳光直射。考虑到临床采取避光措施不易操作,且全肠外营养液(TNA)输注时间通常在24h内,因此不推荐全肠外营养液(TNA)在临床输注过程中使用避光输液袋,建议避免阳光直射。

(3)终端滤器

终端滤器能够除去肠外营养液中的细菌和不溶性微粒,当不溶性微粒>5~20μm时会堵塞肺毛细血管,导致肺栓塞。推荐输注不含脂肪乳的全肠外营养液(TNA)时使用0.2μm的终端滤器,含脂肪乳的全肠外营养液(TNA)使用1.2~5μm的终端滤器。国内推荐含脂肪乳的全肠外营养液(TNA)使用1.2μm孔径的终端滤器。另外,终端滤器能收集肠外营养液中的微粒,通过扫描电镜比较不同配制条件和不同药品的微粒数量,可用于仿制药和原研药的一致性评价。

(4)异物污染

①推荐制定质量控制和质量保证相关制度;

②推荐选择塑料安瓿包装的肠外营养制剂,以减少铝污染;

③推荐选择 EVA 材质的输液袋,避免 PVC 材质析出 DEHP;

④推荐选择易折安瓿和侧孔针头,以减少玻璃碎屑和胶塞落屑。全肠外营养液(TNA)配制过程中产生的污染主要来源有:环境中尘埃、纤维、浮游菌与热原;操作过程中产生的玻璃屑、橡胶微粒;消毒剂残留;配制用输液器具带入的颗粒;药物配制过程中产生的不溶性微粒与大直径脂肪微粒等。

肠外营养液的铝污染主要来源于玻璃安瓿包装。在高温灭菌时铝从玻璃中析出,并且通常全肠外营养液(TNA)中的铝含量高于 $25\mu g/L$。配制操作、容器和给药装置会使铝浓度升高 40%。长期铝暴露可导致人体脏器受损。FDA 制定铝限量标准为每日 $5\mu g/kg$,ASPEN 认为每日摄入 $15\sim30\mu g/kg$,是不安全的。当超过 $60\mu g/kg$ 则具有毒性。一项长达 15 年的随访研究表明,新生儿输注铝污染的全肠外营养液(TNA),在青春期时其腰椎和髋部骨量减少,并存在骨质疏松和骨折的潜在风险。葡萄糖酸钙注射液使用聚乙烯(polyethylene,PE)包装与玻璃安瓿包装相比,铝浓度减少 96%。因此,推荐使用 PE 包装的全肠外营养液(TNA),以减少铝污染。研究发现,PVC 材质输液袋会析出增塑剂 DEHP 于全肠外营养液(TNA)中,并且在患者血液中检测到了 DEHP。

此外,推荐选取易折断安瓿,可以避免因砂轮划痕产生的玻璃微粒;选用侧孔针头,采取 45°的穿刺角度,可以有效减少胶塞穿刺产生的微粒;避免一次性注射器多次使用或多次穿刺。

(5)其他

应避免多瓶串输及单瓶输注。与多瓶串输相比,全肠外营养液(TNA)可减少 ICU 患者 50%~60%感染率以及 1%~13%导管相关性感染导致的病死率。个体化肠外营养能更好地满足外科、ICU 和极低体质量新生儿患者的需求,但成本相对也更高。研究显示工业化生产的多腔袋肠外营养液用于成人和儿童患者安全有效,且比多瓶串输以及医院配制全肠外营养液(TNA)的成本更低,灭菌生产安全性更有保障。推荐对于肝功能、肾功能、脂肪代谢均正常的患者,优先采用多腔袋肠外营养液。

八、肠外营养液处方审方实践案例

案例 1

1. 基本信息

患者,女性,60 岁,体重 63kg,身高 160cm,BMI:24.61。出院诊断:菌血症。手术:无。

2. 肠外营养液处方

药品名称	规格	剂量	数量
复方氨基酸注射液 18AA-II	250ml:21.25g	750ml	3
浓氯化钠注射液	100ml:10g	80ml	1
葡萄糖注射液	50%:100ml	100ml	1
中长链脂肪乳注射液	20%:250ml	250ml	1
多种微量元素注射液	10ml	10ml	1
注射用水溶性维生素	复方	1 支	1
脂溶性维生素注射液（II）	10ml	10ml	1
氯化钾注射液	10%:10ml	60ml	6
葡萄糖注射液（大袋）	10%:500ml	500ml	1
胰岛素注射液	400u:10ml	32U	1

3. 审核分析

（1）能量来源：此处方中，能量由葡萄糖和脂肪乳共同提供，非蛋白热量为 850kcal，脂肪乳提供能量为 450kcal，占非蛋白热量 53%，葡萄糖提供能量为 400kcal，占非蛋白热量 47%，基本符合双能量来源提供非蛋白热量要求；

（2）能量、氨基酸摄入：患者属于成人危重症营养支持，按照《2016 成人危重症病人营养支持治疗实施与评价解读》推荐，氨基酸需求为：1.2~2g/kg/d，能量需求为 20~30kcal/kg/d。该患者体重 63kg，氨基酸目标量为 75.6~126g，实际提供量为 63.75g；能量目标量为 1260~1890kcal，实际提供量为 1105kcal。所以，此处方中能量、氨基酸提供不足，不能满足患者危重症营养支持能量、氨基酸需求；

（3）电解质的加入：此处方中含有浓氯化钠和氯化钾电解质。Na^+ 和 K^+ 等一价阳离子摩尔浓度为 123mmol/L，符合要求。不含 Mg^{2+}、Ca^{2+}，无二价阳离子，应提示临床关注患者体内 Mg^{2+}、Ca^{2+} 实验室结果，需要时应及时补充；

（4）维生素、多种微量元素和甘油磷酸钠等营养素的加入：此处方中加入脂溶性维生素、水溶性维生素和多种微量元素各一支，均为复合制剂。所提供的维生素、微量元素可满足患者每天的需求。未加入甘油磷酸钠，甘油磷酸钠作为肠外营养的磷补充剂，根据患者对磷的需求，确定是否加入。提示临床关注患者对磷的补充。

此处方审核结果：因能量、氨基酸提供不足而干预，并提醒医生关注患者体内 Mg^{2+}、Ca^{2+}，磷实验室结果，谨防电解质低下，造成不良后果。

案例 2

1. 基本信息

患者，男性，60 岁，体重 50kg，身高 175cm，BMI：16.33。出院诊断：胃恶性肿瘤。手术：腹腔镜胃癌根治术、腹腔引流术。

2. 肠外营养液处方

药品名称	规格	剂量	数量
复方氨基酸注射液(18AA-Ⅱ)	250ml:21.25g	750ml	3
浓氯化钠注射液	100ml:10g	60ml	1
葡萄糖注射液	50%:100ml	300ml	3
中长链脂肪乳注射液	20%:250ml	400ml	2
多种微量元素注射液	10ml	10ml	1
硫酸镁注射液	10ml:2.5g	4ml	1
甘油磷酸钠注射液	10ml	10ml	1
丙氨酰谷氨酰胺注射液	100ml:20g	100ml	1
注射用水溶性维生素	复方	1支	1
注射用脂溶性维生素(Ⅱ)	1940ug	1940ug	1
葡萄糖酸钙注射液	1g:10ml	10ml	1
门冬氨酸钾注射液	1.712g:10ml	50ml	5
葡萄糖注射液(大冢)	10%:500ml	500ml	1
胰岛素注射液	400u:10ml	45U	1

3. 审核分析

(1)能量来源:此处方中,能量由葡萄糖和脂肪乳共同提供,非蛋白热量为1520kcal,脂肪乳提供能量为720kcal,占非蛋白热量47%,葡萄糖提供能量为800kcal,占非蛋白热量53%,符合双能量来源提供非蛋白热量要求;

(2)能量、氨基酸摄入:患者属于围手术期营养支持,按照《成人围手术期营养支持指南(CSPEN2016)》推荐,氨基酸需求为:1.5~2g/kg/d,能量需求为25~30kcal/kg/d。该患者体重50kg,氨基酸目标量为75~100g,实际提供量为83.75g;能量目标量为1250~1500kcal,实际提供量为1855kcal。所以,此处方中氨基酸提供合理,能量摄入过高;

(3)电解质的加入:此处方中加入浓氯化钠、门冬氨酸钾、甘油磷酸钠、葡萄糖酸钙和硫酸镁等电解质。其中 Na^+、K^+ 等一价阳离子摩尔浓度为78mmol/L,Mg^{2+}、Ca^{2+} 等二价阳离子摩尔浓度为3mmol/L,均符合要求;

(4)维生素、多种微量元素和甘油磷酸钠等营养素的加入:此处方中加入脂溶性维生素、水溶性维生素、多种微量元素和甘油磷酸钠各一支,除了甘油磷酸钠,其他均为复合制剂。所提供的营养素可满足患者每天对维生素、微量元素和磷的需求;

(5)特殊营养素的加入:此处方中加入丙氨酰谷氨酰胺20g。患者为胃恶性肿瘤术后,肠外营养液中加入丙氨酰谷氨酰胺,能明显改善提高患者氮平衡,对危重患者有利。丙氨酰谷氨酰胺成人每日剂量:0.3~0.4g/kg,且不能超过全部氨基酸总量20%。患者体重为50kg,丙氨酰谷氨酰胺需求量为15~20g,实际提供为20g。丙氨酰谷氨酰胺提供合理。

此处方审核结果:因能量摄入过高而干预。

案例 3

1. 基本信息

患者,女性,37 岁,体重 47kg,身高 165cm,BMI:17.26。

出院诊断:结肠恶性肿瘤。手术:达芬奇机器人辅助下结肠癌根治术、腹腔引流术。

2. 肠外营养液处方

药品名称	规格	剂量	数量
复方氨基酸注射液(18AA-Ⅱ)	250ml:21.25g	250ml	1
浓氯化钠注射液	100ml:10g	30ml	1
葡萄糖注射液	50%:100ml	300ml	3
中长链脂肪乳注射液(C8-24Ve)	20%:250ml	400ml	2
复方氨基酸注射液(18AA-Ⅳ)	250ml	500ml	2
硫酸镁注射液	10ml:2.5g	5ml	1
注射用丙氨酰谷氨酰胺	50ml:10g	20g	2
注射用脂溶性维生素(Ⅱ)	1940ug	1940ug	1
葡萄糖酸钙注射液	1g:10ml	10ml	1
氯化钾注射液	10%:10ml	50ml	5
葡萄糖注射液	5%:500ml	500ml	1
胰岛素注射液	400u:10ml	45U	1

3. 审核分析

(1)能量来源:此处方中,能量由葡萄糖和脂肪乳共同提供,非蛋白热量为 1570kcal,脂肪乳提供能量为 720kcal,占非蛋白热量 46%,葡萄糖提供能量为 850kcal,占非蛋白热量 54%。符合双能量来源提供非蛋白热量要求;

(2) 能量、氨基酸摄入:患者属于围手术期营养支持,按照《成人围手术期营养支持指南(CSPEN2016)》推荐,氨基酸需求为:1.5~2g/kg/d,能量需求为 25~30kcal/kg/d。该患者体重 47kg,氨基酸目标量为 70.5~94g,实际提供量为 58.65g;能量目标量为 1175~1410kcal,实际提供量 1804.6kcal。所以,此处方中,氨基酸提供不足,能量摄入过高;

(3)电解质的加入:此处方中加入浓氯化钠、氯化钾、葡萄糖酸钙和硫酸镁等电解质。含有 Na^+、K^+ 等一价阳离子摩尔浓度为 6.5mmol/L,,Mg^{2+}、Ca^{2+} 等二价阳离子摩尔浓度为 3.5mmol/L,均符合要求;

(4)维生素、多种微量元素和甘油磷酸钠等营养素的加入:此处方中加入脂溶性维生素一支,为复合制剂,分别是维生素 A、D、E、K 等四种脂溶性维生素。未加入水溶性维生素、多种微量元素和甘油磷酸钠。此肠外营养液仅能满足患者每天对脂溶性维生素的需求。提示临床关注患者对水溶性维生素类、多种微量元素和磷的补充;

(5)特殊营养素的加入:此处方中加入丙氨酰谷氨酰胺 20g。患者为结肠恶性肿瘤术后,肠外营养液中加入丙氨酰谷氨酰胺,能明显改善提高患者氮平衡,对危重患者有利。丙氨酰谷氨酰胺成人每日剂量:0.3~0.4g/kg,且不能超过全部氨基酸总量20%。患者体重为47kg,丙氨酰谷氨酰胺需求量为14.1~18.8g,实际提供为20g,且占全部氨基酸量的比例为41%。所以,此处方中,丙氨酰谷氨酰胺摄入超量,占比过高。

此处方审核结果:因氨基酸提供不足、能量摄入过高、丙氨酰谷氨酰胺摄入偏高及其占全部氨基酸量比例不适宜而干预。

案例4

1. 基本信息

患者,男性,44岁,体重58kg,身高165cm,BMI:21.30。

出院诊断:肠梗阻。手术:腹部探查术。

2. 肠外营养液处方

药品名称	规格	剂量	数量
复方氨基酸注射液(18AA-Ⅱ)	250ml:21.25g	750ml	3
浓氯化钠注射液	100ml:10g	60ml	1
胰岛素注射液	400u:10ml	38U	1
葡萄糖注射液	50%:100ml	200ml	2
中长链脂肪乳注射液	20%:250ml	250ml	1
多种微量元素注射液	10ml	10ml	1
硫酸镁注射液	10ml:2.5g	20ml	2
甘油磷酸钠注射液	10ml	10ml	1
丙氨酰谷氨酰胺注射液	100ml:20g	100ml	1
注射用水溶性维生素	复方	1支	1
脂溶性维生素注射液(Ⅱ)	10ml	10ml	1
葡萄糖酸钙注射液	1g:10ml	20ml	2
氯化钾注射液	10%:10ml	50ml	5
复方氨基酸注射液(18AA-Ⅳ)	250ml:8.7g	250ml	1
葡萄糖注射液(大家)	10%:500ml	500ml	1

3. 审核分析

(1)能量来源:此处方中,能量由葡萄糖和脂肪乳共同提供,非蛋白热量为1125kcal,脂肪乳提供能量为450kcal,占非蛋白热量40%,葡萄糖提供能量为675kcal,占非蛋白热量60%。符合双能量来源提供非蛋白热量要求;

(2)能量、氨基酸摄入:患者属于围手术期营养支持,按照《成人围手术期营养支持指南(3)(CSPEN2016)》推荐,氨基酸需求为:1.5~2g/kg/d,能量需求为25~30kcal/kg/d。该患者体重58kg,氨基酸目标量为87~116g,实际提供量为92.45g;能量目标量为1450~1740kcal,实际提供量为1494.8kcal。所以,此处方中,能量、氨基酸提供合理;

（3）电解质的加入：此处方中加入浓氯化钠、氯化钾、甘油磷酸钠、葡萄糖酸钙和硫酸镁等电解质。含有 Na^+、K^+ 等一价阳离子摩尔浓度为 85mmol/L，Mg^{2+}、Ca^{2+} 等二价阳离子摩尔浓度为 11.2mmol/L，一价阳离子摩尔浓度符合要求，二价阳离子摩尔浓度超出范围；

（4）维生素、多种微量元素和甘油磷酸钠等营养素的加入：此处方中加入脂溶性维生素、水溶性维生素、多种微量元素和甘油磷酸钠各一支，除了甘油磷酸钠，其他均为复合制剂。所提供的营养素均可满足患者每天对维生素、微量元素和磷的需求；

（5）特殊营养素的加入：此处方中加入丙氨酰谷氨酰胺 20g。患者为肠梗阻、腹部探查术后，肠外营养液中加入丙氨酰谷氨酰胺，能明显提高患者氮平衡，对防止手术后感染发生及恢复肠道功能有利。丙氨酰谷氨酰胺成人每日剂量：0.3~0.4g/kg，且不能超过全部氨基酸总量20%。患者体重为 58kg，丙氨酰谷氨酰胺需求量为 17.4~23.2g，实际提供为 20g，且占全部氨基酸量的比例为 21.7%。所以，此处方中，丙氨酰谷氨酰胺摄入和占比合理。

此处方审核结果：因二价阳离子摩尔浓度超出范围而干预。

案例5

1. 基本信息

患者，女性，72岁，体重60kg，身高164cm，BMI：22.31。

诊断：直肠恶性肿瘤。手术：达芬奇机器人辅助下直肠癌根治术、腹腔引流术。

2. 肠外营养液处方

药品名称	规格	剂量	数量
复方氨基酸注射液（18AA–Ⅱ）	250ml：21.25g	1000ml	4
浓氯化钠注射液	100ml：10g	45ml	1
胰岛素注射液	400u：10ml	45U	1
葡萄糖注射液	50%：100ml	200ml	2
中长链脂肪乳注射液	20%：250ml	400ml	2
硫酸镁注射液	10ml：2.5g	4ml	1
丙氨酰谷氨酰胺注射液	100ml：20g	100ml	1
注射用水溶性维生素	复方	1支	1
注射用脂溶性维生素（Ⅱ）	1940ug	1940ug	1
葡萄糖酸钙注射液	1g：10ml	10ml	1
氯化钾注射液	10%：10ml	60ml	6
葡萄糖氯化钠注射液	500ml	500ml	1

3. 审核分析

（1）能量来源：此处方中，能量由葡萄糖和脂肪乳共同提供，非蛋白热量为 1220kcal，脂肪乳提供能量为720kcal,占非蛋白热量59%,葡萄糖提供能量为500kcal,占非蛋白热量41%。符合双能量来源提供非蛋白热量要求,但是脂肪提供热量超出非蛋白热量50%,不符合脂肪和葡萄糖双能源供能比例;

（2）能量、氨基酸摄入：患者属于围手术期营养支持,按照《成人围手术期营养支持指南（CSPEN2016）》推荐,氨基酸需求为：1.5~2g/kg/d,能量需求为25~30kcal/kg/d。该患者体重60kg,氨基酸目标量为90~120g,实际提供量为105g;能量目标量为1500~1800kcal,实际提供量为1640kcal。所以,此处方中,能量、氨基酸提供合理;

（3）电解质的加入：此处方中加入浓氯化钠、葡萄糖氯化钠、氯化钾、葡萄糖酸钙和硫酸镁等电解质。含有Na^+、K^+等一价阳离子摩尔浓度为101mmol/L,Mg^{2+}、Ca^{2+}等二价阳离子摩尔浓度为2.7mmol/L,一价阳离子摩尔浓度、二价阳离子摩尔浓度均符合要求;

（4）维生素、多种微量元素和甘油磷酸钠等营养素的加入：此处方中加入脂溶性维生素、水溶性维生素各一支,均为复合制剂。所提供的营养素可满足患者每天对维生素类的需求,提示临床关注患者对多种微量元素和磷的补充;

（5）特殊营养素的加入：此处方中加入丙氨酰谷氨酰胺20g。患者为直肠恶性肿瘤术后,肠外营养液中加入丙氨酰谷氨酰胺,能明显改善提高患者氮平衡,对危重患者有利。丙氨酰谷氨酰胺成人每日剂量：0.3~0.4g/kg,且不能超过全部氨基酸总量20%。患者体重为60kg,丙氨酰谷氨酰胺需求量为18~24g,实际提供为20g,且占全部氨基酸量的比例为19%。所以,此处方中,丙氨酰谷氨酰胺提供合理。

此处方审核结果：因脂肪和葡萄糖双能源供能比例不合理而干预。

案例6

1. 基本信息

患者,男性,62岁,体重60kg,身高170cm,BMI:20.76。

诊断：胆管恶性肿瘤。手术：达芬奇机器人辅助下胰和十二指肠切除术、腹腔引流术。

2. 肠外营养液处方

药品名称	规格	剂量	数量
复方氨基酸注射液（18AA-Ⅳ）	250ml:8.7g	1250ml	5
浓氯化钠注射液	100ml:10g	80ml	1
胰岛素注射液	400u:10ml	38U	1
葡萄糖注射液	50%:100ml	300ml	3
中长链脂肪乳注射液	20%:250ml	400ml	2
多种微量元素注射液	10ml	10ml	1
硫酸镁注射液	10ml:2.5g	4ml	1

续表

药品名称	规格	剂量	数量
脂溶性维生素注射液	10ml	10ml	1
注射用丙氨酰谷氨酰胺	50ml:10g	10g	1
注射用水溶性维生素	复方	1支	1
葡萄糖酸钙注射液	1g:10ml	10ml	1
氯化钾注射液	10%:10ml	60ml	6
葡萄糖注射液	5%:500ml	400ml	1

3.审核分析

（1）能量来源：此处方中，能量由葡萄糖和脂肪乳共同提供，非蛋白热量为1775kcal，脂肪乳提供能量为720kcal，占非蛋白热量41%，葡萄糖提供能量为1055kcal，占非蛋白热量59%。符合双能量来源提供非蛋白热量要求；

（2）能量、氨基酸摄入：患者属于围手术期营养支持，按照《成人围手术期营养支持指南（CSPEN2016）》推荐，氨基酸需求为：1.5~2g/kg/d，能量需求为25~30kcal/kg/d。该患者体重60kg，氨基酸目标量为90~120g，实际提供量为53.5g；能量目标量为1500~1800kcal，实际提供量为1989kcal。所以，此处方中氨基酸提供不足、能量摄入过高；

（3）电解质的加入：此处方中加入浓氯化钠、氯化钾、葡萄糖酸钙和硫酸镁等电解质。含有Na^+、K^+等一价阳离子摩尔浓度为84.4mmol/L，Mg^{2+}、Ca^{2+}等二价阳离子摩尔浓度为2.5mmol/L，均符合要求；

（4）维生素、多种微量元素和甘油磷酸钠等营养素的加入：此处方中加入脂溶性维生素、水溶性维生素和多种微量元素各一支，均为复合制剂。所提供的营养素可满足患者每天对维生素类和微量元素的需求。未加入甘油磷酸钠，甘油磷酸钠作为肠外营养的磷补充剂，根据患者对磷的需求，确定是否加入，提示临床关注患者对磷的补充；

（5）特殊营养素的加入：此处方中加入丙氨酰谷氨酰胺10g。患者为胆管恶性肿瘤术后，肠外营养液中加入丙氨酰谷氨酰胺，能明显改善提高患者氮平衡，对危重患者有利。丙氨酰谷氨酰胺成人每日剂量：0.3~0.4g/kg，且不能超过全部氨基酸总量20%。患者体重为60kg，丙氨酰谷氨酰胺需求量为18~24g，实际提供为10g，且占全部氨基酸量的比例为19%。所以，此处方中，虽然丙氨酰谷氨酰胺占全部氨基酸量的比例合理，但是摄入不足，分析是因平衡型氨基酸提供不足所致。

此处方审核结果：因能量摄入过高、氨基酸提供不足而干预。

案例7

1. 基本信息

患者，女性，77岁，体重51kg，身高159cm BMI：20.17。

诊断:女性盆腔脓肿。手术:腹部探查、盆腔粘和肠粘连连松解术、双侧附件切除术、阑尾切除术、肠管修补术、腹腔引流术。

2. 肠外营养液处方

药品名称	规格	剂量	数量
复方氨基酸注射液(18AA-Ⅳ)	250ml:8.7g	500ml	2
浓氯化钠注射液	100ml:10g	50ml	1
胰岛素注射液	400u:10ml	40U	1
葡萄糖注射液	50%:100ml	400ml	4
中长链脂肪乳注射液	20%:250ml	500ml	2
硫酸镁注射液	10ml:2.5g	4ml	1
葡萄糖酸钙注射液	1g:10ml	10ml	1
氯化钾注射液	10%:10ml	60ml	6
葡萄糖注射液	5%:500ml	500ml	1

3. 审核分析

(1)能量来源:此处方中,能量由葡萄糖和脂肪乳共同提供,非蛋白热量为1950kcal,脂肪乳提供能量为900kcal,占非蛋白热量46%,葡萄糖提供能量为1050kcal,占非蛋白热量54%。符合双能量来源提供非蛋白热量要求;

(2)能量、氨基酸摄入:患者属于围手术期营养支持,按照《成人围手术期营养支持指南(CSPEN2016)》推荐,氨基酸需求为:1.5~2g/kg/d,能量需求为25~30kcal/kg/d。该患者体重51kg,氨基酸目标量为76.5~102g,实际提供量为17.4g;能量目标量为1275~1530kcal,实际提供量为2019.6kcal。所以,此处方中,氨基酸提供严重不足、能量摄入过高。分析可能与临床对于所选用的复方氨基酸(18AA-Ⅳ)药品信息缺乏了解所致;

(3)电解质加入:此处方中加入浓氯化钠、葡萄糖氯化钠、氯化钾、葡萄糖酸钙和硫酸镁等电解质。含有 Na^+、K^+ 等一价阳离子摩尔浓度为82mmol/L,Mg^{2+}、Ca^{2+} 等二价阳离子摩尔浓度为3.1mmol/L,一价阳离子摩尔浓度、二价阳离子摩尔浓度均符合要求;

(4)维生素、多种微量元素和甘油磷酸钠等营养素加入:此处方中未加入脂溶性维生素、水溶性维生素、多种微量元素和甘油磷酸钠,应提示临床关注患者维生素、多种微量元素和甘油磷酸钠等营养素的补充,以免因体内对上述营养素缺失,导致临床不良结局;

(5)特殊营养素的加入:患者患有女性盆腔脓肿,并因此导致盆腔粘和肠粘连,松解术后,为提高患者氮平衡,提升黏膜修复,肠外营养液中应加入足够量的丙氨酰谷氨酰胺,防止术后感染,改善临床结局。

此处方审核结果:因氨基酸提供严重不足、能量摄入过高而干预,同时,应提示临床关注患者体内维生素、微量元素及磷含量及补充,并考虑患者对丙氨酰谷氨酰胺的摄入。

案例 8

1. 基本信息

患者,男性,13 岁,体重 45kg,身高 157cm,BMI:18.26。

诊断:神经源性膀胱。手术:乙状结肠膀胱扩大术、双侧输尿管膀胱再造术。

2. 肠外营养液处方

药品名称	规格	剂量	数量
葡萄糖注射液	50%:100ml	300ml	3
中长链脂肪乳注射液	20%:250ml	250ml	1
葡萄糖注射液	5%:500ml	500ml	1
维生素 C 注射液	5ml:1g	5ml	1
脂溶性维生素注射液(Ⅱ)	10ml	10ml	1
葡萄糖酸钙注射液	1g:10ml	10ml	1
氯化钾注射液	10%:10ml	40ml	4
葡萄糖氯化钠注射液	500ml	500ml	1
胰岛素注射液	400u:10ml	40U	1

3. 审核分析

(1)能量来源:此处方中,能量由葡萄糖和脂肪乳共同提供,非蛋白热量为 1250kcal,脂肪乳提供能量为 450kcal,占非蛋白热量 36%,葡萄糖提供能量为 800kcal,占非蛋白热量 64%。符合双能量来源提供非蛋白热量要求;

(2)能量、氨基酸摄入:患者属于围手术期营养支持,按照《成人围手术期营养支持指南(CSPEN2016)》推荐,氨基酸需求为:1.5~2g/kg/d,能量需求为 25~30kcal/kg/d。该患者体重 45kg,氨基酸目标量为 67.5~90g,实际提供量为 0g;能量目标量为 1125~1350kcal,实际提供量为 1250kcal。此处方中,未提供氨基酸,如果医生修改处方后,加入氨基酸,能量相应增加,可能会导致能量摄入过高;

(3)电解质加入:此处方中加入葡萄糖氯化钠、氯化钾和葡萄糖酸钙等电解质。含有 Na+、K+等一价阳离子摩尔浓度为 81mmol/L;Ca2+二价阳离子摩尔浓度为 1.4mmol/L,一价阳离子摩尔浓度、二价阳离子摩尔浓度均符合要求。此处方未加入镁离子,提示临床关注患者体内血清镁浓度,需要时及时补充;

(4)维生素、多种微量元素和甘油磷酸钠等营养素加入:此处方中加入脂溶性维生素一支,为复合制剂。未加入水溶性维生素、多种微量元素和甘油磷酸钠。此肠外营养液仅能满足患者每天对脂溶性维生素的需求。提示临床关注患者对水溶性维生素类、多种微量元素和磷的补充;

（5）特殊营养素的加入：患者患有神经源性膀胱，行乙状结肠膀胱扩大术、双侧输尿管膀胱再造术。手术后，为提高患者氮平衡，加快伤口愈合，肠外营养液中应加入足够量的丙氨酰谷氨酰胺，防止术后感染，改善临床结局；

（6）其他：此处方中加入维生素C注射液1g，维生素C注射液呈酸性，对脂肪乳稳定性影响较大。另外，因此处方中加入钙，在大量维生素C环境下，可形成草酸钙沉淀，故建议在肠外营养液处方中，不加入维生素C，如有需要，可通过外周输注补充。

此处方审核结果：因未提供氨基酸干预，分析可能是因为医生录入错误所致。同时，应提示临床关注患者体内维生素、微量元素及磷含量及补充，考虑患者对丙氨酰谷氨酰胺的摄入。

案例9

1. 基本信息

患者，女性，43岁，体重48kg，身高，156cm，BMI：19.72。

诊断：十二指肠恶性肿瘤。手术：无。

2. 肠外营养液处方

药品名称	规格	剂量	数量
复方氨基酸注射液（18AA-Ⅱ）	250ml：21.25g	750ml	3
浓氯化钠注射液	100ml：10g	60ml	1
胰岛素注射液	400u：10ml	38U	1
葡萄糖注射液	50%：100ml	200ml	2
中长链脂肪乳注射液	20%：250ml	250ml	1
多种微量元素注射液	10ml	10ml	1
硫酸镁注射液	10ml：2.5g	14ml	2
甘油磷酸钠注射液	10ml	10ml	1
丙氨酰谷氨酰胺注射液	100ml：20g	100ml	1
注射用水溶性维生素	复方	1支	1
脂溶性维生素注射液（Ⅱ）	10ml	10ml	1
葡萄糖酸钙注射液	1g：10ml	20ml	2
氯化钾注射液	10%：10ml	50ml	5
葡萄糖注射液	10%500ml	500ml	1

3. 审核分析

（1）能量来源：此处方中，能量由葡萄糖和脂肪乳共同提供，非蛋白热量为1050kcal，脂肪乳提供能量为450kcal，占非蛋白热量43%，葡萄糖提供能量为600kcal，占非蛋白热量57%。符合双能量来源提供非蛋白热量要求；

（2）能量、氨基酸摄入：患者属于恶性肿瘤放、化疗期营养支持，按照《肿瘤营养治疗通则

（2016）》和《肿瘤患者营养支持指南（中华医学会肠外肠内营养学分会 2017）》推荐，氨基酸需求为：1.2~2g/kg/d，能量需求为 20~30kcal/kg/d。该患者体重 48kg，氨基酸目标量为 57.6~96g，实际提供量为 83.75g；能量目标量为 960~1440kcal，实际提供量为 1396kcal。所以，此处方中能量、氨基酸提供合理；

（3）电解质加入：此处方中加入浓氯化钠、氯化钾、葡萄糖酸钙和硫酸镁等电解质。含有 Na^+、K^+ 等一价阳离子摩尔浓度为 96mmol/L；Mg^{2+}、Ca^{2+} 二价阳离子摩尔浓度为 9.5mmol/L，一价阳离子摩尔浓度、二价阳离子摩尔浓度均符合要求；

（4）维生素、多种微量元素和甘油磷酸钠等营养素加入：此处方中加入脂溶性维生素、水溶性维生素、多种微量元素和甘油磷酸钠各一支，除甘油磷酸钠以外，均为复方制剂。能提供的营养素均可满足患者对维生素、微量元素和磷的需求；

（5）特殊营养素的加入：患者患有十二指肠恶性肿瘤。手术后，为提高患者氮平衡，加快伤口愈合，肠外营养液中加入丙氨酰谷氨酰胺 20g，防止术后感染，改善临床结局。

此处方审核结果：此肠外营养液处方设计合理。

七、围手术期肠外营养支持病历点评实践案例

1. 相关概念

BMI NRS2002 营养风险筛查。

2. 具体案例

案例 1

（1）病历信息患者，男性，51 岁，身高 162cm，体重 58kg，BMI22.10，住院时间：2019.8.9—2019.8.13，共 4 天。出院诊断：食管瘘。病程记录：①4 年前进食水诱发咳嗽，未重视。后加重，于 1 个月前就诊，诊断为"食管瘘"；②甘肃省肿瘤医院以"食管瘘"收住；③入院后，患者精神、睡眠和饮食可；④体重无明显变化；⑤肠鸣音情况无记录。

（2）相关营养支持过程：①禁食水，8.9—8.13，共 3 天；②PN，8.9—8.13，共 3 天；③中长链脂肪乳注射液，50g，bid，8.9—8.13。

（3）肠外营养液处方

50%葡萄糖注射液	150g
复方氨基酸（18AA-Ⅱ）注射液	21.25g
复方氨基酸（18AA-Ⅳ）注射液	26.1g
20%中长链脂肪乳注射液	50g
浓氯化钠注射液	6.0g
门冬氨酸钾注射液	10.272g
葡萄糖酸钙注射液	1g

续表

50%葡萄糖注射液	150g
葡萄糖酸钙注射液	1g
注射用脂溶性维生素	1支
注射用水溶性维生素	1支
胰岛素	40U

（4）点评分析

营养支持适应证：①NRS2002营养风险筛查：通过病历信息得知，疾病相关评分：0分；营养受损评分：0分；年龄评分：0分，总得分：0分，无营养风险。②《成人围手术期营养支持指南（CSPEN2016）》和《2017ESPEN指南：外科手术中的临床营养》指出，患者禁食水超过5d（或7d）以上，需要进行营养支持。

该患者NRS2002营养风险筛查结果，为无营养风险；BMI22.10，患者住院时间4d，禁食水3d，无需营养支持，静脉输注葡萄糖注射液和电解质，以补充体内所需热量和电解质。

（5）点评结果无营养支持适应症。

案例2

（1）病历信息：患者，男，74岁，身高155cm，体重75kg，BMI31.22。住院时间：2019.6.24—7.9，共18天。出院诊断：①结肠恶性肿瘤；②胆结石伴慢性胆囊炎。病程记录：1、1个月前出现右腹疼痛，当地医院诊断为"结肠癌"；③一周前，甘肃省肿瘤医院门诊以"结肠恶性肿瘤"收住；④7.2日进行"腹腔镜下结肠癌根治术+胆囊切除术+肠粘连松解术+腹腔引流术"，手术时间5小时20分钟；⑤入院后，精神、睡眠和饮食尚可；⑥近期体重无明显变化；⑦术后，肠鸣音正常。

（2）相关营养支持信息：术前：低脂、糖尿病饮食，6.21—7.2；术后：①禁食水，7.2—7.8，共，6天；②PN，7.3—7.8共5天；③流食，7.8—出院。

（3）肠外营养液处方

脂肪乳氨基酸（17）葡萄糖（11%）注射液	1920ml
注射用丙氨酰谷氨酰胺	20g
浓氯化钠	4g
门冬氨酸钾	8.565g
葡萄糖酸钙	0.5g
胰岛素	14U

（4）点评分析

营养支持适应证①NRS2002营养风险筛查通过病历信息得知，疾病相关评分：2分；营养受损评分:0分;年龄评分:1分,总得分:3分,有营养风险。②《成人围手术期营养支持指南(CSPEN2016)》和《2017ESPEN指南:外科手术中的临床营养》指出,患者禁食水超过5d(或7d)以上,需要进行营养支持。该患者NRS2002营养风险筛查结果为有营养风险,且禁食水时间为6d,两者均是患者具有营养支持适应证的依据。

营养支持方式选择:《成人围手术期营养支持指南(CSPEN2016)》推荐7:围手术期营养支持首选ONS或EN,EN无法实施或无法提供充足的能量和蛋白质时,应补充或选择PN。凡是需要进行围手术期营养支持但又不能接受EN均为PN的适应证,EN禁忌证为:①消化道机械性梗阻;②不受控制的腹膜炎;③肠缺血及中度休克。

《肠外营养临床药学共识(二)(广东省药学会2017)》中,2.1项"肠外营养支持适应证和禁忌证"指出:凡是需要进行围手术期营养支持但又不能接受EN均为PN的适应证。PN适应证为:①由于以下情况无法进食或通过消化道吸收营养物质:广泛小肠切除、小肠疾病、放射性肠炎、严重腹泻、顽固性呕吐等;②接受大剂量放化疗的营养不良患者;③进行骨髓移植患者;④无法进行或不耐受EN的重症胰腺炎患者;⑤消化道功能障碍的严重营养不良患者;⑥营养不良的获得性免疫缺陷性疾病患者或存在并发症(如顽固性腹泻、病房其他感染、接受化疗等)的获得性免疫缺陷性疾病患者;⑦严重分解代谢状态下患者(如颅脑外伤、严重创伤、严重烧伤等),在5d~7d内无法利用其胃肠道的。

《成人补充性肠外营养中国专家共识(CSPEN2017)》推荐1:需要营养支持治疗的患者,如EN提供的能量和蛋白质低于机体目标需要量的60%时,通过SPN可增加能量和蛋白质摄入,满足患者对能量和蛋白质的需求,减少或避免负氮平衡和喂养不足的发生,可以改善患者的临床结局。

该患者在实施营养支持时,①无《成人围手术期营养支持指南(CSPEN2016)》推荐7中提到的EN禁忌证;②无《肠外营养临床药学共识(二)(广东省药学会2017)》2.1项指出的PN适应证;③未实施EN,故不属于《成人补充性肠外营养中国专家共识(CSPEN2017)》推荐1中提到的SPN补充对象。所以,营养支持方式应选择EN。

(5)点评结果:①有营养支持适应证;②选择肠外营养支持方式不合理。

案例3

(1)病历信息:患者,男性,70岁,身高163cm,体重58kg,BMI21.83。住院时间:2019.6.24—2019.8.13,共50天。出院诊断:①胃恶性肿瘤;②低蛋白血症。病程记录:①3个月前无明显诱因出现吞咽困难,进食硬物伴疼痛,无恶心、呕吐等。甘肃省肿瘤医院胃镜提示:贲门处见溃疡性肿物;②我院门诊以"食管恶性肿瘤"收住;③7.1日进行"经胸部胃癌根治术+腹腔引流术",手术时间4h;④入院后,精神、睡眠尚可,流质饮食;⑤近期体重无明显变化;⑥术后,肠鸣音正常。

(2)相关营养支持过程:术前:普食,6.24—7.1。术后:①禁食水,7.1—7.12,共12天;②胃肠减压,7.1—7.12,共12天;③20%中长链脂肪乳注射液,50g,bid,7.1—7.29;④PN,7.1—8.9共40天;⑤

流食,8.12 出院。

（3）肠外营养液处方

50%葡萄糖注射液	200g
5%葡萄糖注射液	12.5g
复方氨基酸(18AA-Ⅱ)注射液	42.5g
复方氨基酸(18AA-Ⅳ)注射液	34.8g
20%中长链脂肪乳注射液	50g
浓氯化钠注射液	5.0g
门冬氨酸钾注射液	10.272g
胰岛素注射液	40U

（4）点评分析

营养支持适应证:①NRS2002 营养风险筛查:通过病历信息得知,疾病相关评分:2 分;营养受损评分:1 分;年龄评分:1 分,总得分 4 分,有营养风险。②《成人围手术期营养支持指南(CSPEN2016)》和《2017ESPEN 指南:外科手术中的临床营养》指出,患者禁食水超过 5d(或 7d)以上,需要进行营养支持。该患者 NRS2002 营养风险筛查结果为有营养风险,且禁食水时间为 12d,两者均是患者具有营养支持适应证的依据。

营养支持方式选择:《成人围手术期营养支持指南(CSPEN2016)》推荐 7:围手术期营养支持首选 ONS 或 EN,EN 无法实施或无法提供充足的能量和蛋白质时,应补充或选择 PN。凡是需要进行围手术期营养支持但又不能接受 EN 均为 PN 的适应证,EN 禁忌证为: ①消化道机械性梗阻;②不受控制的腹膜炎;③肠缺血及中度休克。

《肠外营养临床药学共识(二)(广东省药学会 2017)》中,2.1 项"肠外营养支持适应证和禁忌证"指出:凡是需要进行围手术期营养支持但又不能接受 EN 均为 PN 的适应证。PN 适应证为:①由于以下情况无法进食或通过消化道吸收营养物质:广泛小肠切除、小肠疾病、放射性肠炎、严重腹泻、顽固性呕吐等;②接受大剂量放化疗的营养不良患者;③进行骨髓移植患者;④无法进行或不耐受 EN 的重症胰腺炎患者;⑤消化道功能障碍的严重营养不良患者;⑥营养不良的获得性免疫缺陷性疾病患者或存在并发症(如顽固性腹泻、病房其他感染、接受化疗等)的获得性免疫缺陷性疾病患者;⑦严重分解代谢状态下患者(如颅脑外伤、严重创伤、严重烧伤等),在 5~7d 内无法利用其胃肠道的。

该患者在实施肠外营养支持时,有胃肠减压治疗,说明存在《成人围手术期营养支持指南(CSPEN2016)》推荐 7 中提到的 EN 禁忌证,所以营养支持时,选择肠外营养方式合理。

能量、氨基酸摄入:《成人围手术期营养支持指南(CSPEN2016)》推荐,氨基酸量为:1.5~2g/kg/d,能量为 25~30kcal/kg/d。该患者体重 58kg,氨基酸目标量为 87~116g,实际提供量为 78.3g;能量目标量为 1450~1740kcal,实际提供量为 2809kcal。氨基酸摄入不足、且能量摄入超量。多项研究表明充足的能量和蛋白质是保证营养疗效和理想临床结局的重要因素，蛋白质不足可造成机体组织消耗,影响器官的结构和功能,从而影响患者预后。而过多的能量摄入容易加重患者本身的代谢负担、增加感染及过度喂养的发生率。故建议临床医生设计个体化的营养支持。

营养支持方式选择:《成人围手术期营养支持指南(CSPEN2016)》推荐 7:围手术期营养支持首选 ONS 或 EN,EN 无法实施或无法提供充足的能量和蛋白质时,应补充或选择 PN。凡是需要进行围手术期营养支持但又不能接受 EN 均为 PN 的适应证,EN 禁忌证为:①消化道机械性梗阻;②不受控制的腹膜炎;③肠缺血及中度休克。

《肠外营养临床药学共识(二)(广东省药学会 2017)》中,2.1 项"肠外营养支持适应证和禁忌证"指出:凡是需要进行围手术期营养支持但又不能接受 EN 均为 PN 的适应证。PN 适应证为:①由于以下情况无法进食或通过消化道吸收营养物质:广泛小肠切除、小肠疾病、放射性肠炎、严重腹泻、顽固性呕吐等;②接受大剂量放化疗的营养不良患者;③进行骨髓移植患者;④无法进行或不耐受 EN 的重症胰腺炎患者;⑤消化道功能障碍的严重营养不良患者;⑥营养不良的获得性免疫缺陷性疾病患者或存在并发症(如顽固性腹泻、病房其他感染、接受化疗等)的获得性免疫缺陷性疾病患者;⑦严重分解代谢状态下患者(如颅脑外伤、严重创伤、严重烧伤等),在 5~7d 内无法利用其胃肠道的。

该患者在实施肠外营养支持时，有胃肠减压治疗，说明存在《成人围手术期营养支持指南(CSPEN2016)》推荐 7 中提到的 EN 禁忌证,所以营养支持时,选择肠外营养方式合理。

(5)点评结果:①有营养支持适应证;②选择肠外营养支持方式合理;③肠外营养支持时,能量提供不合理。

案例 4

(1)病历信息

患者,女性,67 岁,身高 162cm,体重 62kg,BMI23.63。住院时间:2019.4.9—2019.6.1,共 54 天。出院诊断:①肠梗阻;②感染性休克;③低蛋白血症。病程记录:①1 天前无明显诱因出现腹部疼痛、无恶心、呕吐,无腹泻。腹部立位平片提示:小肠梗阻;②甘肃省肿瘤医院以"肠梗阻"收住;③4.11 日进行"腹腔镜下剖腹探查+盆腔粘连松解术+脐粘连松解术+脐切除术+肠吻合术",手术时间 3 小时20 分钟;④入院后,精神、睡眠及饮食差;⑤近期体重无明显变化。

(2)相关营养支持信息:术前:①禁食水,4.9—4.10;②胃肠减压,4.9—4.10;③药用甘油、硫酸镁散剂灌肠,4.9—4.11;术后:①禁食水,4.11—4.30;②药用甘油、硫酸镁散剂灌肠,4.11—4.19;③PN,4.13—4.14,处方 1(见下 3 项);4.19—4.23,处方 2(见下 3 项);4.30—5.7,处方 2(见下 3项);5.8—5.17,处方 1(见下 3 项);④流食,4.16—4.23;EN(瑞素),4.19—4.23;流食,4.30—5.28;EN(瑞素),5.8—5.17;5.18—6.1,流食。

（3）肠外营养液处方

处方 1

50%葡萄糖注射液	150g
10%葡萄糖注射液	50g
20%中长链脂肪乳注射液	50g
复方氨基酸（18AA-Ⅱ）注射液	85g
丙胺酰谷氨酰胺注射液	20g
25%硫酸镁注射液	1.0g
10%葡萄套酸钙注射液	1.0g
浓氯化钠注射液	8.0g
10%氯化钾注射液	6.0g
注射液水溶性维生素	1支
多种微量元素注射液	10ml
格利福斯注射液	10ml
胰岛素注射液	38U

处方 2

脂肪乳氨基酸（17）葡萄糖（11%）注射液	1440ml
胰岛素	18U

（4）点评分析

营养支持适应证：①NRS2002 营养风险筛查：通过病历信息得知，疾病相关评分：2 分；营养受损评分：2 分；年龄评分：0 分，总得分：4 分，有营养风险。②《成人围手术期营养支持指南（CSPEN2016）》和《2017ESPEN 指南：外科手术中的临床营养》指出，患者禁食水超过 5d（或 7d）以上，需要进行营养支持。该患者 NRS2002 营养风险筛查结果为有营养风险，且手术后禁食水时间为 20d，两者均是患者具有营养支持适应证的依据。

营养支持方式选择：《成人围手术期营养支持指南（CSPEN2016）》推荐 7：围手术期营养支持首选 ONS 或 EN，EN 无法实施或无法提供充足的能量和蛋白质时，应补充或选择 PN。凡是需要进行围手术期营养支持但又不能接受 EN 均为 PN 的适应证，EN 禁忌证为①消化道机械性梗阻；②不受控制的腹膜炎；③肠缺血及中度休克。

《肠外营养临床药学共识（二）（广东省药学会 2017）》中，2.1 项"肠外营养支持适应证和禁忌证"指出：凡是需要进行围手术期营养支持但又不能接受 EN 均为 PN 的适应证。PN 适应证为①由于以下情况无法进食或通过消化道吸收营养物质：广泛小肠切除、小肠疾病、放射性肠炎、严重腹泻、顽固性呕吐等；②接受大剂量放化疗的营养不良患者；③进行骨髓移植患者；④无法进行或不耐受 EN 的重症胰腺炎患者；⑤消化道功能障碍的严重营养不良患者；⑥营养不良的获得性免疫缺陷性疾病患者或存在并发症(如顽固性腹泻、病房其他感染、接受化疗等)的获得性免疫缺陷性疾病患者;⑦严重分解代谢状态下患者(如颅脑外伤、严重创伤、严重烧伤等),在5~7d内无法利用其胃肠道的。

该患者有营养支持适应证,患有肠梗阻,在实施营养支持时,存在《成人围手术期营养支持指南(CSPEN2016)》推荐7及《肠外营养临床药学共识(二)(广东省药学会2017)》中,2.1项提到的EN禁忌证。同时,医生在实施肠外营养支持时,多次尝试肠内营养,而患者胃肠反复出现难以接受情况,所以,营养支持时,选择肠外营养方式合理。

能量、氨基酸摄入:《成人围手术期营养支持指南(CSPEN2016)》推荐,氨基酸量为:1.5~2g/kg/d,能量为25~30kcal/kg/d。该患者体重62kg,氨基酸目标量为93~124g,实际提供量为105g;能量目标量为1550~1860kcal,实际提供量为1670kcal。氨基酸和能量摄入合理。

(5)点评结果:①有营养支持适应症;②选择肠外营养支持方式合理;③肠外营养支持时,能量、氨基酸提供合理。

(余利军)

第二章 抗肿瘤药物处方审核实践案例及分析

掌握：抗肿瘤化疗药物分类及审核要点。

熟悉：抗肿瘤化疗药处方审核依据，成品输液质量控制要求。

了解：抗肿瘤化疗药物治疗方案，用药病历点评相关知识。

一、概述

肿瘤是机体在各种致癌因素作用下，局部组织的某一个细胞在基因水平上失去对其生长的正常调控，导致其克隆性异常增生而形成的新生物学界。一般将肿瘤分为良性和恶性两大类，通常所说的癌即指恶性肿瘤。

抗肿瘤化疗药物的主要适应证是：1. 对某些全身性肿瘤如白血病、绒毛膜上皮癌、恶性淋巴瘤等作为首选的治疗方法，在确诊后，应尽早开始应用；2. 对多数常见肿瘤如骨及软组织肉瘤、睾丸肿瘤、肺癌和乳腺癌等，可在术后作为辅助或巩固治疗，以处理可能存在的远处散播。对某些肿瘤如视网膜母细胞瘤、肾母细胞瘤等，辅助应用抗肿瘤化疗药可提高放射治疗效果；3. 对晚期肿瘤作为姑息治疗，以减轻患者的痛苦，延长寿命；4. 对某些浅表肿瘤如皮肤癌等，可试行局部治疗，部分可以治愈。此外，多种抗肿瘤化疗药还具有免疫抑制作用，可用于治疗某些自身免疫性疾病，有暂时缓解症状的效果，又可用于防止器官移植的排异反应。

二、抗肿瘤化疗药分类

1. 根据抗肿瘤作用的生化机制分：细胞毒药物：（1）影响 DNA 结构与功能药物；（2）抗代谢药物（干扰核酸生物合成）；（3）干扰转录过程和阻止 RNA 合成，抑制蛋白质合成药物；（4）抗肿瘤抗生素。非细胞毒药物：（1）影响激素平衡的药物；（2）其他类，如分子靶向制剂、抗肿瘤辅助药物等。

2. 根据药物作用的周期或时相特异性分：a. 细胞周期非特异性药物；b. 细胞周期（时相）特异性药物。

抗肿瘤化疗药物具体分类及药物见表1。

表1 抗肿瘤化疗药物分类

药物	作用机理	缺点
破坏 DNA 结构和功能		
烷化剂类	能将小的烃基转移到其他分子上的高度活泼的一类化学物质。所含烷基能与细胞的 DNA、RNA 或蛋白质中亲核基团起烷化作用，常可形成交叉联结或引起脱嘌呤，使 DNA 链断裂，在下一次复制时，又可使碱基配对错码，造成 DNA 结构和功能的损害，严重时可致细胞死亡。属于细胞周期非特异性药物。	选择性不强，对骨髓造血细胞、消化道上皮及生殖细胞有相当的毒性。
达卡巴嗪		
异环磷酰胺		
环磷酰胺		
替莫唑胺		
铂类		
★洛铂		
★卡铂		
★奈达铂		
顺铂		
奥沙利铂		
干扰转录，阻止 DNA、RNA 合成		
蒽环类（干扰 RNA 合成）	源于各类链霉菌素的产品，通过直接破坏 DNA 或嵌入 DNA 而干扰转录。其药理作用是：直接嵌入 DNA 分子，改变 DNA 模板性质，阻止转录过程，抑制 DNA 及 RNA 合成。属周期非特异性药物，但对 S 期细胞有更强的杀灭作用。	
★吡柔比星		
★表柔比星		
★伊达比星		
★米托蒽醌		
★多柔比星脂质体		
抗肿瘤抗生素类		
★放线菌素 D		
★博来霉素		
★丝裂霉素		
平阳霉素		

续表

药物	作用机理	缺点
拓扑酶异构抑制剂类		
依托泊苷		
长春新碱	抑制拓扑异构酶Ⅰ或Ⅱ，作用于DNA合成期，抑制DAN合成。	毒性较大。
★伊立替康		
★托泊替康		
★羟喜树碱		
抗代谢抗肿瘤（影响核酸合成）		
甲氨蝶呤		
吉西他滨		
卡培他滨	与体内生理代谢物的结构类似，可干扰正常代谢物的功能，在核酸合成的水平加以阻断。	在抑制癌细胞生长的同时，对生长旺盛的正常细胞也有相当的毒性，且易产生抗药性而失去疗效。
替吉奥		
氟尿嘧啶		
羟基脲		
阿糖胞苷		
培美曲塞		
★地西他滨	与体内生理代谢物的结构类似，可干扰正常代谢物的功能，在核酸合成的水平加以阻断。	在抑制癌细胞生长的同时，对生长旺盛的正常细胞也有相当的毒性，且易产生抗药性而失去疗效。
★替加氟		
★氟达拉滨		
★雷替曲塞		
影响蛋白质合成		
影响微管蛋白合成类		
★多西他赛		
★紫杉醇紫	其抗肿瘤的作用是通过多靶点、多途径、多环节来实现，其机理主要包括逆转肿瘤细胞多药耐药性、调节肿瘤细胞信号传导、抑制端粒酶活性和细胞毒作用等。	
★杉醇酯质体		毒性较大，尤其是对神经系统的毒性。
★长春地辛		
★长春瑞滨		
其他		
高三尖杉酯	门冬酰胺是合成蛋白质的原料，L-门冬酰胺酶能够水解门冬酰胺，使蛋白质合成的原料缺乏，导致细胞凋谢死亡。	
L-门冬酰胺酶		
激素类药物		
来曲唑		
阿比特龙		
氟他胺	包括性激素、黄体激素与肾上腺皮质激素，前两者主要是干扰肿瘤发生的体内激素状态，后一种则可能通过干扰敏感的淋巴细胞的脂肪代谢，使淋巴细胞溶解、萎缩而发挥其治疗作用。	疗效短暂，单独使用很难达到根治目的。
比卡鲁胺		
★戈舍瑞林		

续表

药物	作用机理	缺点
分子靶向药		
单克隆抗体	是通过细胞免疫治疗和免疫检查点抑制治疗，也就是采用患者体内免疫细胞回输、定向消灭肿瘤细胞。	
曲妥珠单抗		
尼妥珠单抗		
贝伐珠单抗		
利妥昔单抗		
★西妥昔单抗		
传导抑制： 来那度胺 硼替佐米 埃克替尼 索拉非尼 阿帕替尼	是一类通过干扰或阻断肿瘤发生、进展中的特异性分钟相关信号通路，从而阻断肿瘤生长或扩散的药效学靶向药物。分为直接作用于细胞膜，靶向于跨膜生长因子受体；直接作用于细胞质，靶向于细胞内信号传导过程；直接作用于细胞核，靶向于 DNA 或 RNA；作用于肿瘤细胞外环境，靶向于肿瘤细胞相关的血管。	
厄洛替尼 伊马替尼 吉非替尼 ★瑞戈非尼 ★阿法替尼 ★奥希替尼 ★安罗替尼	是一类通过干扰或阻断肿瘤发生、进展中的特异性分钟相关信号通路，从而阻断肿瘤生长或扩散的药效学靶向药物。分为直接作用于细胞膜，靶向于跨膜生长因子受体；直接作用于细胞质，靶向于细胞内信号传导过程；直接作用于细胞核，靶向于 DNA 或 RNA；作用于肿瘤细胞外环境，靶向于肿瘤细胞相关的血管。	
其他		

亚砷酸、重组人血管内皮抑制素、糖皮质激素、止吐药(多潘立酮、格拉司琼、托烷司琼)、抑制骨破坏药物(帕米膦酸二钠、唑来膦酸)

备注:表中带★药物为特殊管理级，其他为一般管理级。

合理应用抗肿瘤化疗药物作为抗肿瘤综合治疗的重要组成部分，是提高肿瘤患者生存率和生活质量，降低死亡率、复发率和药物不良反应发生率的重要手段。有资料显示,60%以上的医疗事件与用药差错有关，其中抗肿瘤化疗用药差错发生在给药阶段的占56%，发生在处方阶段的占36%。鉴于某些抗肿瘤化疗药物有明显毒副作用，对抗肿瘤化疗药物的应用要谨慎合理，否则会对人体造成危害。因此，药师有必要严格审核抗肿瘤化疗药处方，促进抗肿瘤化疗药合理使用。

二、抗肿瘤化疗药物处方审核依据

【审核参考依据】

1.《处方管理办法》(卫生部令第53号);

2.《医院处方点评管理规范(试行)》(卫医管发〔2010〕28号);

3.《抗肿瘤化疗药物临床应用指导原则(征求意见稿)》(卫生部医政司);

4. 药品说明书;

5. NCCN各项指南;

6. 我国肿瘤治疗指南及专家共识。

三、抗肿瘤化疗药处方审核要点

抗肿瘤化疗药审核关注点,从这三个方面来确定用药合理性:1. 患者身体状况;2. 疾病种类;3. 药学理论。具体审核的内容和关注点如下:

1. 适应证是否适宜;

2. 遴选的药品是否适宜;

3. 溶媒选择是否适宜;

4. 用法、用量是否合理;

(1)剂量和给药频次是否合理;

(2)药品剂型或给药途径是否合理。

5. 用药方案是否合理;

(1)联合用药是否合理;

(2)给药顺序是否合理;

(3)需预处理的药物是否进行了合理规范的预处理。

6. 是否有配伍禁忌或者不合理的药物相互作用;

7. 是否有重复给药;

8. 医师是否超权限使用抗肿瘤化疗药;

9. 其它用药不适宜情况的。

1. 适应症是否适宜

在制订治疗方案和开具处方时,药物的适应证应与患者的病理生理、病因、病情、临床诊断相符合。通常来讲,医师应严格遵从药品说明书的适应证进行用药,但由于药品说明书的更新远远滞后于临床实践的快速发展,因此超药品说明书用药不可避免,抗肿瘤化疗药物的使用更加如此,因此在临床经常见到处方药品与临床诊断不符。药师审核临床用药医嘱时,除了熟知抗肿瘤化疗药物说明书适应证之外,还应该了解NCCN各项指南、中国肿瘤治疗指南及专家共识推荐的高级别证据。但应该明确的是,超说明书用药在中国国家层面上并没有明确的法律法规,目前只有广东省药学会于2010年3月18日出台了《药品未注册用法专家共识》(粤药会〔2010〕8号并首次指出,超说明书用药是合法且需要规范管理的用药行为,并且于2015年进行了更新。因此抗肿瘤化疗药物超说明书使用应严格遵守《三级综合医院评审标准实施细则(2011年版)》中"超说明书用药管理的规定与程序"的要求,并谨慎使用,加强用药监护,对患者进行整个用药过程的密切观察,谨防不良反应的发生。临床常见超说明书适应证抗肿瘤化疗药物见表2。

表2　临床常见超说明书适应证抗肿瘤化疗药物

药品名称	商品名	说明书适应症	超说明书适应症	证据支持
卡培他滨	希罗达	结直肠癌化疗、转移性乳腺癌、晚期胃癌	复发性卵巢癌及宫颈癌同步放化疗	NCCN 指南 category2B
替莫唑胺	泰道	新诊断的多形性胶质母细胞瘤	黑色素瘤	NCCN 指南 category 2B
多西他赛	泰索帝多帕菲	晚期或转移性乳腺癌,用于晚期或转移性非小细胞肺癌化疗 75mgm2 静脉滴注每 3 周 1 次	复发卵巢癌化疗胃癌	NCCN 指南 categor2A
贝伐珠单抗	安维汀	转移性结直肠癌 5mg/kg 每 2 周用药 1 次	卵巢癌及复发性宫颈癌化疗	NCCN 指南 category2B
依维莫司	飞尼妥	既往接受舒尼替尼或索拉非尼治疗失败的晚期肾细胞癌成人患者;不可切除的、局部晚期或转移性的、分化良好的 (中度分化或高度分化)进展期胰腺神经内分泌瘤成人患者。	乳腺癌	NCN 指南 categor2A
厄洛替尼	特罗凯	用于两个或两个以上化疗方案失败的局部晚期或转移的非小细胞肺癌的三线治疗	胰腺癌	NCCN 指南 category I
索拉非尼	多吉美	治疗不能手术的晚期肾细胞癌;治疗无法手术或远处转移的原发肝细癌胞癌。	晚期分化型甲状腺	NCCN 指南 category2A

2. 遴选药品是否适宜

开具处方和制订治疗方案时,除了考虑患者有使用某类药物的指征外,还应考虑患者的具体情况,如选用的药物相对于老年、儿童、孕妇等特殊人群以及肝、肾功能不全患者是否存在潜在的不良反应,患者是否有该类药物过敏史,是否伴有药品使用的禁忌证,处方药品与患者疾病的轻重程度是否相符等情况。如多柔比星能透过胎盘,有导致流产的可能性,因此严禁在妊娠初期的3 个月内应用。孕妇用该品后,对胎儿的毒性反应有时可长达数年后才出现。常见抗肿瘤化疗药的禁忌证见表3。

表3 常见抗肿瘤化疗药的禁忌症

药品名称	禁用人群
阿那曲唑	绝经前妇女,孕妇,哺乳期妇女,严重肾损害(肌酐清除率 20 ml/min),中、重度肝损害及对本品过敏者禁用
阿糖胞苷	孕妇及哺乳期妇女禁用
奥沙利铂	哺乳期妇女,在第 1 个疗程开始前已有骨髓抑制或周围感觉神经病变伴功能障碍者,有严重的肝、肾功能不全者
贝伐珠单抗	禁用于已知对下列物质过敏的患者:产品中的任何一种组分;中国仓鼠卵巢细胞产物或者其他重组人类或人源化抗体。本品中的辅料组成如下:α,α-海藻糖二水合物、磷酸二氢钠一水合物、无水磷酸氢二钠、聚山梨酯 20 和无菌注射用水
苯丁酸氮芥	早孕妇女禁用
吡柔比星	严重器质性心脏病或心功能异常者及对本品过敏者,孕妇、哺乳期及育龄妇女禁用
表柔比星	禁用于因用化疗或放疗而造成明显骨髓抑制的患者,已用过大剂量蒽环类药物(如多柔比星或柔红霉素)的患者,近期或既往有心脏受损病史的患者,孕妇及哺乳期妇女
博来霉素	有严重肺部疾患、严重弥漫性肺纤维化、严重肾功能障碍、严重心脏疾病、胸部及其周围接受放疗的患者禁用
多柔比星	严重器质性心脏病和心功能异常及对本品及蒽环类过敏者禁用。曾用其他抗肿瘤化疗药或放疗已引起骨髓抑制者,心肺功能失代偿患者,严重心脏病患者,明显的肝功能损害或感染、发热、恶病质、失水、电解质或酸碱平衡失调者,胃肠道梗阻、明显黄疸或肝功能损害患者,水痘或带状疱疹患者,孕妇及哺乳期妇女禁用
多西他赛	对多西他赛或聚山梨酯 80 有严重过敏史的患者,白细胞数目 <1.5×10 的患者,肝功能有严重损害的患者,禁用于孕妇及哺乳期妇女
厄洛替尼	孕妇及哺乳期妇女应避免使用本品
氟尿嘧啶	孕妇、哺乳期妇女、衰弱患者、伴发水痘或带状疱疹时禁用
福马司汀	禁用于合并使用黄热病疫苗和采用苯妥英钠作为预防性治疗的患者
戈舍瑞林	孕妇及哺乳期妇女禁用
环磷酰胺	孕妇及哺乳期妇女禁用
吉非替尼	对本品活性物质或该产品中的任意一种赋形剂有严重超敏反应者、孕妇及哺乳期妇女禁用
吉西他滨	严重肾功能不全的患者,禁止联合应用吉西他滨和顺铂
甲氨蝶呤	肾功能已受损害、妇、哺乳期妇女、营养不良、全身极度衰竭恶病质或并发感染、心肺肝肾功能不全或伴有血液疾病者禁用
卡培他滨	孕妇服用可引起胎儿损伤,哺乳期妇女服用应停止哺乳。严重肾功能损害者禁用
来曲唑	绝经期妇女、孕妇、哺乳期妇女禁用。来曲唑不能应用儿童或青少年
雷替曲塞	孕妇或哺乳期妇女禁用。在使用本药之前,应排除妊娠的可能性(见孕妇和哺乳期妇女用药)。重度肾功能损害者禁用
利妥昔单抗	孕妇和哺乳期妇女
亮丙瑞林	孕妇或有可能怀孕的妇女或哺乳期妇女,有性质不明的、异常的阴道出血者禁用
氟达拉滨	禁用于对本品或其所含成分过敏的患者,肌酐清除率 <30min 的肾功能不全患者和失代偿性溶血性贫血的患者
门冬酰胺酶	孕妇不宜用药,哺乳期妇女给药时应停止哺乳

续表

药品名称	禁用人群
奈达铂	有明显的骨髓抑制及严重肝、肾功能不全者,对其他铂制剂及右旋糖酐过敏者,孕妇、可能妊娠及有严重并发症的患者
培美曲赛	禁用孕妇接受本品治疗可能对胎儿有害。用本品治疗的母亲应停止哺乳
硼替佐米	对硼替佐米、硼或者甘露醇过敏的患者禁用
曲普瑞林	哺乳期妇女不应使用
曲妥珠单抗	不用于孕妇,除非对孕妇的潜在好处远大于对胎儿的潜在危险,治疗期间应避免母乳喂养。禁用于已知对曲妥珠单抗过敏或者对任何本品其他组分过敏的患者。本品使用苯甲醇作为溶媒,禁止用于儿童肌内注射
塞替哌	严重肝肾功能损害及严重骨髓抑制者禁用
顺铂	肾功能损害患者及孕妇禁用

注:存在用药禁忌的患者,如必须用药且无更好地替代药品时,医师可权衡利弊,在与患者进行充分沟通,患者知情同意的情况下,谨慎使用,力求患者获得最大利益。

3. 溶媒选择是否合理

药物溶媒的选择对患者合理使用细胞毒性药物意义非常重大。由于药物的结构和理化性质以及剂型因素,选用溶媒的 pH、离子浓度、离子种类等对细胞毒性药物的稳定性有一定影响,如选择不合理,易出现效价降低、变色、沉淀、浑浊等问题。因此,在选择溶解稀释细胞毒性药物的溶媒种类时,应按照细胞毒性药物的理化性质、化学结构,选择相应的溶媒,以免造成药物的效价降低或失活。研究表明,异环磷酰胺、丝裂霉素和甲氨蝶呤等需要用注射用水溶解。培美曲塞、依托泊苷、柔红霉素等需要用 0.9%氯化钠注射液溶解、稀释,铂类药物如奥沙利铂、卡铂和洛铂等需要 5%葡萄糖注射液溶解稀释。除溶媒种类外,还须重视溶媒用量,应根据药物的毒性、治疗窗、在体内的代谢过程等,合理选择用量。选择的用量过大,导致药物的浓度降低,在体内未达到有效治疗浓度而无治疗效果。选择的用量过小,导致药物的浓度过高,易增加药物不良反应的发生率。如吉西他滨说明书中规定,静脉滴注时间为 30min,应选择 50~100ml 的 0.9%氯化钠注射液溶媒稀释,而临床科室多用 250~500ml 溶媒溶解,溶媒用量选择过大。如常见抗肿瘤药物使用的溶媒及注意事项详见表4。

4. 用法用量是否合理

(1)给药剂量和频次是否合理

审核该部分内容,考虑用药剂量是否合适,给药频次或用药间隔是否合理,疗程是否合适,不同适应证的用法用量是否正确,特殊情况是否需要调整用量。抗肿瘤药物对肿瘤细胞的杀伤作用均遵循一级动力学原则,由于机体不能耐受无限制地增加剂量或反复给药,因此,选用合适剂量并采用间歇给药有可能保护宿主的免疫功能。区别于传统的最大耐受剂量化疗(MTD),小剂量长期化疗即节拍式化疗的全身毒性反应较轻且不易产生耐药性,能够有效发挥抗肿瘤作用。在

表4 常见抗肿瘤药物使用的溶媒及注意事项

药品	生产厂家	规格	溶媒	用法注意事项
铂类药物				
奥沙利铂	江苏奥赛康药液有限公司	50mg；100mg	注射用水；5%葡萄糖	先用注射用水溶解，再用5%葡萄糖250~500ml稀释。本品不宜用生理盐水溶解稀释，2~6h内滴完
卡铂	齐鲁制药有限公司（波贝）	100mg/10ml	5%葡萄糖	用5%葡萄糖250~500ml溶解稀释，稀释后应在8h内使用。
顺铂	竞速豪森药业集团有限公司	30mg/6ml	5%葡萄糖；生理盐水	使用本品前2~6h和给药后至少6h，进行充分水化治疗。避免接触铝金属制品
洛铂	海南长安国际制药有限公司	10mg；50mg	注射用水；5%葡萄糖	先用注射用水5ml溶解，溶解后，2℃~8℃存放4h内使用。输注再用5%葡萄糖稀释。本品不能用氯化钠溶液溶解稀释
奈达铂	齐鲁制药有限公司	10mg	生理盐水	用生理盐水溶解稀释，滴注时间不小于1h。本品不宜使用氨基酸及pH为5以下酸性溶液
阻止RNA合成类药物				
阿柔比星		20mg		静脉滴注至少1h
多柔比星		10mg		现配现用，缓慢滴注，浓度为2mg/ml
多柔比星脂质体	石药集团有限公司（多美素）	20mg/10ml10mg/5ml	5%葡萄糖	用5%葡萄糖溶解稀释成浓度为50mg/ml，静脉滴注30min以上。剂量<90mg时，用5%葡萄糖250ml溶解稀释；剂量≥90mg时，用5%葡萄糖500ml溶解稀释
柔红霉素		20mg		缓慢滴注
吡柔比星	深圳万乐药液有限公司	10mg20mg	注射用水；5%葡萄糖	用注射用水或5%葡萄糖溶解稀释，静脉、动脉给药；稀释成浓度为0.5~1mg/ml。也可用于膀胱灌注给药。本品溶解稀释后，立即使用，室温下不能超过6h
伊达比星	翰辉制药有限公司	10mg	生理盐水；注射用水	本品每瓶先用注射用水10ml溶解，再用生理盐水稀释后输注。输注前先用生理盐水检查输液管畅通，谨防药液渗漏
表柔比星	翰辉制药有限公司（艾达生）	10mg	5%葡萄糖；生理盐水；注射用水	先用注射用水溶解稀释成浓度为2mg/ml，再用5%葡萄糖或生理盐水稀释输注。输注前先用生理盐水检查输液管畅通，谨防药液渗漏
放线菌素D	翰辉制药有限公司	200mg	生理盐水	用生理盐水溶解稀释后输注
米托蒽醌		5mg	5%葡萄糖；生理盐水	每5mg本品用50~100ml生理盐水或5%葡萄糖注射液稀释，滴注时间不少于30min
阻止DNA合成类药物				
博来霉素		1.5万U	5%葡萄糖；生理盐水；注射用水	总量不超过400mg；静脉注射每次不超过10min；静脉滴注应缓慢；用药后避免日晒
丝裂霉素		10mg	生理盐水	现配现用
羟基喜树碱		10mg	生理盐水	现配现用，缓慢滴注

续表

药品	生产厂家	规格	溶媒	用法注意事项
依托泊苷	江苏恒瑞医药有限公司	100mg/5ml	生理盐水	用生理盐水溶解稀释成注浓度小于0.25mg/ml,静脉滴注时间不少于30min。稀释后立即使用
伊立替康	江苏恒瑞医药有限公司(艾力)	40mg100mg	5%葡萄糖;生理盐水	仅用于成人。用生理盐水、5%葡萄糖250ml溶解稀释,输注时间为30~90min
	齐鲁制药(海南)有限公司(亿迈林)	40mg/2ml;0.1g/5ml		
烷化剂类药物				
达卡巴嗪	南京制药有限公司	100mg	5%葡萄糖	先用生理盐水10ml~15ml溶解,再用5%葡萄糖250~500ml稀释,静脉滴注30min以上。稀释后药液不稳定,稀释后立即使用,应避光
环磷酰胺	百特国际有限公司	200mg1g	5%葡萄糖;生理盐水;林格氏液	先用生理盐水溶解,再用5%葡萄糖、生理盐水或林格氏溶液100~500ml稀释,输注时间为0.5~2h。现配现用
异环磷酰胺	齐鲁制药(海南)有限公司	0.5g;1g	5%葡萄糖;生理盐水;注射用水	先用注射用水溶解,再用生理盐水、5%葡萄糖500~1000ml稀释,持续滴注30min以上。稀释后药液不稳定,应立即使用
高三尖杉酯	杭州民生药业有限公司	1mg/1ml	5%葡萄糖	用5%葡萄糖250~500ml溶解稀释,缓慢滴注3h以上
L-门冬酰胺酶		1万U	5%葡萄糖;生理盐水	需皮试,配制后8h内使用
影响核算生物合成类药物				
阿糖胞苷	翰辉制药有限公司	50mg100mg	5%葡萄糖生理盐水	本品浓度为100mg/ml时,不用做鞘内注射。本品不应与氟尿嘧啶并用
	国药一心制药有限公司	100mg300mg	5%葡萄糖;生理盐水;注射用水;林格氏液	100mg本品,用注射用水5ml溶解成浓度为20mg/ml;1g本品,用注射用水20ml溶解成浓度为50mg/ml,可皮下或静脉注射。再用5%葡萄糖、生理盐水或林格氏液100~500ml稀释,可静脉输注。本品浓度为100mg/ml时,不用做鞘内注射。本品稀释后应在24h内用完
氟尿嘧啶	天津金耀药业有限公司	250mg/10ml	5%葡萄糖;生理盐水	用生理盐水、5%葡萄糖250~500ml溶解稀释,静脉滴注时间不得少于6~8h。现配现用
吉西他滨	齐鲁制药(海南)有限公司(英择)	0.2g	生理盐水	先用生理盐水溶解,再用生理盐水100ml稀释,浓度不应该超过40mg/ml,滴注时间为30min,4h内用完
	Vianex S.A-Plant C(健泽)	0.2g		
地西他滨	正大天晴药业集团(晴可唯)	50mg 25mg 10mg	5%葡萄糖生理盐水林格氏液注射用水	先用注射用水10ml溶解成浓度为5mg/ml,,再用5%葡萄糖、生理盐水或林格氏液稀释成终浓度为0.1~1mg/ml。本品稀释后,立即使用,如果不能在15min内开始使用,则应用低温(2℃~8℃)注射用水稀释,并在此温度下;保存不能超过7h

续表

药品	生产厂家	规格	溶媒	用法注意事项
氟达拉滨	重庆莱美药业有限公司	50mg	生理盐水；注射用水	肌肉注射时；每支用 2ml 注射用水溶解，配好的药液浓度为 25mg/ml；静脉注射时，将上述溶液用 10ml 生理盐水稀释；静脉滴注时，将上述溶液用 100ml 生理盐水稀释，输注时间 30min
甲氨蝶呤	辉瑞制药	2ml；10ml；20ml	5%葡萄糖；生理盐水	现配现用，防止渗漏。用量在 5g 以下时，滴注速度为 40 滴／分。鞘内注射时，用不含防腐剂的生理盐水配成浓度为 1mg/ml 的浓度
替加氟	齐鲁制药(海南)有限公司(方克)	200mg/5ml；500mg/10ml	5%葡萄糖；生理盐水	用生理盐水或 5%葡萄糖 500ml 溶解稀释。禁止与酸性药物配伍
长春瑞滨	江苏豪森药业集团有限公司(盖诺)	10mg/1ml	生理盐水；注射用水	仅静脉注射，输液时避免。本品必须用生理盐水溶解稀释，于短时间(15~20min)静脉输入，然后输入大量生理盐水冲洗静脉。现配现用。
长春新碱	深圳万乐药业有限公司	1mg	生理盐水；注射用水	仅静脉注射，输注时避光。本品溶解稀释后，立即使用。65 岁以上老年人，每次用量不能大于 1mg。防止药物溅入眼睛，一旦溅入眼睛，用大量生理盐水冲洗，再用地塞米松眼膏涂抹眼睛
多西他赛	齐鲁制药有限公司（多帕菲）	20mg/0.5ml；40mg/1ml	自带溶媒；5%葡萄糖；生理盐水	先用药品自带特殊溶媒溶解，再用 5%葡萄糖、生理盐水稀释，最终浓度不超过 0.74mg/ml，滴注 1h，4h 内用完。本品稀释后，应立即使用
培美曲赛二钠	德州德药制药有限公司(爱立汀)	500mg	生理盐水	每瓶本品用不含防腐剂的生理盐水 20ml 溶解，配好的药液浓度为 25mg/ml，慢慢旋转直至粉末完全溶解，再用 100ml 不含防腐剂的生理盐水稀释，静脉滴注超过 10min。
紫杉醇	哈药集团生物工程有限公司	30mg	5%葡萄糖生理盐水	现配先用，输注时药液浓度为 0.3~1.2mg/ml，输注时间不少于 3h
紫杉醇酯质体	南京绿叶制药有限公司(力扑素)	30mg	5%葡萄糖	先用 5%葡萄糖 10ml、专业振荡器振摇 5min 溶解后，再用 5%葡萄糖 250~500ml 稀释。本品稀释后，应在 24h 内用完。禁止使用生理盐水或其他溶媒溶解稀释
单克隆抗体类药物				
利妥昔单抗	上海罗氏制药有限公司(Roche)	100mg/10ml；500mg/50ml	5%葡萄糖；生理盐水	用生理盐水、5%葡萄糖溶解稀释成浓度为 1mg/ml 的溶液输注
贝伐珠单抗	上海罗氏制药有限公司(Roche)	100mg	生理盐水	抽取所需量的本平用生理盐水稀释到需要的给药容积，配好的药液终浓度为 1.4~16.5mg 之间
曲妥珠单抗	上海罗氏制药有限公司(Roche)	440mg	特殊溶媒	每瓶药物应由同时自带溶媒溶解，配好的药液浓度为 21mg/ml，可多次使用，超过 28d 应丢弃

续表

药品	生产厂家	规格	溶媒	用法注意事项
其他类药物				
亚砷酸	哈尔滨伊大药业有限公司	10mg/10ml	5%葡萄糖生理盐水	用5%葡萄糖或生理盐水500ml溶解稀释后，缓慢滴注3~4h以上
斑蝥酸钠维生素B6	贵州柏强制药有限公司	0.05mg/10ml；0.025mg/5ml	5%、10%葡萄糖；生理盐水	—
鸦胆子油乳	广州白云山明兴制药有限公司	10ml	生理盐水	生理盐水250ml溶解稀释后,立即使用
康艾注射液	长白山制药有限公司	20ml；10ml；5ml	5%葡萄糖；生理盐水	用5%葡萄糖或生理盐水500ml溶解稀释后,立即使用
艾迪注射液	贵州益佰制药有限公司	10ml	5%、10%葡萄糖；生理盐水	用5%、10%葡萄糖或生理盐水400~450ml溶解稀释。给药速度:开始15滴/分钟,30min后如无不良反应,可给药速度控制为50滴/分钟
美司钠	江苏恒瑞医药股份有限公司	200mg/2ml；400mg/4ml	5%葡萄糖；生理盐水	使用环磷酰胺、异环磷酰胺和氯磷酰胺的同时,给予美司钠(用量为上述抗肿瘤化疗药剂量的20%),以后,分别在4h、8h再给予相同用量。使用环磷酰胺作持续性静脉消注的同时,静脉注射美司钠(用量为上述抗肿瘤化疗药剂量的100%),注射完成后6~12h内,再连续滴注本品(用量为上述抗肿瘤化疗药剂量的50%)
亚叶酸钙	江苏恒瑞医药股份有限公司	100mg/10ml		现配先用
氨磷汀	南京绿叶制药有限公司(天地达)	500mg	生理盐水	用生理盐水50ml溶解稀释，化疗开始前30min输注,持续15min

临床实践中,化疗药物的标准剂量往往是根据体表面积计算的,联合化疗方案往往是根据药物特点和肿瘤类型设计的。有大剂量间歇给药、短期连续给药、序贯给药等多种治疗方案,单用或合用药物的剂量可能有所不同。

(2)药品剂型或给药途径是否适宜

一般情况下,全身化疗采用静脉、肌内注射或口服给药。但在某些情况下改变给药途径可以加大局部杀灭肿瘤的力度,减少全身不良反应。主要有:①腔内注射:包括胸腔、心包腔和腹腔内化疗,常用药物有顺铂、卡铂、丝裂霉素、塞替派等;②动脉插管化疗:对局限性的肿瘤为了提高局部的药物浓度,可采用动脉介入灌注药物治疗,例如肝癌的肝动脉介入、头颈部癌的颈外动脉插管等,可选择的药物有氟尿嘧啶、多柔比星、顺铂、丝裂霉素等;③鞘内注射:常用于治疗脑膜白血病或淋巴瘤,或其他实体瘤中枢神经系统内的转移,也可将抗肿瘤化疗药直接注入脑脊液中;④局部注射:将抗肿瘤化疗药直接注射到肿瘤内,常用于浅表肿瘤的局部治疗和肝癌、肺癌等的姑息性治疗。常见抗肿瘤化疗药物的特殊给药途径见表5。

表5 常见抗肿瘤化疗药物的特殊给药途径

药品名称	给药途径
羟基喜树碱	原发性肝癌:可肝动脉给药,用 5 mg 加 0.9%氯化钠注射液 10ml 灌注,每日 1 次,15~30d 为 1 个疗程。膀胱癌:膀胱灌注后加高频透热 100min,剂量由 10mg 逐渐加至 20mg,每周 2 次,10~15 次为 1 个疗程。直肠癌:经肠系膜下动脉插管,以烃喜树碱 6~8mg 加入 0.9%氯化钠注射液500ml 中动脉注入,每日 1 次,15~20 次为 1 个疗程。
丝裂霉素	(1)动脉注射:剂量与静脉注射相同;
	(2)腔内注射:每次 3~4 瓶(6~8mg)。
吡柔比星	(1)动脉给药:如头颈部癌按体表面积每次 7~20mg/m²,每日 1 次,共用 5~7d;亦可每次 14~25 mg/m²,每周 1 次;
	(2)膀胱内给药:按体表面积每次 15~30mg/m²,稀释为 500ug/ml~1000ug/ml 的浓度,注入膀胱腔内保留 0.5~1h,每周 3 次为 1 个疗程,可用 2~3 个疗程。
多柔比星	该品可用于浆膜腔内给药和膀胱灌注,但不能用于鞘内注射。膀胱内或胸腔内可每次用 30~40 mg。
顺铂	(1)胸腹腔注射:胸腔每 7~10d1 次,每次 30~60mg;腹腔每次 100~160mg;
	(2)动脉注射:每次 20~30ml,由插管推注,连用 5 日为 1 个周期,间隔 3 周可重复;
	(3)动脉灌注:主要用于头颈部肿瘤。
尼莫司汀	本品可胸腹腔注射、动脉注射和膀胱内给药。
氟尿嘧啶	(1)用于原发性或转移性肝癌治疗,多采用动脉插管灌注给药;
	(2)腹腔内注射按体表面每次 500~600mg/m²,每周 1 次,2~4 次为 1 个疗程。
阿糖胞苷	(1)皮下注射:多用于维持治疗,每次 1~3mg/kg,每周 1~2 次;
	(2)肌内注射:每次 25~75mg,溶于生理盐水 5~10ml 中,隔日 1 次,共 3 次。预防脑膜白血病,每 6 周注射 1 次。
达卡巴嗪	对于四肢的黑色素瘤,可作动脉内滴注。
干扰素	亦可局部注射(瘤周浸润)、腔内注射(癌性胸腹腔积液)或膀胱内灌注。

（3）静脉滴注时间

医师在开具处方时，更多的会考虑患者的病理生理情况或因素，而忽视药物理化性质的特点，以及辅料对主药的影响等因素。但是，药物在临床使用过程慢，导致组织分布更加广泛，半衰期延长，使药物不良反应增大；有些药物毒性大，如依托泊苷，滴注过快也会导致药物不良反应增加；血管刺激性强的药物如长春瑞滨，则应快速静脉滴注，否则易形成血栓或药物外渗，增加不良反应；药物稀释后，溶液的稳定性也决定药物的滴注速度，稳定性低的药物不能长时间滴注；某些药物制剂中有特殊的赋形剂（如紫杉醇中的蓖麻油），导致药物滴注时间不能过短。

①快速输注：环磷酰胺、多柔吡星、长春瑞滨

①缓慢滴注：

滴注时间大于 1h：奈达铂、多西他赛、阿糖胞苷；

滴注时间大于 2h：奥沙利铂（2~6h）；

滴注时间大于 3h:注射用紫杉醇酯质体、注射用紫杉醇、高三尖杉酯碱;

滴注时间大于 6h:长春地辛、氟尿嘧啶。

5. 给药方案是否合理

常见肿瘤化疗方案见前面章节的相关内容,应根据患者状况以及肿瘤的病理类型、病期和发生趋向制订合理的化疗方案。

(1)联合用药是否合理

临床上多采用两种或两种以上药物联合的化疗方案,以达到增加治疗效果或减少毒副作用的目的。但是常会出现不适宜的联合用药现象。不适宜的联合用药主要有以下几种情况:存在拮抗作用的药物联用;联用后产生不良反应;联用后治疗作用降低;不需联用而采用联合用药。具有相同毒性作用的抗肿瘤药物不宜配伍使用,避免毒性叠加对机体造成更加严重的损害。抗肿瘤药物的联合应用可遵循以下原则:

①从细胞增殖动力学考虑:实体瘤中存在较多 G_0 期细胞,增殖速率相对缓慢,可先用周期非特异性药物降低瘤体体积,驱使 G_0 期细胞进入增殖期后再使用周期特异性药物杀灭它。生长较快的肿瘤,先使用周期特异性药物杀灭处于增殖周期的肿瘤细胞,再用周期非特异性药物杀伤其他细胞,待 G_1 期细胞进入周期时,再重复上述疗法。同步化疗是一种特殊的序贯疗法,先使用对 S 期细胞有作用的药物,使肿瘤细胞全部集中在 G_1 期,再用 G_1 期的药物,可使疗效提高;

②从药物作用原理考虑:将作用于不同环节的抗肿瘤药物联合应用能够增加疗效。如烷化剂与抗代谢药物联合应用;

③从药物毒性考虑:不同毒性的药物联合使用,能在提高治疗效果的同时避免不良反应的叠加。例如泼尼松、长春新碱的骨髓抑制作用较小,将它们与其他药物联合使用,可减少对骨髓的抑制作用;

④从药物的抗瘤谱考虑:例如胃肠道癌宜用氟尿嘧啶,还可选用喜树碱、塞替派、环磷酰胺等烷化剂类;鳞癌宜用硝卡芥、甲氨蝶呤等;肉瘤宜用环磷酰胺、顺铂、多柔比星等。

(2)给药顺序是否合理

药物的相互作用或者抗肿瘤作用的周期特异性可能会对联合用药的化疗疗效和毒性产生影响,并且临床实践中,亦存在忽略用药顺序的现象。联合用药时,用药顺序直接影响到其联用效果。因此正确的给药顺序是肿瘤合理用药的重要组成部分。化疗方案的给药顺序应遵循以下 3 个原则:

①给药时需要遵循相互作用原则,在化疗药物之间存在相互作用时,严格按规定的先后顺序给药,如顺铂会延缓紫杉醇的排泄,加重不良反应的发生,紫杉醇和顺铂联用须先给予紫杉醇。门冬酰胺酶会减少长春新碱在肝的清除率,导致长春新碱的肝毒性和神经毒性增加,联合应用时长春新碱应在门冬酰胺酶之前 12~24h 给药。使用顺铂后会加重异磷酰胺的骨髓抑制、神经毒性和肾毒性等不良反应,联合应用时应先给予异环磷酰胺;

②是细胞动力学原则。生长较慢的实体瘤中 G_0 期细胞较多,先用周期非特异性药物杀灭一部

分肿瘤细胞,使其进入增殖期再用周期特异性药物;而生长较快的肿瘤,应先用周期特异性药物大量杀灭处于增殖期的细胞,减少肿瘤负荷,然后用周期非特异性药物杀灭残存的肿瘤细胞。如长春新碱和甲氨蝶呤联用时,长春新碱用药 6~8h 后能显著将细胞阻滞在 M 期,同时也可以减少肿瘤细胞中甲氨蝶呤的药物外排,故长春新碱给药 6~8h 后再用甲氨蝶呤,能显著增加化疗效果;

③给药时需注意刺激性原则。化疗开始时静脉血管的结构稳定性较好,药液渗出相对不容易渗出血管,使用非顺序依赖性化疗药物时应该先用局部刺激性大的药物,能减少药物对周围组织的刺激。

临床常见抗肿瘤化疗方案的用药顺序见表 6。

表6 常见抗肿瘤化疗方案的用药顺序

化疗方案	用药顺序	备注
TP 方案(顺铂与紫杉醇)	先用紫杉醇	两者联用时若先给予顺铂,可使紫杉醇的清除率下降约 30%,从而引起严重的骨髓抑制,同时降低抗肿瘤活性
GP 方案(顺铂与吉西他滨)	先给吉西他滨	吉西他滨可抑制顺铂引起的 DNA 损伤修复,增加双链断裂及顺铂–DNA复合物的形成,从而增加顺铂的抗肿瘤活性,并且先给予吉西他滨的不良反应发生率也较低
IP 方案(顺铂与伊立替康)	先给予顺铂	先给予顺铂可使伊立替康的活性代谢产物的清除率增加,从而降低严重的恶心、呕吐、腹泻及中性粒细胞减少的发生率,同时化疗的有效率较高
AT 方案(多柔比星联合多西他赛)	A–T 序贯给药	AT 方案中发热性中性粒细胞减少、乏力及腹泻等不良反应的发生率更低
FOLFIRI 方案[伊立替康、亚叶酸钙(CF)及氟尿嘧啶联用]	先给予伊立替康,输注完成之后,立即给予亚叶酸钙,最后再给予氟尿嘧啶持续静脉滴注	给予伊立替康后,再用 CF 及氟尿嘧啶,伊立替康的中间体 SN-38 的 AUC 较之相反顺序下降约 40%,且不良反应的发生率更低,同时患者的耐受性增加
TAC 方案(多柔比星、环磷酰胺及多西他赛联用)	多柔比星及环磷酰胺输注 1h 后,给予多西他赛	–
FOLFOX6(奥沙利铂、亚叶酸钙及氟尿嘧啶联用)	奥沙利铂须在氟尿嘧啶之前滴注	–
顺铂与长春瑞滨联用	先给予顺铂	–
顺铂与依托泊苷联用	先给予依托泊苷	–
顺铂与培美曲塞联用	培美曲塞给药结束 30min 后,输注顺铂	–

(3)需预处理的药物是否进行了合理规范的预处理

因此抗肿瘤化疗药物在使用之前需进行预处理,以降低过敏、肝、肾、骨髓毒性等不良反应,在减少患者痛苦的同时保证化疗顺利进行。常见需要进行预处理的化疗药物及处理方案见表 7。

表7　要进行预处理的化疗药物及处理方案见

药品名称	处理方法
顺铂	较大剂量(80~120mg/m²)使用时,必须同时进行水化和利尿。为预防本品的肾脏毒性,需充分水化:顺铂(PDD)用前12h静脉滴注等渗葡萄糖注射液2000ml,使用当日输注生理盐水或等渗葡萄糖注射液3000ml~3500ml,并用氯化钾,甘露醇及呋塞米,每日尿量为2000~3000ml。治疗过程中注意血钾、血镁变化,必要时纠正低钾、低镁血症。
卡铂	虽不必水化,但应鼓励患者多饮水,排尿量保持在每日2000ml左右。
培美曲赛	第1次化疗开始前7天至少服用5次日剂量的叶酸400ug,整个治疗周期一直服用,最后一次培美曲塞化疗后21天可停服。在第1次化疗前7天内肌内注射维生素B12,,每次1000ug,以后每3个周期(9周)肌内注射1次,第1次之后的维生素B12给药可与化疗在同一天进行,预防血液学相关不良反应(如贫血)。口服地塞米松4mg,bid,在培美曲塞治疗前1天、当天、第2天共3天预防皮肤反应。
异环酰胺/环磷酰胺	异环磷酰胺(IFO)/环磷酰胺可致出血性膀胱炎,应水化利尿,并配合使用美司钠,用量为IFO用量的60%,分3次于IFO同时及48h静脉推注。
多西他赛	所有患者在接受多西他赛治疗期前,均必须口服糖皮质激素类,如地塞米松。在多西他赛滴注1天前服用,每天16mg,持续至少3天,以预防过敏反应和体液潴留。
紫杉醇	为了预防发生过敏反应,在紫杉醇治疗前的12h和6h均分别口服地塞米松20mg,治疗前的30~60min肌内注射或口苯海拉明50mg,静脉注射西咪替丁300mg或雷尼替丁50mg。
昔妥西单抗	首次滴注本品之前,患者必须接受抗组胺药物治疗,建议每次使用本品之前,都能对患者进行这种治疗。

目前,抗肿瘤化疗方案除了基础的化疗方案以外,肿瘤分子靶向药物治疗的优势比较显著,表现为安全性高和不良反应小。随着人类对肿瘤发生、发展认识的深入,肿瘤分子靶向药物有效的作用靶点不断被发现。根据作用靶点不同,抗肿瘤靶向药物可以分为EGF、YEGFR、HER-2等。临床使用分子靶向药物化疗方案,可以单独用药,也可联合抗肿瘤化疗药物。在充分考虑患者基本身体情况和经济情况后,若有明确的临床证据证明联合用药效果优于单药,并确定患者能够耐受联合用药治疗,则临床优先考虑选择联合用药。目前,单克隆抗体类药物多为静脉给药,且与细胞毒性药物联合使用。临床常见肿瘤靶向单克隆药物的分子靶点和适应证见表8。

表8　肿瘤靶向药物的分子靶点及适应症

药品	作用靶点	适应症
曲妥珠单抗	HER-2	乳腺癌、胃癌
利妥昔单抗	CD20	淋巴瘤
西妥昔单抗	KRAS、NRAS	结直肠癌
贝伐珠单抗	VEGFR	结直肠癌、肺癌
尼托珠单抗	EGFR	鼻咽癌

6. 是否有配伍禁忌或者不合理的药物相互作用

药物配伍禁忌包括三大类:物理性、化学性以及药理性。物理变化及化学变化主要表现为药物外观和性状的变化,而药效变化是药理性变化。药物配伍禁忌的审核要点包括以下几点:第一,药物在配伍使用时发生理化反应,包括混浊、沉淀、产生气体及变色等。例如,体外配伍顺铂注射液和依托泊苷注射液时,发生药品理化性质的改变或产生沉淀,所以这两种药物是禁止配伍加在同一瓶溶媒中使用。第二,配伍使用时药物的副作用或毒性增强,引起严重不良反应;药品配伍后过度增强了治疗作用,甚至超出了机体的耐受能力,或是引起了危害患者的严重不良反应。如盐酸表柔比星注射液和注射用达卡巴嗪,盐酸表柔比星与其他化疗药(如达卡巴嗪)同用,应避免相互接触和放在同一容器内给药,配伍后会发生骨髓抑制、肾功能异常和过敏性休克等反应,有些不良反应是不可逆的。第三,药品配伍使治疗作用减弱或药品的稳定性降低。如奥沙利铂与碱性药物或碱性溶液(尤其是氟尿嘧啶的碱性溶液、氨丁三醇)或氯化物一起使用;丝裂霉素与维生素B1、维生素B6、维生素C同时静脉注射可使其疗效降低;培美曲塞二钠不能溶于含有钙的稀释剂,包括林格液;多柔比星脂质体不得与其他药物混合使用;柔红霉素与肝素钠、地塞米松、氨曲南、别嘌醇钠、氟达拉滨、哌拉西林三唑巴坦、氨茶碱呈配伍禁忌;表柔比星与肝素钠、头孢菌素类药物呈配伍禁忌。因此大多数抗肿瘤注射剂在使用过程中都要求尽量单独输注,且输完后用输液冲洗输液管路。

7. 是否存在重复给药

同一处方中存在成分相同但通用名不同的药物,含有相同主要成分的复方制剂联用,都属于重复给药的情况。

8. 其他用药不适宜情况

其他一些不能用上述指标囊括的不适宜用药可归到此类情况。

四、抗肿瘤化疗药处方审核案例分析

1. 溶媒选择审核

(1)溶媒种类选择

案例一

患者基本信息:女,64岁,身高165cm,体重70kg,体表面积1.8m²

诊断:卵巢恶性肿瘤

既往史及既往用药史:无

用药医嘱

第一组

药物名称	规格	用法用量
0.9 氯化钠注射液	500ml	500ml iv. gtt st
注射用紫杉醇酯质体	30g	270mg iv. gtt st

第二组

药物名称	规格	用法用量
5%葡萄糖注射液	500ml	500ml iv. gtt st
卡铂注射液	10ml:100mg	500mg iv. gtt st

审核分析

药品说明书【注意事项】：紫杉醇酯质体在溶解、稀释时不宜用生理盐水或其他溶液，只可用5%葡萄糖注射液，否则可能发生脂质体聚集。

审核结果及处理：注射用紫杉醇酯质体稀释、溶解溶媒选择不合理，干预后退回医嘱。医生采纳合理化建议，给予修改。

案例二

患者基本信息：女，52 岁，身高 153cm，体重 52kg，体表面积 1.51m²

诊断：乳腺恶性肿瘤术后

既往史及既往用药史：无

用药医嘱

第一组

药物名称	规格	用法用量
0.9%氯化钠注射液	250ml	250ml iv. gtt st
注射用环磷酰胺	200mg	1.2g iv. gtt st

第二组

药物名称	规格	用法用量
0.9%氯化钠注射液	100ml	100ml iv. gtt st
注射用吡柔比星	10mg	80mg iv. gtt st

审核分析

药品说明书【注意事项】：吡柔比星溶解时应当使用 5%葡萄糖注射液或注射用水，否则可能影响药物效价或溶液变浑。

此药难溶于氯化钠溶液中,同时,因 pH 值的影响,导致药效降低或产生混浊,故应将本品加入 5%葡萄糖注射液或注射用水溶解、稀释。

审核结果及处理:注射用吡柔比星稀释溶媒选择不合理,干预后退回医嘱。医生采纳合理化建议,给予修改。

案例三

患者基本信息:男,71 岁,身高 171cm,体重 87kg,体表面积 1.6m²

诊断:结肠恶性肿瘤术后

既往史及既往用药史:无

用药医嘱

第一组

药物名称	规格	用法用量
0.9%氯化钠注射液	500ml	500ml iv. gtt st
注射用奥沙利铂	100mg	200mg iv. gtt st

第二组

药物名称	规格	用法用量
卡培他滨片	150mg	1350mg po. bid

审核分析

药品说明书【注意事项】:奥沙利铂与碱性制剂、氯化物、碱性制剂溶解不宜同时使用,也不宜用含铝的静脉注射器具。

氯离子会加速奥沙利铂的降解,应当选用 5%或 10%葡萄糖注射液溶解和稀释。

审核结果及处理:注射用奥沙利铂溶解、稀释溶媒选择不合理,干预后退回医嘱。医生采纳合理化建议,给予修改。

案例四

患者基本信息:女,68 岁,身高 158cm,体重 43kg,体表面积 1.42m²

诊断:肺恶性肿瘤晚期

既往史及既往用药史:贝伐珠单抗联合洛铂方案化疗 5 周

用药医嘱

药物名称	规格	用法用量
5%葡萄糖注射液	250ml	250ml iv. gtt st
贝伐珠单抗注射液	4ml:100mg	650mg iv. gtt st

审核分析

药品说明书【用法用量】:不能将贝伐珠单抗注射液与右旋糖酐或葡萄糖溶液同时或混合给药。本品用0.9%氯化钠注射液稀释到需要的给药体积,贝伐珠单抗溶液的最终浓度应该保持在1.4~16.5mg/ml之间。故建议选用0.9%氯化钠注射液,并稀释至100ml。

审核结果及处理:贝伐珠单抗注射液稀释溶媒选择不合理,干预后退回医嘱。医生采纳合理化建议,给予修改。

案例五

患者基本信息:男,12岁,身高118cm,体重34kg,体表面积1.1m²

诊断:急性淋巴细胞白血病

既往史及既往用药史:无

用药医嘱

药物名称	规格	用法用量
5%葡萄糖注射液	50ml	50ml iv. gtt st
注射用硫酸长春新碱	1mg	1.8g iv. gtt st

审核分析

此药为生物碱类,在酸性环境中不稳定,葡萄糖注射液的pH在3.5~5.5之间,而0.9%氯化钠注射pH为4.5~7,呈碱性,故选用0.9%氯化钠注射液溶解和稀释,药物较稳定。

审核结果及处理:注射用硫酸长春新碱溶解、稀释溶媒选择不合理,干预后退回医嘱。医生采纳合理化建议,给予修改。

(2)溶媒用量选择

案例一

患者基本信息:男,70岁,身高170cm,体重70kg,体表面积1.85m²

诊断:肺部恶性肿瘤晚期

既往史及既往用药史:无

用药医嘱

第一组

药物名称	规格	用法用量
0.9%氯化钠注射液	250ml	500ml iv. gtt st
依托泊苷注射液	5ml:0.1g	0.16g iv. gtt st

第二组

药物名称	规格	用法用量
0.9%氯化钠注射液	500ml	500ml iv. gtt st
顺铂注射液	6ml：30mg	120mg iv. gtt st

审核分析

药品说明书【用法用量】：静脉滴注。将本品需要量用0.9%氯化钠注射液稀释,浓度每毫升不超过0.25mg,静脉滴注时间不少于30min。

按此用药医嘱配置的输液,依托泊苷浓度为每毫升0.4mg。浓度过大,输注时可能引起低血压。因此,0.1g依托泊苷至少应稀释在400ml溶媒中,0.16g药量应加在至少640ml溶媒中。

审核结果及处理：依托泊苷注射液稀释溶媒用量不合理,干预后退回医嘱。医生采纳合理化建议,给予修改。

案例二

患者基本信息：男,58岁,身高175cm,体重75kg,体表面积1.94m^2

诊断：胃恶性肿瘤

既往史及既往用药史：无

用药医嘱

第一组

药物名称	规格	用法用量
5%葡萄糖注射液	100ml	100ml iv. gtt st
多西他赛注射液	1ml：20mg	120mg iv. gtt st

第二组

药物名称	规格	用法用量
0.9%氯化钠注射液	500ml	500ml iv. gtt st
顺铂注射液	6ml：30mg	120mg iv. gtt st

审核分析

药品说明书【用法用量】：多西他赛只能用于静脉滴注。根据病人所用药量,稀释到5%葡萄糖注射液或0.9%氯化钠注射液中,轻轻摇动,混合均匀,最终浓度不超过0.74mg/ml。

按此用药医嘱配置的输液,多西他赛浓度为1.4mg/ml。浓度过大,输注时,过敏反应发生率和严重程度增加。因此,120mg多西他赛至少应稀释在163ml溶媒中。

审核结果及处理：多西他赛注射稀释溶媒用量不合理,干预后退回医嘱。医生采纳合理化建议,给予修改。

案例三

患者基本信息:女,53 岁,身高 158cm,体重 48kg,体表面积 1.48m²

诊断:卵巢癌术后

既往史及既往用药史:无

用药医嘱

第一组

药物名称	规格	用法用量
0.9%氯化钠注射液	250ml	250ml iv. gtt st
注射用紫杉醇(白蛋白结合型)	100mg	200mg iv. gtt st

第二组

药物名称	规格	用法用量
5%葡萄糖注射液	500ml	500ml iv. gtt st
卡铂注射液	10ml:100mg	500mg iv. gtt st

审核分析

药品说明书【给药说明】:注射用紫衫醇(白蛋白结合型)每 100mg 用 0.9%氯化钠注射液 20 毫升溶解,复溶液的浓度为 5mg/ml。

按此用药医嘱配置的输液,注射用紫杉醇(白蛋白结合型)浓度为 0.8mg/ml。此药物临床输注时间应在 30min 之内,溶媒用量太大,滴速会过快,对病人治疗不利。因此,150mg 注射用紫杉醇(白蛋白结合型)应稀释在 30ml 溶媒中。

审核结果及处理:注射用紫杉醇(白蛋白结合型)溶解、稀释溶媒用量不合理,干预后退回医嘱。医生采纳合理化建议,给予修改。

案例四

诊断:非小细胞肺癌术后

既往史及既往用药史:无

用药医嘱

第一组

药物名称	规格	用法用量
0.9%氯化钠注射液	250ml	250ml iv. gtt st
注射用培美曲塞二钠	500mg	900mg iv. gtt st

第二组

药物名称	规格	用法用量
5%葡萄糖注射液	250ml	250ml iv. gtt st
注射用洛铂	50mg	80mg iv. gtt st

审核分析

药品说明书【用法用量】:静脉输注溶液的配制,每瓶500mg药品用0.9%氯化钠注射液20ml溶解成浓度为25mg/ml的本品溶液。重新溶解的培美曲塞溶液配好以后,必须用0.9%氯化钠注射液进一步稀释至100ml。

有报道,培美曲塞临床使用中有严重外渗,对渗漏部位的组织造成损伤,故减少药液在血管中存留时间,可降低渗漏几率,所以溶媒用量不应大于100ml。

审核结果及处理:注射用培美曲塞二钠溶解、稀释溶媒用量不合理,干预后退回医嘱。医生采纳合理化建议,给予修改。

案例五

患者基本信息:男,61岁,身高176cm,体重63kg,体表面积1.8m²

诊断:胰腺恶性肿瘤

既往史及既往用药史:无

用药医嘱

药物名称	规格	用法用量
0.9%氯化钠注射液	250ml	250ml iv. gtt st
注射用吉西他滨	0.2g	1.8g iv. gtt st

审核分析

药品说明书【用法用量】:吉西他滨的推荐剂量为1000mg/m²,静脉滴注30min。制备和溶解稀释时,浓度为9mg/ml(0.9%)的氯化钠注射液(不含防腐剂)是唯一被允许用于重新溶解吉西他滨无菌粉末的溶媒。【注意事项】:延长输液时间和增加输液给药频次都可能增加骨髓抑制,出现严重皮疹等毒性反应。为保证在规定时间30min内将药液输注完成,避免毒性增加,建议溶媒体积不超过100ml。

审核结果及处理:注射用吉西他滨溶解、稀释溶媒用量不合理,干预后退回医嘱。医生采纳合理化建议,给予修改。

2. 用法用量审核

(1)给药剂量

案例一

患者基本信息:男性,54 岁,身高 170cm,体重 65kg,体表面积 1.79m²

诊断:小细胞肺癌,局限期

既往史及既往用药史:无

医嘱信息

第一组

药物名称	规格	用法用量
0.9%氯化钠注射液	500 ml	500ml iv. gtt st
依托泊苷注射液	5 ml:0.1 g	0.2g iv. gtt st

第二组

药物名称	规格	用法用量
0.9%氯化钠注射液	250 ml	250ml iv. gtt st
顺铂注射液	6ml:30 mg	105mg iv. gtt st

审核分析

(1)药品说明书【用法用量体表面积为 1.79m²】:实体瘤患者,依托泊苷注射液静脉滴注用量 60~100mg/m²。该患者治疗用量应为 105~179mg。顺铂注射液静脉滴注时,化疗次数为单次(每四周一次)使用时,用量 50~120mg/m²,化疗次数为两次(每周一次、共二周)使用时,用量 50mg/m²。

(2)NCCN 指南:化疗作为主要或辅助治疗时,局限期(最多 4~6 个周期):

①顺铂 60mg/m2d1,依托泊苷 120mg/m²d1,2,3

②顺铂 80mg/m2d1,依托泊苷 100mg/m²d1,2,3

③卡铂 AUC5-6d1,依托泊苷 100mg/m²d1,2,3

④化疗+放疗期间,推荐使用顺铂/依托泊苷(Ⅰ类)

⑤同步化疗=放疗过程中,不推荐使用骨髓细胞生长因子(GM-CSFⅠ类)

查阅病例用药信息,该患者化疗 2 次,为每周 1 次,共 2 周。结合药品说明书和 NCCN 指南,依托泊苷注射液用量≤179mg;顺铂注射液用量≤89.5mg。

审核结果及处理:此治疗方案,依托泊苷使用合理。顺铂给药剂量不合理,超大剂量,干预后退回医嘱。医生采纳合理化建议,给予修改。

案例二

患者基本信息:女性,58 岁,身高 158cm,体重 60kg,体表面积 1.63m²

诊断:乳腺恶性肿瘤晚期

既往史及既往用药史:无

用药医嘱

第一组

药物名称	规格	用法用量
5%葡萄糖注射液	100ml	100ml iv. gtt st
多西他赛注射液	1ml:20mg	20mg iv. gtt st

第二组

药物名称	规格	用法用量
5%葡萄糖注射液	500ml	500ml iv. gtt st
多西他赛注射液	1ml:20mg	210mg iv. gtt st

第三组

药物名称	规格	用法用量
0.9%氯化钠注射液	500 ml	250ml iv. gtt st
曲妥珠单抗注射液	20 ml:440mg	380mg iv. gtt st

审核分析

药品说明书【用法用量】:推荐剂量:一般多西他赛的推荐剂量为每三周 $75mg/m^2$ 滴注一个小时;与曲妥珠单抗联用治疗乳腺癌晚期时,推荐剂量为 $100mg/m^2$,每三周一次。

NCCN 指南:治疗乳腺癌晚期患者,多西他赛联合卡铂与曲妥珠单抗(TCH 方案),多西他赛推荐剂量 $75mg/m^2$,每三周一次。

该患者治疗时,多西他赛用量为 230mg,相当于 $141mg/m^2$。结合药品说明书和 NCCN 指南,多西他赛用量不能超过 $100mg/m^2$。多西他赛不良反应临床发生率较高,过量时,尚无解毒药。过量情况下,可能会出现不良事件。

审核结果及处理:多西他赛注射液给药剂量不合理,干预后退回医嘱。医生采纳合理化建议,给予修改。

案例三

患者基本信息女性,54 岁,身高 160cm,体重 69kg,体表面积 $1.76m^2$

诊断:乳腺恶性肿瘤术后 T2N2M0IIIA 期

既往史及既往用药史:AC 方案化疗 6 周期

医嘱信息

第一组

药物名称	规格	用法用量
0.9%氯化钠注射液	250ml	250ml iv. gtt st
注射用环磷酰胺	200mg	1.0g iv. gtt st

第二组

药物名称	规格	用法用量
0.9%氯化钠注射液	100ml	100ml iv. gtt st
注射用表柔比星	10mg	210mg iv. gtt st

审核分析

查阅病历用药信息,患者既往周期化疗,表柔比星累积用量 750mg/m²。本次化疗,表柔比星用量为 120mg/m²,累计总剂量为 870mg/m²。

药品说明书:使用蒽环类药物会发生心脏毒性的风险,可致心肌损伤、心力衰竭,呈现剂量累积性,最大累积剂量见表 8。【药物过量】:表柔比星总限量为按体表面积 550~800mg/m²。一项临床试验显示,当累积剂量达到 550mg/m² 时临床上出现明显心力衰竭的患者约为 0.9%,当累积剂量达到 700mg/m² 时临床上出现明显心力衰竭的患者约为 1.6%,当累积剂量达到 900mg/m² 时临床上出现明显心力衰竭的患者约为 3.3%。

表8　蒽环类和蒽醌类药物最大累积剂量

蒽环类药物	推荐最大累积剂量
多柔比星	450~550mg/m²(放射治疗或合并用药时<350~400mg/m²)
表柔比星	900~1000mg/m²(用过多柔比星为<800mg/m²)
吡柔比星	950mg/m²
柔红霉素	550mg/m²
米托蒽醌	160mg/m²(用过多柔比星等药物<120mg/m²)

环磷酰胺可能会增加表柔比星的毒性,除此以外,二者合用,肾脏毒性发生率也增高。表柔比星临床心脏毒性特点:①剂量限制性;②呈进展性;③不可逆性。

审核结果及处理:注射用表柔比星给药剂量不合理,干预后退回医嘱。医生采纳合理化建议,给予修改。

案例四

患者基本信息:女性,44 岁,身高 165cm,体重 61kg,体表面积 1.69m²

诊断:结肠癌术后肝转移

既往史及既往用药史:FOLFOX6 方案化疗 6 周期

医嘱信息

第一组

药物名称	规格	用法用量
5%葡萄糖注射液	500ml	500ml iv. gtt st
注射用奥沙利铂	100mg	200mg iv. gtt st

第二组

药物名称	规格	用法用量
0.9%氯化钠注射液	250ml	250ml iv. gtt st
亚叶酸钙注射液	10ml:0.1g	0.6g iv. gtt st

第三组

药物名称	规格	用法用量
0.9%氯化钠注射液	50ml	250ml iv. gtt st
氟尿嘧啶注射液	10ml:0.25g	0.7g iv st

第四组

药物名称	规格	用法用量
0.9%氯化钠注射液	50ml	250ml iv. gtt st
氟尿嘧啶注射液	10ml:0.25g	4.1g 微量泵入 48h st

审核分析

药品说明书【用法用量】:治疗不可手术切除的肝细胞癌时,奥沙利铂联合 5-氟尿嘧啶和亚叶酸钙 FOLFOX 方案,奥沙利铂的推荐剂量为 $85mg/m^2$,每两周一次。直到疾病进展或出现不接受的毒性反应。患者接受 FOLFOX 方案,奥沙利铂给药剂量 $118mg/m^2$,超剂量使用。

奥沙利铂在多周期用药后可能会出现的蓄积性迟发型神经感觉障碍,该作用存在剂量依赖性。若累积剂量大于 $800mg/m^2$ 可能导致永久性感觉异常和功能障碍。查阅病历用药信息,患者既往 6 周期化疗,奥沙利铂累积用量 $710mg/m^2$,累积本次用量 $118mg/m^2$,总累积剂量 $828mg/m^2$,累积剂量$>800mg/m^2$。

审核结果及处理:注射用奥沙利铂给药剂量不合理,干预后退回医嘱。医生采纳合理化建议,给予修改。

（2）给药途径

案例一

患者基本信息：男，52 岁，身高 172cm，体重 68kg，体表面积 1.84m²

诊断：中枢性淋巴瘤术后

既往史及既往用药史：无

医嘱信息

第一组

药物名称	规格	用法用量
0.9%氯化钠注射液	100ml	100ml iv. gtt st
注射用甲泼尼龙	500mg	2000mg iv. gtt st

第二组

药物名称	规格	用法用量
0.9%氯化钠注射液	5ml	5ml 鞘内注射 st
甲氨蝶呤注射液	10ml:1000mg	500mg 鞘内注射 st

审核分析

甲氨蝶呤注射液规格：2ml:50mg；20ml:500mg；10ml:1000mg，前两种规格的药品内含有氯化钠，注射剂溶液等渗。10ml:1000mg 规格的药品注射液属于高渗溶液，禁用于鞘内注射。甲氨蝶呤注射液需改用 0.9%氯化钠注射液稀释至 1mg/ml 的浓度后才能用于鞘内注射。

审核结果及处理：甲氨蝶呤注射液 10ml:1000mg 给药途径不合理，干预后退回医嘱。医生给予修改。

案例二

患者基本信息：女性，50 岁，身高 169cm，体重 57kg，体表面积 1.66m²

诊断：卵巢恶性肿瘤

既往史及既往用药史：无

医嘱信息

药物名称	规格	用法用量
0.9%氯化钠注射液	500ml	500ml 膀胱灌注 st
注射用奈达铂	10mg	140mg 膀胱灌注 st

审核分析

（1）药品说明书【用法用量】：临用前，用0.9%氯化钠注射液溶解后，再稀释至500ml，静脉滴注，时间为1h以上，推荐剂量为80~100mg/m^2。

（2）由中国抗癌协会妇科肿瘤专业委员会编写的《妇科恶性肿瘤肿瘤腹腔热灌注化疗临床应用专家共识（2019）》提出，目前，已有确切证据显示，妇科恶性肿瘤腹腔热灌注化疗（HIPEC）用于妇科肿瘤的治疗是有效的。HIPEC的药物种类和剂量见表9，宜选择单药治疗，对肿瘤穿透性高、腹膜吸收率低、且刺激小。

表9　HIPEC药物和剂量

HIPEC药物	推荐剂量
顺铂	50~150mg/m^2
卡铂	AUC 6；或200~800mg/m^2
洛铂	50mg/m^2
奈达铂	80~100mg/m^2
奥沙利铂	85~460mg/m^2
紫杉醇	20~175mg/m^2
多烯紫杉醇	有报道单次剂量40mg和60mg/m^2
吉西他滨	50~1000mg/m^2
多柔比性	15~75mg/m^2
丝裂霉素	15~35mg/m^2

目前，针对HIPEC的高质量临床研究中，HIPEC治疗均为单次给药，结合妇科肿瘤细胞的生物学特点，不建议分次用药灌注，应单次足量给药。此用药医嘱剂量为96mg/m^2，治疗达到单次足量用药。

审核结果及处理：此治疗用药合理，包括给药途径，予以调配。

（3）滴注时间

案例一

患者基本信息：男性，54岁，身高176cm，体重75kg，体表面积1.95m^2

诊断：结肠恶性肿瘤

既往史及既往用药史：无

医嘱信息

第一组

药物名称	规格	用法用量
5%葡萄糖注射液	500ml	500ml iv. gtt st
注射用伊立替康	40mg	350mg iv. gtt st

第二组

药物名称	规格	用法用量
0.9%氯化钠注射液	250ml	250ml iv. gtt st
亚叶酸钙注射液	10ml：0.1g	0.7g iv. gtt st

第三组

药物名称	规格	用法用量
0.9%氯化钠注射液	50ml	250ml iv st
氟尿嘧啶注射液	10ml：0.25g	0.7g iv st

第四组

药物名称	规格	用法用量
0.9%氯化钠注射液	50ml	250ml 微量泵入 48h st
氟尿嘧啶注射液	10ml：0.25g	4.6g 微量泵入 48h st

审核分析

药品说明书【药代动力学】：在 90min 内静脉滴注伊立替康后 1h 内，活性代谢产物 SN-38 达到最大浓度。【用法用量】：伊立替康用 0.9%氯化钠或 5%葡萄糖注射液稀释后，静脉滴注 30~90min，每周三次。此用药医嘱使用 0.9%氯化钠注射液 500ml 稀释，90min 内输注 500ml 药品滴速太快，不良反应增加。输液超过 90min，影响治疗效果，建议选用 250ml 溶媒。审核结果及处理：注射用伊立替康滴注时间不合理，干预后退回医嘱。医生给予修改。

案例二

患者基本信息：女性，40 岁，身高 164cm，体重 56kg，体表面积 1.62m^2

诊断：卵巢恶性肿瘤

既往史及既往用药史：无

医嘱信息

止吐或抗过敏用药医嘱

第一组

药物名称	规格	用法用量
0.9%氯化钠注射液	100ml	100ml iv. gtt qw
盐酸帕洛诺司琼注射液	250mg	250mg iv. gtt qw

第二组

药物名称	规格	用法用量
0.9%氯化钠注射液	100ml	100ml iv. gtt qw
注射用奥美拉唑钠	40mg	40mg iv. gtt qw

水化治疗用药医嘱

药物名称	规格	用法用量
0.9%氯化钠注射液	2500ml	2000ml iv. gtt qw

抗肿瘤化疗用药医嘱

第一组

药物名称	规格	用法用量
0.9%氯化钠注射液	100ml	76ml iv. gtt st
紫杉醇注射液	30mg	30mg iv. gtt st

第二组

药物名称	规格	用法用量
0.9%氯化钠注射液	100ml	76ml iv. gtt st
紫杉醇注射液	30mg	190mg iv. gtt st

第三组

药物名称	规格	用法用量
0.9%氯化钠注射液	500ml	500ml iv. gtt st
顺铂注射液	6ml：30mg	120mg iv. gtt st

第四组　后续水化治疗用药医嘱

药物名称	规格	用法用量
5%葡萄糖氯化钠注射液	500ml	500ml iv. gtt qw

药物名称	规格	用法用量
0.9%氯化钠注射液	2500ml	2000ml iv. gtt qw

第五组

药物名称	规格	用法用量
强的松片	5mg/ 片	10mg po.qd

审核分析

卵巢癌化疗。

药品说明书【用法用量】：紫杉醇注射液单药剂量为 135~200mg/m²，联合用药剂量为 135~175mg/m²。用 5%葡萄糖或 0.9%氯化钠注射液稀释至 0.3~1.2mg/ml 浓度，静滴 3h。抗肿瘤化疗用药医嘱第二组，紫杉醇注射液浓度 2.5mg/ml。

对于未治疗过的卵巢癌患者：推荐给药剂量 135mg/m² 时，滴注时间大于 24h，给药剂量175mg/m² 时，滴注时间大于 3h。查阅病历信息，患者之前未接受过化疗，紫杉醇给药剂量 135mg/m²（190mg/1.62m²），滴注时间应为 24h，建议第二组选择微量泵入方式给药。

审核结果及处理：紫杉醇注射液输注浓度和滴注时间不合理，干预后退回医嘱。医生给予修改。

3. 给药方案审核

(1)联合用药

案例一

患者基本信息：女性, 59 岁, 身高 159cm, 体重 58kg, 体表面积 1.62m²

诊断：乳腺恶性肿瘤

既往史及既往用药史：无

医嘱信息

第一组

药物名称	规格	用法用量
0.9%氯化钠注射液	100ml	100ml iv. gtt st
注射用环磷酰胺	200mg	1.0g iv. gtt st

第二组

药物名称	规格	用法用量
0.9%氯化钠注射液	500ml	500ml iv. gtt st
多西他赛注射液	1ml:20mg	120mg iv. gtt st

第三组

药物名称	规格	用法用量
强的松片	5mg/片	10mg po.qd

审核分析:

药品说明书【不良反应】:①多西他赛最常见的不良反应是中性粒细胞减少。多西他赛治疗期间应经常对血细胞数目进行监测。当病人中性粒细胞数目恢复至>1500个/mm³时,才能接受多西他赛治疗;②患者在接受环磷酰胺治疗时,其中会出现血液和淋巴系统不良反应,包括骨髓造血功能丧失、全血细胞减少症、中性粒细胞减少症、粒细胞减少症、血小板减少症、白细胞减少症等。

患者生理化学检查结果如下:

结果显示,患者白细胞数目、中性粒细胞数目和淋巴细胞数目均低于正常值,尤其中性粒细

项目编码	项目名称	参考范围	结果	单位	提示	结果时间
5380	白细胞数目	4~10	2.15	10^9/L	↓	2017-03-03 07:32:44
5381	嗜碱性粒细胞数目	0~0.1	0.00	10^9/L	-	2017-03-03 07:32:44
5382	嗜碱性粒细胞百分比	0~1	0.20	%	-	2017-03-03 07:32:44
5383	中性粒细胞数目	2~7	1.13	10^9/L	↓	2017-03-03 07:32:44
5384	中性粒细胞百分比	50~70	52.20	%	-	2017-03-03 07:32:44
5385	嗜酸性粒细胞数目	0.02~0.5	0.09	10^9/L	-	2017-03-03 07:32:44
5386	嗜酸性粒细胞百分比	0.5~5.0	4.20	%	-	2017-03-03 07:32:44
5387	淋巴细胞数目	0.8~4	0.66	10^9/L	↓	2017-03-03 07:32:44

胞数目未达到能够接受多西他赛治疗的要求,同时,考虑联合用环磷酰胺,还会使中性粒细胞数目更加低下,而且白细胞数目、血小板等其他血细胞降低,从而增加感染发生率、出血倾向等风险。

审核结果及处理:经与医生协商讨论,暂停多西他赛、环磷酰胺等用药化疗,先进行升白治疗,当白细胞数目、中性粒细胞数目和淋巴细胞数目上升至要求范围后,再进行化疗。

(2)给药顺序

案例一

患者基本信息:女性,49岁,身高165cm,体重55kg,体表面积1.61m²

诊断:乳腺恶性肿瘤术后

既往史及既往用药史:无

医嘱信息

第一组

药物名称	规格	用法用量
0.9%氯化钠注射液	250ml	250ml iv. gtt st
亚叶酸钙注射液	10ml:0.1g	0.2g iv. gtt st

第二组

药物名称	规格	用法用量
0.9%氯化钠注射液	250ml	250ml iv. gtt st
氟尿嘧啶注射液	10ml:0.25g	0.95g iv st

第三组

药物名称	规格	用法用量
0.9%氯化钠注射液	250ml	250ml iv. gtt st
甲氨蝶呤注射液	2ml:50mg	64mg iv. gtt st

审核分析

氟尿嘧啶通过抑制胸腺嘧啶核苷酸合成酶,发挥阻断脱氧尿嘧啶核苷酸向脱氧胸腺嘧啶核苷酸的转变,发挥抑制肿瘤细胞 DNA 生物合成的作用。亚叶酸钙 CF 在体内代谢为亚甲基四氢叶酸,能够增强氟尿嘧啶抑制胸腺嘧啶核苷酸合成酶的作用,故亚叶酸钙能够增强氟尿嘧啶作用。

甲氨蝶呤能增加 N5,N10-亚甲基四氢叶酸、脱氧氟尿嘧啶核苷、胸苷酸合成酶三者不可逆结合,增强氟尿嘧啶的抗肿瘤活性,甲氨蝶呤与氟尿嘧啶先后使用可以产生协同作用,先用氟尿嘧啶再用甲氨蝶呤会产生拮抗作用。

审核结果及处理:乳腺恶性肿瘤术后,联合用药化疗方案合理有效。但应提示临床,此方案药品输注顺序为:甲氨蝶呤——亚叶酸钙——氟尿嘧啶。

(3)药物治疗预处理及预处理规范性

患者基本信息:男性,56 岁,身高 175cm,体重 69kg,体表面积 1.87m²

诊断:小细胞肺癌术后

既往史及既往用药史:无

医嘱信息

水化治疗用药医嘱

第一组

第一组

药物名称	规格	用法用量
5%葡萄糖氯化钠注射液	500ml	500ml iv. gtt qw
氯化钾注射液	10ml:1g	1g iv. gtt qw

第二组

药物名称	规格	用法用量
5%葡萄糖注射液	500ml	500ml iv. gtt qw
维生素 C 注射液	10ml:1g	1g iv. gtt qw

药物名称	规格	用法用量
0.9%氯化钠注射液	500ml	500ml iv. gtt qw
维生素 B6 注射液	2ml:100mg	100mg iv. gtt qw

止吐或抗过敏用药医嘱

第一组

药物名称	规格	用法用量
0.9%氯化钠注射液	100ml	100ml iv. gtt qw
盐酸帕洛诺司琼注射液	250mg	250mg iv. gtt qw

第二组

药物名称	规格	用法用量
0.9%氯化钠注射液	100ml	100ml iv. gtt qw
注射用奥美拉唑钠	40mg	40mg iv. gtt qw

抗肿瘤化疗用药医嘱（视实际情况定具体用量）

药物名称	规格	用法用量
0.9%氯化钠注射液	500ml	500ml iv. gtt qw
顺铂注射液	30mg	90mg iv. gtt qw

第三组　后续水化治疗用药医嘱

药物名称	规格	用法用量
5%葡萄糖氯化钠注射液	500ml	500ml iv. gtt qw

续表

药物名称	规格	用法用量
0.9%氯化钠注射液	2500ml	2000ml iv. gtt qw

审核分析

药品说明书【用法用量】：顺铂注射液临床使用时，剂量视化疗效果和个体反应而定，分别是单次（每四周一次）给药化疗，用药剂量 50~120mg/m²；两次给药化疗，每周一次，每次剂量 50mg/m²；五次给药化疗，每天一次，连用五天，每次用药剂量 15~20mg/m²。给药前 2~16h 和给药后至少 6h 之内，必须进行充分水化治疗。

顺铂化疗过程中的监护，输注速度不宜过高。顺铂属于高致吐药物，采用三联止吐方案，地塞米松+5-HT3+NK-I 受体拮抗剂。为减少药物的肾毒性，顺铂给药之前及给药后 24h 内应充分水化，给液量需要保证在 3500ml 至 4000ml 之间，若顺铂使用剂量较低可以适当减少水化给液量。

患者小细胞肺癌术后，顺铂化疗采用两次给药，每周一次，每次剂量 50mg/m²。止吐方案选用 NK-I 受体拮抗剂（帕诺洛司琼）+PPI 量为 4000ml（奥美拉唑）。使用顺铂在 24h 内给予水化治疗，水化给液审核结果及处理：此化疗方案、特殊预处理均合理。

4. 药物配伍禁忌和相互作用审核

案例一

患者基本信息：男性，54 岁，身高 170cm，体重 60kg，体表面积 1.72m²

诊断：恶性淋巴瘤，皮肤真菌感染

既往史及既往用药史：无

医嘱信息

第一组

药物名称	规格	用法用量
0.9%氯化钠注射液	100ml	100ml iv. gtt st
注射用盐酸多柔比星	10mg	130mg iv. gtt st

第二组

药物名称	规格	用法用量
0.9%氯化钠注射液	100ml	100ml iv. gtt st
注射用环磷酰胺	200mg	1.25g iv. gtt st

第三组

药物名称	规格	用法用量
0.9%氯化钠注射液	100ml	100ml iv. gtt st
注射用长春新碱	1mg	2mg iv. gtt st

第四组

药物名称	规格	用法用量
伊曲康唑胶囊	100mg/粒	200mg po.qd

第五组

药物名称	规格	用法用量
强的松片	5mg/片	10mg po.qd

审核分析

环磷酰胺体外无活性,在体内经肝药酶 P450 代谢后,转变为活性代谢物产生药理作用。伊曲康唑是肝药酶 P450 抑制剂,与伊曲康唑合用时,因活性物减少而降低疗效。长春新碱在体内经肝药酶 P450 代谢,与伊曲康唑合用时,因减少代谢而致毒性增加。

药品说明书【药物相互作用】:(1)伊曲康唑有阻碍肝脏细胞色素 P4503A 的作用,长春新碱通过肝脏细胞色素 P4503A 代谢,合用可使长春新碱代谢受抑制,从而增加长春新碱神经毒性;(2)环磷酰胺与蒽环类药物、阿糖胞苷、喷思他丁及曲妥珠单抗等合用,可能导致心脏毒性增加,应密切注意临床监护。

审核结果及处理:此用药方案,因长春新碱及环磷酰胺均与伊曲康唑存在药物相互作用,使疗效降低、毒性增加。建议用氟康唑替换伊曲康唑。因环磷酰胺与多柔比星合用可增加心脏毒性,提醒临床重视患者心脏监护。

案例二

患者基本信息:女性,47 岁,身高 160cm,体重 55kg,体表面积 1.58m²

诊断:下肢恶性肿瘤

既往史及既往用药史:无

医嘱信息

第一组

药物名称	规格	用法用量
0.9%氯化钠注射液	100ml	100ml iv. gtt st
注射用奥美拉唑钠	10mg	40mg iv. gtt st

第二组

药物名称	规格	用法用量
0.9%氯化钠注射液	500ml	100ml iv. gtt st
甲氨蝶呤注射液	10ml：1g	12g iv. gtt st

审核分析：

美国食品药品监督管理局（FDA）于 2011 年 12 月 21 日发布声明称，在静脉注射甲氨蝶呤期间联合应用质子泵抑制剂（PPI）可能导致血清甲氨蝶呤水平升高，从而增加其毒性，并建议"对正在使用（PPI）的患者，应谨慎使用大剂量甲氨蝶呤"。

审核结果及处理：使用大剂量甲氨蝶呤时，应暂停使用质子泵抑制剂（PPI）。

5. 特殊人群用药审核

案例一（心功能不全）

患者基本信息：男性，54 岁，身高 172cm，体重 55kg，体表面积 1.67m^2

诊断：外周 T 细胞淋巴瘤（非特指型）Ⅳ 期

既往史及既往用药史：稳定性冠心病、心功能 Ⅱ 级相关治疗药物

医嘱信息

第一组

药物名称	规格	用法用量
0.9%氯化钠注射液	100ml	100ml iv. gtt st
注射用盐酸多柔比星	10mg	85mg iv. gtt st

第二组

药物名称	规格	用法用量
0.9%氯化钠注射液	100ml	100ml iv. gtt st
注射用环磷酰胺	200mg	1.25g iv. gtt st

第三组

药物名称	规格	用法用量
0.9%氯化钠注射液	100ml	100ml iv. gtt st
注射用长春新碱	1mg	2mg iv. gtt st

第四组

药物名称	规格	用法用量
强的松片	5mg/片	10mg po.qd

审核分析:多柔比星为蒽环类抗肿瘤化疗药,骨髓抑制和心脏毒性是此类药物最主要的不良反应。除了多柔比星外,此类药物还有吡柔比星和表柔比星。与多柔比星相比,表柔比星在体内的血浆半衰期和组织半衰期更短。为降低药物对心脏的损害,建议心功能不全患者使用表柔比星。

审核结果及处理:对于用药方案,建议用表柔比星替代多柔比星,在治疗前需要对患者心脏的基本情况仔细评估。

案例二(肝功能不全)

患者基本信息:男性,54岁,身高168cm,体重59kg,体表面积1.70m²

诊断:直肠恶性肿瘤术后

既往史及既往用药史:无

医嘱信息

第一组

药物名称	规格	用法用量
0.9%氯化钠注射液	250ml	250ml iv. gtt st
注射用伊立替康	40mg	300mg iv. gtt st

审核分析:

药品说明书【用法用量】:特殊人群:肝功能受损的患者:当患者的胆红素(ULN)超过正常值1~1.5倍时,发生重度中性粒细胞减少症的可能性增加,对该人群应经常进行全血细胞计数检测。当胆红素(ULN)超过正常值上限1.5倍时,不可用于本品。【禁忌】:禁用于胆红素(ULN)超过正常值上限1.5倍的患者。

患者生理化学检查结果如下:

项目编码	项目名称	参考范围	结果	单位	提示	结果时间
5032	谷氨酰转肽酶	10~60	107.00	U/L	↑	2016-04-06 15：45：01
5033	总蛋白	63~83.0	73.10	g/L	–	2016-04-06 15：45：01
5034	白蛋白	40.0~55.0	32.10	g/L	↓	2016-04-06 15：45：01
5035	球蛋白	20.0~40.0	41.00	g/L	↑	2016-04-06 15：45：01
5036	白/球比值	1.2~2.40	0.78		↓	2016-04-06 15：45：01
5037	总胆红素	3.42~20.5	37.49	umol/L	↑	2016-04-06 15：45：01
5038	直接胆红素	0~6.84	15.90	umol/L	↑	2016-04-06 15：45：01
5039	间接胆红素	0.0~14.0	21.59	umol/L	↑	2016-04-06 15：45：01

结果显示:患者胆红素(ULN)值接近于正常值上限 2 倍,说明可能存在肝功能损伤情况,故不可使用伊立替康。

审核结果及处理:患者可能存在肝功能受损情况,禁止使用伊立替康。建议先立即给予保肝治疗。

案例三(肾功能不全)

患者基本信息:男性,74 岁,身高 170cm,体重 53kg,体表面积 1.63m²

诊断:结肠癌

既往史及既往用药史:无

医嘱信息

第一组

药物名称	规格	用法用量
5%葡萄糖注射液	250ml	250ml iv. gtt st
注射用奥沙利铂	100mg	150mg iv. gtt st

第二组

药物名称	规格	用法用量
0.9%氯化钠注射液	100ml	250ml iv. gtt st
注射雷替曲塞	2mg	4mg iv. gtt st

审核分析:

药品说明书【用法用量】:肾功能不全,血清肌酐异常,每次用药治疗前应监测肌酐清除率。如果肌酐清除率<65ml/min,雷替曲塞剂量应根据具体肌酐清除率做相应调整。当肌酐清除率在 25~54ml/min 范围时,调整剂量为 50%,给药间隔 4 周。

该患者为老年患者,血清肌酐为 88umol/L。肌酐清除率与年龄呈负相关,计算肌酐清除率:Ccr=(140−年龄)×体重(kg)/[0.818×Scr(umol/L)]=48.59ml/min

审核结果及处理:药师建议雷替曲塞的剂量应减量 50%,并提醒医师给药间隔为 4 周。

(余利军)

参考文献

[1] 柳静,黄元柳.全肠外营养在肿瘤治疗中的应用现状与进展[J].天津医药,2013,(7):730−732.

[2] 张霓,张文周.1250 例肿瘤患者全肠外营养处方分析[J].中南药学,2017,15(10):1467−1469.

[3] 赵彬,老东辉,商永光,蒋朱明,梅丹.规范肠外营养液配制[J].中华临床营养杂志,2018,26(3):136−148.

［4］　王锐,宋燕青,赵健琦,李雪松.临床营养药师浅谈肠外营养液处方规范化审核的"三个层面"[J].中华临床营养杂志,2018,26(2):125-128.

［5］　李彦萍,孙洲亮,颜志文.丙氨酰谷氨酰胺注射液的临床应用调查及合理性评价[J].中国卫生标准管理,2018,9(12):81-83.

［6］　索博特卡主编;蔡威译.临床营养基础(第4版)[M].上海交通大学出版社,2013-06-24.

［7］　李鸿侠.谷氨酰胺联合早期肠内营养在恶性梗阻性黄疸术后的应用及中药大柴胡汤的相关影响[D].天津医科大学,2018.

［8］　杨桦.规范化围术期营养支持治疗的策略[J].中华消化外科杂志,2015,14(05):358-360.

［9］　吴国豪,毛翔宇.成人围手术期营养支持指南[J].中华外科杂志,2016,54(09):641-657.

［10］　吴国豪,谈善军.肿瘤患者营养支持指南[J].中华外科杂志,2017,55(11):801-829.

［10］　翟泽民,张燕忠.肿瘤患者营养筛查及评估方法的研究现状[J].中国基层医药,2017,24(01):137-141.

［12］　董小方.基于循证构建脑卒中吞咽障碍患者管理方案及效果评价[D].郑州大学,2018.

［13］　谢浩芬.营养风险筛查(NRS2002)的研究进展及对营养支持的意义[J].中华现代护理杂志,2017,23(11):1457-1460.

［14］　石迎迎,卞晓洁,陈楠.157例拟行胃癌手术者营养风险筛查结果分析[J].实用医药杂志,2019,36(04):356-358.

［15］　王拥军,王少石,赵性泉,王春雪,杨弋,宋海庆,张婧,楼敏,冀瑞俊.中国卒中吞咽障碍与营养管理手册[J].中国卒中杂志,2019,14(11):1153-1169.

［16］　陈雁珏.老年直肠癌患者术前营养支持的应用[D].苏州大学,2015.

［17］　杨剑,张明,蒋朱明,于康,赵维纲,路潜,朱明炜,许静涌,曾敏婕,许红霞.营养筛查与营养评定:理念、临床实用及误区[J].中华临床营养杂志,2017,25(01):59-64.

［18］　冯红.呼吸机撤机困难影响因素的Meta分析[D].吉林大学,2016.

［19］　田浩.术前肌肉减少症对胃癌病人临床预后影响的研究[D].南方医科大学,2018.

［20］　侯维,蒋朱明,杨剑,许静涌.慢性肝病患者肠外肠内营养支持与膳食干预专家共识[J].临床肝胆病杂志,2017,33(07):1236-1245.

［21］　孟庆华.肝功能障碍病人的营养支持[J].肠外与肠内营养,2017,24(04):193-196+204.

［22］　石英英,张晓伟,袁凯涛,薛聪龙,余红兰,石汉平.PG-SGA操作标准介绍[J].中华肿瘤防治杂志,2013,20(22):1779-1782.

［23］　周良本.术前微生态肠内营养对胃癌病人术后临床转归的影响[D].南昌大学,2016.

［24］　卢燊.常见恶性肿瘤患者营养状况与脾肾虚证相关性的探究[D].广州中医药大学,2019.

［25］　曹莹.健脾丸加减干预脾胃虚弱型胃肠恶性肿瘤患者营养不良的疗效观察［D］.福建中医药大学,2019.

［26］　王晓君.胃癌术后序惯性早期肠内营养支持的临床效果及卫生经济学评价［D］.南京医科大学,2014.

［27］　肠内营养临床药学共识(第二版)［J］.今日药学,2017,27(06):361-371.

［28］　乔喜.进展期胃癌患者营养状态及生活质量评估的临床研究［D］.河北医科大学,2015.

［29］　郑婷婷.化疗所致口腔黏膜炎的流行病学及诊疗现状调查［D］.华中科技大学,2014.

［30］　付慧玲.住院患者营养支持及营养不良风险评估的研究［D］.青岛大学,2007.

［31］　韩春茂.营养风险筛查及评定工具［A］.浙江省医学会肠外肠内营养学分会.2009年浙江省肠外肠内营养学学术年会论文汇编［C］.浙江省医学会肠外肠内营养学分会:浙江省科学技术协会,2009:8.

［32］　周婧,曾英彤.住院患者肠内营养药品临床使用情况的调查研究［J］.中国药物评价,2018,35(05):395-400.

［33］　肖波,肖学忱.现代肠外营养液与临床应用［J］.安徽医药,2004(01):58-59.

［34］　邵奇,郭超,姚敏娜,李锐莉,李韦韦,张伟.某三甲医院普外科2408例肠外营养处方分析［J］.药物流行病学杂志,2019,28(09):600-602+609.

［35］　赵泉.肠内外营养治疗乙状结肠癌切除术后吻合口漏一例［J］.中华普通外科杂志,2013,28(12):1000.

［36］　于健春,陈伟,韦军民,王新颖,康维明,王化虹,马良坤,陈莲珍,梅丹,赵彬,孟庆华.维生素制剂临床应用专家共识［J］.中华外科杂志,2015,53(07):481-487.

［37］　于健春,陈伟,江华,康维明,王新颖,杨桦,朱明炜,曹伟新,陈莲珍,汤庆娅,陈鄢津,王凤安,孟庆华.多种微量元素制剂临床应用专家共识［J］.中华外科杂志,2018,56(03):168-176.

［38］　钱颖翔,曾潇,田雨舟,罗奕.某三甲医院胃肠外科肠外营养处方的合理性分析［J］.中南药学,2018,16(11):1626-1630.

［39］　徐帆,肖舒文,曾苏.肠外营养液稳定性及相容性评价技术研究进展［J］.药物分析杂志,2017,37(05):745-754.

［40］　刘绍德,莫永生,潘秋荣,莫惠平.590份全肠外营养液应用分析［J］.中国医院用药评价与分析,2009,9(01):47-48.

［41］　赵彬.成人住院患者营养支持药品临床使用现状与营养支持临床药学服务实践［D］.北京协和医学院,2016.

［42］　宋学立,张少桦,杨珊珊.人参多糖注射液与常用静脉注射液体配伍不溶性微粒考察［J］.实用医药杂志,2018,35(04):350-351+354.

［43］ 吴国豪,谈善军.成人补充性肠外营养中国专家共识[J].中华胃肠外科杂志,2017,20(01):9-13.

［44］ 刘佩玉.胰十二指肠切除术患者围手术期营养支持管理方案的构建与应用[D].第二军医大学,2017.

［45］ 李国辉,杨珺.肿瘤专科药师临床工作手册[M].人民卫生出版社, 2018-05-01.

［46］ 任海霞.我院胸外科 2008-2010 年化疗患者用药调查及合理性分析[D].天津医科大学,2011.

［47］ 李学林,吴庆光.全国高等学校中药临床药学专业创新教材中药处方点评[M].人民卫生出版社,2017,08.

［48］ 王程程,彭媛,陈芙蓉,张志勇.肿瘤联合化疗与用药顺序[J].中国药房,2013,24(26):2470-2472.

［49］ 王春晖,吴薇,吕迁洲.临床药师在静脉药物配置中心抗肿瘤药物合理应用中的作用[J].上海医药,2017,38(07):65-71.

（余利军）

第三章　抗菌药物的审方实践

掌握:抗菌药物的分类、特点和审方要点。

熟悉:抗菌药物个体化给药。

了解:特殊人群抗菌药物给药特点和处方点评。

一、抗菌药物的分类与特点

1. β 内酰胺类

β 内酰胺类抗生素是指化学结构中含有 β 内酰胺环的一大类抗生素。包括青霉素类、头孢菌素类、非典型 β 内酰胺类和 β 内酰胺酶抑制剂等。该类抗生素临床使用广、抗菌活性强、抗菌谱广、适应证广、疗效高、毒性低、品种多。

（1）青霉素类

青霉素类药物具有活性强、毒性低的特点。其作用机制是通过抑制细胞壁的合成,导致细菌细胞溶胀而死亡,是繁殖期快速杀菌剂。青霉素类适用于敏感细菌所引起的皮肤软组织感染、腹腔感染,呼吸系统、消化系统、泌尿生殖系统、中枢神经系统以及骨关节的感染。此外,对钩端螺旋体病、回归热、鼠咬热、早期梅毒、放线菌病、多杀巴斯德菌以及李斯特菌等不典型病原菌引起的感染也有效。

①青霉素类的分类及其抗菌特点

青霉素类可分为:

a. 主要作用于革兰阳性菌的青霉素,如青霉素 G、普鲁卡因青霉素、苄星青霉素、青霉素 V;

b. 耐青霉素酶青霉素,如苯唑西林、氯唑西林、氟氯西林等;

c. 广谱青霉素,包括:a.对部分肠杆菌科细菌有抗菌活性,如氨苄西林、阿莫西林;对多数革兰阴性杆菌包括铜绿假单胞菌具抗菌活性,如哌拉西林、阿洛西林、美洛西林。

②青霉素类的处方审核注意事项：

a. 青霉素类有严重的过敏性休克反应，致死率高，禁用于过敏患者。无论采用何种给药途径，用青霉素类抗菌药物前必须详细询问患者有无青霉素类过敏史、其他药物过敏史及过敏性疾病史，并须先做青霉素皮肤试验。停药72小时以上，应重新皮试。应当注意：青霉素皮试阳性，提示过敏性休克风险大，但仍有近半数为假阳性，故皮试阳性而无过敏反应的患者，在过敏史中应表述为"曾青霉素皮试阳性"，而不应表述为"青霉素过敏"。

b. 青霉素脑病与赫氏反应：在大剂量静脉滴注或鞘内给药时，脑脊液药物浓度过高，可出现抽搐、肌肉阵挛、昏迷及严重精神症状等，多见于婴儿、老年人和肾功能不全患者。

c. 与其他药物的相互作用：与氨基糖苷类药物联合，产生药理协同作用，加强对G-菌的杀菌效果，但是二者有理化配伍禁忌。氯霉素、四环素类、磺胺类可干扰青霉素的活性，故本品不宜与这些药物合用。但是在球菌性脑膜炎时可与氯霉素联用。丙磺舒、阿司匹林、吲哚美辛、保泰松和磺胺减少青霉素的肾小管分泌而延长本品的血清半衰期。氨苄西林能刺激雌激素代谢或减少其肝肠循环，因而可降低口服避孕药的效果。别嘌醇可使氨苄西林皮疹反应发生率增加，尤其多见于高尿酸血症。哌拉西林与肝素、香豆素、茚满二酮等抗凝血药及非甾体抗炎止痛药合用时可增加出血危险，与溶栓剂合用可发生严重出血。青霉素可增强华法林的抗凝作用。

d. 青霉素水溶液稳定性较差，宜现配现用，长时间放置药效下降同时致敏物质增多。青霉素类药物宜单独滴注，不可与其他药物同瓶滴注。

e. 青霉素一般有钾、钠两种，钾盐水溶性好，可肌内注射，但不可快速静脉注射，钠盐溶解度相对差，更适合静脉滴注。需要大剂量静脉注射治疗时，要计算钾、钠离子总摄入量，避免高血钾或高血钠带来的治疗风险。

f. 青霉素类药物是时间依赖型抗菌药物，抗菌疗效与有效血药浓度维持的时间相关，且大多数的青霉素类药物的半衰期比较短。因此，缩短给药间隔或增加给药次数可以提高药物的疗效。但是，同时应该注意日极量。

g. 老年人肾功能呈轻度减退，本品主要经肾脏排出，故治疗老年患者感染时宜适当减量应用。

（2）头孢菌素和头霉素类

头孢菌素与青霉素有相似的β-内酰胺结构，相同的作用机制，但抗菌作用更强且耐青霉素酶，过敏休克较青霉素少见。抗菌谱较广，对于G+菌、G-菌和部分厌氧菌都有较好的效果，但是对肠球菌天然耐药。虽然各代药物之间抗菌谱有差异。但品种多，并且毒性低。因此，广泛应用于临床的各种感染。

头霉素类主要有头孢西丁、头孢美唑、头孢米诺等几种药物。与第二代头孢菌素具有相仿的抗菌谱和抗菌作用，与头孢菌素类相比对脆弱拟杆菌等厌氧菌具有更强的作用。头霉素类对大多数超广谱β-内酰胺酶稳定，但对于产ESBLs的细菌所致感染的疗效未经证实。

常用青霉素类及其审方要点

常用药物	审方要点
注射用青霉素钠	1. 可肌内注射或静脉滴注给药。肌内注射时,每 50 万单位青霉素钾溶解于 1ml,灭菌注射用水,超过 50 万单位则需加灭菌注射用水 2ml,不应以氯化钠注射液为溶剂;静脉滴注时给药速度不能超过每分钟 50 万单位,以免发生中枢神经系统毒性反应
	2. 静脉滴注宜选择 100ml 0.9%氯化钠注射液稀释使用,在偏酸性的葡萄糖中不稳定,长时间静滴过程中会分解,导致过敏反应。
	3. 不可与碱性药物合用。
注射用氨苄西林钠	1. 可肌内注射、静脉注射或静脉滴注给药
	2. 供肌内注射可分别溶解 125mg、500mg 和 1g 氨苄西林钠于 0.9~1.2ml、1.2~1.8ml 和 2.4~7.4ml 灭菌注射用水中。静脉滴注溶媒宜选择 0.9%氯化钠注射液,终浓度不宜超过 30mg/ml
注射用磺苄西林钠	1. 可静脉滴注和静脉注射
	2. 成人一日剂量 8g;重症感染时剂量需增至一日 20g;儿童根据病情每日剂量按体重 80mg/kg~300mg/kg
注射用美洛西林钠	1. 可肌内注射、静脉注射或静脉滴注给药
	2. 肌内注射临用前加灭菌注射用水溶解,静脉注射通常加入 5%葡萄糖氯化钠注射液或 5%~10%葡萄糖注射溶解后使用
	3. 成人一日 2~68g,严重感染者可增至 8~12g,最多 15g。儿童按体重 10.1~0.2kg,严重感染者可增至 0.3g/kg

目前头孢菌素类药物分为四代。第一代头孢菌素主要作用于需氧革兰阳性球菌,对于少数革兰阴性杆菌也具有一定的抗菌活性;常用注射剂型有头孢唑啉、头孢拉定等,常用口服剂型有头孢拉定、头孢氨苄和头孢羟氨苄等。第二代头孢菌素对革兰阳性球菌的活性与第一代相近或略差,对部分革兰阴性杆菌有抑菌活性;常用注射剂型有头孢呋辛、头孢替安等,常用口服剂型有头孢克洛、头孢呋辛酯和头孢丙烯等。第三代头孢菌素对肠杆菌科等革兰阴性杆菌具有强大抗菌作用,头孢他啶和头孢哌酮还有较强的抗铜绿假单胞菌的活性;常用剂型有注射头孢噻肟、头孢曲松、头孢他啶、头孢哌酮等,常用口服剂型有头孢克肟和头孢泊肟酯等,但口服制剂对铜绿假单胞菌没有抑制作用。第四代头孢菌素常用的头孢吡肟,对肠杆菌科细菌作用与第三代头孢菌素大致相仿,其中对阴沟肠杆菌、产气肠杆菌、柠檬酸菌属等部分菌株作用优于第三代头孢菌素,对铜绿假单胞菌的作用与头孢他啶相仿,对革兰阳性球菌的作用较第三代头孢菌素略强。

①头孢菌素和头霉素类药物的处方审核注意事项:

a. 头孢菌素由于与青霉素化学结构相似,存在部分交叉过敏反应。《中华人民共和国药典》《中华人民共和国药典临床用药须知》、《抗菌药物临床应用指导原则(2015版)》和《新编药物学》等权威资料均未对头孢菌素皮试做出明确规定。北京药学会抗生素专业委员会于2008年发布《头孢类抗菌药物皮肤过敏试验高端论坛专家共识》指出,如果药品说明书明确规定需要进行皮试则必须做;如果未明确规定,则需根据患者是否为过敏体质、既往药物过敏史、患者的患病严重程度等综合考虑是否进行皮肤过敏试验;另外可参考2018年《重庆市头孢菌素类抗菌药物皮肤过敏试验共识》;

b. 抗菌谱广,作用强,容易诱发二重感染,特别是第三、四代头孢,对G+菌、G-菌以及厌氧菌都有较好的覆盖。因此,尽量缩短疗程,减轻类似的抗生素附加损害;

c. 头孢菌素可影响凝血功能导致出血,头孢孟多、头孢哌酮、拉氧头孢会导致凝血酶原减少、血小板减少或血小板功能不全,凝血时间延长,胃肠道出血风险升高;

d. 多数药物主要经肾脏排泄,中度以上肾功能不全患者,应根据肾功能适当调整剂量。肝肾双通道排泄药物,如头孢曲松、头孢哌酮等,重度以上肝、肾功能减退时,可能需要调整剂量。肾损害主要表现为血尿、蛋白尿、管型及肾功能减退,一般停药后可逆转。氨基糖苷类和第一代头孢菌素注射剂联合使用,肾毒性加重;

e. 原则上不能与其他药物混合静脉给药。近年来的病例报告显示,头孢曲松钠与含钙剂之间,即使是先后用药也出现了由于产生难溶性的头孢曲松钙,而致婴儿死亡事件;

f. 具有甲硫四氮唑结构的头孢菌素,抑制乙醇代谢,患者在用药期间饮酒,出现双硫仑样反应:轻者脸色及全身皮肤潮红、眩晕、心悸、恶心、呕吐,重者可致急性充血性心力衰竭,呼吸抑制;

g. 在有细菌感染的高危因素的手术和有创操作中,由于头孢菌素具有广谱、高效(杀菌剂而非抑菌剂)、能覆盖外科手术部位感染大多数病原菌,并兼顾安全、价廉等优点。头孢唑啉常作为外科手术预防用药。头霉素类可用于胃肠道手术、经阴道子宫切除、经腹腔子宫切除或剖宫产等手术前的预防用药;

h. 合用第一代头孢菌素注射剂可能增加氨基糖苷类药物的肾毒性,需严密监测患者的肾功能。

第一代注射用头孢菌素类抗生素与常用注射液的配伍稳定性

药品名称	A-1	A-2	A-3	A-4	B-1	B-2	B-3	B-4	B-5	C-1	C-3	其他
头孢菌素拉定	√	NR	NR	NR	√	NR	NR	NR	NR	NR	NR	
头孢菌素硫脒	NR	NR	NR	NR	NR	NR	√	√	√	NR	NR	
头孢菌素噻吩钠	√	NR	NR	NR	√	NR	√	√	NR	NR	√	
头孢菌素替唑钠	NR	NR	NR	NR	NR	NR	×	√	NR	NR	NR	
头孢菌素唑啉钠	√	√	√	√	√	√	NR	NR	NR	√	NR	10%、20%、30%脂肪乳、混合糖电解质注射液可以配伍使用

第二代注射用头孢菌素类抗生素与常用注射液的配伍稳定性

药品名称	A-1	A-2	A-3	A-4	B-1	B-2	B-3	B-4	B-5	C-1	C-2	C-3	C-4	其他
头孢菌素呋辛	IS	IS	NR	×	IS	IS	IS	IS	NR	IS	√	NR	NR	腹膜透析液
头孢菌素呋辛赖氨酸	√	NR	NR	√	√	NR	√	NR	NR	NR	√	NR	NR	
头孢菌素尼西	√	√	NR	NR	√	√	NR	NR	NR	√	NR	NR	NR	
头孢菌素替安	√	√	√	NR	√	√	NR	NR	NR	NR	NR	NR	NR	甘油果糖注射液
头孢菌素西丁钠	√	√	NR	NR	√	√	NR	NR	NR	NR	NR	NR	√	钠钾镁钙葡萄糖注射液

第三代注射用头孢菌素类抗生素与常用注射液的配伍稳定性

药品名称	A-1	A-2	A-3	A-4	B-1	B-2	B-3	B-4	B-5	C-1	C-2	C-3	C-4	其他
头孢菌素地嗪	√	√	NR	NR	√	√	NR	NR	NR	NR	NR	NR	NR	
头孢菌素美唑	NR	NR	NR	NR	NR	NR	NR	√	NR	NR	NR	NR	NR	
头孢菌素米诺	√	NR	NR	NR	√	√	√	√	√	√	NR	NR	NR	甘油果糖注射液
头孢菌素哌酮钠	NR	NR	NR	NR	NR	NR	NR	NR	NR	NR	NR	NR	NR	混合糖电解质注射液
头孢菌素匹胺	√	√	NR	NR	√	√	√	√	√	NR	NR	NR	NR	
头孢菌素曲松钠	√	×	×	×	NR	√	√	√	√	√	NR	NR	NR	葡萄糖氯化钠钾注射液、注射用水
头孢菌素噻肟钠	NR	NR	NR	NR	NR	NR	NR	NR	NR	NR	NR	NR	NR	
头孢菌素唑肟钠	NR	NR	NR	NR	√	NR	NR	NR	NR	NR	NR	NR	NR	

第四代注射用头孢菌素类抗生素与常用注射液的配伍稳定性

药品名称	A-1	A-2	A-3	A-4	B-1	B-2	B-3	B-4	B-5	C-1	C-2	C-3	C-4	其他
头孢菌素吡肟	√	NR	NR	NR	√	√	NR	NR	NR	√	NR	NR	NR	
头孢菌素匹罗	√	√	NR	NR	√	√	NR	NR	NR	NR	NR	NR	NR	
头孢菌素噻利	√	√	NR	×	√	√	√	√	√	√	NR	NR	√	氯化钾注射液

A-1:0.9%氯化钠注射液;A-2:复方氯化钠注射液;A-3:乳酸钠林格注射液;A-4:碳酸氢钠注射液;B-1:5%葡萄糖注射液;B-2:10%葡萄糖注射液;B-3:果糖注射液;B-4:木糖醇注射液;B-5:转化糖注射液;C-1:葡萄糖氯化钠注射液;C-2:木糖醇氯化钠注射液;C-3:转化糖电解质注射液;NR:未见报道;√:配伍溶液至少在2h内稳定;IS:不稳定或仅在1h内稳定;×:配伍禁忌。

常用头孢类抗菌药物审方要点

常用药物	审方要点
头孢唑林钠	1. 第一代头孢菌素,可静脉缓慢推注、静脉滴注或肌内注射 2. 成人一次 0.5~1g,一日 2~4 次,严重感染可增加至一日 6g 分 2~4 次静脉给予。 儿童常用剂量:一日 50~100mg/kg,一日 2~3 次 3. 在糖类注射液中不稳定,与 5% 葡萄糖注射液、10% 葡萄糖注射液、葡萄糖氯化钠注射液配伍时,pH 值明显上升,不宜使用。
头孢硫脒	1. 第一代头孢菌素,可肌内注射和静脉注射 2. 用前加灭菌注射用水或氯化钠注射液适量溶解,再用 0.9% 氯化钠注射液或 5% 葡萄糖注射液 250ml 稀释 3. ①肌内注射:成人一次 0.5~1.0g,一日 4 次,小儿按体重一日 50~10mgkg,分 3~4 次给药。②静脉注射:一次 2g,成人一日 2~4 次,小儿按体重一日 50~100mg/kg,分 2~4 次给药 4. 在转化糖注射液中 25℃ 条件下仅 4h 稳定,温度对其稳定性影响明显,当温度为 37 ℃时,仅 2h 稳定
头孢呋辛	1. 第二代头孢菌素,可肌内注射或静脉注射 2. 成人:一般每 0.75~1.85 小时给药;儿童:每日 30.103~4 次给药。严重时可增至每日总剂量为 3~6g 3. 具有一定的光不稳定性,因此与常用输液配伍稳定时间均较短 4. 与碱性较强药物配伍时易出现浑浊,存在配伍禁忌。
头孢曲松	1. 第三代头孢菌素,可静脉推注、静脉滴注或肌内注射 2. 成人及 12 岁以上儿童:通常剂量是 1~2g,每日一次。严重情况剂量可增至 4g,每日一次。新生儿(14 天以下)每日剂量为按体重 20~50mg/kg,不超过 50mg/kg,婴儿及儿童(15 天至 12 岁)每日剂量按体重 20~80mg/kg 3. (1)肌内注射:本品 0.25g 或 0.5g 溶于 1% 盐酸利多卡因 2ml 中,1g 溶于 3.8ml 中用于肌内注射。(2)静脉注射:本品 0.25g 或 0.5g 于 5ml 灭菌注射用水中,1g 溶于 10ml 中用于静脉注射,注射时间不能少于 2~4min。(3)静脉滴注:静脉滴注时间至少要 30min,本品 2g 溶于 400ml 以下其中一种无钙静脉注射液中,如氯化钠溶液,0.45% 氯化钠 +2.5% 葡萄糖注射液,5% 葡萄糖,10% 葡萄糖,5% 葡萄糖中加 6% 葡聚糖,6%~10% 羟乙基淀粉静脉注射液,灭菌注射用水 4. 与含钙的输液存在配伍禁忌,当二者混合使用时,患者体内易形成细小的胆结石、肾结石,虽然这些结石一般会自行消失,但仍不建议与复方氯化钠注射液、乳酸钠林格注射液、葡萄糖酸钙注射液等混合使用 5. 在 0.9% 氯化钠注射液中 25℃ 条件下可达 6h 稳定,与碱性较强的碳酸氢钠注射液配伍时 pH 值明显增高,也存在配伍禁忌 6. 在复合型注射液中稳定性略差,与葡萄糖氯化钠注射液配伍 25℃ 条件下仅 1h 稳定;与葡萄糖氯化钠钾注射液配伍时,室温条件下优于葡萄糖氯化钠注射液。
头孢他啶	1. 第三代头孢菌素,可静脉推注、静脉滴注或肌内注射 2. 成人剂量一般每日 1~6g,q8h 或 q12 h。2 个月以上的儿童一般的剂量范围是按体重每日 30~100mg/kg,分 2~3 次给药。新生儿至 2 个月龄的婴儿。般剂量为每日 25g~60 mg/kg,分 2 次给药 3. 溶媒:使用 0.9% 的氯化钠注射液、5% 葡萄糖注射液或其他批准使用的稀释液。
拉氧头孢	1. 氧头孢烯类,可静脉推注、静脉滴注或肌内注射 2. 成人一日 1~2g,分 2 次;小儿一日 40~80mg/kg,分 2~4 次;严重感染时,成人可增至一日 4g,小儿一日 150 mg/kg,分 2~4 次给药

续表

常用药物	审方要点
拉氧头孢	3. 静注时，本品 0.5g 以 4ml 以上的灭菌注射用水、5%葡萄糖注射液或 0.9%氯化钠注射液充分摇匀，使之完全溶解；肌内注射时，以 0.5%利多卡因注射液 2~3ml 充分摇匀，使完全溶解。
头孢美唑	1. 头霉素类，可静脉推注和静脉滴注
	2. 成人一日 1~2g，分 2 次给药。小儿一日 25~100mg/kg 体重，分 2~4 次给药。严重感染可成人增至 4g、小儿增至 150mg/kg 体重分 2~4 次给药
	3. 静脉注射时，1g 溶于注射用水、0.9%的氯化钠注射液或 5%葡萄糖注射液 10ml 中，缓慢注入。静脉滴注时不得用注射用水

（3）碳青霉烯类

碳青霉烯是非典型 β-内酰胺类抗生素，活性结构相似，作用机制相同。但对 β-内酰胺酶高度的稳定，具有超广谱和极强的抗菌活性，被誉为革兰阴性菌的"王牌"。

碳青霉烯类抗菌药物分为以下两组：具有抗非发酵菌组包括亚胺培南/西司他丁（西司他丁能够抑制亚胺培南在肾内被水解）、美罗培南、帕尼培南/倍他米隆（倍他米隆能有效降低肾内帕尼培南的蓄积）、比阿培南以及多立培南；不具有抗非发酵菌组为厄他培南。亚胺培南、美罗培南、帕尼培南、比阿培南等对各种革兰阳性球菌、革兰阴性杆菌（包括铜绿假单胞菌、不动杆菌属）和大部分厌氧菌都有强大抗菌活性，对多数产 β-内酰胺酶的细菌高度稳定，但对甲氧西林耐药葡萄球菌和嗜麦芽窄食单胞菌等抗菌作用差。与其他碳青霉烯类药物相比厄他培南存在以下两个重要特征：第一，厄他培南的血浆半衰期较长，可每天给药一次；第二，对于非发酵菌抗菌作用较差，例如铜绿假单胞菌、不动杆菌属等。非发酵菌对碳青霉烯类抗菌药物的耐药率在最近几年上升飞快，部分肠杆菌科细菌中也逐渐出现碳青霉烯类耐药，严重威胁碳青霉烯类抗菌药物的临床治疗效果，必须加强对耐药菌传播的防控，加强抗菌药物合理应用的临床管理。

① 碳青霉烯的处方审核注意事项：

a. 严格掌握适应症。碳青霉烯类药物限用于多重耐药但对本类药物敏感的需氧革兰阴性杆菌导致的严重感染，包括肺炎克雷伯菌、大肠埃希菌、阴沟肠杆菌、柠檬酸菌属、粘质沙雷菌等肠杆菌科细菌、铜绿假单胞菌、不动杆菌属等细菌所致血流感染、下呼吸道感染、肾盂肾炎和复杂性尿路感染、腹腔感染、盆腔感染等；用于治疗铜绿假单胞菌导致的感染时，在疗程中需注意部分菌株可能会出现药物耐受。厄他培南被批准用于结直肠手术的预防用药和社区获得性肺炎的治疗、脆弱拟杆菌等厌氧菌与需氧菌混合感染的重症患者、病原菌尚未查明的免疫缺陷患者中重症感染的经验治疗。美罗培南和帕尼培南/倍他米隆则除上述适应证外，可用于 3 个月以上的细菌性脑膜炎患儿；

b. 根据《国家卫生计生委办公厅关于进一步加强抗菌药物临床应用管理遏制细菌耐药的通知》（2017 年）规定，"医疗机构要指定专人定期收集、汇总本单位碳青霉烯类抗菌药物及替加环素使用情况信息表。"另根据我国抗菌药物分级管理要求，本类药物为"特殊使用"级别，门诊不得

使用;在用药前应行病原学检查,要求送检率不低于80%;住院医嘱处方权限要求为:高级职称医生;

c. 亚胺培南/西司他丁和帕尼培南/倍他米隆等复方制剂中,西司他丁和倍他米隆都没有抗菌活性。亚胺培南能被肾脏脱氢肽酶 I 灭活,而西司他丁是肾脏脱氢肽酶 I 抑制剂,抑制亚胺培南被水解,同时还抑制亚胺培南进入肾小管上皮组织,减轻药物的肾毒性;倍他米隆可阻断肾皮质摄入帕尼培南,减少帕尼培南在肾内蓄积产生肾毒性;

d. 婴儿、妊娠期妇女及哺乳期妇女使用本品应权衡利弊。肝功能不全时可维持原剂量不变,但肾功能不全者及老年患者用药时需要考虑肾功能减退程度适当减量;

e. 在癫痫以及肾功能减退未减量用药的患者,常有严重中枢神经系统反应。中枢神经系统感染患者不宜应用亚胺培南/西司他丁,有指征可应用美罗培南或帕尼培南/倍他米隆。碳青霉烯类抗菌药物与丙戊酸联合应用,可能导致后者血药浓度低于治疗浓度而诱发癫痫。

常用碳青霉烯类药物审方要点

常用药物	药物特点	审方要点
亚胺培南 / 西司他丁 美罗培南	碳青霉烯类。可产生肝肾、神经系统方面不良反应,与茶碱同用可能发生茶碱中毒等。可出现过敏反应,注意事项同青霉素类和头孢菌素类	1. 静脉滴注给药 2. 亚胺培南 / 西司他丁:每瓶(含 0.5g 亚胺培南)用 100ml 溶媒稀释使用 3. 美罗培南:100ml 以上的液体溶解 0.25~0.5g,经 15~30min 静脉点滴给药 4. 肾功能减退者应调整或减量使用
厄他培南	不得将本品与其他药物混合或与其他药物一同输注。不得使用含有葡萄糖(α-D- 葡萄糖)的稀释液。	1. 静脉输注给药, 最长可使用 14d; 或肌肉注射给药,最长可使用 7 天。 2. 在 13 岁及以上患者中的常用剂量为 1 克,每日一次;在 3 个月至 12 岁患者中的剂量是 15mg/kg,每日 2 次(每天不超过 1g)。 3. 输注时间应超过 30 min。

(4)其他 β - 内酰胺类

①氨曲南是单酰胺环内酰胺抗生素,作用机制同青霉素类,是抗需氧革兰阴性杆菌窄谱抗生素,对阳性菌和厌氧菌无抗菌活性。对革兰阴性杆菌产生的内酰胺酶稳定,对包括铜绿假单胞菌在内的阴性杆菌的作用均与头孢他啶相似。处方审核注意事项如下:

a. 在国家的抗菌药物分类管理目录上,属于"特殊使用"级别,管理要求同碳青霉烯类。

b. 氨曲南的免疫原性弱,与青霉素、头孢菌素之间不存在交叉过敏反应,但对青霉素严重过敏的患者和过敏体质者仍需慎用。

c. 氨曲南能通过胎盘进入胎儿循环,虽然动物实验未发现毒性作用和致畸作用,但关于妊娠妇女的临床数据尚有待补充,对妊娠妇女或有妊娠可能性的妇女应权衡利弊后决定。氨曲南会经乳汁分泌,乳汁中的药物浓度不及母体血药浓度的 1%,哺乳妇女使用时应暂停哺乳。

d. 氨曲南可与氯霉素、庆大霉素、妥布霉素、头孢唑啉钠、氨苄西林钠联合使用,但和奈夫西林、头孢拉定、甲硝唑有配伍禁忌。

②β-内酰胺酶抑制剂的复方制剂与细菌β-内酰胺酶活性部位发生不可逆的化学反应,灭活细菌的耐药酶,而阻断了耐药途径。目前临床使用的β-内酰胺酶抑制剂有:克拉维酸、舒巴坦、他唑巴坦。克拉维酸钾的抗菌活性较弱,但对β-内酰胺酶具有显著的抑制作用,联合应用能有效避免药物被β-内酰胺酶水解。舒巴坦只对奈瑟菌科和不动杆菌有一定的抗菌作用,但是舒巴坦对β-内酰胺酶具有不可逆性的抑制作用,因此能有效避免β-内酰胺类抗菌药物被β-内酰胺酶水解破坏。他唑巴坦钠与青霉素结合蛋白的亲和力较低,在体外几乎无临床相关的抗菌活性。但它是一种β-内酰胺酶抑制剂,对分子分类A的β-内酰胺酶酶[包括 Richmond-Sykes 分类Ⅲ(Bush 分类 2b 和 2b′)类青霉素酶和头孢菌素酶]有抑制作用,它对Ⅱ和Ⅳ(2a 和 4)类青霉素酶的抑制能力差异较大,在推荐给药剂量方案所达到的他唑巴坦浓度下,对染色体介导的β-内酰胺酶无诱导作用。他唑巴坦和舒巴坦的抑酶谱比克拉维酸广。对β-内酰胺酶的作用强度也更强。本类制剂在抑酶的同时也诱导细菌产酶,诱导作用越强越容易产生耐药,其酶诱导作用的强度依次为:克拉维酸>舒巴坦>他唑巴坦。

目前临床应用的主要品种有阿莫西林/克拉维酸、氨苄西林/舒巴坦、头孢哌酮/舒巴坦、头孢哌酮/他唑巴坦、替卡西林/克拉维酸和哌拉西林/他唑巴坦。

阿莫西林/克拉维酸、氨苄西林/舒巴坦对甲氧西林敏感葡萄球菌,粪肠球菌,流感嗜血杆菌,卡他莫拉菌,淋病奈瑟菌,脑膜炎奈瑟菌,大肠埃希菌、沙门菌属等肠杆菌科细菌,脆弱拟杆菌、梭杆菌属等厌氧菌具良好抗菌作用。

头孢哌酮/舒巴坦、替卡西林/克拉维酸和哌拉西林/他唑巴坦对甲氧西林敏感葡萄球菌、流感嗜血杆菌、大肠埃希菌、克雷伯菌属、肠杆菌属等肠杆菌科细菌,铜绿假单胞菌以及拟杆菌属等厌氧菌具有显著抗菌作用。氨苄西林/舒巴坦、头孢哌酮/舒巴坦对不动杆菌属具有抗菌活性。头孢哌酮/舒巴坦、替卡西林/克拉维酸对嗜麦芽窄食单胞菌亦具抗菌活性。

β-内酰胺类抗生素/β-内酰胺酶抑制剂合剂对不同感染部位的抗菌作用

药物	上呼吸道	下呼吸道	泌尿系统	腹膜炎、胆囊炎、胆管炎及其他腹腔内感染	菌血症	败血症	耳鼻喉感染	脑膜炎	皮肤和软组织	骨骼和关节	盆腔炎、子宫内膜炎、淋病和其他生殖道感染	手术预防	术后感染
阿莫西林/克拉维酸	+	+	+	+		+	+		+	+			+
氨苄西林/舒巴坦	+	+	+	+					+		+		
头孢哌酮/舒巴坦	+	+	+			+		+	+	+	+		
替卡西林/克拉维酸	+	+	+	+	+	+	+		+				+
哌拉西林舒巴坦	+	+											
哌拉西林/他唑巴坦			+	+	+		+			+	+	+	

注
1 +:说明书有相应适应症

处方审核注意事项如下：

a. 有关皮试问题，参照所对应的药物说明书要求。青霉素类的制剂参照青霉素的要求，含头孢菌素的参照前面头孢菌素的要求。

b. 舒巴坦对不动杆菌属细菌有一定的抗菌效果，可与其他药物联合治疗多重耐药不动杆菌属导致的感染。

c. 肾功能明显降低的患者舒巴坦清除减少，应调整用药方案。

d. 在血液透析患者中，舒巴坦的药物动力学特性有明显改变，因此应在血液透析结束后给药。

β-内酰胺类抗生素/β-内酰胺酶抑制剂合剂用量

药物	健康成人				肾功能不全	
	日剂量（g）	单次剂量（g）	极量（g）	频次（次）	肌酐消除率（Ccr）（mL/min）	透析
阿莫西林/克拉维酸	3.6	1.2	4.8	3~4	Ccr:10~30ml/min 1.2g 或0.6g，每12h 1次；Ccr<10ml/min1.2g，每24h 1次	透析中或透析后补充给予本品 600mg
氨苄西林/舒巴坦	1.5~12		12	3~4	CCr>30ml/min，每6h 或8h1次；CCr15~29mL/min，每12h 1次；CCr5~14ml/min，每24h 1次	
头孢哌酮舒巴坦	2~4	0.75~0.5	8	2~4	Ccr 次日:15~30ml/min 舒巴坦不超过2g/d；CCr<15ml/min，舒巴坦不超过1g/d。	透析后应给予1剂
替卡西林/克拉维酸	6.4~9.6	1.6~3.2		3~4	CCr<30ml/min 3.2g，每8h1 次，CCr10~13ml/min 1.6g，每8h 1次；CCr<10mL/min 1.6g，每12h 1次	
哌拉西林舒巴坦	5~10	2.5~5	20	2~3	Ccr 次日:15~30ml/min 舒巴坦不超过2g/d；CCr<15ml/min，舒巴坦不超过1g/d。	
哌拉西林/他唑巴坦	13.5	2.25~4.5	4.5	2~4	CCr20~40ml/min，13.5g/d，4.5g/ 次，每8h1次；CCr<20ml/min，9g/d，4.5g/ 次，每12h1 次	2.25g，每12h 1次，特殊情况下 2.25g，每8h

青霉素类、碳青霉烯类及单环β-内酰胺类抗菌药物在5种常用输液中的稳定性

抗生素（antibiotics）	0.9%氯化钠注射液（0.9% sodium chloride injection）	5%葡萄糖注射液（5% glucose injection）	10%葡萄糖注射液（10% glucose injection）	葡萄糖氯化钠注射液（glucose and sodium chloride injection）	木糖醇（xylitol injection）
氨苄西林	外观无明显变化，6h 内含量下降5%	3.7h 内无明显变化，3h 含量下降8%	2h 含量下降15%	2h 含量下降11%	/
美洛西林	8h 内含量、外观及PH 无明显变化	2h 内含量、外观及PH 无明显变化	4h 含量下降1.1%，外观及PH 无明显变化	12h 含量、PH 及外观无明显变化	6h 含量、PH 及外观无明显变化
哌拉西林	8h 内含量、外观及PH 无明显变化	8h 内含量、外观及PH 无明显变化	8h 内含量、外观及PH 无明显变化	8h 内含量、外观及PH 无明显变化	/
呋布西林	6h 内含量、外观及PH 无明显变化	6h 内含量、外观及PH 无明显变化	6h 内含量、外观及PH 无明显变化	/	/
氟氯西林	/	6h 内含量、外观及PH 无明显变化	/	/	/
阿洛西林	6h 内含量、外观及PH 无明显变化	6h 内含量、外观及PH 无明显变化	6h 内含量、外观及PH 无明显变化	6h 内含量、外观及PH 无明显变化	/
氨曲南	4h 内稳定，6h 外观颜色变化、PH 无明显变化	6h 内含量、外观及PH 无明显变化，PH>5	/	/	/
美罗培南	外观及PH 无明显变化，4h 内含量下降2%	4h 内无色澄明，PH 无明显变化，含量下降9.7%，4h 后变微黄	/	4h 内无色澄明，PH 无明显变化，含量下降8.6%，4h 后变微黄	/

续表

抗生素 （antibiotics）	0.9%氯化钠注射液 （0.9% sodium chloride injection）	5%葡萄糖注射液 （5% glucose injection）	10%葡萄糖注射液 （10% glucose injection）	葡萄糖氯化钠注射液 （glucose and sodium chloride injection）	木糖醇 （xylitol injection）
阿莫西林－ 克拉维酸钾	3h 内澄明,PH< 6.59 时浑浊,含量	1h 外观无明显变化, 含量下降快,降解快	1h 外观无明显变化, 含量下降快,极易降解	1h 外观无明显变化,含 量下降快,降解快	/
美洛西林－ 舒巴坦	无明显变化	/	/	/	/
哌拉西林－ 舒巴坦	/	/	/	/	4h 内外观及 PH 无明显变 化,含量>94%
哌拉西林－ 他唑巴坦	6h 内稳定,澄明, PH4.5~5.5	外观及 PH 无明显变 化,2h 含量下降明显	外观及 PH 无明显变 化,2h 含量下降明显	外观及 PH 无明显变化, 2h 含量下降明显	4h 内外观及 PH 无明显变 化,含量>94%
氟氯西林－ 阿莫西林	4h 内外观、含量、 pH 值无明显变化	/	2h 内含量及外观无明 显变化 pH 略下降	/	/
替卡西林－ 克拉维酸	2h 稳定	/	2h 稳定	2h 稳定	/
亚胺培南－ 西司他丁	/	6h 由微黄变为黄色, PH 略降低,亚胺培南 含量下降较快	6h 由微黄变为黄色, PH 略降低,亚胺培南 含量下降较快	6h 由微黄变为黄色,PH 略降低,亚胺培南含量下 降	/

2. 大环内酯类

大环内酯类有红霉素、麦迪霉素、乙酰麦迪霉素、螺旋霉素、乙酰螺旋霉素、交沙霉素、柱晶白霉素等大环内酯类和阿奇霉素、克拉霉素、罗红霉素等新大环内酯类。大环内酯类药物对革兰阳性菌、厌氧菌、支原体及衣原体等有较强的抗菌作用。阿奇霉素、克拉霉素、罗红霉素等对流感嗜血杆菌、肺炎支原体或肺炎衣原体等的抗微生物活性增强,口服生物利用度提高,给药剂量减小,不良反应亦较少,临床适应证有所扩大。

（1）大环内酯类的分类及其抗菌特点

红霉素（含琥乙红霉素、依托红霉素、乳糖酸红霉素）等：

①作为青霉素过敏患者的替代药物,用于以下感染：A 组溶血性链球菌、肺炎链球菌敏感株所致的咽炎、扁桃体炎、鼻窦炎、中耳炎及轻、中度肺炎；敏感溶血性链球菌引起的猩红热及蜂窝织炎；白喉及白喉带菌者；气性坏疽；梅毒、李斯特菌病；心脏病及风湿热患者预防细菌性心内膜炎和风湿热；

②军团菌病；

③衣原体属、支原体属等所致的呼吸道及泌尿生殖系统感染；

④其他：口腔感染、空肠弯曲菌肠炎、百日咳等；

麦迪霉素、乙酰麦迪霉素、螺旋霉素、乙酰螺旋霉素及交沙霉素,主要用于革兰阳性菌所致呼吸道、皮肤及软组织、眼耳鼻喉及口腔等感染。

新大环内酯类：除上述适应证外,阿奇霉素、克拉霉素还能用于流感嗜血杆菌、卡他莫拉菌所致的社区获得性呼吸道感染,与其他抗菌药物联合用于鸟分枝杆菌复合群感染的治疗及预防。

克拉霉素与其他药物联合,可用于治疗幽门螺杆菌感染。

(2)处方审核注意事项

①给药途径以口服用药为主,血药浓度较低,但分布非常广泛,在肝、肾、肺等组织中的浓度比血药浓度高出数倍;在胸、腹水、脓液、痰、尿、胆汁(可达血药浓度的10~40倍)等均可达到有效浓度,但不易透过血脑屏障。

②肝功能损害患者应用时,应当随时监测肝功能,发现肝功能异常必须立马停药。肝病患者和妊娠期患者不宜应用红霉素酯化物。

③大环内酯类药物具有较强的酶抑制作用,可抑制卡马西平、苯妥英钠、丙戊酸钠、环孢素、三唑仑等药物的代谢。

④大环内酯类药物可抑制茶碱的正常代谢,使茶碱血药浓度异常升高而致中毒;与华法林合用时可导致凝血酶原时间延长,增加出血的危险性;与氯霉素、林可霉素类药物相互拮抗,应避免联用。

⑤大环内酯类药物静脉快速滴注可发生心律失常、Q-T间期延长等心脏毒性,老年患者更易发生。红霉素及克拉霉素禁止与特非那定、阿司咪唑、西沙必利合用,以免引起Q-T间期延长及严重心律失常。

⑥肝功能损害患者如有指征应用时,需适当减量并定期复查肝功能。

⑦注射时应当先用注射用水将乳糖酸红霉素完全溶解,再加入生理盐水或5%葡萄糖溶液中,药物浓度不宜超过0.1%~0.5%,缓慢静脉滴注。

常用大环内酯类药物审方要点

常用药物	药物特点	审方要点
阿奇霉素	对革兰氏阳性球菌和革兰氏阳性杆菌有最强的PAE。	1.给予阿奇霉素500mg,配制成浓度2mg/ml,250ml的溶液在1h内滴完或配成1mg/ml,500ml的溶液在3h内滴完。 2.主要经肝脏清除,故肝功能损害的患者应慎用阿奇霉素。
克拉霉素	不得将本品与其他药物混合或与其他药物一同输注。不得使用含有葡萄糖(α–D–葡萄糖)的稀释液。	1.静脉输注给药,最长可使用14d;或肌肉注射给药,最长可使用7d。 2.在13岁及以上患者中的常用剂量为1g,每日一次;在3个月至12岁患者中的剂量是15mg/kg,每日2次(每天不超过1g)。 3.输注时间应超过30min。

3. 氨基糖苷类

临床常用的氨基糖苷类抗菌药物主要有:(1)对肠杆菌科细菌和葡萄球菌属细菌的抗菌作用较好,但对铜绿假单胞菌无作用者,如链霉素、卡那霉素等。其中链霉素对葡萄球菌等革兰阳性球菌作用差,但对结核分枝杆菌有强大作用;(2)对肠杆菌科细菌和铜绿假单胞菌等革兰阴性杆菌具强大抗菌活性,对葡萄球菌属亦有良好作用者,如庆大霉素、妥布霉素、奈替米星、阿米卡星、异帕米星、小诺米星、依替米星;(3)抗菌谱类似于卡那霉素,但氨基糖苷类药物毒性较大,现仅供口服或局部应用者有新霉素与巴龙霉素,巴龙霉素对阿米巴原虫和隐孢子虫作用较为显著,大观霉素用于治疗单纯性淋病。所有氨基糖苷类药物对肺炎链球菌、A 组溶血性链球菌的抗菌作用均差。本类药物为浓度依赖性杀菌剂。

(1)氨基糖苷类的分类及其抗菌特点适应证

①中、重度肠杆菌科细菌等革兰阴性杆菌感染;

②中、重度铜绿假单胞菌感染。治疗此类感染常需与具有抗铜绿假单胞菌作用的 β-内酰胺类或其他抗菌药物联合应用;

③治疗严重葡萄球菌属、肠球菌属或鲍曼不动杆菌感染的联合用药之一(非首选);

④链霉素或庆大霉素亦可用于土拉菌病、鼠疫及布鲁菌病,后者的治疗需与其他抗菌药物联合应用;

⑤链霉素、阿米卡星和卡那霉素可用于结核病联合疗法;

⑥口服新霉素可用于结肠手术前准备,或局部用药;

⑦巴龙霉素可用于肠道隐孢子虫病;

⑧大观霉素仅适用于单纯性淋病。

(2)氨基糖苷类的处方审核注意事项

①对一种氨基糖苷类过敏的患者对其他同类药物也可能存在过敏反应;

②肾毒性:临床早期症状有蛋白尿、管型尿,尿中有红细胞、尿量减少严重的可出现氮质血症和无尿。庆大霉素和阿米卡星的肾毒性相似,妥布霉素次之,链霉素最小。肾功能减退的患者在给药时,需要考虑肾功能减退程度酌情减量,必须进行血药浓度监测以及时调整给药方案,充分实现个体化给药。与头孢菌素类联合应用,可致肾毒性加强。右旋糖酐可加强本类药物的肾毒性;

③耳毒性表现为前庭功能和耳蜗神经的损害,前庭功能失调多见于链霉素、庆大霉素。耳蜗神经损害多见于阿米卡星。与强利尿药联用可能增加药物的耳毒性;

④神经—肌肉阻滞作用:本类药物具有类似箭毒阻滞乙酰胆碱和络合钙离子的作用,能引起心肌抑制、呼吸衰竭等,以链霉素较多发生,其他品种也不除外。与肌肉松弛药或具有此种作用的药物(如地西泮)联合应用可致神经—肌肉阻滞作用的加强;

⑤新生儿、婴幼儿、老年患者应慎用该类药物,如确有应用指征,有条件应进行血药浓度监测。妊娠期患者和哺乳期患者需要避免用药或者用药期间停止哺乳;

⑥不可用于眼内或结膜下给药,可能引起黄斑坏死;

⑦氨基糖苷类一天多次给药时,首次用药需给予负荷剂量,确保组织和体液中迅速达到有效浓度。

4. 喹诺酮、磺胺及硝咪唑类

喹诺酮、磺胺及硝咪唑类都是人工合成的抗菌药物,广泛用于临床。

（1）喹诺酮类

临床上常用者为氟喹诺酮类,有诺氟沙星、氧氟沙星、环丙沙星、左氧氟沙星、莫西沙星等。其中左氧氟沙星、莫西沙星对肺炎链球菌、A 组溶血性链球菌等革兰阳性球菌、衣原体属、支原体属、军团菌等细胞内病原或厌氧菌的作用强。但是,近年监测结果提示,细菌耐药率在升高,根据《抗菌药物临床应用指导原则》(2015 年)要求,加强这类药物的临床应用管理。

①喹诺酮类药物按发明先后及其抗菌性能的不同,分为一、二、三、四代:

第一代,有奈啶酸和吡咯酸,窄谱,只对大肠埃希菌、痢疾杆菌、克雷伯菌、少部分变形杆菌有效。

第二代,吡哌酸抗菌谱有所扩大,对铜绿假单胞菌、沙雷杆菌也有一定抗菌作用。

第三代,有诺氟沙星、氧氟沙星、左氧氟沙星、环丙沙星、吉米沙星等,是目前临床使用的主要品种。结构中引入了氟,也称为"氟喹诺酮",抗菌谱进一步扩大,除了革兰阴性杆菌之外,对肺炎链球菌、以及 A 组溶血性链球菌等革兰阳性球菌、衣原体属、支原体属、军团菌等细胞内病原体的作用强大。

第四代,有莫西沙星、加替沙星、克林沙星等,抗菌谱进一步扩大,对大部分厌氧菌有抗菌活性。

②喹诺酮类的适应证:

a. 泌尿生殖系统感染:本类药物可用于肠杆菌科细菌和铜绿假单胞菌等所致的尿路感染,也可用于治疗细菌性前列腺炎和非淋菌性尿道炎以及宫颈炎。诺氟沙星限用于单纯性下尿路感染或肠道感染。但导致尿路感染的主要病原菌大肠埃希菌,目前国内的耐药株已达半数以上,需要结合药敏试验结果选用恰当的药物。本类药物已不再推荐用于淋球菌感染;

b. 呼吸道感染:环丙沙星、左氧氟沙星等主要适用于肺炎克雷伯菌、肠杆菌属、假单胞菌属等革兰阴性杆菌所致的下呼吸道感染。左氧氟沙星、莫西沙星等可用于肺炎链球菌和 A 组溶血性链球菌所致的急性咽炎和扁桃体炎、中耳炎和鼻窦炎等,及肺炎链球菌、支原体、衣原体等所致社区获得性肺炎,此外亦可用于敏感革兰阴性杆菌所致下呼吸道感染;

c. 伤寒沙门菌感染:可作为成年患者的首选用药;

d. 志贺菌属、非伤寒沙门菌属、副溶血弧菌等所致成人肠道感染;

e. 腹腔、胆道感染及盆腔感染:需与甲硝唑等抗厌氧菌药物合用。莫西沙星可单药治疗轻症复杂性腹腔感染;

f. 甲氧西林敏感葡萄球菌属感染。MRSA 对本类药物耐药率高;

g. 部分品种可与其他药物联合应用, 作为二线用药治疗耐药结核分枝杆菌及其他分枝杆菌导致的感染。

③喹诺酮类的处方审核注意事项:

a. 左氧氟沙星、莫西沙星、加替沙星、吉米沙星对肺炎链球菌、A 组溶血性链球菌等革兰阳性球菌,肺炎衣原体属、肺炎支原体属、军团菌等细胞内病原体及厌氧菌的作用强,称为"呼吸喹诺酮类"。喹诺酮类药物属于浓度依赖性抗菌药物。左氧氟沙星和莫西沙星药物半衰期长,有一定的生物后效应,采用每日剂量一次给药的方式,便于单药用于门诊呼吸道、肺部感染的治疗,而需住院的重症感染患者,常常联合 β-内酰胺类药物治疗;

b. 成人伤寒沙门菌感染可作为首选;志贺菌属、非伤寒沙门菌属、副溶血弧菌等成人肠道感染可作为首选;可用于治疗甲氧西林敏感的葡萄球菌属感染;部分品种可与其他药物联合用于治疗耐药结核分枝杆菌和其他分枝杆菌感染的二线用药;

c. 本类药物在动物实验中可引起幼子关节软骨损害,故禁用于 18 岁以下人群;可透过胎盘屏障、可分泌至乳汁,禁用于妊娠期、哺乳期妇女;氟喹诺酮类有神经—肌肉阻滞作用会增加肌无力症状,禁用于重症肌无力患者;

d. 药物临床应用广,收集到的药物不良反应较多。可引起血糖的波动,糖尿病患者慎用;有一定的肝肾毒性,肝、肾功能不全者慎用;药物可引起 Q-T 间期延长综合征,可发展为尖端扭转型室性心动过速;药物偶发关节疼痛、肌肉痛、腱鞘炎、跟腱炎、跟腱断裂,严重时出现横纹肌溶解症。最近还发现氟喹诺酮类增加主动脉夹层的风险;

e. 皮肤过敏反应,偶发光敏反应,用药期间应尽量避免阳光直射;也会出现中枢神经反应,头痛、头晕、失眠、兴奋、幻觉、谵妄、抽搐等罕见症状,癫痫患者慎用;

f. 药物相互作用:金属离子螯合如含铝(抗酸药)、镁、钙、铁、锌的制剂,会降低口服药物的吸收,导致药效下降;与利福平及伊曲康唑、氯霉素联合应用会降低药物的效果,完全抑制萘啶酸和诺氟沙星的作用,部分抑制氧氟沙星和环丙沙星的作用。氟喹诺酮类特别是依诺沙星、培氟沙星等,与咖啡因、丙磺舒、茶碱类、华法林和环孢素联合用药,可减慢后者的清除,使其血药浓度升高,可能出现相应的毒性反应。氟喹诺酮类与其他多种可能会导致 Q-T 间期延长的药物(如胺碘酮、西沙必利、红霉素、抗精神病药和三环类抗抑郁药)同时使用,此效应可能增强,会增加尖端扭转性室型心动过速和猝死的风险;

g. 为了降低喹诺酮类药物的光敏反应,应当合理使用避光式输液器。

常用喹诺酮类药物配伍禁忌

药名名称	配伍禁忌	潜在风险
诺氟沙星	氨茶碱	增加毒性
	苯唑西林	沉淀
环丙沙星	青霉素	沉淀
左氧氟沙星	氨苄西林	pH 升高
	氨甲环酸等碱性药物	碱性环境不稳定
加替沙星	肝素钠	沉淀和变色
	碳酸氢钠	沉淀变色

（2）磺胺类

磺胺类药物对革兰阳性菌和革兰阴性菌的抗菌作用均较强，属于广谱抗菌药。但目前细菌磺胺类药物普遍存在耐药现象。

①磺胺类药物的分类与抗菌特点：除 G+ 和 G- 菌外，在体外实验中磺胺类药物也能有效抑制下列病原微生物：星形诺卡菌、恶性疟原虫和鼠弓形虫。本类药物可按照药代动力学特点和临床用途，分为以下三类：第一口服吸收性好可全身应用者，如磺胺甲噁唑、磺胺嘧啶、磺胺多辛、复方磺胺甲噁唑（磺胺甲噁唑与甲氧苄啶，SMZ/TMP）、复方磺胺嘧啶（磺胺嘧啶与甲氧苄啶，SD/TMP）等；第二口服吸收性差如柳氮磺吡啶（SASP）；第三适于局部应用，如磺胺嘧啶银、醋酸磺胺米隆、磺胺醋酰钠等。

②磺胺类药物的适应证：

a. 全身应用的磺胺类药：本类药物适用于大肠埃希菌等敏感肠杆菌科细菌引起的急性单纯性尿路感染，敏感大肠埃希菌、克雷伯菌属等肠杆菌科细菌引起的反复发作性、复杂性尿路感染，敏感伤寒和其他沙门菌属感染，肺孢菌肺炎的治疗与预防，小肠结肠炎耶尔森菌、嗜麦芽窄食单胞菌、部分耐甲氧西林金黄色葡萄球菌感染以及星形奴卡菌病等。磺胺多辛与乙胺嘧啶等抗疟药联合可用于氯喹耐药虫株所致疟疾的治疗和预防。磺胺类药不宜用于 A 组溶血性链球菌所致扁桃体炎或咽炎以及立克次体病、支原体感染的治疗；

b. 局部应用磺胺类药：磺胺嘧啶银主要用于预防或治疗 Ⅱ、Ⅲ 度烧伤继发创面细菌感染，如肠杆菌科细菌、铜绿假单胞菌、金黄色葡萄球菌、肠球菌属等引起的创面感染。醋酸磺胺米隆适用于烧伤或大面积创伤后的铜绿假单胞菌感染。磺胺醋酰钠则用于治疗结膜炎、沙眼等。柳氮磺吡啶口服不易吸收，主要用于治疗溃疡性结肠炎。

③磺胺类的处方审核注意事项：

a. 可致肾损害，用药期间多饮水，以防结晶尿的发生，必要时可服用碳酸氢钠、枸橼酸钾等，碱化尿液的药物以减轻肾毒性；

b. 可能引起黄疸、肝功能减退；严重者可发生肝坏死，肝病患者应避免使用本类药物以减轻肝毒性。新生儿，特别是早产儿可致脑核性黄疸，禁用于新生儿及 2 个月龄以下婴儿；

c. 可致粒细胞减少、血小板减少及再生障碍性贫血，G6PD 缺乏患者易发生溶血性贫血及血红蛋白尿，在新生儿和儿童中较成人多见；

d. 有交叉过敏反应，禁用于对任何一种磺胺类药物过敏以及对呋塞米、砜类（如氨苯砜、醋氨苯砜等）、噻嗪类利尿药、磺脲类、碳酸酐酶抑制剂过敏的患者；

e. 药物相互作用：与口服抗凝药、降糖药、甲氨蝶呤和苯妥英钠等药物合用，由于本药可取代这些药物的蛋白结合部位或抑制药物的代谢，导致药效增强、作用时间延长或毒性增加，与酸性药物如维生素 C 合用，可析出结晶。可能干扰青霉素类药物的杀菌作用，应避免同时使用。

（3）硝基咪唑类

硝基咪唑类是一类具有硝基咪唑环结构的药物,具有抗原虫和很强的抗厌氧菌活性。具有抗厌氧菌谱广、杀菌作用强、价格低、疗效好的优点。

①硝基咪唑类的分类与抗菌谱特点　硝基咪唑类有甲硝唑、替硝唑和奥硝唑等,对拟杆菌属、梭杆菌属、普雷沃菌属、梭菌属等厌氧菌都具有较好的抗菌作用,对滴虫、阿米巴和蓝氏贾第鞭毛虫等原虫也有较好的抗菌活性。目前国内常用的硝基咪唑类药物主要有甲硝唑、奥硝唑、替硝唑等。本类药物临床应用以来,耐药菌少见。

②硝基咪唑类适应证:

a. 可用于各种厌氧菌的感染,包括腹腔感染、盆腔感染、肺脓肿、脑脓肿等,也可与抑制需氧菌的抗菌药物联合应用治疗混合感染;

b. 口服可用于治疗艰难梭菌导致的假膜性肠炎、幽门螺杆菌导致的胃窦炎、牙周感染及加德纳菌阴道炎等。幽门螺杆菌对甲硝唑的耐药率逐年上升,并存在明显的地区差异,使用时需注意;

c. 可用于肠道及肠外阿米巴病、阴道滴虫病、贾第虫病、结肠小袋纤毛虫等寄生虫病的治疗;

d. 与其他抗菌药物联合,可用于某些盆腔、肠道及腹腔等手术的预防用药;

③硝基咪唑类的处方审核注意事项:

a. 硝基咪唑类属于浓度依赖型抗菌药,可用于各种厌氧菌的感染,但是抗菌谱窄,适宜与抑制需氧菌的抗菌药物联合应用治疗混合感染。常联合用于盆腔、肠道及腹腔等手术的预防用药;

b. 经肝脏代谢,肝功能减退会减慢药物的代谢速率而导致药物在体内蓄积,肝病患者需要减量应用;

c. 用药期间不得饮酒也应禁止饮用含酒精饮料,以免产生双硫仑样反应;

d. 药物相互作用:减缓华法林的代谢,而加强其作用;西咪替丁等肝药酶诱导剂可使本品加速消除而降效。

5. 多肽类

多肽类抗生素是具有多肽结构特征的一类抗生素。包括糖肽类以及多黏菌素类。

（1）糖肽类

糖肽类抗菌药物有:万古霉素、去甲万古霉素和替考拉宁等。通过与细菌细胞壁黏肽的侧链终端结合,不可逆地阻断细胞壁蛋白质的合成,呈时间依赖性地发挥杀灭细菌的作用。

①糖肽类的抗菌特点　所有的糖肽类抗菌药物对革兰阳性菌有活性,包括甲氧西林耐药葡萄球菌属、JK 棒状杆菌、肠球菌属、李斯特菌属、链球菌属、梭状芽孢杆菌等。本类药物的抗菌作用呈时间依赖性,但其 PK/PD 评价参数为 AUC/MIC。目前国内肠球菌属对糖肽类抗菌药物的耐药率小于 5%。去甲万古霉素、替考拉宁的作用机制及抗菌谱和万古霉素类似;

②糖肽类药物的适应证:

a. MRSA 或 MRCNS、氨苄西林耐药肠球菌属及青霉素耐药肺炎链球菌等耐药革兰阳性菌所致感染；对青霉素类过敏患者的严重革兰阳性菌感染也可使用。替考拉宁不得用于中枢神经系统感染；

b. 粒细胞缺乏症并高度怀疑革兰阳性菌感染的患者；

c. 万古霉素尚可用于脑膜炎败血黄杆菌感染治疗；

d. 重症患者或经甲硝唑治疗无效的艰难梭菌肠炎患者可用口服万古霉素或去甲万古霉素；

e. 万古霉素或去甲万古霉素通常不用于手术前预防用药。但在 MRSA 感染发生率高的医疗单位及/或一旦发生感染会导致严重后果的情况,如某些脑部手术、心脏手术、全关节置换术,也有主张(去甲)万古霉素单剂预防用药；

③糖肽类药物的处方审核注意事项：

a. 不宜用于：外科手术前常规预防用药；中心或周围静脉导管留置术的预防用药；持续腹膜透析或血液透析的预防用药；低体重新生儿感染的预防；MRSA 带菌状态的清除和肠道清洁；粒细胞缺乏伴发热患者的经验治疗；单次血培养凝固酶阴性葡萄球菌生长而不能排除污染可能者；治疗假膜性肠炎时不作为的首选药物应用；局部冲洗；

b. 本类药物具一定肾、耳毒性,有用药指征的肾功能不全患者、老年人、新生儿、早产儿或原有肾、耳疾病患者必须考虑肾功能减退程度改变使用剂量,也应严密监测血药浓度,注意避免与其他存在肾毒性、耳毒性药物联合应用；

c. 妊娠期患者应避免应用,哺乳期患者用药期间应暂停哺乳；

d. 与麻醉药合用时,可能引起血压下降。必须合用时,两药应分瓶滴注,并减缓滴注速度,注意观察血压。

常用糖肽类药物审方要点

常用药物	药物特点	审方要点
万古霉素	1. 用于耐甲氧西林金黄色葡萄球菌及其他细菌所致的感染。 2. 在 MRSA 感染发生率高的医疗单位及 / 或一旦发生感染后果严重的情况, 如某些脑部手术、心脏手术、全关节置换术,可使用万古霉素单剂预防用药。	1. 0.5g 的药物加入 10ml 注射用水溶解, 在以至少 100ml 的生理盐水或 5% 葡萄糖注射液稀释。 2. 静滴时间在 60min 以上。 3. 特殊人群必须监测血药浓度。
替考拉宁	1. 杀菌曲线相对平缓,为非浓度依赖型,杀菌作用呈现持续效应,有明显抗生素后效应(PAE)。 2. 由于替考拉宁的谷浓度与临床疗效密切相关,给予起始负荷剂量方案能确保达到治疗相关浓度。 3. 骨科手术预防感染麻醉诱导期单剂量静脉注射 400mg。	1. 可通过静脉注射或肌肉注射给药。可通过 3~5min 推注或 30min 输液进行静脉注射给药。新生儿应采用输液给药。 2. 用 3ml 注射用水缓慢地注入含替考拉宁瓶内, 轻轻转动小瓶, 直至粉末完全溶解,注意不能产生泡沫。如有泡沫形成将瓶放置 15min,直到泡沫消失,将液体完全吸入注射器中,配置好的溶液可加入下列注射液中使用:0.9%氯化钠注射液或 5% 葡萄糖注射液或 5%葡萄糖与 0.9%氯化钠复方注射液或腹膜透析液中。 3. 测定血清药物浓度可优化治疗。

（2）多黏菌素类

多黏菌素类（Polymyxins）属多肽类抗菌药物，临床使用制剂有多黏菌素 B 及多黏菌素 E（黏菌素，colistin）。对需氧革兰阴性杆菌包括铜绿假单胞菌的抗菌效果较好。具有明显的肾毒性，因此主要供局部应用而全身应用较少。然而多重耐药的革兰阴性菌日益增加，碳青霉烯类耐药肠杆菌科细菌、多重耐药铜绿假单胞菌、多重耐药鲍曼不动杆菌等对多黏菌素类药物的耐药率低，因此本类药物重新成为多重耐药革兰阴性菌感染治疗的选用药物之一。对沙雷菌属、变形杆菌属、伯克霍尔德菌属、奈瑟菌属及脆弱拟杆菌没有抗菌作用。与 SMZ/TMP 或利福平联合应用，对革兰阴性菌具协同作用。

①多黏菌素的适应证：

a. 多黏菌素 B 及多黏菌素 E 注射剂适用于：已有其他毒性较低的抗菌药物取代多黏菌素类药物治疗铜绿假单胞菌引起的感染，遇到对其他药物均耐药的菌株所致严重感染时可考虑选用多黏菌素类药物，必要时可与其他抗菌药物联合使用。当其他抗菌药物治疗碳青霉烯类耐药的肠杆菌科细菌及碳青霉烯类耐药不动杆菌属等广泛耐药革兰阴性菌所致各种感染效果不佳时，考虑用此类药物治疗；

b. 局部应用：可局部用于创面感染或呼吸道感染；

c. 肠道清洁：口服用作结肠手术前准备，或中性粒细胞缺乏患者清除肠道细菌，降低细菌感染发生率；

d. 口服可以用于大肠埃希菌导致的小儿肠炎及其他敏感菌导致的肠道感染。

②多黏菌素处方审核注意事项：

a. 本品肾毒性高，肾功能不全者不宜选用。应用超过推荐剂量的药物可能引起急性肾小管坏死、少尿和肾功能衰竭。腹膜透析不能有效清除药物，血液透析仅能清除部分药物。与氨基糖苷类、万古霉素等其他肾毒性药物合用，可加重本品的肾毒性；

b. 给药剂量不宜过大，用药疗程不宜超过 10~14d，疗程中必须定期复查尿常规及肾功能。但治疗广泛耐药菌株感染时需要加大给药剂量；

c. 此类药物会引起不同程度的精神和神经毒性反应，也会导致可逆性神经—肌肉阻滞，不应与肌肉松弛剂、麻醉剂等合用。

6. 林可酰胺类

林可酰胺类有林可霉素及克林霉素，其中克林霉素的体外抗菌活性更强，临床应用也更广泛。该类药物对革兰阳性菌及厌氧菌具良好抗菌活性，目前肺炎链球菌等细菌对其耐药性高。

（1）林可酰胺类药物的抗菌特点

克林霉素及林可霉素适用于敏感厌氧菌及需氧菌（肺炎链球菌、A 组溶血性链球菌及金黄色葡萄球菌等）所致的下列感染：下呼吸道感染、皮肤及软组织感染。骨髓炎、妇产科感染、腹腔感染，妇产科及腹腔感染需同时与抗需氧革兰阴性菌药物联合应用。

（2）林可酰胺类药物的处方审核注意事项

①使用时需注意抗生素相关腹泻和假膜性肠炎的发生，如有可疑应及时停药；

②肝功能损害者尽量避免使用，确有应用指征时宜减量应用。肾功能损害患者，林可霉素需减量；严重肾功能损害时，克林霉素也需调整剂量；

③本类药物有神经-肌肉阻滞作用，应避免与其他神经-肌肉阻滞剂合用；

④前列腺增生老年男性患者使用剂量较大时，偶可出现尿潴留。

7. 抗真菌药

（1）两性霉素 B 及其含脂制剂

为多烯类抗真菌药，通过与敏感真菌细胞膜上的甾醇相结合，改变细胞膜的通透性，使胞内重要物质渗漏，而致真菌死亡。抗菌谱广，但是毒性大。将两性霉素 B 制成含脂制剂可有效减少与输注相关的不良反应和肾毒性，使药物在肝、脾、肺等组织中浓度增加，肾组织浓度降低。

①分类与抗菌特点：

两性霉素 B 现有：两性霉素 B 去氧胆酸盐和 3 种含脂制剂（两性霉素 B 脂质复合体、两性霉素 B 胆固醇复合体和两性霉素 B 脂质体）；

两性霉素 B 去氧胆酸盐用于：隐球菌病、芽生菌病、播散性念珠菌病、球孢子菌病、组织胞质菌病、毛霉病、孢子丝菌病、曲霉病、暗色真菌病等，还可作为美洲利什曼原虫病的替代治疗；

两性霉素 B 含脂制剂适用于治疗肾功能不全患者的侵袭性曲霉病、不能耐受有效剂量的两性霉素 B 去氧胆酸盐或有效剂量治疗无效的侵袭性真菌病患者。两性霉素 B 脂质体还可用于中性粒细胞缺乏伴发热疑为真菌感染患者的经验治疗。

②处方审核注意事项：

a. 两性霉素 B 毒性大，不良反应多且严重，很多患者不耐受，但却是目前一些致命的侵袭性真菌病唯一疗效肯定的治疗药物，因此必要使用时应严格按说明书推荐方法用药，同时加强不良反应的监护。

b. 两性霉素 B 需自小剂量（1~5mg/d）开始用药，再以 5mg/d 逐渐递增剂量。需避光缓慢静脉滴注，每次静脉滴注时间为 4~6h 或更长；含脂制剂通常为 2~4h。为减少发热、寒战等全身反应，给药前可考虑使用解热镇痛药或抗组胺药或小剂量地塞米松静脉推注；

c. 两性霉素 B 会损害患者肾功能，少数患者会出现肝毒性、低钾血症、血液系统毒性。需要避免与其他肾毒性药物联用，若出现肾功能损害，则需考虑其损害程度适当减量或暂停用药，治疗过程中若发现严重肾功能损害或其他不良反应，不能耐受两性霉素 B（去氧胆酸盐）治疗者，可考虑选用两性霉素 B 含脂制剂。原有严重肝病者不宜选用本类药物；

d. 与氟胞嘧啶联合产生协同作用，可增强疗效。

（2）三唑类

三唑类和咪唑类同属于吡咯类抗真菌药。其中咪唑类药物常用酮康唑、咪康唑、克霉唑等，主要为局部用药。三唑类临床常用氟康唑、伊曲康唑、伏立康唑和泊沙康唑,主要用于治疗侵袭性真菌病,是目前临床抗真菌治疗的主要用药。

①三唑类的种类与抗菌特点:

氟康唑:念珠菌的防治,包括浅表和播散性念珠菌病的治疗,免疫抑制状态下预防念珠菌感染、新型隐球菌病、球孢子菌病、芽生菌病。克柔念珠菌耐药,光滑念珠菌和近平滑念珠菌呈剂量相关。

伊曲康唑:静脉注射适用于中性粒细胞缺乏怀疑真菌感染患者的经验治疗,也适用于肺部及肺外芽生菌病,组织胞质菌病,以及不能耐受两性霉素 B 或两性霉素 B 治疗无效的曲霉病患者。口服液可与注射剂序贯用于中性粒细胞缺乏怀疑真菌感染患者的经验治疗,也可用于口咽部和食管念珠菌病的治疗。胶囊剂适用于皮肤真菌所致的甲癣。

伏立康唑:适用于侵袭性曲霉病;念珠菌属播散性皮肤感染、腹部、肾脏、膀胱壁及伤口感染(包括对氟康唑耐药的念珠菌);赛多孢菌属和镰孢霉属所致的严重感染。

泊沙康唑:严重免疫功能缺陷患者预防侵袭性曲霉病和念珠菌病;口咽部念珠菌病的治疗,包括伊曲康唑或氟康唑治疗无效者;在体外对毛霉属、根霉属等接合菌具良好抗菌活性。

②三唑类抗真菌药的处方审核注意事项:

a. 伊曲康唑注射及口服后,尿液和脑脊液中均无原药,故不宜用于尿路感染和中枢神经系统感染的治疗。

b. 使用三唑类抗真菌药会产生肝毒性,以酮康唑较为多见。常见一过性肝酶升高,偶可出现严重肝毒性,包括肝衰竭和死亡。若肝病患者存在明确应用指征,应权衡利弊后决定是否用药。

c. 伊曲康唑不可用于充血性心力衰竭的患者。伊曲康唑和伏立康唑注射剂中的赋形剂主要经肾排泄,因此肌酐清除率<50m/min 的患者不推荐使用伏立康唑注射剂,肌酐清除率<30m/min 的患者不推荐使用伊曲康唑。

d. 本类药物禁止与西沙必利、阿司咪唑、特非那定和三唑仑合用,因可导致严重心律失常。

e. 氟康唑不推荐用于 6 个月以下婴儿;伊曲康唑不推荐用于儿童患者;伏立康唑不推荐用于 2 岁以下儿童患者。

f. 伏立康唑通过 CYP450 同工酶代谢,与华法林、环孢素 A、他克莫司、苯妥英、奥美拉唑、非核苷类逆转录酶抑制剂、苯二氮卓类、他汀类、双氢吡啶钙通道阻滞剂、磺脲类口服降糖药、长春花碱等药物存在相互作用。

g. 泊沙康唑禁止与麦角生物碱类药物(麦角胺、二氢麦角胺)合用;泊沙康唑可通过抑制 CYP3A4,干扰其他药物代谢,禁止与 CYP3A4 底物,特非那丁、阿司咪唑、西沙必利或奎尼丁合用,因其可增加上述药物的血药浓度,导致 Q-T 间期延长,但少见尖端扭转型室性心动过速;泊沙康唑应尽量避免与西咪替丁、利福布汀、苯妥英合用。与泊沙康唑合用时,环孢素、他克莫司及咪唑达仑需减量使用,并监测血药浓度。

第一代三唑类抗真菌代表药物特点

	氟康唑	伊曲康唑
剂型	口服混悬液、片剂(50mg、100mg、150mg、200mg);静脉制剂(200mg、400mg)	口服混悬剂;胶囊(酸性环境吸收更好);静脉制剂
剂量	预防剂量:3~6mg/(kg·d)qd;治疗剂量:5~12mg/(kg·d),qd(年龄 3 个月 ~16 岁)	治疗剂量:每次 2.5mg/kg,每 12h 1 次(年龄 >6 个月)
应用指征	侵袭性念珠菌感染(除克柔念珠菌和光滑念珠菌);口咽念珠菌病;隐球菌脑膜炎;组织胞质菌病;化疗患者对于侵袭性真菌感染预防性应用;免疫功能低下且有念珠菌感染的;高危因素患者的经验治疗	侵袭性曲霉病的抢救治疗;过敏性曲霉病;侵袭性念珠菌感染;其他侵入性霉菌病;艾滋病儿童的预防
不良反应	频发:厌食、呕吐、腹泻、转氨酶升高;罕见:皮疹、脱发、头痛	频发:恶心、呕吐、腹痛、转氨酶升高
药物相互作用	苯妥英钠、格列比嗪、华法林、利福平、环孢素	环磷酰胺、利福平、苯妥英、卡马西平、苯巴比妥

第二代三唑类抗真菌代表药物特点

	伏立康唑	泊沙康唑
剂型	口服制剂;静脉制剂 静脉:7mg/(kg·次)每 12h1 次;或第 1 天 6mg/(kg·次),每 12h1 次,第 2 天 4mg/(kg·次),每 12h1 次。	口服制剂
剂量	口服:第 1 天 200mg/12h,然后 100~150mg/12h(<40kg),第 2 天 400mg/12h 然后 200~300mg/12h(>40kg);或第 1 天每次 6mg/kg 每 12h1 次第 2 天每次 4mg/kg 每 12h 1 次(2~12 岁);>12 岁参照成人剂量。	静脉:目前还无推荐的儿童剂量。口服:目前无小于 18 岁剂量（EMEA 建议）;FDA 推荐 >13 岁预防量为 200mg,tid
应用指征	所有念珠菌(包括克柔念珠菌和光滑念珠菌、氟康唑耐药株);门冬属(包括土曲霉、两性霉素 B 耐药菌株);新型隐球菌;足分支霉属;UD 菌属;免疫功能正常患者原发性皮肤曲霉菌病;足分支霉属和镰刀菌属引起的难治性感染;骨和中枢神经系统曲霉菌病;免疫功能低下患者侵袭性真菌病;囊性纤维化患者肺曲霉菌病	锈刀菌属感染患者（无论是否两性霉素 B 耐药）;产色霉菌病;耐两性霉素 B 或氟康唑的球孢子菌病感染患者;免疫功能低下患者的口咽念珠菌病;侵袭性真菌感染预防;AML、MDS、GVHD、HSTC 预防性应用
不良反应	肝毒性、皮疹、畏光、视力模糊	肝毒性
药物相互作用	利福平、苯巴比妥、卡马西平、利托那韦、西罗莫司、环孢菌素、依法韦仑、特非那丁	他克莫司、环孢菌素、长春新碱、咪达唑仑、苯妥英
剂量调整	肝功能障碍患者剂量减少 50%;肾功能衰竭病人首选口服	

（3）棘白菌素类

棘白菌素类抗真菌药物通过抑制细胞壁成分 β-(1,3)-D-葡聚糖的合成,溶解真菌细胞,主要对丝状真菌和念珠菌有效。该类药物对烟曲霉、黄曲霉、土曲霉和黑曲霉抗菌活性较好,对白念珠菌等多数念珠菌属具高度抗真菌活性,但对近平滑念珠菌作用相对较弱。新型隐球菌对本品天然耐药。目前已上市的有卡泊芬净、米卡芬净和阿尼芬净。

①棘白菌素的种类及抗菌特点:

卡泊芬净:念珠菌血流感染以及念珠菌引起的腹腔脓肿、腹膜炎和胸腔感染;食管念珠菌病;难治性或不能耐受其他抗真菌药治疗的侵袭性曲霉病;中性粒细胞缺乏伴发热可疑为真菌感染患者的经验治疗。真菌感染的患者的治疗应持续 14 天及以上,在中性粒细胞减少和临床症状消退后还需继续用药 7 天以上。侵袭性曲霉菌感染治疗应该持续一段时间,具体疗程取决于潜在的疾病严重程度、免疫抑制的恢复和患者的临床反应。

米卡芬净:念珠菌属血流感染、急性播散性念珠菌病、念珠菌腹膜炎和腹腔脓肿;食管念珠菌病;造血干细胞移植受者移植前预防念珠菌病;侵袭性曲霉病(临床资料有限)。米卡芬净的药代动力学特征较好,每日 1 次给药,药物间相互作用少,且罕见关于米卡芬净耐药的报道。但米卡芬净存在导致肝脏肿瘤的风险,在其他的抗真菌药物不适用时可以考虑。

阿尼芬净:对曲霉菌属有较强作用,抗念珠菌属活性高于两性霉素 B、氟康唑及伊曲康唑。适用于治疗食管性念珠菌病和所有曲霉菌导致的感染,对唑类和多烯类耐药的念珠菌属也有较好的抗菌活性。

②棘白菌素的处方审核注意事项:

a. 卡泊芬净和米卡芬净分子质量比较大,口服生物利用度低,故不能口服给药,采用静脉注射给药;而阿尼芬净可口服和注射。药物分布相似,在肺、肝脾和肾,皮肤和软组织中浓度相对较低,脑组织内浓度极低,脑脊液中基本检测不到。

b. 棘白菌素类主要在肝脏代谢,可引起肝功能的异常,几乎不影响肾功能。肝、肾功能不全对阿尼芬净的药动学无明显影响,不需调整剂量。

c. 由于真菌对棘白菌素类与唑类耐药机制不同,所以不存在明显的交叉耐药性。棘白菌素类与三唑类或多烯类药物存在协同作用,因此常与其他药物联用治疗侵袭性真菌感染。

d. 本类药物属妊娠期用药 C 类,孕妇患者确有应用指征时,应充分权衡利弊后决定是否应用。哺乳期患者用药期间应停止哺乳。卡泊芬净不推荐用于 18 岁以下人群。

e. 卡泊芬净与环孢素联用会导致血清转氨酶升高,联用时需充分权衡利弊。

棘白菌素的代表药物特点

	卡泊芬净	米卡芬净
剂型	静脉制剂	静脉制剂
剂量	第 1 天 70mg/m²,第 2 天起始剂量 50mg/m²,最大剂量<70mg/d;或 70mg/m²（任何临床症状改善减为 50mg/m²）小于 3 月患者 25mg/m²	体重 <40kg,1~3mg/(kg·d);体重 >40kg, 50mg/d~150mg/d
应用指征	侵袭性曲霉菌病二线治疗;非中性粒细胞减少患者侵袭性念珠菌病一线治疗;持续粒细胞减少发热患者的经验治疗	侵袭性曲霉菌病和侵袭性念珠菌病; 异基因造血干细胞移植患者对念珠菌感染的预防性应用
不良反应	发热、低钾血症、恶心、呕吐、腹泻、皮疹、肝毒性、寒颤、低血压	发热、腹痛、恶心、头痛、腹泻、白细胞减少、肝毒性、低钾血症、中性粒细胞减少、溶血性贫血
药物相互作用	利福平、苯妥英、依法韦仑、卡马西平、地塞米松、他克莫司	环孢菌素、他克莫司、西罗莫司
剂量调整		严重肝功能损害患者不建议使用

二、抗菌药物的临床应用原则与处方的审核

抗菌药物在临床各科都广泛应用,而且各科的感染治疗又有其专科特点,因此,需要多学科共同参与实现抗菌药物的合理应用,提高疗效、降低不良反应发生率以及减少或延缓细菌耐药的发生。判断抗菌药物临床应用是否合理,基于以下两个方面:是否有抗菌药物应用指征;抗菌药物的选择与给药方案是否合理。这常常是药师审核处方适应证、适宜性的重要部分。

1. 抗菌药物的应用指征

抗菌药物的临床应用根据用药目的可分为 2 种,预防性应用与治疗性应用,诊断为细菌性感染者才有治疗用药的指征,有细菌感染高风险时才有预防用药的指征。一般而言,有临床感染诊断可视为有抗菌药物用药适应证,处方审核的难点在预防用药指征的理解与掌握。

(1)治疗性应用抗菌药物指征

根据患者的症状、体征、实验室检查或放射、超声等影像学结果,诊断为细菌、真菌感染者方有指征应用抗菌药物;由结核分枝杆菌、非结核分枝杆菌、支原体、衣原体、螺旋体、立克次体及部分原虫等病原微生物所致的感染亦有指征应用抗菌药物。缺乏细菌及上述病原微生物感染的临床或实验室证据,诊断不能成立者,以及病毒性感染者,均无应用抗菌药物指征。

(2)非手术的预防应用抗菌药物指征

为预防特定病原菌所致的或特定人群可能发生的感染,可采用非手术预防用药。试图以药物预防所有病原体的感染是达不到目的的,而漫无目标的预防也是不可行的。为此,预防用药应遵循以下原则:

①用于尚无细菌感染征象,但暴露于致病菌感染的高危人群;

②预防用药适应证和抗菌药物选择应基于循证医学证据;

③应针对其中一种或两种最可能的细菌感染选择预防用药,不可盲目地选用广谱抗菌药或多药联合应用;

④应限于针对某一段特定时间内可能发生的感染,而非任何时间可能发生的感染;

⑤应积极纠正导致感染风险增加的原发疾病或基础状况。可以治愈或纠正者,预防用药价值较大;原发疾病不能治愈或纠正者,药物预防效果有限,应权衡利弊决定是否预防用药;

⑥以下情况原则上不应预防使用抗菌药物:普通感冒、麻疹、水痘等病毒性疾病;昏迷、休克、中毒、心力衰竭、肿瘤、应用肾上腺皮质激素等患者;留置导尿管、留置深静脉导管以及建立人工气道(包括气管插管或气管切口)患者;

(3)手术预防性应用抗菌药物的指征

为了预防手术部位感染,包括浅表切口感染、深部切口感染和手术所涉及的器官/腔隙感染,应根据手术切口类别、手术创伤程度、可能的污染细菌种类、手术持续时间、感染发生机会和后果严重程度、抗菌药物预防效果的循证医学证据、对细菌耐药性的影响和经济学评估等因素,综合考虑决定是否预防用抗菌药物。手术过程中依旧需要进行严格的消毒、灭菌技术和精细的无菌操作,也必须通过术中保温和血糖控制等措施预防术中感染。

　　目前的循证证据表明,进行清洁—污染手术(Ⅱ类切口)的手术时,手术部位存在的大量人体寄殖菌群可能引起手术部位感染,此类手术有指征预防用抗菌药物。污染手术(Ⅲ类切口)是已造成手术部位严重污染的手术,也有指征预防用抗菌药物。而清洁手术(Ⅰ类切口)的手术部位为无菌或可消毒的皮肤组织,局部无炎症、无损伤,手术部位无污染,一般无预防用药指征。但目前认为,在特别情况下预防用药可降低手术感染风险,应使用抗菌药物预防感染:① 手术范围大、手术时间长、污染机会较大;②手术涉及重要脏器,一旦发生感染将造成严重后果者,如头颅手术、心脏手术等;③异物植入手术、如人工心瓣膜植入,永久性心脏起搏器放置,人工关节置换等;④患者具有高龄、糖尿病、免疫功能低下(尤其是接受器官移植者)、营养不良等高危感染因素。

　　(4)侵入性诊疗操作的预防应用

　　随着医疗技术的发展,放射介入诊治和内镜诊疗等微创技术在临床的广泛应用,感染的风险也在增加。根据现有的循证医学证据、国际有关指南推荐和国内专家的意见,2015 年版的《抗菌药物临床应用指导原则》对部分常见特殊诊疗操作的预防用药提出了建议,见表 1:特殊诊疗操作抗菌药物预防应用的建议。

表1　特殊诊疗操作抗菌药物预防应用的建议

诊疗操作名称	预防用药建议	推荐药物
血管(包括冠状动脉)造影术、成形术、支架植入术及导管内溶栓术	不推荐常规预防用药。对于 7d 内再次行血管介入手术者,需要留置导管或导管鞘超过 24h 者,则应预防用药	第一代头孢菌素
主动脉内支架植入术	高危患者建议使用 1 次	第一代头孢菌素
下腔静脉滤器植入术	不推荐预防用药	
先天性心脏病封堵术	建议使用 1 次	第一代头孢菌素
心脏射频消融术	建议使用 1 次	第一代头孢素
血管畸形、动脉瘤、血管栓塞术	通常不推荐,除非存在皮肤坏死	第一代头孢菌素
脾动脉、肾动脉栓塞术	建议使用,用药时间不超过 24h	第一代头孢菌素
肝动脉化疗栓塞(TACE)	建议使用,用药时间不超过 24h	第一、二代头孢菌素±甲硝唑
肾、肺或其他(除肝外)肿瘤 2 化疗栓塞	不推荐预防用药	
子宫肌瘤 - 子宫动脉栓塞术	不推荐预防用药	
食管静脉曲张感化治疗	建议使用,用药时间不超过 24h	第一、二代头孢菌素 头孢菌素过敏患者可考虑氟喹诺酮类
经颈静脉肝内门腔静脉分流术	建议使用,用药时间不超过 24h	

续表

诊疗操作名称	预防用药建议	推荐药物
（TIPS）		
		氨苄西林 / 舒巴坦或阿
		莫西林 / 克拉维酸
肿瘤的物理消融术(包括射频、不推荐用药微波和冷冻等)		
经皮椎间盘摘除术及奥氧、光消融术	微建议使用	第一、二代头孢菌素
经内镜逆行胰胆管造影	建议使用 1 次	第二代头孢菌素或头孢曲松
（ER-CP）		
经皮肝穿刺胆道引流或支架植入术	建议使用	第一、二代头孢菌素，或头霉素类
内镜黏膜下剥离术(ESD)	一般不推荐预防用药: 如为感染高危切除(大面积切除,术中穿孔等)建议用药时间不超过 24h	第一、头孢菌素
经皮内镜胃造瘘置管	建议使用,用药时间不超过 24h	第一、二代头孢菌素
输尿管镜和膀胱镜检查，尿动力学检查;震波碎石术	术前尿液检查无菌者，通常不需预防用药。但对于高龄、免疫缺陷状态、存在解剖异常等高危因素者,可给予预防用药	氟喹诺酮类，或 SM12 TMP 或第一、代头孢菌素，或氨基糖苷类
腹膜透析管植入术	建议使用 1 次	第一代头孢菌素
隧道式血管导管或药盒置入术	不推荐预防用药	
淋巴管造影术	建议使用 1 次	第一代头孢菌素

注:1. 操作前半小时静脉给药。

2. 手术部位感染预防用药有循证医学证据的第一代头孢菌素,主要为头孢唑林1~2g,第二代头孢菌素主要为头孢呋辛1.5g。

3. 中国大肠埃希菌对氟喹诺酮类耐药率高,预防应用应严加限制。

2. 抗菌药物的选择

抗菌药物品种的选用,原则上应根据病原菌种类及病原菌对抗菌药物敏感性而定。在治疗前应当先留存相应合格标本进行病原学检测,以尽早明确致病菌和药敏结果,根据结果制定或调整治疗方案。

（1)治疗用药的选择

感染性疾病的治疗常常分为经验治疗与目标治疗, 临床诊断为细菌性感染的患者在获知细菌培养结果前,或难以获取培养标本时,根据自身条件考虑病史、感染部位、基础疾病、肝肾功能、发病情况、发病场所、既往抗菌药物用药史及其治疗反应等相关信息,参考指导原则、各专业的指南指引,推测可能的病原体并结合考虑当地细菌耐药性监测结果,根据抗菌药物的抗菌谱、药效学和药动学不同特点,使用最优选的抗菌药物进行经验治疗。

在获取病原学药敏结果之后,如果经验治疗效果理想,可以按原方案继续治疗,也可以根据培养结果降阶梯治疗;如果效果不佳,根据培养结果的病原菌种类及药敏试验结果更换针对性强、窄谱、安全、价格适当的抗菌药物进行目标治疗。

(2)预防用药的选择

非手术的预防用药选择应根据具体用药目的选择,摘录《抗菌药物临床应用指导原则》的附录供参考,详见表2。

表2　抗菌药物在预防非手术患者某些特定感染中的应用[1]

预防感染种类	预防用药对象	抗菌药物选择
风湿热复发	①风湿性心脏病儿童患者	苄星青霉素
	②经常发生链球菌咽峡炎或风湿热的儿童及成人	青霉素 V
感染性心内膜炎	心内膜炎高危患者 2,在接受牙科或口腔操作前	阿莫西林或氨苄西林;青霉素过敏者用克林霉素
流行性脑脊髓膜炎	流脑流行时①托儿所、部队、学校中的密切接触者,②患者家庭中的儿童	利福平(孕妇不用)环丙沙星(限成人)
		头孢曲松
流感嗜血杆菌脑膜炎	①患者家庭中未经免疫接种的≤4 岁儿童	利福平(孕妇不用)
	②有发病者的幼托机构≤2 岁未经免疫的儿童	
	③幼托机构在 60 天内发生 2 例以上患者,且人托对象未接种疫苗时,应对人托对象和全部工作人员预防用药	
脾切除后 / 功能无脾者菌血症	①脾 切除后儿童	定期接种肺炎链球菌、B 型流
		感嗜血杆菌疫苗和四价脑膜炎奈瑟菌疫苗
		5 岁以下儿童: 每日阿莫西林或青霉素 V 口服,直到满 5 岁
		5 岁以上儿童每日青霉素口服,至少 1 年
脾切除后 / 功能无脾者菌血症	②患镰头细胞贫血和地中海贫血的儿童	根据年龄定期接种上述疫苗;
	(属于功能无脾)	5 岁以下儿童: 每日青霉素 V 口服,直到满 5 岁
		5 岁以上儿童:每日青霉素口服,有人建议至少用药至 8 岁
		出现发热时可予阿莫西林 / 克
		拉维酸或头孢呋辛
		青霉素过敏者可予磺胺甲噁唑 / 甲氧苄啶(SMZ/TMP)或克

续表

预防感染种类	预防用药对象	抗菌药物选择
		拉霉素
新生儿淋病奈瑟菌或衣原体眼炎	每例新生儿	四环素或红霉素眼药水滴眼
肺孢菌病	①艾滋病患者 CD4 细胞计数 <200/m³ 者	SMZ/TMP
	②造血干细胞移植及实体器官移植受者	
百日咳	主要为百日咳患者密切接触的幼儿和年老体弱者	红霉素
新生儿 B 组溶血性链球菌（GBS）感染	①孕妇有 GBS 菌尿症	青霉素 G
	②妊娠 35~37 周阴道和肛拭培养筛查有GBS 寄殖	氨苄西林青霉素过敏，但发生过敏性
	③孕妇有以下情况之一者: <37 周早产;	休克危险性小者:头孢唑啉
	羊膜早破≥18h;围产期发热,体温 38C 以上者;以往出生的新生儿有该菌感染 史者	青霉素过敏，有发生过敏性休克危险性者:克林霉素或红霉素
实验室相关感染	实验室工作者不慎暴露于布鲁菌	多西环素 + 利福平
	高危者(接触量多)	每周 2 次血清试验,转阳时开始用药,方案同上
	低危者(接触量少)	
	妊娠妇女	SMZ/TMP 士利福平
	实验室工作者暴露于鼠疫耶尔森菌	多西环素或 SMZ/TMP

注:[1]疟疾、甲型流感、巨细胞病毒感染、对乙型或丙型病毒性肝炎或HIV患者血或其他体液组织的职业暴露等寄生虫或病毒感染时亦有预防用药指征,未包括在本表内。

[2]高危患者:进行任何损伤牙龈组织、牙周区域或口腔黏膜操作伴有以下心脏基础疾病的患者:①人工瓣膜;②既往有感染性心内膜炎病史;③心脏移植术后发生的瓣膜病变;④先天性心脏疾病合并以下情况:未纠正的发绀型先心病(包括姑息分流术),通过导管或手术途径植入异物或装置的先心手术后的前6个月,先心缺损修补术植入补片后仍有残留缺损及分流。

手术和有创操作的预防用药选择,根据手术切口类别、手术部位可能的污染菌种类及其对抗菌药物敏感性、药物能否在手术部位达到有效浓度等综合考虑。首选针对性强、有充分的循证医学证据、安全、使用便捷及价格适当的品种。预防用药应针对手术路径中可能存在的污染菌,如经皮肤入路的清洁手术,通常选择杀灭金黄色葡萄球菌的抗菌药物。结肠、直肠和盆腔手术,应选用抑制肠道革兰阴性菌和脆弱拟杆菌等厌氧菌的抗菌药物。尽量使用单一抗菌药物进行预防用药,避免不必要的联合使用。

头孢菌素是快速杀菌剂、抗菌活性强、安全性高、毒性低、经济并易获取,各代药物的抗菌谱各有特点,适合于各类手术的预防用药,是目前临床首选预防用药,特别是一代的头孢唑林、二代的头孢呋辛、三代的头孢曲松。对于下消化道、盆腔等部位的手术和操作,有厌氧菌感染的高风险,还可以考虑使用头霉素取代联合甲硝唑的用药方案。对于头孢菌素过敏的患者,针对革兰阳性菌可用万古霉素、去甲万古霉素、克林霉素;针对革兰阴性杆菌可用氨曲南、磷霉素或氨基糖苷类。下消化道以及妇科盆腔手术,还可以考虑克林霉素+氨基糖苷类,或氨基糖苷类+甲硝唑预防感染。

对手术部位感染可能引起严重后果的情况,如心脏人工瓣膜置换术、人工关节置换术等,若术前发现有耐甲氧西林金黄色葡萄球菌(MRSA)定植的可能或者该机构 MRSA 发生率高,可选用万古霉素、去甲万古霉素预防感染,但应严格控制用药持续时间。常见围手术期预防用抗菌药物的品种选择,可参考《抗菌药物临床应用指导原则》的附录,详见表3:抗菌药物在围手术期预防应用的品种选择。

表3 抗菌药物在围手术期预防应用的品种选择[1,2]

手术名称	切口类别	可能的污染菌	抗菌药物选择
脑外科手术(清洁,无植入物)	I	金黄色葡萄球菌,凝固酶阴性葡萄球菌	第一、二代头孢菌素[3],MP-SA 感染高发医疗机构的高危患者可用(去甲)万古霉素
脑外科手术(经鼻窦、鼻腔、口咽部手术)	II	金黄色葡萄球菌,链球菌属,口咽部大度氧菌(如消化链球菌)	第一、一代头孢菌素[3]±[5]甲硝唑,或克林霉素+庆大霉素
脑脊液分流术	I	金黄色葡萄球菌,凝固酶阴性葡萄球菌	第一、二代头孢菌素[3],MP-SA 感染高发医疗机构的高危患者可用(去甲)万古霉素
脊髓手术	I	金黄色葡萄球菌,凝固酶阴性葡萄球菌	第一、二代头孢菌素[3]
眼科手术(如白内膝、青光眼或角膜移植、泪囊手术、眼穿通伤)	I、II	金黄色葡萄球菌,凝固酶阴性葡萄球菌局部应用妥布霉素或左氧氟沙星等	
头颈部手术(恶性肿瘤,不经口咽部黏膜)	I	金黄色葡萄球菌,凝固酶阴性葡萄球菌	第一、二代头孢菌素[3]
头颈部手术(经口咽部黏膜)	II	金黄色葡萄球菌,链球菌属,口咽部厌氧菌(如消化链球菌)	第一、二代头孢菌素[3]+[5]甲硝唑,或克林霉素+庆大霉素
颌面外科(下颌骨折切开复位或内固定,面部整形术有移植物手术,正颌手术)	I	金黄色葡萄球菌,凝固酶阴性葡萄球菌	第一、二代头孢菌素[3]
耳鼻喉科(复杂性鼻中隔鼻成形术,包括移植)	II	金黄色葡萄球菌,凝固酶阴性葡萄球性	第一、二代头孢素[3]
乳腺手术(乳腺癌、乳房成形术,有植入物如乳房重建术)	I	金黄色葡萄球菌,凝固酶阴性葡萄球菌,链球菌属	第一、二代头孢菌素[3]
胸外科手术(食管、肺)	II	金黄色葡萄球菌,凝固酶阴性葡萄球菌,肺炎链球菌,革兰阴性杆菌	第一、二头孢菌素[3]

续表

手术名称	切口类别	可能的污染菌	抗菌药物选择
心血管手术(腹主动脉重建、下肢手术切口涉及腹股沟、任何血管手术植入人工假体或异物,心脏手术、安装永久性心脏起搏器)	Ⅰ	金黄色葡萄球菌,凝固酶阴性葡萄球菌患者可用(去甲)万古霉素	第一、二代头孢菌素[3],MR-SA 感染高发医疗机构的高危
肝、胆系统及胰腺手术	Ⅱ、Ⅲ	革兰阴性杆菌,厌氧菌(如第一、二代头孢菌素或头孢脆弱拟杆菌)曲松[3]±[5]甲硝唑,或头霉素类	
胃、十二指肠、小肠手术	Ⅱ、Ⅲ	革兰阴性杆菌,链球菌属,咽部厌氧菌(如消化链球菌)	第一、二头孢菌素[3],或头霉素类
结肠、直肠、阑尾手术	Ⅱ、Ⅲ	革兰阴性菌,厌氧菌(如脆弱拟杆菌)第一、二代头孢菌素[3]±[5]甲硝唑,或头霉素类,或头孢曲松[3]±[5]甲硝唑	
经直肠前列腺活检	Ⅱ	革兰阴性菌	氟喹诺酮类[4]
泌尿外科手术:进入泌尿道或经阴道的手术(经尿道膀胱肿瘤或前列腺切除术、异体植入及取出,切开造口、支架的植入及取出)及经皮肾手术	Ⅱ	革兰阴性杆菌	第一、二代头孢菌素[3],或氟喹诺酮类[4]
泌尿外科手术:涉及肠道的手术	Ⅱ	革兰阴性杆菌,厌氧菌	第一、二代头孢菌素[3],或氨基糖苷类 + 甲硝唑
有假体植入物的泌尿系统手术	Ⅱ	葡萄球菌属,革兰阴性杆菌	第一、二代头孢菌素[3] + 氨基糖苷类,或万古霉素
经阴道或经腹腔子宫切除术	Ⅱ	革兰阴性杆菌,肠球菌属,组链球菌,厌氧菌B	第一、二代头孢菌素(经阴道手术加用甲硝唑)[3],或头霉素类
腹腔镜子宫肌瘤剔除术(使用举宫器)	Ⅱ	革兰阴性杆菌,肠球菌属,B组链球菌,厌氧菌	第一、二代头孢菌素[3]±[5]甲硝唑,或头霉素类
羊膜早破或剖宫产术	Ⅱ	革兰阴性杆菌,肠球菌属,B组链球菌,厌氧菌	第一、二代头孢菌素[3]±[5]甲硝唑
人工流产—刮宫术引产术	Ⅱ	革兰阴性杆菌,肠球菌属,链球菌,厌氧菌(如脆弱拟	第一、二代头孢菌素[3]±[5]甲硝唑,或多西环素杆菌)
会阴撕裂修补术	Ⅱ、Ⅲ	革兰阴性杆菌,肠球菌属,链球菌属,厌氧菌(如脆弱拟杆菌)	第一、二代头孢菌素[3]±[5]甲硝唑
皮瓣转移术(游离或带蒂)或植皮术	Ⅱ	金黄色葡萄球菌,凝固酶阴性葡萄球菌,链球菌属,革兰阴性菌	第一、二代头孢菌素(3)
关节置换成形术、截骨、骨内固定术、腔隙植骨术、脊柱术(应用或不用植入物、内固定物)	Ⅰ	金黄色葡萄球菌,凝固酶阴性葡萄球菌,链球菌属	第一、二代头孢菌素[3],MR-SA 感染高发医疗机构的高危患者可用(去甲)万古霉素
外固定架植入术	Ⅱ	金黄色葡萄球菌,凝固酶阴性葡萄球菌,链球菌属	第一、二头孢菌素[3]

续表

手术名称	切口类别	可能的污染菌	抗菌药物选择
截肢术	Ⅰ、Ⅱ	金黄色葡萄球菌,凝固酶阴性葡萄球菌,链球菌属,革兰阴性菌,厌氧菌	第一、二代头孢菌素[3]±[5]甲硝唑
开放骨折内固定术	Ⅱ	金黄色葡萄球菌,凝固酶阴性葡萄球菌,链球菌属,革兰阴性菌,厌氧菌	第一、二代头施菌素[3]±[5]甲硝唑

注:[1]所有清洁手术通常不需要预防用药,仅在有前述特定指征使用。
　　[2]胃十二指肠手术、肝胆系统手术、结肠和直肠手术、阑尾手术、Ⅱ或Ⅲ类切口的妇产科手术,如果患者对β-内酰胺类抗菌药物过敏,可用克林霉素+氨基糖苷类,成氨基糖苷类+甲硝唑。
　　[3]有循证医学证据的第一代头孢菌素主要为头孢唑林,第二代头孢菌素主要为头孢呋辛。
　　[4]中国大肠埃希菌对氟喹诺酮类耐药率高,预防应用需严加限制。
　　[5]表中"±"是指两种及以上药物可联合应用,或可不联合应用。

3. 感染治疗的给药方案

制订抗菌治疗方案时必须考虑以下三个方面:患者病情、病原菌种类及抗菌药物特点。给药方案除了选用适当的抗菌药物之外,还需包括给药剂量、给药次数、给药途径、疗程及联合用药等。

(1)给药剂量

一般根据药物的治疗剂量范围给药,重症感染,如血流感染、感染性心内膜炎等,药物分布低的感染部位,如中枢神经系统感染等,应选择治疗剂量范围的上限;一般药物的尿药浓度远高于血药浓度,在治疗单纯性下尿路感染时可应用治疗剂量范围的下限。

(2)给药途径

对于轻、中度感染的大多数患者,应选择口服吸收良好的品种进行口服治疗,不必通过静脉或肌内途径给药。仅在下列情况下可先予以注射给药:①不能口服或不能耐受口服给药的患者(如吞咽困难者);②患者存在明显可能影响口服药物吸收的情况(如呕吐、严重腹泻、胃肠道病变或肠道吸收功能障碍等);③选择了有适宜抗菌谱的药物,但该药物没有口服剂型;④需在感染组织或体液中迅速达到高药物浓度以达杀菌作用者(如感染性心内膜炎、化脓性脑膜炎等);⑤感染严重、病情进展迅速,需给予紧急治疗的情况(如血流感染、重症肺炎患者等);⑥患者对口服治疗的依从性差。肌内注射给药时难以使用较大剂量,其吸收也受药动学等众多因素影响,因此只适用于不能口服给药的轻、中度感染者,不宜用于重症感染者。接受注射用药的感染患者经初始注射治疗病情好转并能口服时,应及早转为口服给药。

应尽量避免局部应用抗菌药物:皮肤黏膜局部应用抗菌药物较难被吸收,在感染部位不能达到有效浓度,反而容易导致细菌耐药。仅有以下几种情况适宜局部给予抗菌药物:①全身给药后在感染部位无法达到有效治疗浓度,可局部给药进行辅助治疗(治疗中枢神经系统感染时某些药物可同时鞘内给药,包裹性厚壁脓肿脓腔内注入抗菌药物等);②眼部及耳部感染的局部用药等;③某些皮肤表层及黏膜表面的感染可采用抗菌药物局部应用或外用,但应避免将主要供全身应用的品种作局部用药。局部用药宜采用刺激性小、不易吸收、不易导致耐药性和过敏反应的抗菌药物。青霉素类、头孢菌素类等较易产生过敏反应的药物不可局部应用。氨基糖苷类等耳毒性药不可局部滴耳。

（3）给药频次

为保证药物在体内能发挥最大药效，杀灭感染灶病原菌，应根据药动学和药效学相结合的原则给药。青霉素类、头孢菌素类和其他β-内酰胺类、红霉素、克林霉素等时间依赖性抗菌药，应一日多次给药。氟喹诺酮类和氨基糖苷类等浓度依赖性抗菌药可一日给药一次。

（4）抗感染疗程

抗菌药物疗程因感染不同而异，一般宜用至体温正常、症状消退后 72~96h，有局部病灶者需用药至感染灶控制或完全消散。但血流感染、感染性心内膜炎、化脓性脑膜炎、伤寒、布鲁菌病、骨髓炎、B组链球菌咽炎和扁桃体炎、侵袭性真菌病、结核病等需较长的疗程方能彻底治愈，并降低乃至阻止复发的可能。

（5）抗菌药物的联合应用

单一药物可有效治疗的感染不需联合用药，仅在下列情况时有指征联合用药。

①尚未查明致病菌的严重感染，包括免疫缺陷者的严重感染；

②单一抗菌药物不能控制的严重感染，需氧菌及厌氧菌混合感染，2种及2种以上复合菌感染，以及多重耐药菌或泛耐药菌感染；

③某些病原菌易对部分抗菌药物产生耐药，在长程治疗时常考虑抗菌药物联合应用；或病原菌含有不同生长特点的菌群，需要应用不同抗菌机制的药物联合使用，如结核和非结核分枝杆菌；

④毒性较大的抗菌药物在联合用药时需要酌情降低给药剂量，但需有临床资料证明其同样有效。如两性霉素B联用氟胞嘧啶治疗隐球菌脑膜炎时，应酌情降低两性霉素B的剂量以减少毒性反应。应选用具有协同或相加作用的药物联合应用，如青霉素类、头孢菌素类或其他β-内酰胺类与氨基糖苷类联合。通常采用2种药物联用，结核病的治疗等少数情况会考虑3种及3种以上药物联用。此外联合应用可能会增加药物的不良反应。

4. 手术预防的给药方案

（1）给药方法

主要采用以静脉输注途径，个别考虑口服给药。静脉输注应在皮肤、黏膜切开前 0.5~1h 内或麻醉开始时给药，在输注完毕后开始手术，保证局部组织中的药物浓度足以杀灭手术过程中手术部位沾染细菌。万古霉素或氟喹诺酮类等由于需输注较长时间，应在手术前 1~2h 开始给药。

口服给药适用于下消化道暴露于术野的择期手术，如结直肠手术、盆腔清扫等，口服抗菌药物可以降低肠道细菌载量，术前 1d 给药三次，给药时间点：1pm、2pm、11pm，药物选择口服肠道不吸收的药物：新霉素、红霉素+甲硝唑。此外，还有一些有创操作也推荐口服预防，如经直肠前列腺穿刺,膀胱镜检查、活检、电灼等侵入性操作,给予环丙沙星 0.5g,术前 1g 口服一次;人工流产术,给予多西环素术前 1h 口服 0.1g,术后 30min 口服 0.2g 一次;人工关节置换术后 2 年内患者,接受血流感染高风险的操作,如拔牙,给予头孢呋辛 0.5g 或者阿莫西林/克拉维酸钾 0.625g术前 1h 口服;

（2）预防用药维持时间

抗菌药物的有效覆盖时间应包括整个手术过程。手术时间少于 2h 的清洁手术仅需术前给药一次。手术时间长于三小时或超过药物半衰期的两倍以上,或成人出血量大于 1500ml,术中应追加一次。清洁手术的预防用药时间不超过 24h,心脏手术可视情况延长至 48h。清洁—污染手术和污染手术的预防用药时间亦为 24h,污染手术必要时延长至 48h。过度延长用药时间并不能进一步提高预防效果,且预防用药时间超过 48h,耐药菌感染机会增加。

5. 药物的药动学/药效学（PK/PD）参数在抗感染治疗中的运用

抗菌药物的药效通常采用最低抑菌浓度（MIC）、最低杀菌浓度（MBC）等静态指标,这些仅能反映药物抗菌活性的高低, 不能反映药物作用时程药效的动态变化。机体对抗菌药物的作用可采用药动学模型,描述药物浓度随时间的变化,但未能表达其抗菌活性。为此,二十世纪七十年代后期药学专家开始进行药物抗菌活性的时程研究,建立了药动学-药效学（PK/PD）结合模型,描述药物的抗菌效应随着浓度而变化的动力学过程,反映了药物与机体之间的双向相互作用。

PK/PD 模型的建立,将药物浓度-时间曲线下面积（AUC）/MC、药物峰浓度（Cmax）/MIC、时间（t）>MIC、APE 等预测抗菌药物疗效的参数,对于评价药物的有效性,计算最佳治疗剂量和用药间隔, 较小不良反应以及降低药物耐药性都有重要的意义, 能辅助设计抗菌药物的最佳治疗方案。

根据 PK/PD 的特性,可将抗感染药物分成时间依赖型和浓度依赖型。

（1）时间依赖型

时间依赖型抗菌药物的杀菌作用,主要取决于血药浓度和组织药物浓度高于细菌 MIC 的时间（t>MIC）。当 t>MIC 占给药间隔时间的比例超过 40% 时,对细菌清除效果较佳。该比例是由病原菌的种类而决定的,对于葡萄球菌,t>MIC 达到或超过 40% 时抗菌效果最佳;而对肺炎球菌和肠道细菌,则需超过 60% 才达到最大疗效。因此时间依赖性的抗菌药物需要优化细菌暴露于药物的时间,尽量将 t>MIC 占保持在 40%~60% 之间,为保证最佳的治疗效果临床上常需每日多次给药方可达此目的,对于高 MIC 的病原菌甚至可采用持续静脉输注的给药方法;

（2）浓度依赖型

浓度依赖型药物的抗菌活性随血药浓度升高而增强, 但达到最高抗菌浓度之后抗菌作用不再随着药物浓度的增高而增强。此类药物的 PK/PD 参数是 AUC/MIC、Cmax/MIC。一般喹诺酮类药物的参数更倾向于 AUC/MIC,氨基糖苷类药物的参数偏向于 Cmax/MIC。

免疫健全的动物在肺炎链球菌感染时, 喹诺酮类药物的 AUC/MIC 须大于 25 以达到满意疗效;而免疫缺陷的动物在肠杆菌感染时,喹诺酮类药物的 AUC/MIC 须达到 100 以上才能有满意的疗效。氨基糖苷类药物的 PK/PD 参数 Cmax/MIC 在 8~10 之间有效率能达到 90%,高于 10~12 倍才能取得理想的疗效。浓度依赖型抗菌药物用药时需注意增加药物的 AUC/MIC 和 Cmax/MIC。国外专家首先建议将给药方案从每日 2~3 次改成日剂量单次给药(SDD)能有效提高氨基糖苷类药物的抑菌作用。氨基糖苷类药物的毒性与血药浓度呈非线性关系,日剂量单次给药时其药效更好或不变,但耳毒性和肾毒性反而降低。

喹诺酮类药物的抗菌作用与毒性反应都呈浓度依赖性,此类药物是否能使用日剂量单次给药还存在较大争议。目前,FDA 通过了左氧氟沙星、加替沙星、莫西沙星可采用 SDD;环丙沙星也正在申请批准中。

除了时间依赖型、浓度依赖型抗菌药物以外,阿奇霉素、四环素、糖肽类、克林霉素、利奈唑胺、链阳霉素等抗菌药物的作用呈时间依赖性,但杀菌持续时间与 AUC 相关,给药方案的目标在于优化药物的剂量,AUC/MIC 是与药效相关的主要参数。当病原菌对抗菌药物的敏感性降低时,药物的 PK/PD 参数发生改变,需及时调整常规的用药方案;

(3)抗生素后效应(PAE)

抗生素后效应是指停止用药后,抗菌药物对细菌的抑制作用仍会持续一定时间。药物种类、用药浓度及给药时间都对 PAE 的长短有影响。研究还发现,在 PAE 期中细菌的许多特征也会发生改变,根据 PAE 可延长给药间隔,减少用药剂量,降低用药费用,并减少不良反应。研究抗生素药效学的重要参数之一是 PAE,所以对于患者要个体化给药,每个患者的用药方案是不同的,这也是为了合理用药。

三、特殊人群抗菌药物的应用

1. 肾功能减退患者抗菌药物的应用

大部分的抗菌药物原型经肾排泄,部分具有肾毒性,肾功能减退的感染患者应用抗菌药物应遵循以下原则:

(1)尽量选用不经肾脏代谢,有肾毒性的抗菌药物,如果必须使用时,在使用过程中就要严密监测肾功能;

(2)在选用药物的时候,要判断患者的病情,根据感染的严重程度、病原菌种类及药敏试验结果等选用无肾毒性或肾毒性较低的抗菌药物;

(3)使用主要经肾排泄的药物,考虑患者肾功能减退程度以及抗菌药物的清除途径以便及时调整给药剂量及方法;

(4)肾功能减退时抗菌药物的选用有以下几种情况;①经肝胆系统排泄或通过肝肾同时排出的抗菌药物,用于肾功能减退者时可维持原治疗量或剂量略减。②主要经肾排泄,药物没有或仅有轻度肾毒性的抗菌药物,根据肾功能减退程度(以内生肌酐清除率进行评估)调整给药方案。③

具有肾毒性的抗菌药物不宜用于肾功能减退者,如具有使用该类药物的指征,应当根据血药浓度监测结果调整给药方案,疗程中需严密监测患者肾功能,进行个体化给药。④接受肾脏替代治疗患者应考虑腹膜透析、血液透析和血液滤过对药物的清除情况对以便给药方案进行适当调整。详见表4。

表4　肾功能减退患者抗菌药物的应用

肾功能减退时的应用			抗菌药物		
按原治疗剂量	阿奇霉素	头孢哌酮	利福喷丁	卡泊芬净	替硝唑
应用	多西环素	头孢曲松	利福布汀	米卡芬净	乙胺嘧啶
米诺环素	莫西沙星	利福昔明	伏立康唑口服制剂	酮康唑	
	克林霉素	利奈唑胺		伊曲康唑口服液	
	氯霉素	替加环素			
	萘夫西林				
轻、中度肾功能	红霉素	美洛西林	氨苄西/舒巴坦[1]	环丙沙星	利福平
减退时按原治疗	克拉霉素	哌拉西林	阿莫西林/克拉	甲硝唑	乙胺丁醇
剂量,重度肾功	苯唑西林		维酸[1]	达托霉素[1]	吡嗪酰胺
能减退时减量	氨苄西林		哌拉西林/他唑	氟康唑[1]	氟胞嘧啶[1]
应用	阿莫西林		巴坦[1]		
			头孢哌酮/舒		
			巴坦[1]		
轻、中、重度肾	青霉素	头孢氨苄	头孢唑肟	亚胺培南	磺胺甲
功能减退时均需	羧苄西林	头孢拉定	头孢噻肟	美罗培南	噁唑
减量应用	替卡西林	头孢呋辛	头孢吡肟	厄他培南	甲氧苄唑
	阿洛西林	头孢孟多	拉氧头孢	氧氟沙星	
	头孢噻吩	头孢西丁	替卡西林/克拉	左氧氟沙星	
	头孢唑林	头孢他啶	维酸	加替沙星	
			氨曲南		
避免应用,确有指	庆大霉素	链霉素	万古霉素	两性霉素B去氧胆	
征应用时需在治疗	妥布霉素	其他氨基糖	去甲万古霉素	酸盐[2]	
药物浓度监测下或	奈替米星	苷类	替考拉宁	伊曲康唑脉注	
按内生肌酐清除率	阿米卡星	多黏菌素B	射液[2.3]		
调整给药剂量	卡那霉素	多黏菌素E	伏立康唑静脉注		
			射液[4]		
不宜应用	四环素	呋喃妥因	萘啶酸		

注:[1]轻度肾功能减退时按原治疗量,只有严重肾功能减退者需减量。
　　[2]该药有明显肾毒性,虽肾功能减退者不需调整剂量,但可加重肾伤害。
　　[3]非肾毒性药,因静脉制剂中赋形剂(环糊精)蓄积,当内生肌酐清除率(Cer)<30m/min时避免应用或改口服。
　　[4]非肾毒性药,因静脉制剂中赋形剂(环糊精)蓄积,当内生肌酐清除率(Cer)<50m/min时避免应用或改口服。

2. 肝功能减退患者抗菌药物的应用

对于肝功能减退的患者,要考虑这类药物对肝功能减退的患者的影响,要考虑药物在体内的代谢、分布等情况。有一些药物在体内的代谢分布还不是很清楚,机制尚未阐明,所以根据现有资料,肝功能减退时抗菌药物的应用有以下几种情况,详见表5

(1)避免使用:主要经肝脏清除或代谢,药物发生毒性反应的几率增加,如氯霉素、利福平、红霉素酯化物等;

(2)减量使用:药物主要由肝脏清除,肝脏对药物清除作用降低,但没有发生明显的毒性反应,如红霉素等大环内酯类(不包括酯化物)、克林霉素、林可霉素等在使用时需要减少剂量,而且治疗过程中需严密监测肝功能;

(3)双通道代谢:药物通过肝脏、肾脏双通道代谢,如青霉素类、头孢菌素类等。肝功能减退的患者在用这类药物的时候清除能力下降,血药浓度升高,肝肾功能都减退的患者血药浓度升高尤为明显,在使用的时候要减量;

(4)经肾脏代谢:药物主要通过肾脏代谢,肝功能减退的患者使用的时候不需要改变剂量,如氨基糖苷类、糖肽类抗菌药物等。

表5　肝功能减退患者抗菌药物的应用

肝功能减退时的应用				抗菌药物	
按原治疗量应用	青霉素G	庆大霉素	万古霉素	氧氟沙星	米卡芬净
	头孢唑啉	妥布霉素	去甲万古霉素	左氧氟沙星	
	头孢他啶	阿米卡星	多黏菌素类	诺氟沙星	
		其他氨基糖苷类	达托霉素[1]	利奈唑胺[1]	
严重肝病时减量慎用	哌拉西林	头孢噻吩	替加环素	环丙沙星	伊曲康唑
	阿洛西林	头孢噻肟	甲硝唑	氟罗沙星	伏立康唑[1]
	美洛西林	头孢曲松			卡泊芬净[1]
	羧苄西林	头孢哌酮			
肝病时减量慎用	红霉素	培氧沙星	异烟肼[2]	克林霉素	林可霉素
肝病时避免应用	红霉素酯化物	两性霉素B	磺胺药	四环素	氯霉素
		咪康唑	利福平		
	酮康唑				

注:[1]在严重肝功能不全者中的应用目前尚无资料。
　　[2]活动性肝病时避免应用。

3. 老年患者抗菌药物的应用

由于老年人组织器官呈生理性退行性改变,免疫功能下降,在使用药物时需注意以下事项:

(1)老年患者身体机能下降,肾功能会出现生理性减退,在使用抗菌药物主要经肾排泄时,按常用剂量给药会使药物在体内蓄积,使药物的血药浓度升高,出现一些 ADR,所以在使用这类药物时,应减量使用,如青霉素类、头孢菌素类和其他 β-内酰胺类;

(2)老年患者宜首选青霉素类、头孢菌素类等 β-内酰胺类抗菌药物。应尽量避免使用有耳肾毒性的氨基糖苷类抗菌药物。使用万古霉素、去甲万古霉素、替考拉宁等药物时应个体化给药,除了有明确的适应证之外,还要根据血药浓度监测结果调整剂量。

4. 新生儿抗菌药物的应用

新生儿的许多重要器官尚未完全发育成熟,生长发育也随日龄增加变化迅速,因此新生儿感染用药需注意以下几点:

(1)新生儿期肝代谢酶的产生不足或缺乏,肾清除功能较差,需避免应用毒性大的抗菌药物,包括主要经肾排泄的氨基糖苷类、万古霉素、去甲万古霉素等,以及主要经肝代谢的氯霉素等。确有应用指征时,需进行血药浓度监测,据此调整给药方案,个体化给药,以使治疗安全有效;

(2)新生儿期避免应用可能发生严重 ADR 的抗菌药物(表6)。四环素类、喹诺酮类可影响新生儿生长发育,应避免应用,磺胺类药和呋喃类药可导致脑性核黄疸及溶血性贫血,应避免应用;

(3)新生儿期由于肾功能还不成熟,主要经肾排出的青霉素类、头孢菌素类等 β-内酰胺类药物在应用时需减量,避免药物在体内蓄积,导致发生严重中枢神经系统毒性反应;

(4)新生儿的组织器官日益成熟,抗菌药物在新生儿的药动学亦随日龄增长而变化,因此使用抗菌药物时应按日龄调整给药方案。

表4-2-6　新生儿应用抗菌药物后可能发生的不良反应

抗菌药物	不良反应	发生机制
氯霉素	灰婴综合征	肝酶不足,氯霉素与其结合减少,肾排泄功能差,使血游离氯霉素浓度升高
磺胺药	脑性核黄疸	磺胺药替代胆红素与蛋白的结合位置
喹诺酮类	软骨损害(动物)	不明
四环素类	齿及骨骼发育不良,牙齿黄染	药物与钙络合沉积在牙齿和骨骼中
氨基糖苷类	肾、耳毒性	肾清除能力差,有遗传因素、药物浓度等个体差异大
万古霉素	肾、耳毒性	同氨基糖苷类
磺胺药及呋喃类	溶血性贫血	新生儿红细胞中铁乏葡制物 6- 磷陂脱氨酶

5. 小儿患者抗菌药物的应用

小儿患者在应用抗菌药物时应注意以下几点:

(1)氨基糖苷类抗菌药物,小儿患者应避免使用,因为有明显的耳肾毒性。只有临床有明确应用指征而又没有抗菌药物可供选择时,才能选用,并在使用过程中严密监测不良反应。有条件者可以应进行血药浓度监测,根据结果个体化给药;

(2)糖肽类这类抗菌药物有肾、耳毒性,小儿患者仅在有明确指征时方可选用。在使用过程中严密监测不良反应。有条件者应进行血药浓度监测,根据结果个体化给药;

(3)四环素类抗菌药物可导致牙齿黄染及牙釉质发育不良,8岁以下小儿禁止使用;

(4)喹诺酮类抗菌药物对骨骼发育可能产生不良影响,避免用于18岁以下未成年人。

6. 妊娠期和哺乳期患者抗菌药物的应用

(1)妊娠期患者抗菌药物的应用

妊娠期患者在使用抗菌药物时需考虑药物对母体和胎儿双方影响。

①对胎儿有致畸或明显毒性作用者,如利巴韦林,妊娠期禁用;

②氨基糖苷类、四环素类等抗菌药物对母体和胎儿均有毒性作用,妊娠期避免应用;但在有明确应用指征,经权衡利弊,用药时利大于弊时,也可在严密观察下慎用。氨基糖苷类等抗菌药物有条件时应进行血药浓度监测;

③药物毒性低,对胎儿及母体均无明显影响,也无致畸作用者,妊娠期感染时可选用。如青霉素类、头孢菌素类等β-内酰胺类抗菌药物。

(2)哺乳期患者抗菌药物的应用

哺乳期患者在使用抗菌药物后,有些药物可自乳汁分泌,一般母乳中药物含量不高,不会超过每日用药量的1%;而少数药物乳汁中分泌量较高,如氟喹诺酮类、四环素类、大环内酯类、氯霉素、复方磺胺甲噁唑、甲硝唑等。青霉素类、头孢菌素类等β-内酰胺类和氨基糖苷类等在乳汁中分泌较少。但尽管乳汁分泌的药物含量很少也会有潜在的影响,还有可能出现不良反应,如氨基糖苷类可使乳儿听力受损,氯霉素可导致骨髓抑制,磺胺甲噁唑等可导致核黄疸和溶血性贫血,四环素类可导致乳齿黄染,青霉素类可导致过敏反应等。因此哺乳期患者在治疗时应避免使用氨基糖苷类、喹诺酮类、四环素类、氯霉素、磺胺药等抗菌药物。哺乳期患者是使用任何抗菌药物时都应该暂停哺乳。

四、抗菌药物审方举例

1. 病历号910791,患者,男,年龄46岁,身高170cm,体重77kg。

出院诊断:结肠恶性肿瘤,恶性肿瘤术后化疗。

病程记录:

(1)患者自诉4月前无明显诱因出现大便中带血,无明显诱因但出现右下腹疼痛,以夜间痛为主。无胸闷气短,无恶心呕吐。特来甘肃省肿瘤医院就诊,门诊结肠镜示:入镜至回盲部,见阑尾开口、回盲瓣正常。距肛缘20cm见一隆起型肿物,表面糜烂渗血,占据肠腔1/2,取活检质脆。其余所见结肠散在片状充血糜烂,未溃疡、息肉及肿物。肛门口正常。报告示:1. 结肠Cancer 2. 结肠炎症。于甘肃省肿瘤医院进行手术治疗,今患者体检发现右半结肠病变,甘肃省肿瘤医院门诊结肠镜示:升结肠黏膜糜烂(性质待病检),(升结肠)腺癌,中分化;

(2)患者为求进一步治疗,遂来我科就诊;

(3)病程中患者饮食睡眠可,大小便正常。近期体重无明显增减。

手术名称及时间:腹腔镜下右半结肠根治性切除术 2019 年 8 月 1 日 9 时 50 分至 15 时 40 分

用药医嘱:

用药医嘱	用法	用药频次	用药时长
头孢美唑 2g +0.9%氯化钠注射液 100ml	静滴	st	(8.1 9:10)
头孢美唑 2g +0.9%氯化钠注射液 100ml	静滴	bid	9d(8.1–8.9)

头孢美唑 2g/0.9%氯化钠注射液 100ml iv.gtt st(8.1 9:10);

头孢美唑 2g/0.9%氯化钠注射液 100ml iv.gtt bid(8.1—8.9)

医保类型:新型农村合作医疗

用药点评:

依据《医院处方点评管理规范(试行)》中第十八条中第(五)款,该处方判定为用药不适宜处方。

(1)手术预防用药疗程过长。依据《抗菌药物临床应用指导原则(2015 版)》,清洁手术的预防用药时间不超过 24h,心脏手术可视情况延长至 48h;清洁—污染手术的预防用药时间为 24h,污染手术必要时延长至 48h。依据《抗菌药物超说明书用法专家共识》,头孢美唑超适应证可用于复杂性阑尾切除术、结肠直肠手术的预防用药(A 级)。成人应术前 0.5~1h 静脉应用 1~2g,术后 8 或 16h 后再各追加 1 次(1~2g)。此病历术后预防用药 8d 不适宜。

(2)用法用量不适宜。依据《抗菌药物临床应用指导原则(2015 版)》,围手术期预防用抗菌药物如果手术时间超过 3h 或超过所用药物半衰期的 2 倍以上,或成人出血量超过 1500ml,术中应追加一次。此病历 8 月 1 日 9 时 50 分至 15 时 40 分行腹腔镜下右半结肠根治性切除术,手术时间超过 3h,且超过所用药物半衰期的 2 倍以上(头孢美唑半衰期约为 1h),术中应追加一次而未追加,不适宜。

2. 病历号:947655,患者,性别,女,年龄 45 岁,身高 167cm,体重 69kg。

术前诊断:卵巢囊肿。

病程记录:

(1)主因发现盆腔肿物半年后入院,半年前体检发现右侧附件区囊肿,遂来甘肃省肿瘤医院门诊查彩超右侧附件区分别可见 77mm×63mm、43mm×35mm 囊性肿物。建议住院治疗,因个人肺结核病史,要求先行治疗结核,回当地规律治疗结核半年。2 天前于当地再次复查盆腔 CT 示:右侧髂窝至右侧附件区低密度影性质待定,畸胎瘤可能。盆腔积液。查肿瘤标志物:AFP:127.09mg/

ml。HE4：122.96pmol/L。建议住院治疗；

（2）现为求进一步诊治来我科就诊，门诊以"盆腔肿物"收住入院；

（3）患者从发病以来，神志清楚，精神尚可，饮食睡眠尚可，大小便皆正常，体重没有明显改变；

（4）肠鸣音正常。

手术名称及起止时间：腹腔镜下右侧卵巢囊肿剥除术+盆腔粘连松解术+腹腔引流术（9月11日18时40分至20时00分）。

用药医嘱：

用药医嘱	用法	用药频次	用药时长
注射用头孢甲肟 2.0g+0.9%氯化钠注射液 100ml	静滴	st	术前半小时
注射用头孢甲肟 2.0g+0.9%氯化钠注射液 100ml	静滴	bid	3d（9月11日—9月13日）

注射用头孢甲肟 2.0g/0.9%氯化钠注射液 100ml iv.gtt st（术前半小时）；注射用头孢甲肟 2.0g/0.9%氯化钠注射液 250ml iv.gtt bid（术后9月11日—9月13日）。

用药点评：

围手术期预防用药选择不适宜：腹腔镜下全子宫切除术+双侧输卵管切除术属Ⅱ类切口（清洁—污染手术），根据《抗菌药物临床应用指导原则（2015版）》，妇科Ⅱ类切口手术推荐的预防用药为第一、二代头孢菌素±甲硝唑或头霉素类。而头孢甲肟为第三代头孢菌素，且在甘肃省肿瘤医院属于限制使用级抗生素，不符合指导原则推荐。依据《医院处方点评管理规范（试行）》中第十八条第二款，该处方判定为用药不适宜处方。

3. 病历号：950101，患者，性别，女，年龄，64岁，身高156厘米，体重52公斤。

术前诊断：盆腔肿物（卵巢恶性肿瘤）、腹腔积液、胸腔积液、萎缩性胃炎、下肢静脉血栓形成。

病程记录：

（1）患者一般月经规律，14岁月经初潮，月经周期29~30d，经期5~7d，50岁停经，经量正常，无痛经。患者3月前无明显诱因但出现腹部饱胀不适，在当地诊所按胃病给予口服药物治疗（具体用药不详），效果不佳，后就诊于甘肃省肿瘤医院，行超声提示盆腔肿物；

（2）门诊以"盆腔肿物：卵巢恶性瘤"收入我科；

（3）患者从发病以来神志清楚，精神尚可，饮食睡眠尚可，大小便没有异常；

（4）无记录。

手术名称及起止时间：剖腹探查术+盆腔粘连松解术+卵巢癌细胞减灭术+腹腔引流术（9月17日13时55分至16时40分）。

用药医嘱：

用药医嘱	用法	用药频次	用药时长
注射用头孢甲肟 2.0g+0.9%氯化钠注射液 100ml	静滴	st	术前半小时
注射用头孢甲肟 2.0g+0.9%氯化钠注射液 100ml	静滴	bid	3d(9月17-9月22)

注射用头孢甲肟 2.0g/0.9%氯化钠注射液 100ml iv.gtt st(术前半小时)；注射用头孢甲肟 2.0g/0.9%氯化钠注射液 100ml iv.gtt bid(术后9月17日—9月22日)。

用药点评：

围手术期预防用药选择不适宜：剖腹探查术+盆腔粘连松解术+卵巢癌细胞减灭术+腹腔引流术属Ⅱ类切口(清洁—污染手术)，根据《抗菌药物临床应用指导原则(2015版)》，妇科Ⅱ类切口手术推荐的预防用药为第一、二代头孢菌素±甲硝唑或头霉素类。而头孢甲肟为第三代头孢菌素，且在甘肃省肿瘤医院属于限制使用级抗生素，不符合指导原则推荐。依据《医院处方点评管理规范(试行)》中第十八条第二款，该处方判定为用药不适宜处方。

4. 病历号：00872808，主管医生：患者，女，年龄77岁，身高152cm，体重51kg。

出院诊断：膝关节骨性关节炎，类风湿性关节炎，高血压病(Ⅲ级，极高危)，磺胺类药过敏个人史，冠状动脉粥样硬化性心脏病，胆囊切除术后状态。

患者女，77岁。7月22日09:40-11:35行右侧膝关节置换术；实验室检查(7月18日)：体温(t):36.84℃、白细胞计数(WBC):6.6×109、中性粒细胞百分率(%):69.3、ALT:16、血肌酐:28.5↓；实验室检查(7月29日)：体温(t):36.7℃、白细胞计数(WBC):4.7×109、中性粒细胞百分率(%):57.6、ALT:22、血肌酐:29.3↓。

病程记录：

(1)患者家属诉20年前无明显诱因但出现双侧膝关节疼痛，疼痛时轻时重，无寒颤、高热，无心慌、胸闷、气短，无咳嗽、咳痰等不适，患者就诊于其他院诊断为"类风湿关节炎"，给予激素及止痛治疗(具体药物不详，症状略有解：病程中患者双侧关节疼痛反复发作，服药时缓解，停药时加重；近10年，患者自感双侧膝关节疼痛较前加重，伴四肢卷节变形，患者仍口服止痛药物治疗，并间断行中药贴敷治疗：近1年来患者双膝关节疼痛影响行走，口服止痛药物后疼痛已不能缓解；

(2)于2018年09月17日在甘肃省肿瘤医院行左膝关节置换术，术后恢复良好，今为求行有膝关节置换，就诊于我科门诊，以膝关节骨性关节炎收住我科；

(3)就诊过程中患者神志清楚、精神尚可，饮食睡眠尚可，大小便皆正常，近期体重没有改变；

(4)无记录。

用药医嘱：

万古霉素：1000mg+0.9%氯化钠注射液 250ml iv.gtt st(7.22 09:10)；

万古霉素:1000mg+0.9%氯化钠注射液 100ml iv.gtt q12h(7.17-7.31);

用药医嘱	用法	用药频次	用药时长
万古霉素:1000mg +0.9%氯化钠注射液 250ml	静滴	st	7.22 09:10
万古霉素:1000mg +0.9%氯化钠注射液 100ml	静滴	Q12h	15d(7 月 17—7 月 31)

用药点评:

依据《医院处方点评管理规范(试行)》第十八条中第(五)款判定为不规范处方。

(1)有会诊医嘱,但无会诊记录。

依据甘肃省肿瘤医院 2017 年 11 月发布的《关于进一步加强碳青霉烯类抗菌药物和替加环素等特殊使用级抗菌药物临床使用管理的通知》要求,住院患者确须使用特殊使用级抗菌药物的,由使用科室提出会诊申请,经具有抗感染临床经验的临床医师或抗感染药物临床药师等相关专业专家会诊同意后,方可使用。

(2)预防用万古霉素时机不适宜。

依据《抗菌药物临床应用指导原则(2015 版)》,万古霉素或氟喹诺酮类等由于需输注较长时间,应在手术前 1~2h 开始给药。此病历术前 5 天开始用药,不适宜。

(3)万古霉素血药浓度监测超出目标谷浓度,未调整给药剂量或给药间隔。

依据《万古霉素个体化给药临床药师指引》,推荐成人在用万古霉素时目标谷浓度为 10~15ug/ml;如果谷浓度大于 20ug/ml,不良反应的发生率会增加;初次监测不达标,在对剂量进行调整后,应再次监测谷浓度,直到患者在应用新的剂量后达到稳态血药浓度(至少在第 4 剂时进行测定)";此病历中:7 月 19 日万古霉素血药浓度监测谷浓度值为:44mg/L,超出目标谷浓度,未调整给药剂量或给药间隔,不适宜。

(4)预防用抗菌药物疗程过长。依据《2012 年万古霉素临床应用剂量中国专家共识》,如果是 MRSA 检出率较高的医院的高危患者,如果进行人工材料植入手术(如人工心脏瓣膜置换术、永久性心脏起搏器置入、人工关节置换等),可考虑选用万古霉素来预防,但应严格把握用药持续时间。推荐在术前 1~2h 预防性给予万古霉素 1g 或根据体质量计算剂量(15~20mg/kg)。此病历术后预防用药疗程为 10d,不适宜。

5. 病历号:942150,患者,女,年龄 42 岁,身高 158cm,体重 47kg。

术前诊断:子宫平滑肌瘤。

病程记录:

(1)患者既往月经规律,14 岁月经初潮,月经周期 35 天,经期 1~2d,末次月经时间 2019 年 07 月 05 日,经量正常,轻度痛经,不影响日常活动。于 9 年前行彩超发现子宫肌瘤,未进行任何治疗。近 1 年无明显诱因但出现轻度腹胀;

(2)今日来甘肃省肿瘤医院诊治,行妇科彩超提示:宫到颈形并多发纳氏囊肿、子宫多发肌瘤

(子宫底壁可见多个肌瘤影,大者 56mm×41mm、46mm×43mm、宫内节育器,位置正常。患者子宫肌瘤较前明显增大,我科以子宫肌瘤收住;

(3)患者从患病以来,神志清楚,精神尚可,饮食睡眠尚可,大小便皆正常,体重没有明显变化;

(4)无记录。

手术名称及起止时间:腹腔镜下全子宫切除术+双侧输卵管切除术(7 月 30 日 15 时 00 分至 17 时 10 分)。

术后诊断:子宫平滑肌瘤。

用药医嘱:

用药医嘱	用法	用药频次	用药时长
注射用头孢甲肟 2.0g+0.9%氯化钠注射液 250ml	静滴	st	术前半小时
注射用头孢甲肟 2.0g+0.9%氯化钠注射液 250ml	静滴	Q12h	3d(术后 7 月 30 日—8 月 1 日)

注射用头孢甲肟 2.0g/0.9%氯化钠注射液 250ml iv.gtt st(术前半小时);注射用头孢甲肟 2.0g/0.9%氯化钠注射液 250ml iv.gtt bid(术后 7 月 30 日—8 月 1 日)。

用药点评:

围手术期预防用药选择不适宜:腹腔镜下全子宫切除术+双侧输卵管切除术属Ⅱ类切口(清洁—污染手术),根据《抗菌药物临床应用指导原则(2015 版)》,对于妇科Ⅱ类切口手术,推荐的预防用药是第一、二代头孢菌素±甲硝唑或头霉素类。而头孢甲肟为第三代头孢菌素,且在甘肃省肿瘤医院属于限制使用级抗生素,不符合指导原则推荐。依据《医院处方点评管理规范(试行)》中第十八条第二款,该处方判定为用药不适宜处方。

6. 病历号:937077,患者,女,年龄 42 岁,身高体重 52kg。

出院诊断:葡萄胎。

病程记录:

(1)既往月经规律,12 岁月经初潮,月经周期 28~30d,经期 46 天,末次月经时间 2019 年 8 月 1 日,经量正常,轻度痛经,不影响日常活动。患者停经 1 月后自测尿妊娠阴性,2019 年 6 月在当地进行 B 超检查提示:宫腔内异常所见:葡萄胎。肝脏、胆囊、脾脏、胰腺双肾超声未见明显异常;

(2)2019 年 7 月 2 日在省妇幼查血 HCG 大于 8 万 MIU/ml.就诊于甘肃省肿瘤医院进行清宫术,病情好转出院,院外定期复查 2019.7.25 当地医院复查 HCG:24.002nIU/L,门诊以葡萄胎收住我科;

(3)患者精神良好,饮食睡眠可,大小便正常,体重无明显改变;

(4)无记录。

手术名称及起止时间:

患者 26 岁女性,主因葡萄胎清宫术后 1 月,HCG 升高入院,入院后于 8 月 9 日 15 点行宫腔镜检查(未取组织活检)后给予头孢甲肟,患者检查前血常规均正常。检查术后体温 36.7℃,心率 74 次/分,呼吸 20 次/分,病程记录中无关于女性盆腔炎和使用抗生素的任何描述,用药期间也无任何感染相关检查。

用药医嘱:

用药医嘱	用法	用药频次	用药时长
注射用头孢甲肟 2.0g+0.9%氯化钠注射液 250ml	静滴	bid	3d(8 月 9 日—8 月 11 日)

注射用头孢甲肟 2.0g/0.9%氯化钠注射液 250ml iv.gtt bid(8 月 9 日—8 月 11 日)。

用药点评:

适应证不适宜:根据病程记录无法判断患者使用头孢甲肟是为了预防宫腔镜检查后的感染还是治疗女性盆腔炎。根据法国国家妇产科医生协会 (CNGOF)《Hysteroscopy:guidelines for clinical practice from the French College of Gynaecologists and Obstetricians.》(2014),宫腔镜检查前、期间或之后不建议采取抗生素预防感染;根据加拿大妇产科医生协会(SOGC)《SOGC clinical practice guideline–Antibiotic Prophylaxisin Gynaecologic Procedures》(2012),宫腔镜手术不推荐使用抗生素预防感染;其他用药不适宜情况:如果使用头孢甲肟的目的为治疗女性盆腔炎,建议医生在病程记录中有抗生素使用的相关描述,并进行感染相关检查以评估治疗效果,且治疗方案建议覆盖沙眼衣原体和淋病奈瑟菌,疗程建议为 14 天,该方案未覆盖沙眼衣原体,且疗程不足。依据《医院处方点评管理规范(试行)》中第十八条第一款和第九款,该处方判定为用药不适宜处方。

7. 病历号:941236,患者,男,年龄 36 岁,身高 168cm,体重 85kg。

出院诊断:慢性扁桃体炎,慢性乙型病毒性肝炎。

病程记录:

(1)患者于入院前 2 年感冒后出现咽痛、咽部异物感,有发热。伴睡眠打鼾、咽干、咳痰。无咽痒症状,无夜间喘憋,并伴有憋醒。曾就诊于当地医院,给予药物治疗(具体药物剂量不详);

(2)患者为求进一步诊治来甘肃省肿瘤医院就诊,门诊检查后以慢性扁桃体炎收入院;

(3)自发病以来,病人无面瘫,精神可,睡眠、饮食佳,大小便正常,体重无变化;

手术名称及时间:双侧扁桃体切除术 2019 年 7 月 26 日 21 时 20 分至 22 时 00 分

用药医嘱:

用药医嘱	用法	用药频次	用药时长
注射用五水头孢唑林钠 2.0g+0.9%氯化钠注射液 250ml	静滴	bid	2 天(7 月 24 日—7 月 25 日)
注射用五水头孢唑林钠 2.0g+0.9%氯化钠注射液 250ml	静滴	bid	5 天(7 月 26 日—7 月 31 日)

注射用五水头孢唑林钠 1g 皮试 st 阴性(7 月 24 日 10 时 42 分);注射用五水头孢唑林钠 2g/0.9%氯化钠 250ml iv.gtt bid 2d(7 月 24 日—7 月 25 日);注射用五水头孢唑林钠 2g/0.9%氯化钠 250ml iv.gtt bid 5d(7 月 26 日—7 月 31 日)

医保类型:新型农村合作医疗。

用药点评:

(1)适应证不适宜(7 月 24 日—7 月 25 日)该患者男,36 岁,主诉反复咽痛、发热 2 年,加重伴睡眠打鼾 3 月余,查体(7 月 24 日):T:36.6℃;P:85 次/分;BP:132/87mmHg。喉:咽腔无狭窄,黏膜无充血水肿,舌根无肥厚,悬雍垂无肥大,双侧扁桃体 Ⅱ 肿大,表面无异常分泌物,会厌抬举正常,双侧梨状窝无积液。声门开闭较好,双侧颈部未触及肿大淋巴结。鼻纤维镜检查示:双侧扁桃体 Ⅱ 度肿大充血。诊断为慢性扁桃体炎。血常规(7 月 23 日)结果:白细胞计数 WBC:7.1×109/L,中性粒细胞百分比 57.2%,血象正常。根据病程记录,该患者 7 月 24 日至 7 月 25 日体温正常,血象正常,慢性炎症且无全身感染症状,连续静滴五水头孢唑林钠 2dbid,判断为适应证不适宜。依据《医院处方点评管理规范(试行)》中第十八条中第(一)款,该处方判定为用药不适宜处方。

(2)预防用药不适宜(7 月 26 日—7 月 31 日)

①单次给药超剂量:根据该药说明书:预防外科手术感染用药单次剂量为 1g。依据《医院处方点评管理规范(试行)》第十八条中第(五)款判定为用药不适宜处方;

②手术预防用药疗程过长:该患者行"双侧扁桃体切除术",手术时间 2019 年 7 月 26 日 21 时 20 分至 22 时 00 分,给药时间为 7 月 26 日 20 时 56 分至 7 月 31 日 8 时 00 分,术后给药时间>48h。该患者手术为 Ⅱ 类切口,参考《抗菌药物临床应用指导原则(2015 版)》,清洁手术的预防用药时间不超过 24h,清洁—污染手术和污染手术的预防用药时间亦为 24h,污染手术必要时延长至 48h。延长用药时间过长不能进一步的提高预防效果,如果预防用药时间大于 48h,耐药菌感染几率增加。根据病程记录,该患者术后体温正常,术后无咳嗽咳痰、痰中带血等不适,扁桃体窝周围黏膜充血水肿明显,局部无渗血,无脓性分泌物,术区并无感染迹象。此外,术后无血常规监测记录,以及无微生物鉴定检验报告。该患者术后用药 5d,术后延长使用抗生素的依据不足,故认为手术预防用药疗程过长。依据《医院处方点评管理规范(试行)》中第十八条中第(九)款,该处方判定为用药不适宜处方。

8.病历号:936921,患者,女,年龄 46 岁,身高 165cm,体重 55kg。

出院诊断:喉息肉,反流性食管炎。

病程记录:

(1)患者自诉 2 年余前无明显诱因出现间歇性声音嘶哑,偶尔伴咽部不适,无呼吸困难,无吞咽困难,无饮水呛咳,当时就诊于当地医院,行电子喉镜检查示:"左侧声带前中 1/3 处可见粉红色囊性突起";

(2)建议转入上级医院进一步治疗。现患者为进一步诊治来甘肃省肿瘤医院就诊,门诊检查

后以喉肿物收入院;

(3)自发病以来,病人无面瘫,精神可,睡眠饮食佳,大小便正常,体重无变化。

手术名称及时间:支撑喉镜下喉肿物切除术 2019 年 7 月 2 日 15 时 25 分至 15 时 50 分。

用药医嘱:

用药医嘱	用法	用药频次	用药时长
注射用五水头孢唑林钠 2.0g+0.9%氯化钠注射液 250ml	静滴	bid	4d(7月2日—7月6日)

注射用五水头孢唑林钠 1g 皮试 st 阴性(7 月 1 日 15 时 56 分);注射用五水头孢唑林钠 2g/0.9%氯化钠 250ml iv.gtt bid4d(7 月 2 日—7 月 6 日)

医保类型:城镇职工基本医疗保险。

用药点评:

预防用药不适宜

(1)单次给药超剂量:根据该药说明书:预防外科手术感染用药单次剂量为 1g。依据《医院处方点评管理规范(试行)》中第十八条中第(五)款,该处方判定为用药不适宜处方。

(2)手术预防用药疗程过长:该患者行"支撑喉镜下喉肿物切除术",手术时间 2019 年 7 月 2 日 15 时 25 分至 15 时 50 分,给药时间为 7 月 2 日 16 时 01 分至 7 月 6 日 8 时 15 分,术后给药时间>48h。该患者手术为Ⅱ类切口,参考《抗菌药物临床应用指导原则(2015 版)》,清洁手术的预防用药时间不超过 24h,清洁—污染手术和污染手术的预防用药时间亦为 24h,污染手术必要时延长至 48h。过度延长用药时间并不能进一步提高预防效果,且预防用药时间超过 48h,耐药菌感染机会增加。根据病程记录,该患者术后体温正常,病程中未记录术区有感染迹象。此外,术后无血常规监测记录,以及无微生物鉴定检验报告。该患者术后用药 4d,术后延长使用抗生素的依据不足,故认为手术预防用药疗程过长。依据《医院处方点评管理规范(试行)》中第十八条中第(九)款,该处方判定为用药不适宜处方。

9.病历号:936472,患者,女,年龄 58 岁,身高 157cm,体重 59.5kg。

出院诊断:子宫阴道脱垂,女性盆腔炎。

病程记录:

(1)患者既往月经规律,14 岁月经初潮,月经周期是 28~30d,经期 4~6d,大约 48 岁绝经,经量正常,轻度痛经,不影响正常活动,2 年前患者无明显诱因但出现阴道肿物脱出,前往当地医院就诊,建议行盆底功能康复治疗,患者未予重视,2 月后者自觉阴道肿物脱出较前明显加重,偶有尿失禁症状;

(2)患者遂就诊于甘肃省肿瘤医院,以子宫阴道脱垂收住;

(3)患者从发病以来,神志清楚,精神尚可,饮食睡眠尚可,大小便皆正常,体重没有明显的变化。手术名称及起止时间:腹腔镜下子宫+双侧输卵管切除+骶前韧带悬吊术 6 月 26 日 14 时 40

分至 16 时 40 分。

用药医嘱:

用药医嘱	用法	用药频次	用药时长
注射用头孢甲肟 2.0g+0.9%氯化钠注射液 250ml	静滴	st	6 月 26 日 14:10)
注射用头孢甲肟 2.0g+0.9%氯化钠注射液 250ml	静滴	qd	3d(6 月 26 日—6 月 28 日)

注射用头孢甲肟 0.5g 皮试 st 阴性(6 月 25 日);注射用头孢甲肟 2g/0.9%氯化钠 250ml iv.gtt qd 3d 开两次相同医嘱(6 月 26 日—6 月 28 日);注射用头孢甲肟 2g/0.9%氯化钠 250ml iv.gtt st(6 月 26 日 14:10);

医保类型:城镇居民基本医疗保险。

用药点评:

(1)手术预防用药遴选药品不适宜:《抗菌药物临床应用指导原则(2015 版)》中对妇科手术又进行细分,明确指出针对于经阴道或者腹腔子宫切除术的抗菌药物的预防选择,应选用第一、第二代头孢菌素(经阴道应加用甲硝唑),或者头霉素类。

该病历选用注射用头孢甲肟预防感染不适宜。注射用头孢甲肟属于第三代头孢菌素,用药起点过高。依据《医院处方点评管理规范(试行)》中的第十八条第(二)款,该患者处方判定为用药不适宜处方。

(2)给药方案及疗程不适宜:(6 月 26 日—6 月 28 日)《抗菌药物临床应用指导原则(2015 版)》中指出,盆腔炎病原菌大多是需氧菌、厌氧菌、沙眼衣原体及支原体等某些病原体的混合感染,建议在治疗时应尽量覆盖上述病原微生物。抗菌药物应足量,疗程在 14d 为宜,避免病情反复发作或转成慢性。对于症状严重者初期治疗时应选择静脉给药,待病情好转后再改为口服。

《盆腔炎症性疾病诊治规范(2014 版)》中指出,对于盆腔炎的治疗原则,应根据经验选择覆盖可能的病原体的广谱抗菌药物,而所有的治疗方案中都必须包括对淋病奈瑟菌和沙眼衣原体有效的抗菌药物,推荐的治疗方案中的抗菌药物的抗菌谱应覆盖厌氧菌。患者在使用静脉给药,如果临床症状改善,应继续静脉治疗至少 24h,然后再给予口服制剂治疗,疗程持续 14d。

《抗菌药物临床应用指导原则(2015 版)》和《盆腔炎症性疾病诊治规范(2014 版)》中盆腔炎静脉治疗给药方案大致有三种。A 方案:二、三代头孢菌素+甲硝唑/替硝唑+多西环素/阿奇霉素;B 方案:青霉素类+甲硝唑/替硝唑+多西环素/阿奇霉素;C 方案:氧氟沙星/左氧氟沙星+甲硝唑/替硝唑。

该患者入院后诊断为盆腔炎,术后使用了注射用头孢甲肟联合甲硝唑方案治疗女性盆腔炎,治疗方案未覆盖非典型病原菌。另外,在患者病情好转后,未进行口服药物继续治疗至 14d。故判定为给药方案及疗程不适宜。依据《医院处方点评管理规范(试行)》中的第十八条第(九)款,判定该患者用药处方为用药不适宜处方。

参考文献：

［1］ 《抗菌药物临床应用指导原则》修订工作组.抗菌药物临床应用指导原则：2015 年版［M］.北京：人民卫生出版社，2015：118-2014.

［2］ 乔晓红，谢晓恬.抗真菌药物药理作用特点及临床应用［J］.儿科药学杂志，2014，20（10）：49-52.

［3］ 方香淑.利用优质护理服务提升对输液患者使用 β-内酰胺类药物的用药指导［J］.中国医药南，2012，10（31）：397-398.

［4］ 蔡卫民，袁克俭.静脉药物配置中心实用手册［M］.中国医药科技出版社，2004-12-02.

［5］ 陈炜.某三甲医院抗菌药物使用现况多重分析［D］.苏州大学，2016.

［6］ 头孢类抗菌药物皮肤过敏试验专家共识［J］.中国实用乡村医生杂志，2009，16（12）：54-54.

［7］ 张筱璇，汤智慧，朱曼，王东晓，王伟兰，裴斐，蔡乐，柴栋.国内部分医院 β-内酰胺类抗生素皮肤试验现状调查分析［J］.药物流行病学杂志，2018，27（1）：33-37.

［8］ 张华锋，彭桂清，李丽，许静.临床药师参与指导临床护士静脉输注抗菌药物的分析［A］.中国药学会医院药学专业委员会.第四届临床药学实践案例分析与合理用药学术研讨会论文集［C］.中国药学会医院药学专业委员会：中国药学会，2011：5.

［9］ 马勇.常用抗生素的注意事项及禁忌症［J］.中国医疗前沿，2010，5（11）：70+73.

［10］ 陈瑛.头孢菌素类药物的不良反应及合理使用［J］.临床医学，2011，31（06）：109-110.

［11］ 段丽芳，何光明.我院腹股沟疝手术抗菌药物预防性使用情况和合理性分析［J］.中国感染与化疗杂志，2009，9（04）：308-310.

［12］ 李直，徐玉婷，宋艳霞，张娇娇，马晓黎，李波.注射用头孢菌素类抗生素与常用注射液的配伍稳定性［J］.国外医药(抗生素分册)，2016，37（01）：17-24.

［13］ 秦慧玲.某三甲医院耐碳青霉烯类肠杆菌科细菌耐药情况分析与医院感染预防控制研究［D］.安徽医科大学，2018.

［14］ 梁晓丽，谭玲，谭琳，张碧华.2012—2015 年北京医院抗菌药物应用分析［J］.临床药物治疗杂志，2016，14（04）：54-59.

［15］ 常威，乔华，王婷，梁莉.碳青霉烯类抗菌药物对多重耐药菌的作用及临床应用［J］.中国医院药学杂志，2007（01）：86-87.

［16］ 卓卓超，钟南山.抗菌药物与临床合理应用概述［J］.中华关节外科杂志(电子版)，2014，（5）：682-686.

［17］ 杨丽雄，蔡丽秋.243 例住院患者美罗培南的用药分析［J］.中国卫生标准管理，2018，9（20）：89-92.

［18］　高爱霞,陈惠芬,华少鹏,庞永华.哌拉西林舒巴坦致迟发性血管神经性水肿1例[J].实用医学杂志,2012,28(01):17.

［19］　崔兰卿,吕媛.药物代谢动力学/药物效应动力学理论优化β-内酰胺类抗菌药物抗感染治疗的研究现状[J].中国临床药理学杂志,2018,34(16):2004-2007.

［20］　徐晓玉.中药药理学[M].人民卫生出版社,2005-06-02.

［21］　吴洁,龙潭,朱海峰,马挺,杜蕊,程燕,梁厚成.改良结膜瓣遮盖术治疗穿孔或近穿孔感染性角膜溃疡的探讨[J].中国实用眼科杂志,2008(05):484-487.

［22］　胡仪吉.氨基糖苷类抗生素及耳毒性药物的临床应用[J].中华儿科杂志,2000(10):46-48.

［23］　蔡芸.氟喹诺酮类抗菌药物及临床应用评价[J].中国医院用药评价与分析,2014,14(08):676-679.

［24］　金伟华,王晓蕙,陈华,谭永红.我院129例喹诺酮类抗菌药物致不良反应报告分析[J].中国药房,2011,22(24):2253-2255.

［25］　王玉满.喹诺酮类药物的不良反应及安全应用探讨[J].中外医疗,2009,28(01):85.

［26］　韩凤秋,王晓红.盐酸莫西沙星氯化钠注射液临床应用情况调查分析[J].中外医学研究,2010,8(11):99.

［27］　侯沐欣.万古霉素与去甲万古霉素对MRSA感染老年患者的临床疗效对比以及肾毒性发生相关因素分析[D].天津医科大学,2017.

［28］　刘妮,龚倩,朱青,符一岚,曹丽芝.某肿瘤医院去甲万古霉素使用情况调查分析[J].实用药物与临床,2014,17(10):1310-1313.

［29］　颜青,夏培元,杨帆,吕晓菊.临床药物治疗学丛书-临床药物治疗学感染[M].人民卫生出版社,2017-01-21.

［30］　冯旭,王友华.慢性阻塞性肺疾病合并念珠菌性食管炎47例[J].临床荟萃,2006(14):1018-1019.

［31］　杨亚青,张小雪.卡泊芬净在156例患者中的应用分析[J].中国药物应用与监测,2014,11(01):49-51.乔晓红,谢晓恬.抗真菌药物药理作用特点及临床应用[J].儿科药学杂志,2014,20(10):49-52.

［32］　刘秀书,邹爱英.棘白菌素类抗真菌药临床应用研究进展[J].天津药学,2014,26(06):70-72.

［33］　杜兆英.甘肃省平川地区抗生素应用现状分析[J].中国社区医师(医学专业),2010,12(13):14.

［34］　马淑杰,聂晓飞.颅脑损伤术后下呼吸道感染细菌耐药监测及抗生素的合理应用[J].中国实用医药,2011,6(20):125-126.

［35］　杨运琳,许春宏,权利,刘艳.住院患者抗菌药物使用情况[J].中国药物经济学,

2015,10(S2):10-11.

[36] 张卓然.微生物耐药的基础与临床(第2版)[M].人民卫生出版社,2017.04.

[37] 石新华,刘建军,王秀华,司玉爱,鲍秀艳.外科系统围手术期抗菌药物应用的调查分析[A].中国医院协会医院感染管理专业委员会.中国医院协会第十六届全国医院感染管理学术年会资料汇编[C].中国医院协会医院感染管理专业委员会:中国医院协会医院感染管理专业委员会,2009:4.

[38] 杨帆,陈澍,郑波.芦山地震应急医疗救援中伤员早期抗菌药物使用建议[J].中国循证医学杂志,2013,13(07):777-779.

[39] 丛培阳.威海某二甲医院普外科围手术期预防性应用抗菌药物对比分析[D].青岛大学,2017.[1].

[40] 尿路感染诊断与治疗中国专家共识编写组.尿路感染诊断与治疗中国专家共识(2015版)——尿路感染抗菌药物选择策略及特殊类型尿路感染的治疗建议[J].中华泌尿外科杂志,2015,36(04):245-248.

[41] 廖朝云,蒋俊祥.如何审核门诊处方抗菌药物的合理性[J].中国药房,2007(28):2233-2234.

[42] 贾美楠.540例呼吸系统感染患者的抗菌药物临床应用分析[D].吉林大学,2018.

[43] 周鹏,宋沛然.某院抗菌药物专项整治活动开展以来Ⅰ类切口预防用药的成效分析[J].中国卫生产业,2016,13(28):56-58.

[44] 沈冬梅,魏玲,李鸿武.Ⅱ类切口围手术期抗菌药物预防性应用调查分析[J].江西医药,2015,50(12):1492-1495.

[45] 齐慧敏.如何看待药敏折点与治疗泌尿系感染喹诺酮类药物的选择[A].中国药理学会临床药理专业委员会.2008第十一次全国临床药理学学术大会论文集[C].中国药理学会临床药理专业委员会:中国药理学会,2008:2.

[46] 哈娜,马满玲,杨习江.基于Excel函数设计抗菌药物间歇静脉滴注给药方案[J].中国药房,2009,20(29):2311-2314.

[47] 刘晓辉.抗菌药物的药物代谢研究进展[A].中共沈阳市委员会、沈阳市人民政府、中国汽车工程学会.第十一届沈阳科学学术年会暨中国汽车产业集聚区发展与合作论坛论文集(农业环境与生物医药分册)[C].中共沈阳市委员会、沈阳市人民政府、中国汽车工程学会:沈阳市科学技术协会,2014:5.

[48] 赵培,宫凯敏,白云凤.抗感染临床药师对骨科合理应用抗菌药物的指导和干预作用[J].北方药学,2016,13(01):136-137.

[49] 胡晋红,范颂华.抗菌药物的药动学及药效学相关研究的临床意义[J].药学服务与研究,2004,4(3):193-196.

［50］　张华锋,罗婷,彭桂清,沈倩,李丽,鲁建娜,许静,石喜玲.临床药师参与指导护士静脉输注抗菌药物的调查分析[J].中国药业,2011,20(22):68-70.

［51］　陈红鸽,关伟波.浅谈肝病患者的安全用药[J].中国科技投资,2011(06):69-70.

［52］　黄娴,朱祥,成苏杭,郝春艳,李永库,倪殿涛.216例社区获得性肺炎并发肝损伤患者的临床特征、诊断及治疗分析[J].实用心脑肺血管病杂志,2015,23(08):98-100.

［53］　王志祥,黄富宏,李全良,李娜.某院633张依替米星急诊处方用药合理性分析[J].中国药业,2016,25(22):88-90.

［54］　熊菀,李映良.儿童医院门诊部合理应用抗生素管理探讨[J].中国医药指南,2010,8(08):157-159.[1]陈希莲,朱德全.儿科住院患者感染病原菌分布及耐药性分析[J].中华医院感染学杂志,2007(11):1443-1445+1448.

［55］　张银华,喻友军,刘美萍,彭桂元.湖南省产妇住院分娩抗菌药物使用的横断面研究[J].实用预防医学,2011,18(09):1688-1690.

［56］　杨红.快速康复外科理念应用于单侧全髋关节置换术快速康复临床护理路径的初步构建及应用[D].南昌大学,2018:1-124.

［57］　张爱笠,魏林珍,王海琳.盆腹腔棘球蚴病1例分析[J].广州医药,2015,46(06):76-77.

［58］　何志超,伍俊妍,邱凯锋.万古霉素个体化给药临床药师指引[J].今日药学,2015,25(02):78-82.

［59］　孙长鲛,柴伟,潘勇卫,周勇刚.膝关节置换术后感染的微生物学及药敏分析[J].中华医学杂志,2014,94(45):3575-3578.

［60］　朱香颖,胡小芳.胡小芳补肾活血方治疗卵巢储备功能低下经验[J].中国中医药现代远程教育,2018,16(08):80-81.

［61］　王怀冲,徐颖颖,张相彩.伊曲康唑处方点评与干预[J].医药导报,2012,31(09):1219-1220.

［62］　德吉,史亦丽.2015年1月至10月某院门诊抗菌药物使用情况的分析[J].西藏科技,2016(05):29-31.

（余利军　孟敏）

第四章　中药注射剂的审方实践

中药注射剂是以中医药理论为指导,采用现代科学技术和方法,从中药、天然药物的单方或复方中药中提取有效成分制成的,可供注入体内,包括肌内注射、穴位注射、静脉注射和静脉滴注使用的灭菌制剂,以及供临用前配制成溶液的无菌粉末或浓溶液。由于疗效可靠,作用迅速,广泛应用于临床各种疾病的治疗。近年来,中药注射剂的临床使用逐渐广泛,报道的 ADR 也逐渐上升,用药的安全性引人注目。对于药师而言,审核静脉用中药注射剂是静脉用药调配中心审方药师必须掌握审方技能之一。

2008 年由卫生部、国家食品药品监督管理局、国家中医药管理局联合发布了《中药注射剂临床使用基本原则》(卫医政发(2008)71 号),以指导临床安全、有效、合理地使用中药注射剂,具体内容如下:1. 选用中药注射剂应严格掌握适应证,遵循能口服不肌注,能肌注不静脉的原则。如果必须静脉途径给要就要严密监测其不良反应;2. 临床医生应辨证施药,严格掌握说明书,禁止超说明书用药;3. 按照药品说明书中推荐剂量、调配要求、给药速度、疗程使用药品。严禁超剂量、输注速度过快滴注和超疗程用药;4. 严禁其他药物混合使用,中药注射剂应单独使用,如果必须要混合使用,就必须要考虑到药物之间的相互作用和配伍情况,并且在单独序贯其他药物时要冲管;5. 用药前应仔细询问过敏史;6. 老年人、儿童、肝肾功能异常等特殊人群和第一使用中药注射剂的患者使用过程中要严加观察。如果需长期使用,那么每个疗程中间要间隔一段时间,7. 用药过程中密切观察患者的反应,特别是刚开始的 30min。发现异常,立即停药,采用积极救治措施,救治患者。

中药注射剂在临床使用中常见的不合理用药有:1. 适应证不适宜;2. 用法、用量不适宜;3. 联合用药不适宜;4. 重复给药;5. 其他用药不适宜等情况。

在静脉用药调配中心药师审核中药注射剂医嘱需重点关注:

一、适应证不适宜

审核要点:用药与诊断是否相符、是否缺乏辩证用药。

中药注射剂应严格按照药品说明书规定的功能主治使用,禁止超功能主治用药。中医药治病的理论基础是"辨证施治"。中药注射剂虽然是由单味中药或中药复方经现代制药工艺精制而成,但仍具有中药性味特征,即存在寒、热、温、凉之偏性,具有其特定的功能主治或适应证范围。因此,中药注射剂的使用也应该遵循中医药理论的指导。临床医师在使用中药注射液时既要辨病,也要辩证,必须搞清楚患者的病因、病机和中药性能,才能对症用药。目前,中药注射剂的使用大部分为西医师所选用,如果医生没有相应的中医药理论知识,不能很好地掌握"辨证施治"以及中药注射剂适合的中医症候,只是针对西医的疾病治疗,难免存在症药不符以及中药西用的现象。这样不但治疗结果不理想,反而可能导致不良反应。另外,还存在着把中医药的某一功能主治与西医的某个作用等同的用药情况,如认为清热解毒就是消炎作用,在使用前不对患者进行辨证,全都给予清热解毒药,这也是中药注射剂不合理使用的原因之一。

几种中药注射剂适应证不适宜分析:

1. 清开灵注射液用于上呼吸道感染寒证:清开灵注射液用于治疗上呼吸道感染时只能用于温邪入里的高热患者,如用于上呼吸道感染寒证时,不但治不好病,反而会使病情加重。

2. 痰热清注射液用于寒痰阻肺或风寒感冒:痰热清注射液具有清热、化痰、解毒的功效用于风温肺热属痰热阻肺证及肺热感冒等,如用于寒痰阻肺和风寒感冒则属于不对症治疗范畴。

3. 参芪扶正注射液:具有益气扶正的功效。用于肺脾气虚引起的神疲乏力、少气懒言、自汗眩晕;肺癌、胃癌见上述症候者的辅助治疗。在使用时应辩证用于气虚证者,非气虚证患者用药后可能发生轻度出血。

二、规定必须做皮试的药品,是否注明过敏试验及结果的判定

如:心脉隆注射液、注射用黄芪多糖使用前应先做皮试,皮试呈阳性反应者禁用。

三、用量不适宜

审核要点:给药剂量是否正确。

剂量不足起不到治疗效果,剂量过大易引起不良反应或毒性反应。中药注射剂的剂量要掌握准确,一些医生认为中药是纯天然中药材提取的,毒副作用小,安全性高,随意使用时不按照说明书用,引起不必要的 ADR。简洁报道该院发生的 158 例输液反应中,有 15 例(49%)因用药剂量过大而引起。超剂量使用不但使 ADR 的几率增加,使体内的血药浓度过高,还会引起毒性反应。药品说明书规定用量是根据多项临床实验研究结果而得出的安全用量, 临床医生选择用药剂量应严格依据药品说明书,根据药物的性质,患者的病情及个体差异等诸多因素综合分析而定。特别

是老年或肝肾功能减退或不足等特殊人群,更需严格按照说明书制定个体化用药剂量,保障患者用药的安全、有效。

几种中药注射剂给药剂量分析:

1. 疏血通注射液:药品说明书规定最大日剂量为 6ml 每天,超过这个剂量就会造成肝、肾功能损害,还会使出血的风险增加。

2. 红花注射液:刘嘉莹等人通过对红花注射液不良反应的文献进行分析发现有 9.64% 的 ADR 患者药物用量超标。在调查中发现,临床按高剂量给药较严重。如红花注射剂说明书规定静脉注射用量 1 次 5~20ml,临床用量多为 20ml,更多的还会用到 1 次用量 60ml。没有考虑到患者的个体差异相应调整剂量,不但无法达到治疗目的,反而产生严重不良后果。谢本树在考察红花注射液与葡萄糖注射液配伍时发现,红花注射液用量增加到 25ml 时不溶性微粒超过《中华人民共和国药典》规定,且随用量增加而增多。

3. 鸦胆子油乳注射液:用量一次 10~30ml,一日一次。有毒,对肝功能有损害,不能超剂量使用。

4. 华蟾素注射液:严格依照药品说明书中的规定用药。由于华蟾素本身具有一定的毒性,不应超量使用,应从小剂量、低浓度、慢滴速开始,以便机体适应。

5. 苦碟子注射液:用量一次 10~40ml,一日一次。年龄大于 70 岁不超过 20ml。

6. 刺五加注射液:用量一次 300~500mg(以总黄酮量计),一日 1~2 次,20ml 规格的注射液按每次每千克体重 7mg 计算用量,不得超过剂量使用。

7. 痰热清注射液:成人一般一次 20ml,重症患者可用到 40ml。儿童按体重 0.3ml/kg~0.5ml/kg,最高剂量不超过 20ml。

四、选用剂型与给药途径是否适宜

审核要点:选用剂型与给药途径是否适宜。

合理选择剂型与给药途径:能口服给药的,不选用注射给药;能肌内注射给药的,不选用静脉注射或滴注给药。审核是否按说明书给药途径给药。

常用中药注射剂给药途径如下:

1. 只可肌内注射:冠心宁注射液、柴胡注射液、清热解毒注射液、银黄注射液、喘可治注射液、正清风痛宁注射液。

2. 只可静脉滴注:血必净注射液、注射用双黄连(冻干)、痰热清注射液、刺五加注射液、康艾注射液、贞芪扶正注射液、注射用益气复脉(冻干)、大株红景天注射液、红花黄色素氯化钠注射液、苦碟子注射液、肾康注射液、疏血通注射液、注射用丹参(冻干)、注射用丹参多酚酸、注射用红花黄色素、艾迪注射液、康莱特注射液、鸦胆子油乳注射液。

3. 肌内注射、静脉滴注:喜炎平注射液、清开灵注射液、醒脑静注射液、参麦注射液、生脉注射液、冠心宁注射液、红花注射液、舒血宁注射液、血塞通注射液、注射用灯盏花素、复方苦参注射液、华蟾素注射液、消癌平注射液。

4. 静脉注射、静脉滴注：双黄连注射液、注射用血塞通(冻干)。

肌内注射、静脉滴注、静脉注射：参附注射液、丹红注射液、丹参注射液。

5. 肌内注射、静脉滴注、穴位注射：灯盏细辛注射液。

6. 肌内注射、静脉滴注、静脉注射、理疗：血栓通注射液、注射用血栓通(冻干)。

7. 禁止静脉注射、静脉推注：茵栀黄注射液、清开灵注射液、冠心宁注射液、舒血宁注射液、注射用丹参(冻干)、注射用灯盏花素、舒肝宁注射液等。

五、联合用药不适宜

审核要点：是否联合用药不适宜或有不良相互作用、联合用药时是否间隔洗脱。

《中药注射剂临床使用基本原则》中明确指出，中药注射剂应单独使用，严禁与其他中、西药物混合配伍，联合用药应谨慎。

静脉用中药注射剂成分复杂，与其他药物配伍会产生如浓度变化、pH 值改变、溶解度改变、离子反应、氧化还原反应以及分子状态改变等一系列理化性质的变化。1. pH 值的变化：中药注射剂的 pH 值在很大程度上影响着注射剂的稳定性、化学性质以及溶解度。当中药注射剂与其他药物混合后某些成分的溶解度易受 pH 值变化的影响，如 pH 值的变化超出能使有效成分稳定的范围时，则有效成分会因溶解度降低而析出，导致不溶性微粒增加或产生沉淀。如清开灵注射剂与盐酸林可霉素、维生素 C 以及青霉素等药物配伍时，均会导致清开灵注射剂的 pH 值降低，进而减少清开灵注射剂中有效成分清开灵的含量。2. 中药注射剂与其他注射剂混合，多种药物间可能发生氧化、水解、聚合反应，会产生如颜色改变、浑浊或沉淀，甚至会造成药物有效成分的变化，这种变化会影响疗效，甚至可能产生新的致敏性物质，导致不良反应发生。如临床上常将中药注射剂与大分子的胰岛素混合，混合后极易产生抗原性物质，诱发过敏反应。3. 中药注射剂与多种注射剂存在配伍禁忌，混合应用会使不良反应的发生机会及严重程度增加。药物流行病学研究显示，医师在合并用药时，用药品种越多，药物间发生配伍禁忌或相互作用的概率也越高，张惠霞等人采用回顾性研究方法，通过对 3414 例中药注射剂不良反应病例报道进行统计和分析后发现，两种以上药品联合用药发生不良反应占 51.61%。

中药合用、中西药合用，都会因药物相互作用而增加 ADR 的发生率。特别应尽可能减少与抗菌药物联合用药，避免两种以上中药注射剂联用。临床应用中药注射剂应严格遵守药品说明书，尽量单独使用，不宜与其他药物在同一容器中混合使用，如确需联用药时，应谨慎考虑与中药注射剂的间隔时间以及药物相互作用等问题。尽量不要与其他药物在同一容器内混合使用。如需连续输入多组液体，输液组间应使用中性液体间隔续滴，确保中药注射剂的稳定性。

在联合用药方面需重点关注：

1. 与其他中药饮片、中成药、中药注射液的联合使用

中药注射剂虽然是由单味中药或中药复方经现代制药工艺精制而成，但仍具有中药性味特征，仍需遵循中药的"十八反、十九畏"的原则用药。如：生脉注射液成分含有红参，故不宜与中药藜芦或五灵脂及其制剂同时使用。禁止和含有藜芦的制剂配伍的还有：康艾注射液、参麦注射液、丹参注射液、冠心宁注射液、注射用丹参多酚酸盐、丹参川芎嗪注射液、注射用益气复脉(冻干)等。

2. 与西药制剂的联合使用

常用中药注射剂联合使用注意事项如下：

(1)参麦注射液：不宜与甘油果糖注射液、青霉素类高敏类药物联合使用；

(2)冠心宁注射液：不能与喹诺酮类、甘草酸二胺、盐酸罂粟碱联合应用、禁止与抗生素联合使用，尤其不能与青霉素类、高敏类药物联合使用；

(3)舒血宁注射液：不能与氨茶碱、阿昔洛韦、注射用奥美拉唑钠配伍使用、与抗凝药或抗血小板药等可能增加出血风险的药物应加强监测；

(4)香丹注射液：与盐酸左氧氟沙星、硫酸庆大霉素、硫酸阿米卡星、硫酸妥布霉素、硫酸奈替米星、利血平、盐酸洛贝林、硫酸阿托品、硫酸麻黄碱、蛋白质、重金属类等存在配伍禁忌；

(5)注射用灯盏花素：与抗凝药或抗血小板药等可能增加出血风险的药物应加强监测、与氨基糖苷类(如硫酸庆大霉素)反应产生沉淀；

(6)华蟾素注射液：避免与剧烈兴奋心脏药物配伍；

(7)清开灵注射液：对清开灵注射液的研究发现，到目前为止已确认清开灵注射液不能与硫酸庆大霉素、青霉素 G 钾、青霉素 G、肾上腺素、阿拉明、乳糖酸红霉素、多巴胺、硫酸镁注射液、山梗菜碱、硫酸美芬丁胺等药物配伍使用。根据现有临床使用文献资料，清开灵注射液与青霉素类、林可霉素类、氨基糖苷类、喹诺酮类、头孢菌素类、维生素类、盐酸氯丙嗪、葡萄糖酸钙、垂体后叶素、氨甲苯酸。氨茶碱、肌苷、1,6 二磷酸果糖、胸腺肽、盐酸精氨酸，小诺新霉素、沐舒坦、去甲肾上腺素、异丙肾上腺素、盐酸川芎嗪、川芎嗪注射液等存在配伍禁忌。本品不能与能量合剂、高糖维持液和复方乳酸钠葡萄糖注射液、复方电解质 MG3 注射液、酸性药物配伍使用；

(8)双黄连注射液：不能与氨基糖苷类、大环内酯类、喹诺酮类、头孢菌素类、维生素 C、利巴韦林、地塞米松、氢化可的松、氯丙嗪、氨茶碱、含钾复方葡萄糖、复方葡萄糖注射液、复方氯化钠注射液、碱性药物、中药注射剂等联合使用，禁止与抗生素联合使用，尤其不能与青霉素类高敏类药物合并使用；

(9)茵栀黄注射液：与葡萄糖酸钙注射液、红霉素、四环素、回苏灵注射液、钙剂、酸性药物存在配伍禁忌，尤其不能与青霉素类高敏类药物合并使用。本品不能与氨基糖苷类、头孢菌素类、复方氨基比林联合应用，与其他抗生素类药物、维生素 K1、法莫西丁、还原型谷胱甘肽联合应用时也应谨慎使用。

六、是否有重复给药

重复用药主要是指两种以上药理作用相似或含有相同主要成分的中药注射剂联合应用情况。根据《中成药临床应用指导原则》,多种中成药的联合应用,应遵循药效互补原则及增效减毒原则,功能相同或基本相同的中成药原则上不宜叠加使用。

审核要点:是否有重复用药(药物成分相同但通用名不同、含有同一种或同一类成分、功能相同或基本相同)

1. 药物成分相同但通用名不同

例如:血栓通注射液、注射用血栓通(冻干)与血塞通注射液、注射用血塞通(冻干)主要成分均为三七总皂苷。

2. 含有同一种或同一类成分

例如:丹红注射液与参芎葡萄糖注射液的联合使用,丹红注射液成分为丹参、红花;参芎葡萄糖注射液成分盐酸川芎嗪 100mg、丹参相当于丹参素 20mg,两种药物合用使丹参的剂量增大,容易引起不良反应。在丹参川芎嗪注射液说明书新增注意事项中明确指出不宜与含相似成分（丹参、川芎嗪）药品同时使用。

常用的中药注射液含相同成分的还有：参麦注射液和生脉注射液、注射用益气复脉均含红参、麦冬;参附注射液和参麦注射液均含红参;丹红注射液和肾康注射液均含丹参、红花;黄芪注射液与康艾注射液均含黄芪;红花注射液和血必净注射液均含红花;痰热清注射液和注射用双黄连均含金银花;注射用双黄连、双黄连注射液与银黄注射液均含金银花、黄芩等。

3. 功能相同或基本相同

临床上常出现几种活血化瘀类、益气扶正类中药注射剂联合使用的情况。例如:参芪扶正注射液、生脉注射液、康艾注射液的联合使用,三种中药注射剂成分、功能类似,联合用药不合理。

七、溶媒的选择、输注浓度、给药频次、疗程、给药速度是否适宜

审核要点:溶媒的选择是否正确,溶媒量、给药频次、疗程、给药速度是否适宜。

1. 溶媒的选择是否正确

溶媒是药物进入体内的载体,由于中药注射剂成分复杂,如与不适宜溶媒配伍后药物本身的 pH 值、药物浓度和其他条件的变化从而发生分解、聚合、沉淀等反应,导致不溶性微粒增加。此外,药物稀释可对助溶剂和稳定剂产生影响,使药物溶解度发生改变,一些成分分解产生沉淀,形成不溶性微粒。不溶性微粒是引起药品不良反应的常见原因。许多临床研究者较早就发现中药注射剂与溶媒配伍后所产生的不溶性微粒是人体无法代谢的,会引起静脉炎、血管栓塞、肉芽肿、肺动脉高压、输液不良反应等,对人体产生严重危害。因此,中药注射剂使用时,如果溶媒选择不合理,就会引起中药注射剂理化性质的变化,从而影响药物疗效,甚至引发严重不良反应。对于保

证药物成分的稳定性至关重要。

临床应用中药注射剂的时候,应根据其性质,合理选择溶剂。如在弱碱、中性环境中性质比较稳定的中药注射剂,可选择 pH 值为 4.5~7 的氯化钠注射液;在酸性环境中性质比较稳定的中药注射剂,可选择 pH 值为 3.2~5.5 的葡萄糖注射液。如:参麦注射剂、丹参注射剂、舒血宁注射剂、华蟾素注射剂、血塞通注射剂、血栓通注射剂等适宜采用 5%葡萄糖注射液为溶媒。而复方苦参注射剂、灯盏花注射剂、灯盏细辛注射剂、双黄连注射剂、清开灵注射剂等宜用 0.9%氯化钠为溶媒。参麦注射液等偏酸性,与氯化钠注射液配伍后,可能会因为盐析作用而产生大量不溶性微粒,容易产生不良反应。在临床上有红花注射剂、参麦注射剂等用 0.9%的氯化钠注射液来作溶媒稀释静脉滴注的情况,其理由是老年心血管病患者多合并有高脂血症、糖尿病,不宜用 5%或 10%的葡萄糖注射液作溶媒稀释,但这样虽能照顾到高脂血症、糖尿病患者的用药禁忌,却增加不良反应的发生率。

常用溶媒的 pH 值范围:葡萄糖注射液 3.2~5.5;葡萄糖氯化钠注射液 3.5~5.5;0.9%氯化钠注射液 4~7;复方氯化钠注射液 4.5~7.5;乳酸钠林注射液 6~7.5;灭菌注射用水 5~7。部分中药注射剂仅可选用一种溶媒,如:

(1)灭菌注射用水:

注射用血栓通——肌注、理疗;注射用灯盏花素——肌注;

(2)0.9%氯化钠注射液:

复方苦参注射液、黄芪注射液、血必净注射液、鸦胆子油乳注射液、注射用丹参多酚酸、注射用红花黄色素、灯盏细辛注射液、银杏二萜内酯葡胺注射液等;

(3)葡萄糖注射液:

大株红景天注射液、丹参注射液、红花注射液、华蟾素注射液、参麦注射液、参附注射液、生脉注射液、舒血宁注射液、香丹注射液、消癌平注射液、茵栀黄注射液、舒肝宁注射液、鱼腥草注射液等溶媒选择。

不合理医嘱分析:

(1)灯盏细辛注射液+5%葡萄糖注射液 500ml:葡萄糖注射液 pH 值范围为 3.2~5.5,灯盏细辛注射液中的主要有效成分在酸性条件下不稳定。容易游离析出,降低疗效,增加不良反应风险,因此,应选择药品说明书规定的生理盐水为溶媒。

(2)银杏二萜酯葡胺注射液+5%葡萄糖注射液 250ml:该药液的 pH 值为碱性,选择葡萄糖注射液为溶媒,会大大降低药物疗效,说明书也规定不得随意更改溶媒,严禁使用葡萄糖类溶媒稀释。

(3)茵栀黄注射液+0.9%氯化钠注射液;茵栀黄加入 0.9%氯化钠注射液之后,由于受到 pH 值变化的影响而导致微粒增加,加上其产生的都是不溶性微粒,不符合《中国药典》的相关规定。此外,茵栀黄注射液与复方氯化钠配伍之后会产生大量有机酸钙盐,具体表现为析出大量白点,这也是需要警惕的配伍禁忌。

2. 溶媒量是否适宜

溶媒量过多或不足,导致输注浓度过低或过高。有报道中药注射剂浓度与微粒数成正比,微粒数随浓度而变化。若浓度过高,则微粒数增加,易造成肺栓塞、静脉炎等药品不良反应。中药注射剂药品的稀释应严格按照说明书的要求配制,不得随意改变溶媒量及稀释浓度。

溶媒量不适宜医嘱分析:

(1)注射用红花黄色素 150mg+5%葡萄糖注射液 100ml:说明书规定注射用红花黄色素 150mg 的稀释溶媒用量为 250ml,浓度过高易引发不良反应;

(2)艾迪注射液:50~100ml 的艾迪注射液在应用前应先稀释于 400~450ml 的 0.9%氯化钠注射液或 5%、10%葡萄糖注射液,但临床以 25ml 溶媒对该药物直接进行稀释后给药,用药后患者发生头晕、头痛等现象;

(3)消癌平注射液:必须用 5%或 10%的葡萄糖稀释后静滴,使用 1 支时用 100ml、2 支时用 250ml,3~5 支时用 500ml;

(4)痰热清注射液:药液稀释倍数不低于 1∶10(药液∶溶媒);

(5)醒脑静注射液:稀释溶剂每 20ml 不应小于 100ml。

3. 给药频次

频次过多或过少,超出允许范围或导致单日用量超出允许范围。如:心脉隆注射液用法:1 日 2 次,间隔 6h 以上。

4. 使用疗程

疗程长短和用药间隔时间,是根据病情、药物的作用和体内代谢过程来决定的。使用疗程过短或过长,起不到治疗作用或产生毒副作用。药物的毒性反应与用药疗程密切相关,尤其是一些有毒或代谢缓慢的药物,用药疗程过长,容易在体内蓄积而产生药物依赖性或中毒,给患者生命安全造成危害。临床应遵照说明书上给药的疗程,执行时也要把握"中病即止"的原则。

几种常用中药注射剂疗程:

(1)参附注射液:连续使用不宜超过 20d;

(2)清开灵注射液、茵栀黄注射液:不宜大于 2 周,中病即止;

(3)肾康注射液:疗程 4 周,每疗程应间隔 15~30d;

(4)红花注射液:10~14d 为一疗程,疗程间隔 7~10d;

(5)华蟾素注射液:用药 7d,休息 1~2d,四周为一疗程;

(6)康莱特注射液:21d 为一疗程,间隔 3~5d;

(7)消癌平注射液:10~15d 为一疗程,间隔 2~3d;

(8)心脉隆注射液:5d 为一疗程。

5. 输注速率

输注速率不当是输液反应的主要原因之一。输液速度过快可使循环血量急剧增加,加重心脏负荷,易引起心力衰竭及肺水肿,这种情况尤其多见于原有心肺疾病的患者或年老患者。血药浓度升高过快,超过安全范围,即可产生毒性作用。高渗溶液输入速度过快时,可引起短暂的低血压。输液速度过慢,血药浓度低于应有的治疗浓度,则达不到治疗效果。中药注射剂滴注过快,还会导致药物局部浓度过高,可使不溶性微粒在毛细血管内聚积、堵塞而导致头晕、疼痛、刺激性皮炎等不良反应发生。

输注速率应根据患者的年龄、病情、药物性质来调节,一般成人 60~80 滴/分,儿童 20~40 滴/分,老年人、体弱者、婴幼儿及患有颅脑、心肺疾病的患者输液均宜以缓慢的速度滴入。先慢后快,开始 20 滴/分,并对患者进行密切观察,15~20min 后无不适可改为 40~60 滴/分。静配中心药师在审核中药注射剂处方及医嘱时也需关注输注速率,在信息系统维护输注速率给临床安全用药提供保障。

八、特殊人群用药

审核要点:是否有用药禁忌、是否按需调整用法用量。

特殊人群:儿童、老年人、妊娠妇女及哺乳期妇女、脏器功能不全者、患有特殊疾病者、处于特殊生理状态者、有某种药物或其中某种成分过敏史或严重不良反应者。审核特殊人群用药是否有禁忌使用的药物,用药前应仔细询问患者情况、用药史和过敏史。过敏体质者、心脏严重疾患、有出血倾向者、肝肾功能异常患者、老人、哺乳期妇女、初次使用中药注射剂的患者应慎重使用,如确需使用请遵医嘱,并加强监测。

1. 妊娠期或乳期妇女:必须用药时应选用对胎儿无损害药物,禁止使用导致妊娠期妇女流产或对胎儿有致畸作用的药物。禁用毒性较强或药性猛烈的药物。

常用中药注射剂妊娠妇女禁用:茵栀黄注射液、艾迪注射液、丹参注射液、丹红注射液、大株红景天注射液、复方苦参注射液、灯盏细辛注射液、冠心宁注射液、红花黄色素氯化钠注射液、红花注射液、黄芪注射液、康莱特注射液、参麦注射液、生脉注射液、痰热清注射液、疏血通注射液、喜炎平注射液、醒脑静注射液、血必净注射液、鸦胆子油乳注射液、茵栀黄注射液、香丹注射液、注射用丹参(冻干)、注射用丹参多酚酸、注射用灯盏花素、注射用红花黄色素、注射用黄芪多糖、心脉隆注射液、双黄连注射液、银杏二萜内酯葡胺注射液等。

常用中药注射剂哺乳期妇女禁用:参麦注射液、丹红注射液、红花注射液、注射用丹参(冻干)、注射用丹参多酚酸、注射用灯盏花素、香丹注射液、艾迪注射液、心脉隆注射液、银杏二萜内酯葡胺注射液等。

2. 新生儿、婴幼儿:宜优先选用儿童专用药,对于无儿童专用药且无其他治疗药物或方法而必须使用时要充分衡量其风险/收益,严格遵照说明书用药。

常用中药注射剂新生儿、婴幼儿禁用:茵栀黄注射液、参附注射液、痰热清注射液、清开灵注射液、清开灵注射液、刺五加注射液、参麦注射液、生脉注射液、灯盏细辛注射液、冠心宁注射液、红花注射液、舒血宁注射液、注射用灯盏花素、丹参川芎嗪注射液、双黄连注射液等。

3. 其他特殊人群

肝肾功能衰竭者禁用:痰热清注射液、心脉隆注射液。慎用:苦碟子注射液等。

有出血倾向者禁用:丹红注射液、丹参注射液、灯盏细辛注射液、苦碟子注射液、红花注射液、肾康注射液、疏血通注射液、香丹注射液、注射用丹参(冻干)、注射用丹参多酚酸盐、心脉隆注射液、丹参川芎嗪注射液、银杏二萜内酯葡胺注射液等。

处于特殊生理状态者:丹参注射液、灯盏细辛注射液、香丹注射液等。

脑血管病急性期禁用:丹参注射液、灯盏细辛注射液、血塞通注射液、注射用丹参多酚酸盐、血塞通注射液、注射用血塞通(冻干)、血栓通注射液、注射用血栓通(冻干)等。

支气管哮喘禁用:正清风痛宁注射液。

严重肺心病伴有心衰者禁用:痰热清注射液在脂肪代谢失调时禁用:康莱特注射液。

凝血功能不正常及有眼底出血的糖尿病患者禁用:红花注射液。

有咳喘病、静脉炎、血管神经性水肿、心肺功能不全、心肺严重疾患、皮疹患者及年老体弱者禁用。有哮喘病史者及风寒感冒、脾胃虚寒者禁用双黄连注射液有食用鱼、虾等海产品过敏史者禁用:双黄连注射液。

参考文献:

［1］ 江爽,张梅,李平.中药注射液在肿瘤中的应用探讨[J].中国中医药现代远程教育,2014,12(06):17-19.

［2］ 韩伟,何恩霞,曹京梅.运用中医理论使用中药注射剂[J].中国中药杂志,2012,37(16):2498-2500.

［3］ 贾暖.预防和减少中药注射液不良反应的护理[J].解放军护理杂志,2012,29(04):56-57.

［4］ 张玉生,史艳秋,王建华,刘兆平.中药注射剂过敏反应非临床评价方法[J].中草药,2009,40(02):313-315.

［5］ 王世伟. 中药注射剂安全性评价研究[A]. 中国药学会(Chinese Pharmaceutical Association)、天津市人民政府.2010 年中国药学大会暨第十届中国药师周论文集[C].中国药学会(Chinese Pharmaceutical Association)、天津市人民政府:中国药学会,2010:4.

［6］ 谭晶,韩玉霞,陈萍,史小英,康传哲.医院静脉用药调配中心中药注射剂不合理医嘱分析[J].西南国防医药,2016,26(12):1516-1518.

［7］ 张云芳,宁桃丽,王锦爱,张丽.处方点评与综合干预对中药注射剂使用管理的影响[J].

中国中医药信息杂志,2014,21(01):119-120.

[8] 刘洪玲,王路平,李红,董加花,孙向红.中药注射剂不良反应分析及合理应用[J].中国医院药学杂志,2012,32(07):565-567.

[9] 陈洁.我院14例中药注射剂不良反应探析[J].辽宁中医药大学学报,2015,17(02):167-169.

[10] 梅全喜,彭代银.中药临床药学导论[M].人民卫生出版社,2016.10.

[11] 范岳邦,袁勇,臧云吉,张瑚敏.雅安地区829例药品不良反应报告分析[J].中国实用医药,2009,4(27):41-42.

[12] 朱运贵,邓紫薇,刘丽华,刘晓慧,李献忠,陈卫红,段菊屏,黄丽,文晓柯,尹桃,邓楠,左笑丛,向大雄,刘艺平,刘芳群,张毕奎,欧阳荣,周玉生,徐萍,廖建萍.新冠肺炎诊疗方案治疗药物信息汇编(第一版)[J].中南药学,2020,18(03):345-358.

[13] 卫生部、国家食品药品监督管理局、国家中医药管理局关于进一步加强中药注射剂生产和临床使用管理的通知(卫医政发〔2008〕71号)[J].中华人民共和国卫生部公报,2009(02):64-65.

[14] 使用中药注射剂要遵循七条原则[J].现代中医药,2009,29(02):14.

[15] 胡海涛,王桂芝,郭宪清,李丽丽,孙莉君.中药注射剂不良反应原因分析及合理使用[J].中国伤残医学,2011,19(12):83-84.

[16] 钱向英,汪宇,陆敏.参附注射液临床应用调查[J].临床合理用药杂志,2014,7(32):69.

[17] 任德全.中药注射剂临床应用指南[M].人民卫生出版社,2011-08-23.

[18] 张伯礼.中药注射剂临床合理使用手册[M].中国中医药出版社,2016.07.

[19] 周鹏,李艳芬,和洁.中药注射剂超说明书用药调查与分析[J].中国药业,2020,29(02):13-15.

[20] 李然梅.经股静脉穿刺置管术在老年科病房的应用[J].中国基层医药,2011(22):3157-3158.

[21] 刘洋,车晓平,杜雯,韩丽娟,时琳,常馨予.2015~2017年我院中药注射剂使用合理性分析[J].中国药师,2019,22(04):686-689+736.

[22] 寻志坤,贾立华.中药注射剂在解放军307医院门诊使用情况分析及应对策略[J].中国临床药理学杂志,2010,26(12):950-953.

[23] 谭晶,韩玉霞,陈萍,史小英,康传哲.医院静脉用药调配中心中药注射剂不合理医嘱分析[J].西南国防医药,2016,26(12):1516-1518.

[24] 杨永榆.中药注射剂临床使用情况分析[J].中国医院用药评价与分析,2010,10(03):242-243.

[25] 潘建芳,余晋荣.2012年福建省尤溪县医院儿科门诊抗菌药物使用分析[J].中国医院用药评价与分析,2014,14(04):339-341.

［26］　刘碧波,蔡国宁,朱建君.251 例中药不良反应报告分析[J].中南药学,2007(06):564-566.

［27］　李江,刘治中,王丽霞,王建升.临床安全使用中药注射剂应注意的几个方面[J].中国中医基础医学杂志,2014,20(07):982-984.

［28］　秦秋霞,潘亚飞,冯国旗.超药品说明书用药 15 例分析[J].系统医学,2016,1(10):112-115.

［29］　梅松政.由茵栀黄注射液说明书修订想到的[N].中国中医药报,2016-09-22(005).

［30］　朱小丽,马红芳,孙红爽,陈赫军,种宝贵.8 种常用中药注射剂输液配伍稳定性考察[J].解放军药学学报,2015,31(05):432-434.

［31］　郑巍.中药注射剂与其他药物配伍的若干思考[J].临床医药文献电子杂志,2019,6(01):197.

［32］　王红.不合理使用抗菌药物的分析及相应解决方法[J].中国现代药物应用,2013,7(19):117-118.

［33］　谭晶,韩玉霞,陈萍,史小英,康传哲.医院静脉用药调配中心中药注射剂不合理医嘱分析[J].西南国防医药,2016,26(12):1516-1518.

［34］　刘洋,车晓平,杜雯,韩丽娟,时琳,常馨予.2015~2017 年我院中药注射剂使用合理性分析[J].中国药师,2019,22(04):686-689+736.

［35］　张雯,张蕾,季永能,刘日升.中药注射剂的不合理用药情况分析及其不良反应防治[J].世界中医药,2019,14(09):2505-2508.

［36］　余玲玲.静脉用药调配中心 460 例中药注射剂不合理医嘱分析［J］.内蒙古中医药,2018,37(12):107-108.

［37］　翁维良.中药注射剂合理使用要点[J].中国临床医生,2014,42(05):7-10.

［38］　简洁.临床输液反应的分析[J].中国医院药学杂志,2001,21(9):573.

［39］　刘嘉莹,刘蔚,王景春.红花注射液不良反应的文献分析[J].光明中医.2019,34(11):3381-3383.

［40］　谢本树.红花注射液与葡萄糖注射液配伍后不溶性微粒变化的观察[J].中国药物与临床,2006,6(7):550.

［41］　索会会,吕邦玺.中药注射剂与其他药物的配伍应用[J].中国社区医师,2016,32(04):14-19.

［42］　张惠霞,陈建玉,宋成.3414 例中药注射剂不良反应分析[J].药物警戒,2006,3(4):232-235.

［43］　张靖贤.七种中药注射液与输液配伍后的不溶性微粒考察[J].中草药,2002,33(10)899-90121(3):214-216.

［44］ 王洁.减少静脉药液配制中不溶性微粒的探讨[J].现代医药卫生,2008,24(13):2033-2034.

［45］ 曹建华.中药注射剂临床使用安全性的探讨[J].中华中医药学刊,2007,25(10):2196.

［46］ 范岳邦;袁勇;臧云吉;张瑚敏.雅安地区 829 例药品不良反应报告分析[J].中国实用医药,2009,4(27).

（陈凌　芦雅丽）

第五章　静脉用药调配中心差错案例分析

　　静脉用药调配中心的工作模式具有工作环节繁多、医嘱审核严格、操作专业性强、调配环境要求高、工作节奏时效性强等特点,单位时间内工作强度高、风险大,且各工作流程环环相扣,各环节有可能发生差错,管理上较大的难度。但药品的安全、合理使用与患者的生命健康息息相关,提高输液配置质量,确保输液安全,减少调配差错是静脉用药调配中心工作人员的首要任务和责任。本章对静脉用药调配中心各环节出现的差错进行分析讨论,为减少各类差错,提高静脉输液质量安全提供借鉴。

(崔雪梅)

第一节　审方打签环节

　　审方打签环节是指医嘱审核、批次安排、标签打印的过程。此环节主要差错类型包括:医嘱内容审核错误、批次安排错误、输液标签打印错误等。

　　1. 医嘱内容审核错误:对各类不合理医嘱未能进行有效拦截。如配伍禁忌、溶媒选择不合理、用法用量不合理等问题未能及时发现。

　　2. 批次安排错误:如单批次中输液量设定过少,导致患者输液未能及时跟上;肿瘤化疗药物给药顺序安排错误;将打包药品分配至需配置的批次中。

　　3. 输液标签打印错误:如在更换标签打印纸时,出现输液标签漏打印或重复打印现象,导致后续出现漏配或重复调配的风险。

　　4. 药物体积与选用溶媒包装容量不适宜:如用药医嘱合理,但需加入的药品体积超过所选用溶媒的包装容量,无法完成调配。

　　案例1

　　1. 医嘱信息

　　0.9%氯化钠注射液 100mL+注射用间苯三酚 80mg。

2. 案例分析

此医嘱存在溶媒选用不合理问题,参考药品说明书,注射用间苯三酚应稀释于5%葡萄糖注射液或10%葡萄糖注射液中。

3. 处理结果

此医嘱在后续贴签摆药环节被及时发现,反馈审方药师进行干预处理。

案例2

1. 医嘱信息

0.9%氯化钠注射液 100mL+注射用法莫替丁 20mg,用法:QD。

2. 案例分析

此医嘱存在用法用量不合理问题,参考药品说明书,注射用法莫替丁的用法用量为一次20mg,每日2次。

3. 处理结果

此医嘱在后续贴签摆药环节被及时发现,反馈审方药师进行干预处理。

案例3

1. 医嘱信息

混合糖电解质注射液 500mL,用法:QD,批次①。

2. 案例分析

此医嘱存在批次分配错误问题,单瓶混合糖电解质注射液属于打包药品,应分配至相应打包批次⑥⑦批次。

3. 处理结果

此医嘱在后续贴签摆药环节被及时发现,反馈审方药师进行修改处理。

案例4

1. 医嘱信息

0.9%氯化钠注射液 100mL + 氟尿嘧啶注射液 4g(规格 0.25g/10mL,数量 16 支),用法:st,给药途径:静滴(微量泵泵入)。

2. 案例分析

此医嘱存在需调配药物体积与选用溶媒包装容量不适宜问题,氟尿嘧啶注射液规格为每支0.25g/10mL,用量4g是16支共160mL,故选用规格100mL的溶媒无法完成调配,应选用规格250mL的溶媒。

3. 处理结果

此医嘱在后续贴签摆药环节被及时发现,反馈审方药师进行干预处理。

审方打签环节差错防范措施:

1. 根据临床科室提交医嘱的时间,调整审方药师工作时间,优化工作流程,合理安排审方药师工作内容,高峰时间段可安排一人审核长期医嘱,一人负责临时化疗和 TPN 医嘱的审核打签工作及其他事宜处理,以提高医嘱审核、批次安排的正确率。

2. 对已常态化的批次规则在信息系统进行维护,提高批次安排效率。

3. 打印标签时再次复核批次规则,尤其注意科室提出的特殊要求。

4. 提高审方药师的专业水平,定期进行药理学、药品说明书、处方审核、打印标签操作技能等相关专业知识的培训学习,不断提升审方人员的业务水平及综合能力。

5. 审方环节是减少不合理医嘱,保障用药安全的最重要的环节;应结合信息化审方软件不断优化完善审核系统,提高药师审核处方的效率和质量。

(崔雪梅)

第二节　贴签摆药环节

贴签摆药环节是指将输液标签粘贴在相应溶媒上,放入对应批次药筐,并按照标签信息正确摆放药品的过程。此环节差错类型包括:药品品种规格选择错误、看似听似药品选择错误、溶媒规格品种选择错误、药品多摆少摆、药品批次分筐错误、标签丢失。

1. 药品品种规格选择错误:对"一品多规"同品种不同规格或同品种不同产地的药品摆药错误;例如山东罗欣药业集团公司生产的头孢美唑钠 0.5g 和 1g,江苏奥赛康药业公司生产的注射用奥沙利铂 50mg 和 100mg;依托泊苷注射液 0.1g 的有齐鲁制药和江苏恒瑞两种。

2. 看似、听似药品选择错误:对名称相似或外观相似的药品选择错误;例如同为 2 ml 规格的维生素 B6 注射液与西咪替丁注射液的安瓿瓶外观非常相似。

3. 溶媒规格品种选择错误:例如 0.9%氯化钠注射液 100ml 与 250ml、5%葡萄糖注射液 250ml 与 10%葡萄糖注射液 250ml 选择错误。

4. 药品多摆或少摆:未能准确按照输液标签上的药品数量进行摆放药品,出现多摆或少摆现象。

5. 药品批次分筐错误:将贴签摆药后的输液与药品放置到其他批次的摆药筐中,如果不能及时核对发现,可能造成配送时间提前或延误。

6. 输液标签丢失:摆药贴签过程中出现个别输液标签遗失现象。

案例 1

1. 医嘱信息

0.9%氯化钠注射液 100ml+头孢美唑钠 2g(规格 0.5g/支,数量 4 支),误摆为规格 1g 的头孢美唑钠 4 支。

2. 案例分析

此案例中药品属于同品种不同规格,外观非常相似,工作人员在快速紧张的摆药过程中未能仔细核对药品规格,很容易出现选择错误。

3. 处理结果

此医嘱在后续核对环节被及时发现,给予更正处理。做好差错记录,以便分析讨论。

案例 2

1. 医嘱信息

0.9% 氯化钠注射液 500ml+注射用异环磷酰胺 2g(规格 0.5g/支,数量 4 支),误摆为注射用环磷酰胺(规格 0.2g/支) 4 支。

2. 案例分析

此案例中药品属于药品名称相似,摆药时如不仔细查看输液标签,将药品名称与输液标签进行再次核对,很容易出现选择错误。

3. 处理结果

此医嘱在后续核对环节被及时发现,给予更正处理。做好差错记录,以便分析讨论。

案例 3

1. 医嘱信息

5%葡萄糖注射液 250ml+注射用硫普罗宁 0.2g(规格 0.1g/支,数量 2 支),标签误贴为 5% 葡萄糖注射液 500ml。

2. 案例分析

此案例属于溶媒规格选择错误,在高度紧张的贴签过程中,工作人员易出现视觉疲劳现象,造成核对不仔细出现选择错误。

3. 处理结果

此医嘱在后续核对环节被及时发现,给予更正处理。做好差错记录,以便分析讨论。

案例 4

1. 医嘱信息

0.9%氯化钠注射液 100ml+头孢唑肟钠 2 g(规格 0.5g/支,数量 4 支),用法:BID,批次①、④;贴签摆药时误将④批次放置于①批次药筐内。

2. 案例分析

此案例属于批次分筐错误,由于未能仔细核对标签批次或未将标签放置于规定位置造成差错发生,如果未能及时核对发现,可能造成①、④批次两瓶输液被同时调配。

3. 处理结果

此医嘱在后续核对环节被及时发现,给予更正处理。做好差错记录,以便分析讨论。

案例 5

1. 医嘱信息

0.9%氯化钠注射液 500ml+顺铂注射液 60mg(规格 30mg/支,数量 2 支),用法:st;临床科室电话反馈未按时收到此组输液。

2. 案例分析

此案例属于输液标签丢失问题，单个临时医嘱标签在操作过程中由于未按规定位置放置或贴签操作时不仔细检查标签副纸，可能出现丢失。

3. 处理结果

经查找核实，确认此输液标签丢失，立即给予重新打签调配。做好差错记录，以便分析讨论。

贴签摆药环节差错防范措施

1. 建立规范化的岗前培训体系和继续教育培训体系，深入学习 PIVAS 各项工作制度、各环节标准操作规程、各类药品知识和易混淆药品目录等内容，系统化规范化的岗前培训对 PIVAS 工作开展和临床用药安全具有重要的意义。

2. 定期进行责任感和职业素养的培训，加强工作人员的责任感，培养慎独精神，帮助工作人员树立差错风险意识，从而减少差错的发生。

3. 严格按照标准操作规程进行日常工作，落实双人核对制度、四查十对制度，并不断优化贴签摆药环节工作流程。

4. 加强药品管理，固定药品摆放位置，标识明显，不可随意乱放，各环节责任到人。

5. 强化目视管理，对一品多规，看似听似药品分开放置并做出醒目标识，整理相似易混淆药品目录，打印成纸质版或装订成册，组织工作人员学习。

6. 新进药品要组织全员认真阅读说明书，特别是溶媒的选择、浓度的要求、调配技术要求等。PIVAS 工作人员要在充分掌握药品相关知识和调配技术的前提下，预防错误医嘱、差错事件的发生。

7. 实行弹性排班，合理安排人力资源，对于工作量大任务紧的时间段尽可能安排足够的人员保质保量地完成工作。

8. 建立健全差错登记制度，及时汇总分析，召开全员质量分析评议会，深入讨论分析差错发生的原因，制定切实可行的防范改进措施。

9. 建立差错奖惩制度，对核出差错人员和发生差错人员进行奖罚，提高工作人员的积极性和责任感，以降低差错的发生率。

（崔雪梅）

第三节　混合调配环节

混合调配环节是指调配人员按照标准操作规程调配成品输液的过程。差错类型主要包括：调配错误（数量、药品、溶媒）、停医嘱药品误调配、非整支药品调配剂量不准确。

1. 调配错误(药品、数量、溶媒):(1)药品摆错未复核出来,如对"一品多规"药品或者看似、听似药品摆错未复核出来;(2)药品数量多摆或少摆未复核出来;(3)溶媒种类贴错未复核出来。

2. 非整支药品或非整瓶溶媒调配错误:(1)非整支药品,如 10%氯化钾、抗肿瘤类药物,尽管输液标签上已有下划线标记提醒,但在实际操作时由于注意力不集中或核对不仔细而造成加药剂量不准确;(2)大输液规格通常分别为 50ml、100ml、250ml、500ml,对于需严格控制输液量的患者或小儿患者,医嘱中经常使用非整瓶溶媒如 30ml、150ml、200ml 等,这就要求调配人员在加药前必须将多余的液体抽出,否则该组输液只能重新调配。

3. 停医嘱药品误调配:临床医生已停嘱或退药的医嘱,由于扫描系统反应延迟或漏扫描以及其他人为因素导致未及时拦截和找出,而被加药混合调配。

案例 1

1. 医嘱信息

5%葡萄糖注射液 250ml+紫杉醇注射液 30mg(规格 30mg,数量 1 支),误摆药为紫杉醇脂质体 30mg(规格 30mg,数量 1 支),核对环节、调配环节未能核对出来,造成药品已调配。

2. 案例分析

此案例中药品属于相似易混淆药品,由于摆药人员对药品不够熟悉,核对、调配环节人员均未能严格落实查对制度,未将药品名称和输液标签信息仔细核对,造成差错发生。

3. 处理结果

此问题输液在后续复核包装环节被及时发现,立即给予重新打签调配。做好差错记录,以便分析讨论。

案例 2

1. 医嘱信息

0.9% 氯化钠注射液 100ml+注射用头孢唑肟钠 1g(规格 1g,数量 1 支),误摆为注射用头孢唑肟钠(规格 1g,数量 2 支),核对环节、调配环节未及时发现造成配置。

2. 案例分析

此案例中药品数量多摆多加,由于注射用头孢唑肟钠的常规用量为一次 2g,每日 2 次,如果不能认真落实查对制度,逐一核查药品规格、数量等信息,很容易因为人员的惯性思维造成差错发生。

3. 处理结果

此问题输液在后续调配后复核环节被及时发现,给予重新调配处理。做好差错记录,以便分析讨论。

案例 3

1. 医嘱信息

混合糖电解质注射液 500ml+10%氯化钾注射液 5ml(规格 10ml,数量 1 支),调配时误将 1 支氯化钾注射液全部加入混合糖电解质注射液 500ml 中。

2. 案例分析

此案例属于非整支药品调配错误,一方面由于在调配操作时调配人员思想不集中,药品剂量核对不仔细,未注意标签上对非整支药品的划线标识;另一方面是由于工作人员对药品知识不熟悉所造成,因为混合糖电解质中本身含有一定量的钾离子,故混合糖电解质注射液 500ml 中最多只能加入 10%氯化钾注射液 5ml。

3. 处理结果

此问题输液在后续调配后复核环节被及时发现,立即给予重新调配处理。做好差错记录,以便分析讨论。

案例 4

1. 医嘱信息

0.9%氯化钠注射液 400ml(规格 500/瓶)+依托泊苷注射液 0.1g,调配时调配人员未将多出的 100ml 液体抽出,而将依托泊苷注射液 0.1g 全部加入 500ml 溶媒中。

2. 案例分析

此案例属于非整瓶溶媒调配错误,在调配操作过程中,工作人员由于注意力不集中,核对不仔细,未注意标签上对非整支药品的划线标识,是发生差错的主要原因。

3. 处理结果

此问题输液在后续调配后复核环节被及时发现,立即给予重新调配处理。做好差错记录,以便分析讨论。

混合调配环节差错防范措施

1. 加强制度建设,建立健全 PIVAS 各项 规章制度、标准操作规程,持续 PDCA。严格按照规章制度和标准操作规程进行日常工作,不能省掉标准操作流程中的任何环节,并不断优化混合调配环节工作流程。

2. 不断提高 PIVAS 工作人员的业务技能。制定详细的科室业务学习计划,内容包括与实际工作紧密相关的药事法规、操作技能、专业知识等。目的是通过业务学习,提升工作人员的专业理论技能水平和日常工作中解决实际问题的能力。

3. 强化工作人员的责任感和风险意识,定期进行责任感和职业素养的培训,培养慎独精神,使工作人员牢固树立差错风险意识,从而减少差错的发生。

4. 加强药品管理,固定药品摆放位置,标识明显,不可随意乱放;对一品多规,看似听似药品分开放置并做出醒目标识,整理相似易混淆药品目录,打印成纸质版或装订成册,组织工作人员学习。

5. 合理安排人力资源,实行弹性排班,保证工作人员合理的休息时间;对于工作量大任务紧的时间段尽可能安排足够的人员保质保量地完成工作。

6. 强调工作纪律。调配操作时保持高度紧张,注意力集中,心无杂念,不谈论与工作无关的事情,严格落实"四查十对",防止差错发生。

7. 定期进行工作经验分享,学习年资高的工作人员的工作技巧;思维定式是我们工作中发生差错的主要原因,总结易发生差错的问题和环节,提醒工作人员高度警惕,以防止差错再次发生。

8. 建立健全差错登记制度,及时汇总分析,定期召开全员质量分析评议会,深入讨论分析差错发生的原因,制定切实可行的防范及改进措施;建立合理的差错奖惩制度,提高工作人员的积极性和责任感,以降低差错发生率。

(崔雪梅)

第四节　复核包装配送环节

复核包装配送环节是指对成品输液质量再次核查后,将成品输液按科室分拣、包装并在规定时间内送达科室,与临床护士完成交接的过程。作为静脉药物调配的最后一个环节,复核包装环节是对前几个环节的最后保障,所以复核包装过程要求工作人员高度集中注意力。差错类型包括:药品错误未核出、溶媒错误未核出、成品输液破损未核出、沉淀异物未核出、药品分拣混淆科室、药品数量统计错误、科室配送错误等。

1. 药品或溶媒错误未核出:未能将已调配错误的药品或贴错输液标签的溶媒复核出来。

2. 成品输液破损未核出:大输液及各类药品在各环节运输拿取过程中可能出现破损渗漏,复核包装时未能发现。

3. 沉淀异物未核出:较常见的成品输液异物是橡胶胶塞进入输液未能及时发现。

4. 药品分拣错误:未能按照输液标签所标明的科室分拣到相应科室的包装转运箱内。

5. 科室配送错误:将设定科室的转运箱配送至其他临床科室。

案例

1. 医嘱信息

5%葡萄糖注射液 250ml+注射液奥沙利铂 200mg(规格 100mg,数量 2 支),误将溶媒贴为 5%葡萄糖注射液 500ml,核对环节、调配环节及复核包装环节均未能及时核对出来,造成出门差错发生。

2. 案例分析

此案例差错属于出门差错,发生的原因主要为贴签摆药人员在紧张的工作状态下未做到仔细核对药品溶媒的规格,且工作时间接近下班时间,后续核对及调配环节人员未严格落实查对制度,未能仔细核对溶媒规格,心理上追求时间和速度,双人核对流于形式,造成此例差错的发生。

3. 处理结果

此问题输液在配送环节被临床护士及时发现,将问题输液带回 PIVAS,给予重新打签调配。科内及时组织全员进行案例讨论,深入分析查找原因,制定防范措施。

复核包装配送环节差错防范措施

1. 严格按照 PIVAS 各项规章制度和标准操作规程进行日常工作；尤其核对制度的落实是 PIVAS 工作的重中之重，是 PIVAS 保障输液质量安全的生命线。

2. 强化工作人员的责任感和风险意识，定期进行责任感和职业素养的培训，培养慎独精神，使工作人员牢固树立差错风险意识。

3. 加强业务学习，强化和更新员工的药学专业知识，包括药品作用特点、药品使用方法、配伍禁忌、药学新动态及不合理医嘱点评等内容，不断提高 PIVAS 工作人员的业务能力。

4. 加强药品管理，固定药品摆放位置，标识明显；对一品多规，看似听似药品分开放置并做出醒目标识，整理相似易混淆药品目录，定期组织工作人员学习。

5. 合理安排人力资源，实行弹性排班，保证工作人员合理的休息时间；对于工作量大任务紧的时间段尽可能安排足够的人员保质保量地完成工作。

6. 强调工作纪律。工作时保持高度紧张，注意力集中，不谈论与工作无关的事情，严格落实"四查十对"，防止差错发生。

7. 定期进行工作经验分享，学习年资高的工作人员的工作技巧；思维定式是我们工作中发生差错的主要原因，总结易发生差错的问题和环节，提醒工作人员高度警惕，以防止差错再次发生。

8. PIVAS 的工作虽环节较多，但各环节环环相扣，协同促进成为一个整体，从单个环节进行质量改进或者各环节不协调对差错的降低效果不明显，应建立全过程差错分析模式，提供更加完整的差错数据进行分析，同时针对各环节暴露的突出问题，协同制定解决方案，使质量持续改进工作更加有据可循，更加切实可行，有利于更大程度减少各环节差错、提高工作效率，保障临床用药的安全性、合理性。

（崔雪梅）

参考文献

［1］ 孙建,吴露杰,李婕.静脉用药调配中心踪近差错的原因分析[J].护理实践与研究,2020,17(15):129-130.

［2］ 刘悦,席红领,李茂星.PIVAS 全过程差错分析及其在质量改进中的作用[J].甘肃医药2018,37(2):154-159.

［3］ 季文军,张美娟.某院静脉用药调配中心药品调配差错分析[J].医院药学,17(10):51-52.

［4］ 汪洋,项陈.我院静脉用药集中调配中心差错分析及防范措施[J].中国现代医药杂志,2020,22(9):77-79.

［5］ 黄春燕, 等.品管圈活动对降低医院静脉用药集中调配中心调剂差错的成效分析[J].抗感染药学,2019,16(4):595-599.

［6］ 王梦."慎独"精神对静配用药调配中心工作中的重要性 [J]. 饮食保健,2017,4(6):207

第六章　消毒技术与应用

第一节　消毒灭菌基本概念

1. 消毒（disinfection）：是指用化学的或者物理的方法杀灭或清除传播媒介上的病原微生物，但不一定能杀灭芽孢的方法。病原微生物可被消毒这种方式杀灭或清除，病原微生物被杀灭了就不会引起发病为了保护暴露在外环境中的人体。

2. 消毒剂（disinfectant）：病原微生物可被杀灭，杀灭后病原微生物被消灭后就可以达到消毒或无菌的目的的试剂。

3. 高效消毒剂（high-efficiency-disinfectant）：分枝杆菌、病毒、真菌及其孢子、细菌芽孢（致病性芽孢菌）等所有的病原微生物可被杀死的化学试剂。

4. 中效消毒剂（medium-efficiency-disinfectant）：分枝杆菌、病毒、真菌及细菌繁殖体等微生物可被这种化学试剂杀灭，但细菌芽孢不能被杀灭。

5. 低效消毒剂（low-efficiency-disinfectant）：细菌繁殖体和亲脂病毒可被杀灭而达到目的的化学试剂。

6. 灭菌（sterilization）：环境中媒介物携带的所有微生物，不管是致病微生物还是非致病微生物，还有细菌芽孢和真菌孢子，把所有的微生物都杀灭的一种方法。灭菌后的物品要求是绝对完全无菌的，实际上达到无菌是很难实现的。但要达到绝对的无菌是很困难的，所以对微生物的做了限定，就是存活概率减少了 90%。比如说，100 万件物品被灭菌处理后，最多只允许有一件物品中仍有活的微生物，即灭菌保证水平为 10^{-6}。

7. 灭菌剂（sterilization）：指用物理或化学的方法杀灭一切微生物（包括细菌芽孢），使其达到灭菌要求的制剂。

8. 斯伯尔丁分类法（E.H. Spaulding classification）：是在 1968 年，对使用后的或接触了污染后的医疗器械的可使人感染的危险度或者如果在患者之间使用的消毒或灭菌方法进行了规定,将医疗器械分为3类:即高度危险性物品(critical items)、中度危险性物品(semi-critical items)和低度危险性物品(non-critical items)。

9. 高度危险性物品:无菌组织、器官,或有无菌体液流过的物品或接触破损皮肤、破损黏膜的物品如果被污染了,然后还进入人体了,如手术器械、穿刺针、数学器材、注射用的药物和液体、腹腔镜、活检钳、心脏导管、脏器移植物等。

10. 中度危险性物品:只与完整黏膜接触,不接触其他可能被污染的地方,如胃肠道内镜、喉镜、气管镜、肛表、口表、麻醉机管道、呼吸机管道、压舌板、肛门直肠压力测量导管等。

11. 低度危险性物品:只与完整皮肤接触的物品。如便盆、血压计、拐杖、床栏、被单、被褥、床头柜、墙面、地面、痰盂(杯)等。

12. 高水平消毒(high level disinfection):分枝杆菌、病毒、真菌及其孢子和绝大多数细菌芽孢的细菌繁殖体等都被杀灭的方法,在一定的条件下含氯制剂、二氧化氯、邻苯二甲醛、过氧乙酸、过氧化氢、臭氧、碘酊等配备合适的浓度,并在规定时间内使用,而达到的灭菌效果。

13. 中水平消毒(intermediate level disinfection):除芽孢外的各种病原微生物都被杀灭。方法是碘类消毒剂(碘伏、氯己定碘等)、醇类和氯己定的复方醇类和季铵盐类化合物的复方酚类等消毒剂配好和在规定内使用。

14. 低水平消毒(low level disinfection):细菌繁殖体(分枝杆菌除外)和亲脂病毒被杀灭的方法,比如通风换气、冲洗等机械除菌法。方法是用季铵盐类消毒剂(苯扎溴铵等)、双胍类消毒剂(氯己定等)配好,并在规定时间内使用。

15. 有效氯(available chlorine):指的不是含的氯量,而是氧化能力,含量用 mg/L 或%浓度表示(有效碘及有效溴的定义和表示法与有效氯对应)。

16. 化学指示物(chemical indicator):用来表示杀灭细菌后效果的一种化学试剂,用颜色或形态来反映。

17. 消毒器(disinfecting instrument):外环境中的有感染性的或有害的微生物能被杀灭的消毒器械。

18. 灭菌器(sterilizer):外环境中一切微生物能被杀灭的灭菌器材。

19. 存活时间(survival time,ST):在使用消毒剂后还有菌生长的最长时间(min)。

20. 杀灭时间(killing time,KT):将所有样本杀菌后无菌生长的最短时间(min)。

21. D 值(value):在指定的设备设施,百分之 90 的细菌被灭活羧需要的最短时间(min);

22. 消毒产品(disinfection product):实施消毒工作的所有物品,包括消毒剂、消毒器械(含生物指示剂、化学指示剂和灭菌物品包装物)和卫生用品

23. 菌落形成单位(colony forming unit,CFU):在固定培养基上培养的多个或单个菌体,以这种方式来表达活菌的数量。

24. 疫源地(epidemic focus):存在着或曾经存在着传染病传染源的场所及其活动区域或可能被传染源排出的病原微生物污染的范围;医院内存在着或曾经存在着感染性疾病传染源的场所即为医院疫源地(epidemic focus in hospital)。

25. 疫源地消毒(disinfection of epidemic focus):对疫源地内所进行的各种消毒。

26. 随时消毒(concurrent disinfection):为了杀灭或清除患者尤其是感染症患者爬出的微生物而实行的消毒。

27. 终末消毒(terminal disinfection):将被感染过的人或者物品如果离开感染的地方实施的消毒。

28. 预防性消毒(preventive disinfection):物品或场所还没有被感染,但是有感染的可能性,这时实施的消毒。

29. 抑菌(bacteriostat):采用一种方法,不管是物理的还是化学的,让细菌不能生长的过程。

30. 医院消毒(hospital disinfection):对医院的环境或物品包括器械、病床等实施的消毒过程。

31. 消毒合格(disinfection qualified):实施消毒后检查微生物的数量要小于或等于国家的标准,就叫合格,否则就是不合格。

(芦雅丽)

第二节　消毒灭菌的基本要求

一、消毒方法

按照能将微生物杀灭的方法,分为以下四类。

1. 灭菌方法:用热力灭菌、电离辐射灭菌、微波灭菌、等离子体灭菌等物理灭菌方法,以及甲醛、戊二醛、环氧乙烷、过氧乙酸、过氧化氢等消毒剂进行灭菌,这时用于处理高度危险性物品的。

2. 高效消毒方法:包括细菌芽孢在内的各种微生物可以被热力、电离辐射、微波和紫外线、高效消毒剂等化学或物理方法处理中度危险性物品。

3. 中效消毒方法:除细菌芽孢以外的各种微生物可被超声波及中效消毒剂消灭的方法。

4. 低水平消毒方法:通风换气、冲洗等机械式的或者是低效消毒剂除菌法只能除去细菌繁殖体,还不包括分枝杆菌。

二、医用物品危险程度的高低

采取合适的方法进行消毒灭菌的前提是要了解哪些属高度危险性物品、中度危险性物品、低度危险性物品。

三、遵守消毒灭菌原则

1. 医疗工作者在工作中对消毒的要求是很高的,必须遵守。进入人体或无菌器官的医疗用品必须要灭菌,;接触皮肤、黏膜的器具和用品必须要消毒。

2. 用后的医疗器材和物品:对于使用后的医疗器材和物品,而且是可以重复使用的,应先除去医疗器材或物品上的污染物,接着一定要彻底清洗干净,再进行消毒或灭菌;其中如果是感染性疾病使用过的医疗器械和物品,应先消毒,将病原微生物,包括芽孢,彻底清洗干净,再消毒或灭菌。所有医疗器械如果要进行检修,应先进行消毒或灭菌后再进行后续的处理。

3. 消毒灭菌应首选物理方法,不能选用物理方法消毒的再选用化学方法。

4. 在使用化学消毒剂前必须了解消毒剂的性能、作用时间、使用方法、影响灭菌或消毒效果的因素等,每种消毒剂的配比是不同的,在配制时要注意看说明书,注意有效浓度,并按规定定期监测。更换灭菌剂时,必须先对用于浸泡灭菌物品的容器进行灭菌处理。

5. 自然挥发熏蒸法的甲醛熏箱不能用于物品消毒灭菌和无菌物品的存放, 也不宜用于空气的消毒。

四、加强自我防护

1. 防爆炸和烧伤事故的发生,在进行压力蒸汽灭菌时容易引起爆炸事故,使用干热灭菌时如果操作不当容易造成操作人员的烧伤,在使用这两种方法是一定要防止发生事故。

2. 防止直接照射:紫外线和微波的直接照射,会对人的身体表面造成伤害,在进行紫外线和微波消毒的时候,应避免对人的直接照射。

3. 防止毒气泄漏:用气体进行消毒和灭菌时,因使用的气体会对人体造成伤害,所以要注意密封。

4. 防止皮肤伤害:消毒或灭菌时使用的消毒剂或消毒器具会对人体的皮肤有伤害,在使用时要防止溅到皮肤,造成对皮肤的伤害,如果消毒器具是锐利器械是要注意不要割伤皮肤。

五、消毒灭菌方法的选择原则

1. 对在医疗机构和疫源地使用的物品要严格按照要求,选择适宜的方法进行消毒。

2. 根据被污染物品造成的危害性的程度来选择,危险性高的就选择灭菌,危险性适中的可选择中效或高效的方法,危险性低的就选择一般的消毒方法。

3. 根据污染微生物的种类、数量和危害性程度

(1)被细菌芽、真菌孢子、分枝杆菌和经血传播的病原体(乙型肝炎病毒、丙型肝炎病毒、艾滋病病毒等)污染,就要选择高水平的方法。

（2）被真菌、亲水性病毒、螺旋体、支原体、衣原体和病原微生物污染，选择以上方法。

（3）被普通细菌或者亲脂性病毒等污染物品，可选择中或低水平方法。

（4）对有机物较多的物品进行消毒时，应增加消毒剂的用量和或延长消毒时间。

（5）被处理物品污染严重就要增加消毒剂的用量或者延长使用时间。

4. 选择消毒剂，必须要考虑被消毒物品不能被破坏，而且选择的消毒方法还要易于挥发。

（1）耐高温、耐高湿的物品和器材：应首选压力蒸气灭菌；耐高温的玻璃器材、油剂类和干粉类等可选用干热灭菌。

（2）不耐热、不耐湿，以及贵重物品：可选择环氧乙烷或低温蒸气甲醛气体消毒灭菌。

（3）器械的浸泡灭菌：应选择对金属基本无腐蚀性的消毒剂。

（4）选择表面消毒方法：应考虑表面性质，光滑表面可选择紫外线消毒器近距离照射，或液体消毒剂擦拭，也可以采用喷雾消毒法。

六、影响消毒灭菌效果的因素

1. 剂量：包括强度和时间。强度是指热力消毒中的温度、化学消毒中的浓度。而强度、作用时间和剂量是有比例关系的，剂量等于强度与作用时间的乘积。一般来说，浓度降低了，可以增加作用的时间，但对于消毒灭菌来说，浓度降低到一定后，就达不到消毒灭菌的目的了，这时候即使再增加时间也不行，因为达不到浓度了。因此，实际操作中，既要保证有效浓度又要保证作用时间，才能达到预期的消毒灭菌效果。

2. 温度：如果提高消毒剂的温度，可以使消毒剂的杀菌能力增强，并且这样也可以缩短消毒的时间，同时温度也是热力消毒灭菌的关键因素。一般情况下，不管是哪种消毒方法，不是温度越高消毒作用越强，要选择适宜的温度，并且温度的影响不是对每种消毒剂都适用，不同的消毒剂选择不同的消毒方法。

3. 污染程度：不同种类的微生物对消毒剂的耐受性不同，细菌繁殖体因为耐受性最差最容易被杀死，而对有机物耐受性最强的细菌孢子会影响消毒剂杀菌能力而降低其杀菌效果，因此，选择消毒对象时应考虑微生物污染的类型和程度，并根据有机污染物的存在来确定所需的灭菌时间。

4. pH：pH 对化学消毒剂的影响较大。戊二醛和季铵盐类在 pH>7 的时候杀菌效果好，而含氯消毒剂在 pH<7 的时候杀菌作用强。

5. 湿度：对气体消毒剂的作用有显著影响的是湿度，如环氧乙烷和甲醛在熏蒸消毒时湿度过高或过低都会对杀菌效果又影响，所以选择湿度时要合适。

6. 化学拮抗物：化学消毒剂的活性有相似也有拮抗，不同性质化学消毒剂如果存在拮抗作用就会使活性收到影响，如阴离子表面活性剂可降低新洁尔灭和氯己定的消毒效果。

（芦雅丽）

第三节　常见消毒灭菌方法

一、干热灭菌法

干热灭菌法是用火焰或干热空气,这样就是温度很高,使细菌被破坏,从而达到灭菌的目的。干热灭菌法使临床应用广泛的一种方法,它的优点是消毒彻底、应用简便、经济。

1. 常用方法

主要有火焰灭菌法、干热空气灭菌法、烧灼灭菌、焚烧灭菌。

2. 主要特点

(1)火焰灭菌:把需要灭菌的物品,物品必须是耐热的,并且不会轻易被火焰破坏的,放在火焰上直接灼烧;

(2)干热空气灭菌:把需要灭菌的物品放在干燥空气中进行加热,用高温来打到灭菌目的;

(3)烧灼灭菌:这种方法适用于接种工具,比重接种针,就是把与接种的物品放在火焰上烧而达到目的;

(4)废弃物品可以用焚烧灭菌的方法。

3. 适用范围

干热灭菌法适用于灭菌和去除热源的物品,物品要耐高温。陈国章等人通过观察不同的干热温度对内毒素的灭活作用,认为干热法是目前广泛采用的对耐热材料的去热原方法,该法不易使其他杂质进入产品,且条件易于控制是一种简单有效地灭热原方法。对甘油、液体石蜡、油类等用湿热法无效的,可以选用干热灭菌法,并且灭菌时铺成薄层,用160℃~170℃加热至少2 h以上。

4. 常用设备

常用的设备有以辐射加热为主的热辐射式干热灭菌机和以对流为主的热层流加热式干热灭菌机,还可分为连续式和间歇式,这是按照加热方式分的。预热、灭菌、冷却等工艺过程可以组成经典的干热设备,并且要设置有预热排湿、高温灭菌、层流洁净空气保护下的冷却工艺等。不同的方式,去除的细菌内毒素的数量是不同的。

(1)连续辐射式干热灭菌设备是利用热传递来灭菌的,加热的部件是远红外线加热器。微生物在预热阶段产生的水蒸气会通过设备的排风机排出,灭菌结束后空气冷却功能会使灭菌物迅速冷却,这部分的洁净度为100级,传递带适宜在大规模生产的时候用,利用灭菌物经过传递带的这段时间来对物品灭菌和去除热源。对要求较高的可选择连续层流加热方式的干热灭菌设备;

(2)间歇式干热灭菌设备是将空气加热,经过高温滤过后再将干热空气传向灭菌腔,吸收了水分的干热空气再从排气通道排出,这样不停的循环,从而达到干燥的目的。

5. 灭菌应用

(1)焚烧适用于需要彻底销毁的物品。焚毁时少量的物品如可燃物可直接烧毁,但大量的物品就需要在焚化炉内倒入煤炭、天然气、柴油、汽油等助燃进行处理;

(2)干烤的温度应根据需要消毒灭菌的物品性质和要求决定,一般在 160℃~180℃在热空气烤箱中进行。适用于以下物品:

①性质稳定,耐高温但怕湿器械的灭菌;用于玻璃、油脂、粉剂和金属等蒸气或气体不能穿透物品的灭菌;

②常用于对金属、玻璃、陶瓷等制品的灭菌;

③物品不同需要的时间也不同,有些就需要 15min,有些就需要 4h。而为了使灭菌的速度加快,对于油脂和粉剂物品,就可以铺的薄点,这样穿透的就快。为缩短灭菌时间,可使用电热真空烤箱,这样可以提高效率;

(3)灼烧为了达到灭菌要求但又不损坏物品,直接用火焰加热须控制温度和时间。实验室接种时对环境的消毒、接种环、接种针、涂菌棒等器材的灭菌、外壳手术器械都可以用这种方法,此法在兽医防疫中使用较多;

(4)红外线电磁波的效率较快,而使用的设备有多面照射式和单面旋转照射式两种,这种方法对表面加热的较快但是要穿透的话比较慢;

(5)传导加热的方法有热浴法、金属传导加热箱或玻璃珠加热罐等,因为这种小型器材的热传导性较好;

(1)热浴法:用电热使容器内介质的温度升高,最高可达 275℃,介质不同达到的温度不同;

(2)金属传导加热箱:像一个小烤箱,用来加热的在箱体的底部,再在上面盖一个铝板。拟灭菌的单件物品直接覆底盘上,180℃条件下作用 20min 即可;多件小器材可放于金属小盘中再置底盘上加热,大约 30min。

(6)还有一种方法是利用可产生强光和高热的卤钨灯照行灭菌处理。这种方法目前仅适用于金属或玻璃等不仅耐热而且导热快的物品,因为这时候内部的温度要高达 260℃,橡胶、塑料、纱布等不可用此方法,因为短时间内加热就会受到破坏。

6. 注意事项

(1)防止引起燃烧:王飞瑜等人报道,用干燥箱进行凡士林纱布灭菌时,可以用无孔的不锈钢或搪瓷方盘;

(2)加入凡士林时纱布均匀吸透就可以了,不宜过多也不宜过少;

(3)加强管理,应有专人负责,做好记录,并按照相关的规章制度执行。在操作中,要注意看温度和时间,并且要做好记录;在操作时不能在中途打开门,因为如果一旦要打开门,就必须要使温度降至 80℃。如加热中发现起火,应立即切断电源,停止灭菌;

(4)摆放间隔要大,包装切勿过大。

二、压力蒸气灭菌法

压力蒸气灭菌器在使用前必须要排出柜室内的冷空气,这样会快速达到要求的温度。根据灭菌器排出灭菌舱内冷空气的方式,压力蒸气灭菌器分为下排气式灭菌器和预真空式灭菌器。

1. 适用范围

用于耐高温、耐高湿的医疗器械和物品的灭菌,不能用于凡士林等油类和粉剂灭菌。

2. 常用设备

(1)下排气式压力蒸气灭菌器

①工作原理:因为蒸气比重低于冷空气,这样,冷空气在下,蒸气在上,冷空气从下面排出,蒸气就在上面,这样的设计,冷空气排出的更加彻底,但这种方式所需的时间更长;

②常见类型:有手提式、立式和卧式。a. 手提式容量较小,适合于医院科室和小型诊所使用;b. 立式容量比手提式大, 使用的方法相同;c. 卧式用于大量的物品灭菌, 容量很大, 多在0.5m³ 以上,医疗机构使用较多,现在种类也比较多,自动化程度高,并且还好看。

(2)预真空式压力蒸气灭菌器

①工作原理:先把冷空气抽出来,形成负压环境,这样蒸气就可以进到物体里面进行灭菌。这样的方式灭菌彻底,因为穿透力较强,并且温度也较高,需要的时间就会短一些,效果会更好;

②主要特点;这种灭菌器可较彻底的排出冷空气,这样蒸气就会快速到灭菌的中心地方,在中国普遍使用;

③主要类型; 现有的预真空压力蒸气灭菌器有三种类型:a.MQ–0.8Ⅱ型预真空蒸气灭菌器;b.BMQⅡ型程控脉动消毒柜;c.PYMSI–0.6 型喷射式预真空压力蒸气灭菌器。

3. 合理使用

(1)消毒灭菌前必须对灭菌器的密封性进行检查,保证功能良好,这样灭菌的效果才会好,而且更安全;

(2)如果要进行预热,就要选择合适的方法和时间,比如灭菌物品的类别、性质、包装方法、包装材料和放置情况;

(3)预真空柜式每天进行第一次检测前必须空载进行 B–D 测试,预监测柜内冷空气排出情况;

(4)防止蒸气的温度太高,温度太高会造成外面太热,但中心部分温度达不到,使灭菌达不到效果;

(5)并不是所要灭菌的所有物品都可以进行这种方式的灭菌,也是要进行选择的,不耐温和湿的物品、蒸气穿透不了都不能使用;

(6)每次操作后要详细记录。

4. 灭菌方法

（1）下排气式压力蒸气灭菌器

①手提式压力蒸气灭菌器：

a. 在主体内加入适量的清水，将灭菌物品放入灭菌器内；

b. 将顶盖上的排气软管插入内壁的方管中，盖好并拧紧顶盖；

c. 将灭菌器的热源打开，开启排气阀排完空气后（在水沸腾后 10~15min）关闭排气阀；

d. 压力升至 1029kPa（1.05kg/cm²），温度达 121℃时，维持到规定时间（根据物品性质及有关情况确定，一般 20~30min）；

e. 需要干燥的物品，打开排气阀慢慢放气，待压力恢复到零位后开盖取物；

f. 液体类物品，待压力恢复到零位，自然冷却到 60℃以下，再开盖取物。

②卧式压力蒸气灭菌器灭菌：

a. 将待灭菌物品放入灭菌柜室内，关闭柜门并紧扣；

b. 打开进气阀，将蒸气通入夹层预热；

c. 夹层压力达 1029kPa（1.05kg/cm²）时，调整控制阀到"灭菌"位置，蒸气通入灭菌室内，柜内冷空气和冷凝水经柜室阻气器自动排出；

d. 柜内压力达 1029kPa（19kg/cm²），温度达 121℃，维持 20~30min；

e. 需要干燥的物品，灭菌后调整控制阀至"干燥"位置，蒸气被抽出，柜室内呈负压，维持一定时间物品即达干燥要求；

f. 对液体类物品，应待自然冷却到 60℃以下，再开门取物，不得使用快速排出蒸气法，全过程仅用 6~15min；具体方法：

③快速压力蒸气灭菌器灭菌：适用于对器械的快速灭菌，作用时间短、速度快，全过程仅用 6~15min，具体方法：

a. 将待灭菌的物品放入灭菌柜室内，关闭柜门；

b. 起动灭菌器，预置 135℃，维持 34min，待灭菌程序执行完毕，自动停机；

c. 停机后开柜室取物。

三、过氧化氢低温等离子体灭菌

低温等离子体技术是从二十世纪六十年代初发展起来的高科技新技术，最初主要集中在空间等离子体领域，从八十年代和九十年代开始向材料领域转变，并逐渐在微电子学、环境科学能源与材料科学等学科领域高速发展。近年来，研究发现低温等离子体技术对致病菌具有很强的杀伤力，可应用于医疗器械的灭菌、消除环境中的生物污染物等。过氧化氢低温等离子体灭菌机是指将 50%~60% 的过氧化氢放入设备中，产生电离气体。过氧化氢低温等离子体具有高密度能量和丰富的化学活性成分，能快速干扰破坏微生物细胞，攻击微生物的膜脂、DNA 和其他重要的细胞结构而杀死微生物。临床试验研究证明,可杀灭对湿热及过氧化氢抵抗力最强的嗜热脂肪杆菌芽孢,灭菌后的无菌物品可根据季节和存放环境保存 3~12 个月。

1. 主要特点

等离子体由电子、离子、原子、分子、活性自由基及射线等组成,是物质第四态,第一态是固态,第二态是液态,第三态是气态。等离子体灭菌作为一种新兴的灭菌方法,其特点有:(1)灭菌温度低;(2)灭菌速度快,一般在几分钟到几十分钟内就可达到灭菌效果;(3)无副产物,无有毒残留物,不需要解毒时间,较安全;(4)灭菌全面,如高频空间等离子体可以 360°无死角的全方位灭菌。

2. 主要设备

(1)高频发生等离子体灭菌装置的激发源是高频电磁场,把灭菌腔抽真空,然后再通入气体,使腔内压力保持在一定水平,最后加能量发生放电,从而产生等离子体,进行灭菌;

(2)微波源、传输系统、等离子体灭菌腔、真空泵 4 部分组成微波等离子体灭菌装置。现在研究微波或微波与激光耦合等离子体的研究类型较多;

(3)在激光能的作用下产生的等离子体称为激光等离子体灭菌,别称激光等离子体。激光源发出的激光通过棱镜把激光束折射,然后再通过透镜聚焦在腔体内,激发气体放电产生等离子体,对腔体内物品进行灭菌。

3. 技术原理

低温等离子体的技术原理是气体在外加电场作用下电离,产生含有大量电子、离子、原子、分子、活性自由基,以及射线的低温等离子体,其中活性自由基和紫外射线及带电粒子对细菌产生强烈的相互作用,构成了对细菌或病毒全方位的灭杀环境。低温等离子体灭菌的优点是在常温下运行、效率高、时间短、用的是无毒气体。所以不耐温和湿的物品可以选择这种方法。

4. 灭菌应用

(1)热敏性器械及金属器械的消毒灭菌:这种方法适用于不耐高温高压的各类热敏性器械。这项技术因为温度不高,可以用于大部分的热敏性器械如玻璃器皿、不耐热的高分子材料,用于金属器械还可以避免破坏;

(2)电子探头传感器的消毒灭菌:医疗机构经常使用的电子探头传感器使用前要严格消毒灭菌,但容易对探头的感应膜造成损伤,而影响传感器的性能,Herrmann 等人对比了蒸气、辐射以及低温等离子灭菌技术对 pH-ISPET-传感器的杀菌效果,结果显示采用低温等离子灭菌技术对此类传感器进行杀菌消毒是最有效的方法;

(3)生物材料及高分子材料制品的灭菌:低温等离子体的灭菌对不耐高温高压或有毒气体灭菌提供了新的方法。一些科室使用的生物材料级高分子材料制品也可以使用这个方法,如血液氧合器、人工瓣膜、假关节、心脏起搏器等。

四、紫外线消毒

紫外线属于电磁辐射中的一种不可见光,其光子能量较低,不足以使原子或分子电离,故属非电离辐射。根据波长可将紫外线分为 A 波、B 波、C 波和真空紫外线。消毒灭菌使用的紫外线是 C 波紫外线,其波长范围是 200~275nm,杀菌作用最强的波段是 250~270nm。目前常用的石英低压汞蒸气灯发射的紫外线 95% 以上的波长为 253.7nm。

1. 作用原理

(1)破坏蛋白质结构;

(2)核酸与致细菌变异或致死的紫外线波长都在 260nm 附近,紫外线破坏了核酸的结构致细菌死亡;

(3)破坏 DNA 或 RNA 结构,使细胞无法复制。

(4)紫外线引起 DNA–DNA 交联的形成或 DNA–蛋白质交联的形成,影响微生物的复制。

上述各种反应可使微生物死亡。依据上述紫外线的杀菌机制可知,紫外线属广谱杀菌类,能杀死一切微生物,包括细菌、结核杆菌、病毒、芽孢和真菌。

2. 作用特点

(1)杀菌谱广:紫外线对各类微生物都有杀菌作用;

(2)抗力差别:不同微生物对紫外线的抗力差异较大,可以相差 100~200 倍,抵抗力由强到弱依次为真菌孢子>细菌芽孢>抗酸杆菌>病毒>细菌繁殖体;

(3)穿透力弱:紫外线的穿透很弱,基本不能穿透或很少能穿透,除了石英玻璃;

(4)剂量关系:杀菌效果与剂量有直接关系。紫外线的杀菌效果直接与照射剂量有关,照射剂量等于辐射强度与照射时间的积,所有紫外线灯具辐射强度必须符合国家标准;

(5)协同杀菌作用:两种杀菌原理不同的方法在一起使用可以提高杀菌的效果,更加能发挥紫外线的优势:

①紫外线与醇类化合物一起使用:在被灭菌物品的表面先用 75% 乙醇处理再经紫外线照射,可极大提高杀菌能力。比如对口镜消毒使用这种方式,就可以将灭菌时间缩短。

②紫外线与过氧化氢一起使用:单纯使用紫外线或单纯使用 3% 过氧化氢,即使作用 60min 也不会杀灭 HBsAg,但如果先经 3% 过氧化氢处理后,紫外线再照射 30min 就可以完全灭活。

3. 消毒效果

(1)大肠杆菌和金黄色葡萄球菌或被辐射强度为 70W/cm² 的 30W 紫外线灯照射 3min,杀灭率可以达到 99.9% 以上;枯草杆菌黑色变种芽孢照射 15min,也可达到这种效果;如果是白色念珠菌要达到这种效果就需要 100W/cm² 照射 3min;

(2)如果是实验室内消毒,要达到 90% 以上则需要安装 30W、功率不少于 15W/m³ 的紫外线灯,照射 30~60min。

4. *消毒机制*

紫外线杀菌机制目前已有比较清楚的认识,有以下几种观点:

(1)破坏细菌核酸:因为核酸易吸收紫外线,吸收紫外线后可使碱基破坏,失去复制、转录等功能,从而使细菌死亡;

(2)破坏菌体蛋白:氨基酸在吸收紫外线后结构就会遭到破坏,而使细菌死亡;

(3)破坏菌体糖:糖对紫外线的吸收量比较少,有研究认为是核糖吸收了紫外线从而造成核酸链断裂导致细菌死亡;

(4)自由基作用:据研究推测,紫外线照射下的化学物质可产生具有氧化性的自由基,如"OH"、"O"等,可引起氨基酸的光电离,也能致微生物死亡,但这种推测有待于进一步证实。

5. *原理*

紫外线发生原理是在石英灯管内注入汞蒸气,通过在汞蒸气中放电即可产生紫外线,透过石英玻璃辐射到空间。目前用于消毒的紫外线杀菌灯多为低压汞灯,产生的紫外线有95%为253.7nm波长,主要有两种类型,一种是普通型紫外线灯又称之为高臭氧紫外线灯,可辐射出253.7nm、184.9nm的紫外线,184.9nm波长的紫外线可激发空气中氧(O_2)形成臭氧(O_3);另一种为低臭氧紫外线灯又称之为无臭氧紫外线灯,因为掺入了阻挡184.9nm波长的物质。这两种杀菌能力基本相同,目前医院多选用低臭氧紫外线灯。

6. *类型*

根据紫外线杀菌灯具用途分为直管形、H形和U形等,其功率有8W、10W、15W、20W、30W和40W不等。医院使用最多的是30W和40W直管式紫外线杀菌灯。紫外线等和其他特殊消毒器可组装成特殊紫外线消毒器。

(1)紫外线杀菌灯

①普通型紫外线杀菌灯:普通型在照射过程中可产生一定量的臭氧;在石英玻璃中掺入能阻挡184.9nm波长的紫外线辐射的紫外线灯被称为低臭氧紫外线灯;

②高强度紫外线杀菌灯:高强度紫外线杀菌灯是专门研制的热阴极低压汞紫外线灯,要求在标准条件下辐射253.7nm紫外线,近距离照射强度可达5000W/cm² 以上,5s内可杀灭物体表面上污染的各种细菌繁殖体;照射5~10s,对病毒、真菌和细菌芽孢杀灭率可达99.9%以上。这种灯具适用于光滑平面物体的快速消毒,如工作台面、桌面及一些大型设备表面等。大型高强度(30W的H型)紫外线杀菌灯可用于制造一些特殊紫外线消毒设备。

(1)紫外线消毒设备

①紫外线消毒箱:在有光滑铝合金内表面的箱体内装上合适光反射的紫外线灯具,使箱体内形成高强度紫外线辐射场,可用于光滑物品的消毒。这种消毒箱可根据被消毒物品形状大小来设计,如丁兰英等人报道的87型口镜消毒箱和PX-1型票据紫外线消毒器以及理发工具消毒箱等。紫外线消毒器适用于密闭物品的消毒;

②移动式紫外线消毒车:为使紫外线消毒器灵活机动,专门设计制造成紫外线消毒车。该车装备有长臂式紫外线灯架(可装 30W 或 40W 紫外线灯 2 支)、控制电路、移动轮等,机动性强,适合于地面、物体表面、空气消毒;

③风筒式紫外线消毒器:在有光滑金属内表面的圆桶内安装高强度紫外线灯具,在圆桶一端装上风扇,进入风量 25~30m³。开启紫外线灯使室内空气不断经过紫外线照射,不间断地杀灭空气中微生物,以达到净化空气,适合于有人在的条件下的消毒;

④紫外线循环风消毒器:高强度紫外线灯管组装在循环波纹管内,通过循环风机不断对室内空气进行紫外线照射,杀灭空气中的微生物,使反复循环达到净化空气的目的,只要紫外线辐射强度与循环风量和室内空间容积适当匹配,一般起动循环动作 30min 以上,空气中的微生物就可以降低到Ⅱ级环境卫生标准。但在人类活动的情况下,很难维持Ⅱ类环境标准。

7. 影响紫外线消毒的因素

(1)微生物的类型:紫外线对不同介质中的微生物杀灭效果不同,对空气中微生物杀灭效果比较好。各种微生物对紫外线的抵抗力不同,对紫外线最为敏感的是革兰氏阴性菌,其次为葡萄球菌属、链球菌属等革兰氏阳性菌,再其次为芽孢,一般比细菌繁殖体强 2~5 倍。所有微生物中真菌孢子对紫外线抵抗力最强;

(2)物体表面因素:紫外线用于物体表面的消毒又很多限制条件,首先是要光滑,其次消毒表面要干净,不能有污染,还有就是形状要简单;

(3)电源电压:电源电压可被紫外线灯辐射强度直接影响,在使用时要知道电压强度,如果电压降低,要延长照射时间;

(4)照射距离:要根据照射的距离来选择紫外线的功率,如果超过限定距离,就要减小距离;

(5)空气相对湿度和洁净度:如果需要杀菌的环境相对湿度大于 60%或灰尘太多,对杀菌的效果都会有影响。湿度越大,紫外线就会被水雾颗粒吸收,杀菌的紫外线就会减少,从而降低了杀菌的效果。空气中的颗粒也会影响杀菌效果,颗粒越少,杀菌效果越好,颗粒越多,杀菌效果越差;

(6)温度:温度对紫外线的影响较小,研究证实,在 5℃~37℃范围内紫外线相对稳定,温度升高,紫外线辐射的强度也会增强,但是杀菌能力是一样的;

(7)有机物:蛋白胨性有机物如血液污染、分泌物、排泄物污染,这些物质有双重作用,一方面可以包裹了微生物避免受照射,另一方面又可以吸收大量的紫外线,所以,对有明显污染的物品不能用紫外线消毒;

(8)物品材料的性质:紫外线对不同材料的效果不同,并且穿透力差,但由于具有良好的反射性,可以用反射较好的物品来做反光罩,这样可以加强紫外线照射强度。

8. 消毒应用

紫外线消毒应用较广泛,并且技术也在不断的进步。

(1)对与室内空气消毒,最适宜的方法是紫外线。其消毒方式主要有以下三种;

①固定式照射法:将紫外线灯固定在室内天花板,从上往下或从下往上的方式照射,或者是固定在室内某个位置或过道墙壁来横向照射或屏幕式照射。要按照国家卫生部颁布的《消毒技术规范》规定来安装:室内悬吊式紫外线消毒灯安装数量(30W 紫外线灯,在垂直 1m 处辐射强度高于 70μW/cm²)为平均每立方米不少于 1.5W,如 60m³ 房间需要安装 30W 紫外线灯 3 支,并且要求分布均匀、吊装高度距离地面 1.8~2.2m,使得人的呼吸带处于有效照射范围;

②移动式照射法:紫外线消毒车较灵活,可以集中照射也可以相对固定照射;

③间接照射法:采用封闭式紫外线消毒器,如紫外线循环风消毒器,有壁挂式和柜式,依照相关规范规定,紫外线循环风消毒装置安装在室内,应能使该室内空气循环风量每小时达到室内容积的 8 倍,即 8 次/h;装置内必须用对照射面上辐射强度应>5000W/cm² 的高强度紫外线杀菌灯,满足上述条件,起动设备,在无人条件下循环作用 1h,可以使室内空气中细菌总数保持在 500CFU/m³ 以下,达到Ⅲ类环境要求;但该设备对室内空气中尘埃颗粒没有净化作用。

2. 污染物体表面:如果是光滑表面,可以选择紫外线。

①室内表面消毒:如果单纯用紫外纬先对医疗机构的病房进行消毒往往达不到良好的效果,但如果在紫外线灯上加上生产合格的反光罩或采用高强度紫外线灯,这样在距离紫外线灯下 1m 左右工作台面可以增加消毒效果。

②设备表面消毒:如果要对设备进行消毒可以选用便携式紫外线消毒器,这类消毒器可以对光滑表面有效,如果在距离表面 3cm 以内进行移动照射,每照一个地方停留 5s,对表面的杀菌效果就能够达到 99.99%。

③特殊器械消毒:对特殊器械要采用特殊装置的消毒器,如紫外线口镜消毒器内装 3 支高强度 H 型紫外线灯,采用高反射率的内壁和转盘式载物台,一次可插入 30 余支口镜,照射 30min,可有效灭活 HBsAg。医院中医疗文书等或者票据、纸币的消毒可以使用票据消毒器,该设备是在物品传送的过程中进行消毒,通常照射 8s 就可以杀灭 99.9%的微生物。

(芦雅丽)

第四节　常用化学消毒方法

一、含氯消毒剂

含氯消毒剂是世界上最早使用的一种化学消毒剂,指溶于水中能产生次氯酸的消毒剂,可分为无机化合物类与有机化合物类。无机化合物类作用快,容易分解,以次氯酸盐类为主,有机化合物类作用慢,不宜分解,以氯胺类为主。含氯消毒剂中的有效氯不是指氯的含量,而是指消毒剂的氧化能力相当于多少氯的氧化能力。有效氯越高,消毒剂的消毒能力越强。反之,消毒能力就越弱。

1. 消毒机制及影响因素

含氯消毒剂能有效杀死各类微生物,包括细菌繁殖体、芽孢、真菌、病毒、藻类、原虫。其消毒机制包括氯酸的氧化作用、新生氧的作用和氯化作用。次氯酸溶于水可生成未解离的次氯酸($HClO$),是破坏微生物的重要基本物质,次氯酸杀菌作用随浓度的升高而增强,杀菌效果又受 pH 值、有效氧浓度、作用时间、温度、有机物的影响。pH 值与杀菌效果成反比,温度与杀菌作用成正比,并且如果存在有机物,还会使杀菌作用减弱。

2. 常用的含氯消毒剂

含氯消毒剂因为合成工艺简单,生产量大,价格低的优点在很多的地方应用,如:饮用水消毒、污水处理、环境消毒、疫源地消毒等,是目前较为理想的消毒剂。常见的无机化合物类含氯消毒剂有:次氯酸钙、次氯酸钠、漂白粉、三合二(氯化磷酸三纳)等。常见的有机物含氯消毒剂有:三氯异氰尿酸、二氯异氰尿酸、二氯异氰尿酸纳、三氯异氰尿酸纳、氯胺等。市场上广泛销售的含氯消毒剂通常都含有以上成分,液体剂型有:84 消毒液及其他类型液体制剂。含氯消毒剂的稳定不同,不加稳定剂的室温存放 3~6 个月,有效氯下降率达到 10% 左右,加了稳定剂保存时间至少可达 1 年。固体含氯消毒剂分为粉剂、普通片剂和泡腾片,稳定性较好,粉剂和普通片剂如漂精粉、漂精片溶解较慢,泡腾片为了便于溶解加入了崩解剂,为目前常用的一类剂型。

常用的含氯消毒剂。

(1)漂白粉:它是一种混合物,代表分子式 $Ca(ClO)_2$,主要有次氯酸钙,还有氢氧化钙、氯化钙、氧化钙。漂白粉含有效氯 25% 左右,为白色颗粒状粉末,有氯臭,溶于水,在光照、热、潮湿环境中极易分解。

(2)次氯酸钙(漂粉精):分子式$[Ca(ClO)_2 \cdot 3H_2]$,相对分子质量 197.029。白色粉末,比漂白粉易溶于水且稳定,含杂质少,受潮易分解。有效氯含量为 60%~65%。

(3)三合二:其化学名称为三次氯酸钙合二氢氧化钙,主要成分是次氯酸钙、氢氧化钙、氯化钙、碳酸钙等,分子式为 $3Ca(ClO)_2 \cdot Ca(OH)_2 \cdot H_2O$,有效氯为 56%~60%,是白色粉末。有效氯、有氯臭能溶于水,溶液有杂质沉淀。

(4)次氯酸钠:分子式 $NaClO$,别称为高效漂白粉或次亚氯酸钠,如果成分单一为白色粉末,如果不纯通常为灰绿色结晶,次氯酸钠在空气中稳定性较差,工业上如将氯气通入氢氧化钠液中,制成次氯酸钠溶液,含有效氯结晶 8%~12%。实验室可用电解食盐水法制取次氯酸钠溶液,含有效氯约 1%。次氯酸钠有氯的气味,能与水混溶,溶液呈碱性,通常为原料,制成液体含氯消毒剂,如 84 消毒液。

(5)二氯异氰尿酸钠(优氯净):分子式 $C_3O_3N_3Cl_2Na$,相对分子质量为 219.95。白色晶粉,含有效氯 60% 左右,性质稳定,在极端条件下有效成分也很少丢失。溶解度为 25%,水溶液的稳定性较差,在 20℃ 下,3 天丧失有效氯 5%~7%,7 天 20%。当温度升至 30℃ 时,1 周可丧失 50%。

(6)氯胺-T:氯胺-T 是由次氯酸与胺、酰胺、亚胺或酰亚胺反应生成,由于所用原料不同,可分为氯胺 T、氯胺 B、氯胺 C,又根据被氯原子取代的树木不同,分为氯胺和双氯胺。氯胺 T 为白色微黄晶粉,有氯臭,含有效氯 24%~26%,性质较稳定,可密封保存 1 年以上,但溶于水稳定性较差。

3. 使用方法及注意事项

(1)使用方法

①溶液的用法:通常可将含氯消毒剂配成液体来用于浸泡、擦拭、喷洒。但在水中的稳定性较差,如果溶于水中有沉淀或残渣就可以直接用乳液或待沉淀后用其上清液;

②干粉的用法:如果是疫源地、病人的排泄物、分泌物的消毒就可以用干粉,可直接喷洒漂白粉、漂粉精或三合二干粉消毒。如果是排泄物的消毒可喷上干粉后搅拌均匀,作用 2~4h;

③喷雾法:将配制成有效氯含量为 500~1000mg/L,可对空气进行预防性消毒,对于有严重空气污染的疫点,空气消毒可用 1500mg/L 喷雾,用量 20~30mL/m³。

2. 注意事项

①将溶液配制好后要测有效率含量,如果测定有困难可按照说明书标识来稀释。

②如果消毒纺织品、金属制品,浓度不宜过高,时间不宜太久,使用后应该用清水冲洗,不然会破坏物品。

③用消毒液喷雾进行空气消毒时,要确保室内无人,并且喷洒后要开窗通风。

④配置好的消毒剂应密封避光,阳光不能直射,要选择阴凉并且干燥的地方保存,不然有效氯会丢失。

4. 毒性作用

含氯消毒剂如不稳定就会释放出刺激性气体,会让人流泪、咳嗽,会刺激皮肤和黏膜,如果吸入过多还会造成氯气中毒,临床主要有躁动、恶心呕吐、呼吸困难,如果是次氯酸盐的干粉或溶液不小心溅到眼睛内会使眼睛受到化学烧伤。

5. 有效氯测定方法

配制 2mol/L 硫酸、100g/L 碘化钾与 5g/L 淀粉等溶液。配制并标定 0.1mol/L 的硫代硫酸纳滴定液。精密吸取液体含氯消毒剂适量,使其相当于有效氯约 0.6g,置 100ml 容量瓶中,加蒸馏水至刻度,混匀。对固体含氯消毒剂,精密称取适量使其相当子有效氯约 0.6g,置资杯中以蒸馏水溶解转入 100mL 容量瓶中。称量杯及烧杯需用蒸馏水洗 3 次,洗液全部转入容量瓶。向 100mL 碘量瓶中加 2mol/L 硫酸 10mL、100g/L 碘化钾溶液 10mL 和混匀的消毒剂稀释液 10mL。此时,溶液出观棕色。盖上盖并振摇混匀后加蒸馏水数滴于碘量瓶盖缘,置暗处 5min。打开盖,让盖缘蒸馏水流入瓶内。用硫代硫酸纳滴定液(装子 25ml 滴定液管中滴定游离碘,边滴边摇匀。待溶液呈淡黄色时加入 5g/L:淀粉溶液 10 滴液立即变蓝色继续滴定至蓝色消失,记录用去的硫代硫酸钠滴定液总量,将滴定结果目空白试验校正。重复测 2 次,取 2 次平均筐逆行以下计算:

因 lmol/L 硫代硫酸钠滴定液 lmL。相当于 0.03545g 有效氯,按下式计算有效氯含量:

$$X(\%)=\frac{C\times Vst\times0.03545}{m}\times100\%(1\ \text{式})$$

$$X(g/L)=\frac{C\times Vst\times0.03545}{V}\times100\%(2\ \text{式})$$

式中 X——有效氯的含量,%或 g/L;

C——硫代硫酸钠滴定液的浓度,mol/L;

Vst——滴定用去硫代硫酸钠滴定液的体积,ml;

M——碘量瓶中所含偶消毒剂原药的质量,g;

V——碘量瓶中合液体消毒剂原液的体积,ml;

1 式为固体样品中有效氯含量;2 式为液体样品中有效氯含量。

二、碘类消毒剂

碘类消毒剂应用广泛,有碘伏、碘酊、碘甘油、碘仿和三氯化碘等。其中,碘酊、碘液和碘甘油为游离碘化合物,碘伏是以表面活性剂(如聚乙烯吡咯烷酮、聚乙氧基乙醇)为载体和助溶剂的不定型络合物,又称碘络合物。碘伏是市场上主要供应的碘类消毒剂,优点是广谱、中效,能杀灭大肠杆菌、金黄色葡萄球菌、鼠伤寒沙门氏菌等百余种细菌繁殖体、真菌、结核分枝杆菌及各种病毒。其浓度以有效碘表示。

1. 杀菌机制及影响因素

游离碘会使菌体蛋白及细菌酶蛋白发生改变,并使氨基酸链上某些基因发生卤化,使微生物丧失生物活性。其杀菌效果受温度、浓度、作用时间、pH 值、有机物的影响。温度与杀菌能力成正比,浓度和作用时间增加,会增强杀菌作用,pH 值<7,并且 pH 值越小,杀菌作用越强,pH 值>7,杀菌作用就会减弱,并且,会使杀菌效果减弱。

2. 碘伏的应用

碘伏的毒性、刺激性较低,可用于皮肤黏膜和创面的消毒。碘伏在医疗活动中的主要应用为:外科术前手的消毒、本野(指手术视野)皮肤消毒、注射穿刺部位皮肤消毒、眼科皮肤黏膜消毒、口腔黏膜消毒、泌尿系统及新生儿皮肤黏膜消毒、烧伤、伤口创面消毒等。其皮肤消毒有效浓度为0.5%,黏膜消毒及新生儿皮肤黏膜消毒时浓度可适当降低。市售的碘伏包括液体碘伏和固体碘伏,液体碘伏使用方便,浓度一般为有效碘 0.5%,可作为日常家庭消毒及预防传染性疾病的使用。

3. 有效碘的测定方法

配制 5g/L 淀粉溶液,备 36%乙酸溶液,配制并标定 0.1mol/L 硫代硫酸钠滴定液。精密取含碘消毒剂适量,使其相当于有效碘约 0.25g,置 100mL 容量瓶中。容量瓶中加入乙酸 5 滴。用 0.1mol/L硫代硫酸钠滴定液滴定,边滴边摇匀。待溶液呈淡黄色时加入 5g/L 淀粉溶液 10 滴(溶液立即变蓝色),继续沉淀至蓝色消失,记录用去的硫代硫酸钠滴定液总量,并将滴定结果用空白试验校正。重复测 2 次,取 2 次平均值进行以下计算。由于 1mol/L 硫代硫酸钠滴定液 1mL 相当于 0.1269g 有效碘,按下式计算有效碘含量:

$$X(\%)=\frac{C \times Vst \times 0.01269}{m} \times 100\%（3 式）$$

$$X(g/L)=\frac{C \times Vst \times 0.01269}{V} \times 100\%（4 式）$$

式中 X——有效氯的含量,%或 g/L;

C——硫代硫酸钠滴定液的浓度,mol/L;

Vst——滴定用去硫代硫酸钠滴定液的体积,mL;

M——碘量瓶中所含偶消毒剂原药的质量,g;

V——碘量瓶中合液体消毒剂原液的体积,mL;

3 式为固体样品中有效碘含量;4 式为液体样品中有效碘含量。

三、醛类消毒剂

醛类消毒剂的发展到目前为止有三代,包括甲醛、环氧乙烷、戊二醛。戊二醛为第三代的化学消毒剂,甲醛、戊二醛的杀菌力强、杀菌谱广、性能稳定、腐蚀性小的优点,可用于金属器械等的消毒灭菌,其缺点是具有刺激性和毒性。

1. 甲醛

甲醛是一种有强烈刺激性臭味的无色液体,可以燃烧,沸点为-19.5℃,燃点为 300℃,易溶于水和醇。

(1)杀菌机理及影响因素

各种微生物都可以被甲醛杀灭,因为甲醛的醛基可与微生物蛋白质和核酸分子中的氨基、羟基、硫基等发生烷基化作用,此反应会破坏生物分子的活性,使微生物死亡。灭菌效果主要受到以下方面的影响:

①温度:温度与甲醛消毒作用成正比,温度升高,杀菌作用强;

②有机物:有机物会影响甲醛气体的消毒能力;

③相对湿度(RH):目前一般认为,用甲醛气体消毒时,RH 应在 70%以上,以 80%~90%为宜;

④被消毒物品的性质和数量:甲醛气体对于在深部或包裹很紧的病原体效果差,因为它的穿透力差,如果要消毒这类物品,应放宽松;

⑤浓度和作用时间:一般情况下,如果相对湿度和温度保持不变,甲醛气体的杀菌速度与浓度之间基本上是直线关系保持恒定。浓度越高,杀菌速度越快;作用时间越长,杀菌效果越好。但也不是浓度越高越好, 因为甲醛的浓度升高聚合作用也会增强, 当非聚合甲醛含量到一定浓度

后,浓度即使很大,杀菌的作用也不会有太大的变化。

(2)应用

市售的甲醛消毒剂有福尔马林和多聚甲醛。福尔马林是甲醛的水溶液,含甲醛37%~40%,并含有8%~15%甲醇,消毒时可用稀释的福尔马林溶液,浓度为10%~20%,或者用70%乙醇配成8%甲醛乙醇溶液,对细菌芽孢、繁殖体、病毒、真菌均有杀灭作用。

(3)毒性作用

甲醛对人的毒性主要有以下3个方面:

①眼结膜和呼吸道黏膜还有皮肤的刺激会有流泪、咳嗽,甚至会引发气管炎,如果接触的时间长就会有角化,严重的会出现湿疹等皮炎;

②会引起过敏性皮炎;

③如果误服福尔马林会导致消化道黏膜发炎,引起呕吐、腹痛,甚至休克、死亡。高浓度的甲醛是不建议浸泡消毒的,但是可以将甲醛气体在封闭环境下进行消毒,甲醛消毒箱就是利用这种原理,并且消毒箱上必须要安装有去除消毒后残留甲醛的装置,这样避免了对环境的污染,医院诊疗器材的消毒可用甲醛消毒箱。

(4)浓度测定

配制50g/L氢氧化钠溶液、稀盐酸溶液(1份盐酸加2份蒸馏水)与5g/L淀粉溶液。配制并标定0.05mol/L硫代硫酸钠滴定液与0.05mol/L碘滴定液;精密吸取样品适量,使其相当于甲醛约0.30g,置于100mL容量瓶中,用蒸馏水稀释至刻度,混匀。向碘量瓶中加50g/L氢氧化钠溶液10ml和混匀的甲醛稀释液5mL,再自50mL滴定管缓慢加入0.05mol/L碘滴定液约40mL,边加边摇匀,至溶液呈鲜黄色,精确记下用去的碘滴定液毫升数。将碘量瓶盖上盖子并加蒸馏水于盖缘。放置20min后再加入25mL稀盐酸,并用0.05mol/L硫代硫酸钠滴定液(装入2mL滴定管中)滴定至溶液呈淡黄色。加入5g/L淀粉溶液10滴(溶液立即变蓝色)继续用硫代硫酸钠滴定液滴定至蓝色消失。记录硫代硫酸钠滴定液总用量。重复测2次,取2次的平均值进行以下计算。因1mol/L碘滴定液1mL相当于0.01501g甲醛,故可按下式计算甲醛含量:

$$V_{IS}=\frac{C_{st}\times V_{st}}{cl} \qquad VIF=V_1-V_{is}（4\ 式）$$

$$X(g/L)=\frac{C1\times VIF\times 0.01501}{V}\times 100\%$$

式中 X 为甲醛含量,g/L;

V_{IS} 为与硫代硫酸钠反应的碘滴定液体积,mL;

C_{st} 为硫代硫酸钠滴定液的浓度,mol/L;

V_{st} 为硫代硫酸钠滴定液的体积,mL;

Cl 为碘滴定液浓度,mol/L;Vl 为碘滴定液滴定中用去的体积,mL;

V_{IF} 为与甲醛反应消耗的碘滴定液,mL;

V 为碘量瓶中所含甲醛样液体积,mL。

二、戊二醛

戊二醛分子式为 $C_5H_8O_2$,相对分子质量为 100.13,优点是广谱、高效,对细菌繁殖体、芽孢、病毒、分枝杆菌和真菌的效果较好。

1. 杀菌机理及影响因素

(1)戊二醛杀菌机理

①戊二醛直接作用于菌体,使菌体蛋白质改变,微生物的生物活性丧失,引起细胞呼吸代谢,这样就会导致细菌死亡。并且,醛基与蛋白质发生的交链反应会使细胞壁固化、封闭,进而使细菌呼吸和营养代谢障碍,最终细菌死亡;

②戊二醛会阻碍细菌芽孢外层中吡啶二羧酸释放,阻止细菌芽孢出芽,芽孢壁会被封闭,使芽孢和真菌孢子死亡;

③戊二醛抑制生物分子的合成,使生物分子亚单位的排列状态改变,使生物分子结构完整性被破坏,导致最终微生物死亡;

(2)杀菌效果的影响因素

①微生物的种类:不同的微生物对消毒剂的抗力不同,而戊二醛的作用强度不同,所以要根据微生物的特点来确定消毒时间;

②pH 值:戊二醛的水溶液呈 pH 值<7,较稳定,不能杀灭芽孢,但如果加入缓冲液使 pH 值≥7 才有杀灭微生物的作用;

③温度:戊二醛的杀菌作用跟温度成正比;

④浓度和时间:浓度升高,作用时间延长,戊二醛的杀菌能力增强。

2. 应用

国外戊二醛代表产品有 2%碱性戊二醛和强化酸性戊二醛,国内主要产品有 2%碱性戊二醛、2%强化酸性戊二醛、2%强化中性戊二醛。戊二醛在 pH 值<5 时最稳定,pH 值为 7~8.5 时杀菌作用最强,在 2%戊二醛水溶液中加入 $NaHCO_3$(0.1%~0.3%),将其 pH 值调至 7.5~8.5 时,形成碱性戊二醛,碱性戊二醛对芽孢的作用较强,但稳定性较差。2%戊二醛水溶液中加入 0.25%聚氧乙烯脂肪醇醚等非离子表面活性剂,可制成强化酸性戊二醛,pH 值为 3~5,其稳定性好,杀病毒作用强,杀芽孢作用差,并有一定腐蚀性。在 2%戊二醛中加入适当表面活性剂,用 $NaHCO_3$ 将 pH 值调至中性(6.8~7),可保持较好的稳定性和良好的杀芽孢效果。

为了保持戊二醛的稳定性和杀菌效果通常会做成两份,一份为浓度为 2%的液体戊二醛,另一份为固体缓冲剂(pH 值调节剂)$NaHCO_3$,液体戊二醛 pH<7 时稳定性好,可以保存 2 年,在临用前将缓冲剂和液体混合,调节 pH 值,使其杀菌作用增强。在产品中加入防锈剂亚硝酸可以降低

其腐蚀性,混合后的戊二醛溶液 pH 值若为中性或弱碱性,可使用一周,如超过一周,戊二醛不断聚合,会使浓度降低,杀菌能力下降。

戊二醛因其对芽孢有强大的作用,且杀菌谱广,速度快,所以应用广泛,在医疗机构用来消毒不耐热的医疗器械,浸泡镊子、止血钳等金属器械和内窥镜,用 2%戊二醛还可以用来擦拭不耐腐蚀的工作台和大型仪器表面。

3. 毒性

戊二醛能使蛋白变性,对皮肤黏膜有刺激性,如果直接接触可能导致皮肤过敏,如长时间接触或浓度过高都会使皮肤变硬,感觉麻木,所以皮肤消毒不能选择戊二醛。经过戊二醛浸泡后的医疗器械在使用前要用灭菌蒸馏水冲洗干净,避免残留,对于喷雾或气溶胶消毒空气不宜选择戊二醛。通常在家庭或公共场所进行预防性消毒时不能选择戊二醛。

4. 浓度测定

配制 6.5%三乙醇胺溶液、1%盐酸溶液、氢氧化钠溶液、0.4g/L 溴酚蓝乙醇溶液与盐酸经胺中性溶液(17.5g 盐酸羟胺加蒸馏水 75ml 溶解,并加异丙醇稀释至 500mL,摇匀。加 0.04mol/L 溴酚蓝乙醇溶液 15mL,用 6.5%三乙醇胺溶液滴定至溶液显蓝色)。配制并标定 0.25mol/L 硫酸滴定液。精密吸取样品适量,使其相当于戊二醛约 0.2g,置 250ml 碘量瓶中,精确加 6.5%三乙醇胺溶液 20.0mL 与盐酸羟胺中性溶液 25mL,摇匀静置反应 1h 后,用 0.25mol/L 硫酸滴定液(装于 25mL 滴定管中)滴定。待溶液显蓝绿色,记录硫酸滴定液用量。同时, 以不含戊二醛的三乙醇胺、盐酸羟胺中性溶液重复上述操作(空白对照)。重复测 2 次,取 2 次的平均值进行以下计算。由于 1mol/L 硫酸滴定液 1mL 相当于 0.100g 戊二醛,按下式计算戊二醛含量:

$$X(g/L)\frac{C\times(V2-V1)\times0.1001}{V}\times1000$$

式中:X 为戊二醛含量,g/L;

c 为硫酸滴定液浓度,mol/L;

V1 与 V2 分别为样品与空白对照滴定中用去的硫酸滴定液体积,mL;

V 为戊二醛样品体积,mL。

对于碱性或酸性戊二醛样品,应先用 1%盐酸或 10g/L 氢氧化钠溶液调 pH 值至 7,再用上法进行含量测定。

四、过氧化物类消毒剂

1. 过氧乙酸

过氧乙酸,分子式为 $C_2H_4O_3$,相对分子质量为 76.05,沸点为 110℃,是一种广谱、高效、速效、廉价的灭菌剂。过氧乙酸具有强氧化性、无色透明、弱酸性气体、易挥发、易分解,具有刺激性乙酸味、易溶于水和有机溶剂、腐蚀性强,有漂白作用,性质不稳定,遇热或有机物、重金属离子、碱等易分解。

（1）消毒机理及影响因素

①消毒机理

过氧乙酸因为对细菌繁殖体、芽孢、真菌、病毒等有高效的杀灭效果可用于物体表面和空气消毒。因为过氧乙酸的强氧化能力会使细菌细胞壁蛋白氧化变性，细胞内 pH 值发生改变，代谢发生异常，最终死亡。

②影响因素

过氧乙酸的消毒作用受浓度、作用时间、温度、有机物、相对湿度等因素的影响。浓度增加、时间加长、温度升高都会使杀菌作用增加；湿度增加会使杀菌效果增强，但如果低于 20% 时，杀菌效果几乎为零。并且某些有机物与过氧乙酸同在可以降低过氧乙酸的杀菌效果。

③毒性作用及对物品的损害

过氧乙酸如果在日常生活中使用浓度范围为 0.05%~0.2%。过氧乙酸的浓度过高产生的气体可以对皮肤、黏膜有强烈刺激性及损伤，吸入呼吸道可引起咳嗽、咽痛、胸闷、呼吸困难等症状。所以在配制时一定做好个人防护，戴好口罩和手套，做好通风。对铁、铜、铝、碳钢等金属和棉麻制品等进行消毒时应避免使用过氧乙酸，防止其对这些物品的腐蚀。

（2）应用及注意事项

应根据消毒的物品来选择过氧乙酸的使用方法，主要包括以下四种。

①浸泡法：将衣服、体温表、压舌板、标本瓶、玻璃器皿等浸入过氧乙酸溶液中，会避免其受到腐蚀，浸泡的方法可以增加接触的面积，消毒的效果会更好。用于浸泡的浓度一般为 0.05%~0.2%（500~2000mg/L），一般浸泡 2~120min。将物品放入浓度为 0.1% 的过氧乙酸中浸泡 1~10min 可杀灭细菌繁殖体，如果放入 0.5% 过氧乙酸浸泡 5min 即可杀灭结核杆菌和真菌，如果浸泡 30min 就会杀灭枯草杆菌黑色变种芽孢。使用过氧乙酸的时候应该配多少用多少，不要一次配过多，连续使用时应检测原液浓度。

②擦拭法：过氧乙酸还可以用于物品表面的擦拭，这种方法适用于不能浸泡或者大件的物品，擦拭时应配制 0.1%~0.5% 的过氧乙酸，要将擦拭的物品湿润的时间尽量长一些，如果擦拭的物品是易腐蚀的，在擦拭后，应再用清水擦拭一遍，尽量使残留的消毒剂少一些。

③喷雾法：过氧乙酸如果用于喷雾，可采用 0.2%~0.5% 的浓度，这种方法适用于不能浸泡的物品如墙壁、门窗、地板、家具及空气消毒。如果用喷雾法对空气消毒应该配制浓度为 0.2%~0.5% 的过氧乙酸，以 20~30mL/m³ 进行，但喷的时候使物体湿润即可，不能让液体往下流。

④熏蒸法：这种方法适用于相对密闭性较好的房间或消毒柜内污染物表面的消毒。采用熏蒸法时应配制 15% 的过氧乙酸，将过氧乙酸放在耐腐蚀的容器内加热，用量为 7mL/m³。如果使用 3%~5% 过氧乙酸水溶液熏蒸，用量为 20~35mL/m³，这样可以提高空气的相对湿度，在到预定时间后要开窗通风半小时。

⑤过氧乙酸使用过程中的注意事项。

a. 高浓度过氧乙酸具有强腐蚀性和刺激性,因此配制消毒液时,要做好防护,以防溅到眼睛、皮肤或衣服上,若不慎接触,应立即用水冲洗。若过氧乙酸不慎与明火接触而燃烧可用水扑灭。稀释后的过氧乙酸(0.1%~0.2%)浸泡或擦拭消毒时一般无危险性,无需特殊的防护措施。如果用于喷雾消毒,操作者应戴上防护眼镜和口罩;

b. 过氧乙酸是强氧化剂,应盛放在有盖的聚乙烯塑料瓶或桶内,储存于阴凉避光处,装置不宜超过容器体积的 4/5,不宜在密闭瓶塞的情况下,急剧振动或加热瓶体,以免分解产生的气体使瓶破裂。不易储存与玻璃瓶中;

c. 过氧乙酸需现配现用;

d. 用过氧乙酸喷雾或熏蒸房间时,门窗要关闭,并在无人情况下进行;

e. 过氧乙酸不能与其他药品和有机物质随意混合,以免急剧分解而爆炸;

f. 金属器材与天然纤维纺织品经浸泡后,尽快用水冲洗;

g. 二元剂型应在使用前 1~2d 配制,混合后 3~7d 内用完;

h. 配制消毒液时,应按过氧乙酸实际有效含量加以计算。

(3)含量测定

配制以下溶液:2mol/L 硫酸、100g/L 碘化钾、0.01mol 高锰酸钾、100g/L 硫酸锰、30g/L 钼酸铵与 5g/L 淀粉。配制并标定 0.05mol/L 硫代硫酸钠滴定液。精密吸取样品适量,使其相当于过氧乙酸约 0.7g,于 100mL 容量瓶中用蒸馏水稀释至刻度,混匀。

向 100ml 碘量瓶中加 2mol/L 硫酸 5mL,10g/L 硫酸锰 3 滴,精密加入混匀的过氧乙酸稀释液 5mL,摇匀并用 0.01mol/L 高锰酸钾溶液滴定至溶液呈粉红色。随即加 100g/L 碘化钾溶液 10mL 与 30g/L 钼酸铵 3 滴,摇匀并用 0.05mol/L 硫代硫酸钠滴定液(装于 25mL 滴定管中)滴定至淡黄色。加入 5g/L 淀粉溶液 3 滴(溶液立即变蓝色),继续用硫代硫酸钠滴定至蓝色消失,记录硫代硫酸钠滴定液的总用量。重复测 2 次,取 2 次平均值进行以下计算。由于 1mol/L 硫代硫酸钠 1mL 相当于 0.03803g 过氧乙酸,按下式计算过氧乙酸含量:

$$X(g/L)\frac{C \times Vst \times 0.03803}{V} \times 1000$$

式中:X——过氧乙酸的含量,g/L;

C——硫代硫酸钠滴定液的浓度,mol/L

Vst——滴定中用去的硫代硫酸钠滴定液的体积,mL;

V——碘量瓶中所含过氧乙酸样液的体积,mL。

2. 过氧化氢

过氧化氢别称双氧水,分子式为 H_2O_2,强氧化剂很强,弱酸性,是一种无色透明液体、无异味、味微苦,可杀灭细菌繁殖体、芽孢、真菌、病毒等。

（1）杀菌机理及影响因素

过氧化氢通过其强氧化性改变微生物细胞壁，使其肿胀变形，同时含硫基的酶被氧化失去酶功能，进入细菌体内可以使自由基如羟基和活性氧与蛋白质和核酸反应，由此使 DNA 收到破坏，最终导致微生物死亡。其杀菌效果同样受作用时间、浓度、温度、相对湿度、有机物影响。作用时间延长，浓度提高，温度升高，杀菌效果增强；有机物的存在会降低其杀菌效果；相对湿度要稳定，不能太高或太低，不稳定的湿度会影响过氧化氢的空气消毒效果。

（2）应用

因为过氧化氢分解产生水和氧气，使用后无残留毒性，医疗机构治疗和预防感染常用浓度 1%~1.5%的过氧化氢，或者也可作制成隐性眼镜液的原料。过氧化氢可用于浸泡、喷洒、擦拭、气溶胶喷雾消毒 3%~6%的过氧化氢溶液浸泡 20min 以上可对物品进行消毒现象，浓度为 10%~25%的过氧化氢可以杀灭微生物。空气和物体表面的消毒可选用气溶胶喷雾、喷洒。

（3）毒性及对物品的损害

由于过氧化氢有强氧化性，在对金属、织物，尤其是有色织物消毒时要特别注意。过氧化氢气体或气溶胶会对人体造成损害，尤其是呼吸道和眼睛，如果吸入过多会有中毒，所以在选择过氧化氢进行空气消毒的时候，限值为 1.4mg/L，空气消毒时，要避免有人，在消毒后应快速离开现场，等通风完后人才可以进入。

（4）含量的测定

配制 2mol/L 硫酸与 100g/L 硫酸锰等溶液。另外，配制并标定 0.02mol/L 高锰酸钾滴定液。精密吸取样品适量，使其相当于过氧乙酸约 0.3g，于 100mL 容量瓶中用蒸馏水稀释至刻度，混匀取过氧化氢稀释液 10m，置碘量瓶中加 2mol/L 硫酸 50mL 与 100g/L 硫酸锰 3 滴，摇匀。用 0.02mol/L 高锰酸钾滴定液（装于 25mL 滴定管中）滴定至溶液呈粉红色。记录高锰酸钾滴定液用量。重复测 2 次，取 2 次平均值进行以下计算。因 1mol/L 高锰酸钾滴定液 1mL 相当于 0.0805g 过氧化氢，按下式计算过氧化氢含量：

$$X(g/L)\frac{C \times V_{pp} \times 0.03803}{V} \times 1000$$

式中：X——过氧乙酸的含量，g/L；

C——高锰酸钾滴定液的浓度，mol/L

V_{pp}——高锰酸钾滴定液的体积，mL；

V——碘量瓶中所含过氧化氢样液的体积，mL。

3. 臭氧

臭氧具有强氧化性，分子式为 O_3，常温下会爆炸性，在水中溶解度较低，具有广谱、高效的杀菌作用。

（1）杀菌机理及影响因素

通常,臭氧主要依靠分解后产生的新生氧的强氧化能力来杀菌。其杀菌效果受浓度、作用时间、相对湿度有机物的影响。浓度高,作用时间长,相对湿度高,臭氧杀菌效果越明显;有机物的存在会大大降低其杀菌效果。

（2）应用

水、空气以及污水处理的消毒可以选用臭氧。国外在对游泳池中的水消毒时用漂白粉,但现在还会用臭氧。用臭氧来对水消毒时,要求要达到 0.1~0.5mg/L 的臭氧,作用 5~10min,如果水质很差,加臭氧量到 3~6mg/L。如果将臭氧用于水果、蔬菜、餐具及其他物体表面消毒时,浓度>12mg/L,作用 15~20min。臭氧的特点是消毒彻底,可以广覆盖,因为其分解为氧气,对人体的危害较小。

（3）毒性及对物品的损害

臭氧具强氧化性,可对蛋白质和脂肪酸进行氧化而损伤机体,其消毒时对呼吸道黏膜、肺组织会产生损伤。吸入高浓度臭氧,会引起强烈咳嗽、脉搏加快、头痛、胸闷、呼吸困难,甚至发生肺气肿,导致死亡。使用臭氧消毒时,需在无人的情况下进行,消毒完毕后,要开窗通风待其自然分解,使空气中臭氧浓度降低到 $0.2mg/m^3$,人才可进入。臭氧可对纺织品、金属制品、橡胶类产生腐蚀性,尤其是橡胶类制品,经臭氧作用后易变硬、变脆、老化,应避免使用。

（4）含量测定

臭氧气体浓度可用仪器法和化学滴定法进行,臭氧水浓度可用化学滴定法进行。检测臭氧水浓度时,精密量取水样 100~300mL,置于 500mL 带塞锥形瓶中,加 200g/L 碘化钾溶液 20mL 混匀,加 3mol/L 硫酸 5mL 加塞检测臭氧气体浓度时,可将气体采集于样品吸收液中,静置 5min,将样液用 0.05mol/L 硫代硫酸钠标准溶液滴定至淡黄色,加 5g/L 淀粉溶液 1mL,继续滴定至无色。记录用去的硫代硫酸钠滴定液总量,将滴定结果用空白实验校正,重复测定 2 次。臭氧含量用以下公式计算:

$$X(g/L)\frac{C \times V_{st} \times 24.00}{V}$$

式中:X——臭氧的含量,mg/L;

C——硫代硫酸钠标准溶液的浓度,mol/L;

Vst——硫代硫酸钠标准溶液的消毒体积,mL;

V——臭氧水体积或其气体采样的体积,L。

五、醇类消毒剂

醇类消毒剂在现在仍然是一线消毒剂,已使用了很久的时间,在日常生活中应用很多。目前,常作为皮肤消毒剂的有乙醇、正丙醇和异丙醇。

1. 乙醇

乙醇别称酒精,分子式为 CH_2OH,无色透明液体,有浓酒味、易燃、易挥发,能与多种溶剂混溶,如水、甘油、乙醚。乙醇对细菌繁殖体、病毒、分枝杆菌有杀灭作用,是中效消毒剂。如果与戊二醛、碘、氯已定(洗必泰)等合用,具有增效和协同杀菌的作用。

2. 杀菌机理及影响因素

乙醇的杀菌作用是因为可以使蛋白质凝固变性、干扰微生物的代谢、使细菌溶解。其杀菌效果受浓度、温度、有机物的影响。乙醇消毒剂在 60%~80%(体积分数)时杀菌作用最强,75%的乙醇杀菌所需时间最短。乙醇的浓度要适当,过高会使蛋白质和有机物快速凝固固化,对杀菌效果不好,过低的乙醇浓度(低于 50%(体积分数))就没有杀菌作用。在一定温度范围内,随着温度升高,其杀菌能力逐渐增强。乙醇作为被血液脓汁和粪便污染的表面物品的消毒时效果较差,因为乙醇使蛋白质快速变性的特点,会使变形的蛋白质保护微生物从而减少与乙醇的接触,使杀菌效果降低。

3. 应用

乙醇可作为皮肤消毒、物体表面消毒和一般诊疗用品的消毒。

(1)用 75%乙醇浸泡(酒精)棉球来擦拭皮肤用于皮肤消毒,这种方法在日常的诊疗行为中较常见,但不能用于破损部位的消毒;

(2)乙醇的挥发性强、腐蚀性小,可以作为物体表面的消毒,浓度多为 70%~75%;

(3)体温表、听诊器、血压计、叩诊锤等诊疗物品的消毒可以用 70%~75%乙醇浸泡或擦拭。乙醇与碘、与氯已定配制的消毒液可以使杀菌作用增强,还可用于尸体、组织、解剖物的防腐固定。黏膜消毒不能使用乙醇。乙醇具有一定的致敏性,少数人使用后可导致皮肤粗糙、裂口及皮炎红斑。

4. 注意事项

(1)乙醇消毒剂只能作为灭菌剂;

(2)为了保持消毒浓度,浸泡时不要让消毒物品带太多水;

(3)为了保持乙醇的有效成分,应该将乙醇保存在密闭容器内;

(4)有机物会降低乙醇的杀菌能力,在消毒前应尽可能清除表面有机物;

(5)对有机玻璃和塑料制品的消毒不宜长期用乙醇。

六、酚类消毒剂

七十年代以前,医学消毒和卫生防疫消毒用酚类消毒剂,酚类消毒剂因为效能低,且只能杀灭一般细菌繁殖体和亲脂病毒,会对环境造成污染,今年来已很少用。

1. 苯酚

苯酚别称酚、石炭酸,分子式为 CHO,无色或淡红色针状、块状或三棱形结晶,性质稳定,可长期时间长,可溶于水或乙醇。

1. 杀菌机理及影响因素

①杀菌机理

苯酚对细菌繁殖体和亲脂病毒有杀灭作用,其杀菌机理有以下:

a. 破坏了细胞壁和细胞膜的通透性,然后趁此进入细胞破坏其基本结构;

b. 使胞浆蛋白凝固和沉淀;

c. 灭活微生物酶。

(2)影响因素

酚类消毒剂的杀菌效果受浓度、时间、机物、温度、pH 值的影响。其杀菌效果与浓度时间、温度成正相关。某些有机物的存在,可减弱酚类消毒剂的杀菌能力,但对较高相对分子质量的酚类影响较小;其随着 pH 值降低,杀菌作用越强。苯酚的消毒效果还受其他物质的影响,如氯化纳、氯化钙、氯化铁等盐类物质可以增强其杀菌效果。

(3)应用

黏膜、食物、食具的消毒不宜选用苯酚,但可用于污染物体表面的消毒。市面上出现了很多安全、低毒、有效的消毒剂,所以很少用苯酚。

2. 煤酚皂

煤酚皂溶液又称来苏儿,由甲酚异构体与肥皂组成,分子式为 CHO。其为棕色或红色液体,具酚臭味,溶于水和乙醇。

煤酚皂溶液的杀菌性能与苯酚相似,可杀灭包括绿脓杆菌在内的细菌繁殖体、亲脂病毒,对结核杆菌和真菌的杀菌效果较差,对亲水病毒与芽孢无效。

(1)杀菌机理及影响因素

其杀菌机理主要包括:引起细菌蛋白变性;作用于细胞中的主要酶系统,使其失去活性;增加细胞壁渗透性,使菌体内容物渗出;与蛋白质的氨基反应,破坏细胞功能。

(2)影响因素

其杀菌效果与溶液浓度、作用时间、有机物种类、温度和其他物质的影响有关:溶液浓度越高,时间越长,杀菌效果越好;温度升高可加速其杀菌作用;乙醇、氯化钠、氯化亚铁可增强其杀菌能力,降低表面张力的物质可增强其杀菌能力,但某些有机物的保护可降低其杀菌作用,硬水亦可降低其杀菌能力。

(3)应用及注意事项

煤酚皂溶液效能较低,对环境有污染,目前应用极少,现主要用于地面、污染物体表面的消毒,皮肤、黏膜消毒不宜选用。

参考文献

[1] 邓小虹.消毒的管理[J].中国消毒学杂志,1999,16:92.

[2] 刘育京,袁朝森主编.医用消毒学简明教程[M].北京:中国科学技术出版社,1989:1-19.

[3] 李六亿. 医院消毒灭菌工作中存在的问题及管理对策 [J]. 中华医院感染管理杂志,2001,11:1.

[4] 顾德鸿.如何正确进行高压蒸气灭菌[J].消毒与灭菌,1984,1:112.

[5] 杨华明,丁兰英.压力蒸气灭菌效果监测方法的正确使用[J].中华医院感染学杂志,1997,7:124.

[6] 薛广波.紫外线消毒.见:薛广波主编.灭菌、消毒、防腐、保藏[M].北京:人民卫生出版社,1993:211-226.

[7] 张惠贤,李呐,孙敏.三种含氯消毒剂对细菌芽孢杀灭作用的观察[J].消毒与灭菌,1986,3:193.

[8] 陈春田,李东力,刘希真,等.二氧化氯对细菌杀灭作用机制的实验观察[J].椎间盘买股股票消毒学杂志,2002,19(3):137.

[9] 李长青,等.高效含氯器械消毒液消毒性能的研究.中国消毒学杂志,2008,25(2);15.

[10] 王芳,刘育京,张文福.臭氧水稳定性及杀菌性能的试验观察.中国消毒学杂志,1999,16:69.

[11] 王涛.过氧乙酸杀菌效果与稳定性观察.中国消毒学杂志,1991,8:222.

[12] 杨华明,易滨主编.现代医院消毒学 袁朝森.常用化学消毒剂.见:刘胜文主编.现代医院感染管理手册.北京:北京医科大学出版社,2000:126-155.

[14] 韩友圻.甲醛熏蒸处理及其在医院消毒中的应用.消毒与灭菌,1989,6:89.

[15] 陈国章.干热条件与内毒素灭活关系的探讨.王飞瑜.凡士林干热灭菌引起燃烧的原因分析 Hermann S,OelBnerW,KadenH,et al[J].Sensors and Actuators B,2000,69:164-170.

（芦雅丽）

编后记

  历时两载,在领导和专家同仁的关爱和努力下,《静脉用药调配中心规范化建设和管理》如期付梓。

  本书的编写得到了甘肃省药学学会和省内外静脉用药调配同仁的支持和帮助。本书第一篇总论由李茂星、余利军撰写(3.1680万字);第二篇第一章静脉药物集中调配中心的设计、第二章空气净化总计14.2560万字由张国荣撰写;第三章建筑装修设计、第四章洁净室、第五章洁净空调系统运行管理、第六章PIVAS的设计及使用总计11.6160万字由孟敏撰写;第三篇静脉用药调配中心工作制度和质量控制管理(4.7520万字)、第五篇第六章消毒技术与应用(3.6960万字)由芦雅丽撰写;崔雪梅撰写了第四篇静脉用药调配标准化操作规程及第五篇第五章静脉用药调配中心差错案例分析共计9.3720万字;本书第五篇第一、二章肠外营养、抗肿瘤药物处方审核案例及分析(10.2960万字)由余利军撰写,第三章抗菌药物审方实践(6.7320万字)由孟敏和余利军撰写,第四章中药注射剂的审方实践(1.7160万字)由陈凌和芦雅丽撰写。特别感谢静脉用药调配同仁郁伟海、李小芳对本书的编写给予了核心建议,学会领导对本书的编写给予了重要指导。

  该书虽不及宏篇巨著,也孕育了编写团队点灯熬油的心血。希望它能像一杯淳朴的家乡奶茶甘甜清淡,花香之余流露着淡淡的泥土气息。也希望广大静脉用药调配同仁品味时也不吝建议。相信吮吸汇聚溪露之甘和百花之髓后的《静脉用药调配中心规范化建设和管理》,将成为静脉用药调配建设的砥石之力。

甘肃省药学学会

2021年8月